MONOGRAPHIEN AUS DEM GESAMTGEBIETE DER NEUROLOGIE UND
PSYCHIATRIE
HERAUSGEGEBEN VON
O. FOERSTER-BRESLAU UND K. WILMANNS-HEIDELBERG
HEFT 44

DIE BEDEUTUNG DER ROTEN KERNE UND DES ÜBRIGEN MITTELHIRNS FÜR MUSKELTONUS, KÖRPERSTELLUNG UND LABYRINTHREFLEXE

VON

DR. G. G. J. RADEMAKER
UTRECHT

INS DEUTSCHE ÜBERTRAGEN
VON
DR. E. LE BLANC
PRIVATDOZENT AN DER UNIVERSITÄT
HAMBURG

MIT 212 ABBILDUNGEN

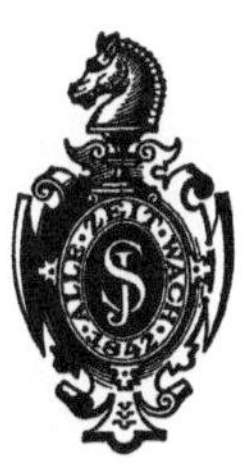

BERLIN
VERLAG VON JULIUS SPRINGER
1926

ISBN-13:978-3-642-88946-2   e-ISBN-13:978-3-642-90801-9
DOI: 10.1007/978-3-642-90801-9

Vorwort.

Diese Monographie erschien zuerst im Mai 1924 in holländischer Sprache. Die darin beschriebenen Untersuchungen wurden in den Laboratorien des Pharmakologischen Institutes und der Psychiatrisch-Neurologischen Klinik in Utrecht unter Leitung von Prof. R. Magnus und Prof. C. Winkler ausgeführt. Jeder, der die Arbeiten dieser Meister kennt, wird fast auf jeder Seite bemerken, wie groß ihr Einfluß auf das Zustandekommen dieser Studie gewesen ist. Große Hilfe habe ich bei der Untersuchung der Präparate und bei der mühsamen Pflege der operierten Tiere von meiner Frau genossen.

Dr. E. Le Blanc bin ich für die Ausführung der deutschen Übersetzung zu großem Danke verpflichtet, vor allem für die erfolgreiche Mühe, die er aufgewendet hat, um den holländischen Text möglichst genau im Deutschen wiederzugeben.

Die deutsche Ausgabe weicht in einigen Punkten von der holländischen ab. Vor allem wurden verschiedene Tatsachen mehr berücksichtigt, die für die Physiologie und Pathologie des Mittelhirns und für die Körperstellung des Menschen bedeutungsvoll erschienen. Auch wurden noch einige Tierversuche mit aufgenommen, welche u. a., die Folgen der Zerstörung der Substantia nigra betreffen.

Utrecht, im Januar 1926.

G. G. J. Rademaker.

Inhaltsverzeichnis.

Nach welchen Querschnitten (bei labyrinthlosen Tieren) bleiben diese Reflexe erhalten, nach welchen Querschnitten fallen sie immer fort? S. 61.

I. Einleitung.

Im pharmakologischen Laboratorium zu Utrecht sind seit 1912 durch R. Magnus und seine Mitarbeiter (A. de Kleyn, Walther Weiland. C. G. L. Wolf, W. Storm van Leeuwen, Ch. Socin, I. van der Hoeve, I. G. Dusser de Barenne, C. Versteegh u. a.) umfangreiche Untersuchungen an Meerschweinchen, Kaninchen, Katzen, Hunden und Affen über die Funktionen des Labyrinths ausgeführt worden[1].

Tonische Labyrinthreflexe.

Vor allem wurde der Einfluß des Labyrinths auf dem Muskeltonus von Hals, Rumpf und Gliedmaßen untersucht.

Brondgeest und Sherrington haben gezeigt, daß der Muskeltonus vornehmlich durch Reize aus den Muskeln selbst, also durch propriozeptive Reize, unterhalten und reguliert wird. Ewald (53) wies darauf hin, daß auch die Labyrinthe Einfluß auf das Verhalten des Muskeltonus haben. Er sprach deshalb von „Tonuslabyrinth".

Magnus und de Kleyn fanden, daß bei Tieren sich der Muskeltonus bei verschiedener Stellung des Kopfes im Raum ändert. Sie sahen: Bei einer bestimmten Kopfstellung (Schädeldach oben, Mundspalte im Winkel von 45° unter die Horizonzalebene geneigt) ist der Tonus der Streckmuskulatur von Nacken, Rumpf und Gliedmaßen immer minimal. — Bei einer ganz bestimmten anderen Kopfstellung (Schädeldach nach unten, Mundspalte im Winkel von 45° über die Horizontale gehoben) stets maximal. Die dazwischen liegenden Kopfstellungen bedingen allmähliche Übergänge im Tonus innerhalb der beiden genannten Extreme.

Waren beide Labyrinthe vorher exstirpiert, dann hatte die verschiedene Kopfstellung keinen Einfluß mehr auf den Muskeltonus. Es sind also Labyrinthreize, Labyrinthreflexe, welche den Wechsel im Muskeltonus zustandebringen.

Wird nur ein Labyrinth zerstört, so bleibt der Einfluß der Kopfstellung im Raum auf den Tonus der Streckmuskulatur der Gliedmaßen beider Körperhälften erhalten. Dabei ist die Wirkung des einen intakten Labyrinths auf beide Körperhälften gleich stark.

Der Einfluß von einem Labyrinth auf die Halsmuskulatur ist dagegen nur einseitig. Nach einseitiger Labyrinthexstirpation wird der Halsmuskeltonus auf der einen Halsseite bedeutend stärker als auf der anderen. Dadurch entsteht eine Kopfdrehung. Der Tonusunterschied der beiden Halshälften und dem-

---

[1] In einem Literaturverzeichnis am Schluß der Arbeit sind die diese Untersuchungen betreffenden Abhandlungen angeführt. Das gesamte Gebiet wurde von R. Magnus in seiner Monographie „Körperstellung" (Julius Springer, Berlin 1924) dargestellt.

nach auch die Kopfdrehung sind am stärksten ausgeprägt, wenn der Kopf in die Maximalstellung gebracht wird. Sie sind am kleinsten bei der Minimumstellung des Kopfes. Aber auch bei dieser Kopfstellung ist der Unterschied noch sehr deutlich. Der Kopf ist stets nach der Seite des exstirpierten Labyrinthes gedreht. Die Drehung beträgt oft mehr als 90°, geht bis zu 135°, ja selbst 180°.

Die Labyrinthe senden also Reize aus, die den Muskeltonus regulieren. Jedes Labyrinth spendet Reize für die Muskulatur der Gliedmaßen beider Körperhälften, aber für die Halsmuskulatur nur einer Seite.

Tonische Halsreflexe.

Will man die vorhin beschriebenen tonischen Labyrinthreflexe prüfen, so ist darauf zu achten, daß bei Veränderung der Kopfstellung im Raum die Kopfstellung zum Rumpf nicht verändert wird. Aus den tieferen Halsteilen gehen nämlich ebenfalls Reflexreize zur Extremitätenmuskulatur aus. Auch diese Reize beeinflussen den Muskeltonus. Diese tonischen Halsreflexe bewirken, daß bei erhobenem Kopf die Vorderbeine gestreckt, bei Kopfneigung dagegen nach abwärts gebeugt werden. (Der Einfluß auf die Hinterbeine ist bei den einzelnen Tierarten verschieden. Bei Katzen und Hunden bewirkt Kopfhebung Beugung, beim Kaninchen Streckung der Hinterbeine.)

Bei gedrehtem oder gewendetem Kopf erhalten die Streckmuskeln des Vorder- und Hinterbeines der Seite, nach der der Unterkiefer gedreht oder gewendet ist, erhöhten Tonus. Die Streckmuskulatur der anderen Seite, nach der das Schädeldach gerichtet ist, hat dabei herabgesetzten Tonus. Auf dieser Seite kann der Tonus der Beugemuskeln erhöht sein.

Ist der Hals durch Druck auf die Dornfortsätze der unteren Halswirbel im ganzen ventralwärts gedrängt, dann haben alle vier Gliedmaßen verminderten Strecktonus. Alle vier Beine werden gebeugt gehalten (Vertebra-prominens Reflex).

Das sind keine Labyrinthreflexe. Labyrinthlose Tiere zeigen diese Reflexe in ganz gleicher Weise. Dagegen hat die Halshaltung keinen Einfluß mehr auf den Muskeltonus bei Tieren, denen die Hinterwurzeln der oberen Zervikalnerven durchschnitten worden sind. Es handelt sich also um Halsreflexe. Sie haben in den tieferen Halsteilen ihren Ursprung.

Alle durch die eine oder andere Kopfstellung verursachten Muskelspannungen sind tonisch, gleichgültig, ob sie durch Labyrinth- oder durch Halsreize unterhalten werden. Sie bleiben solange unverändert bestehen, wie der Kopf dieselbe Stellung behält.

Tonische Hals- und Labyrinthreflexe sind am deutlichsten bei enthirnten Tieren mit Enthirnungsstarre. Veränderung der Kopfstellung bewirkt sehr starke Reaktion der gestreckten Gliedmaßen. An enthirnten, starren Tieren ist der Einfluß der Kopfstellung auf die „Posture or attitude reflexes" von Sherrington (Stehreflexe, Réflexes posturaux) sehr ausgeprägt. Aber auch mit erhaltenem Großhirn zeigen fast alle Säugetiere diese Reflexe, wenn auch oft weniger ausgeprägt. Bei intakten Affen (insbesondere bei geöffneten Augen) und beim Menschen sind sie nicht nachweisbar. Beim Menschen wurden tonische Halsreflexe nur unter pathologischen Zuständen wahrgenommen. Unter anderem bei großem Hydrocephalus (Heilbronner, Magnus und de Kleyn 98, 160), bei Hirnblutungen (98, 160), bei amaurotischer und anderer hochgradiger Idiotie (Scheurer und Dupont 103, 160, de Bruin 33, 160, Döllinger 46, 160), bei Meningoenzephalitis (Brouwer, Stenvers 160), Koma (Weiland 243), Status epilepticus (Jonkhoff 96), Hypophysentumor (Walshe 237).

In all diesen Fällen bestand eine mehr oder weniger deutliche Enthirnungsstarre.

Sehr interessant sind die Beobachtungen von Simons (216 u. 217), Walshe (238 u. 239) und Stenvers (160). Sie beobachteten bei Hemiplegikern einen deutlichen Einfluß der tonischen Halsreflexe auf die „Mitbewegungen" der gelähmten Gliedmaßen.

Nicht weniger wichtig sind die Beobachtungen von Walter Freemann und Paul Morin (62, 63). Sie konnten tonische Halsreflexe hervorrufen bei Athétose double (ebenso Stenvers 160), bei Littlescher Krankheit, Pseudobulbärparalyse, multipler Sklerose u. a., nicht dagegen bei Chorea, Paralysis agitans und postenzephalitischem Parkinsonismus u. a.

Minkowsky sah bei 3—5 Monate alten, durch Kaiserschnitt erhaltenen menschlichen Föten Reaktionen an den Armen durch Veränderung der Kopfstellung. Diese Reaktionen waren wahrscheinlich auch die Folgen von tonischen Halsreflexen. Landau (127B) und Schaltenbrand (202A) beobachteten diese Reflexe auch bei normalen Kindern im zweiten Lebenshalbjahr.

Auch beim Menschen zeigten die Extremitäten, zu denen der Unterkiefer hingedreht war, vermehrten Strecktonus, die anderen verminderten.

Tonische Labyrinthreflexe sind beim Menschen selten nachweisbar. Marinesco und Radovici (167) beobachteten sie bei einer 7 monatigen Frühgeburt. Ebenso wurden sie bei pathologischen Zuständen nachgewiesen, so unter anderen bei amaurotischer Idiotie (Magnus und de Kleyn 105, 160, Dollinger 46, 160, Marinesco und Radovici 166), bei eitriger Meningitis (160), bei Blutungen in den Thalamus mit Durchbruch in die Ventrikel (Böhme und Weiland 16). Walshe (239) beobachtete, daß bei Hemiplegikern der Muskeltonus der gelähmten Extremität bei Rücken- oder Bauchlage des Patienten verschieden stark war.

Bei einigen der oben genannten Fälle beobachtete man als Einfluß der tonischen Labyrinthreflexe, daß bei Patienten ein maximal vermehrter Strecktonus der Extremitäten auftrat, wenn sie auf dem Rücken lagen und der Kopf 45° unter die Horizontalebene geneigt war. Der Strecktonus war minimal, wenn der Patient aufrecht und bis zu 45° vornübergebeugt gehalten wurde.

Stellreflexe.

Weiterhin wurde von Magnus und seiner Schule untersucht, welche Rolle die Labyrinthe bei den normalen Körperstellungen und bei der Aufrechterhaltung des Körpergleichgewichts spielen —, welchen Einfluß die Labyrinthe also bei der Stellfunktion haben. Wie Magnus zeigte, erfolgt die normale Körperstellung unwillkürlich durch die sogenannten Stellreflexe. (righting reflexes, réflexes de redressement.)

Stellreflexe sind Reflexe, die den Körper wieder in die normale Stellung zurückbringen, wenn er durch die eine oder andere Ursache aus dieser Normalstellung herausgebracht worden ist. Durch diese Reflexe werden also die normale Körperstellung und das Körpergleichgewicht unwillkürlich aufrechterhalten.

Zu einem Teil sind hierbei Labyrintheinflüsse wirksam.

Labyrinthstellreflexe.

Die Labyrinthstellreflexe dienen dazu, den Kopf in die normale Stellung zu bringen und in dieser zu erhalten. Sie wirken nur auf den Kopf. Hält man ein Kaninchen in die Luft, so wird der Kopf immer in seiner normalen, aufrechten Stellung gehalten, welche Lage man auch immer dem Körper geben mag. Breuer bewies an Tauben, daß dies durch Labyrinthreize geschieht. Ein labyrinthloses Kaninchen in Seitenlage in die Luft gehalten, läßt auch seinen Kopf in Seitenlage hängen und richtet ihn nicht auf. (Siehe Abb. 1 und Abb. 110.)

Ein Kaninchen mit nur einem Labyrinth sucht immer den Kopf so zu halten, daß das intakte Labyrinth oben liegt, wie auch die Rumpfstellung sein mag. Das rechte Labyrinth sucht also den Kopf aus der Normalstellung nach links zu drehen, das linke nach rechts. (Abb. 2.)

Beide Labyrinthe wirken hierbei einander entgegen. Das Aufrichten des Kopfes aus einer Seitenlage erfolgt unter dem Einfluß einander entgegengesetzt wirkender Reize aus beiden Labyrinthen. Bei aufrechter Normalhaltung des Kopfes heben sich diese Reize gerade gegenseitig auf. Bei Seitenlage des Kopfes ist das oben liegende Labyrinth in Ruhe, in minimalem Reizzustand, das unten liegende dagegen gerade in maximalem Reizzustande. Ein Tier, das nur

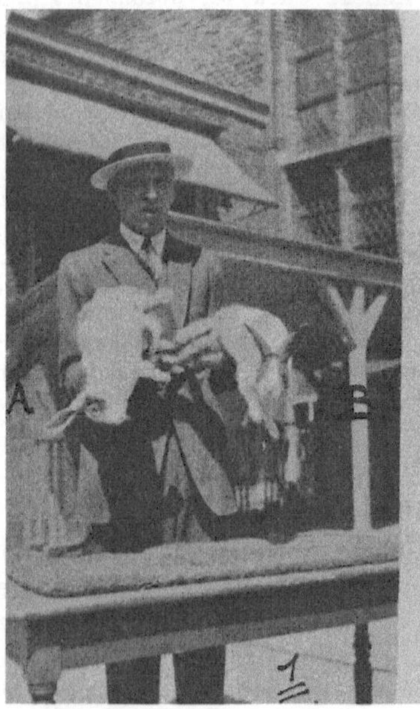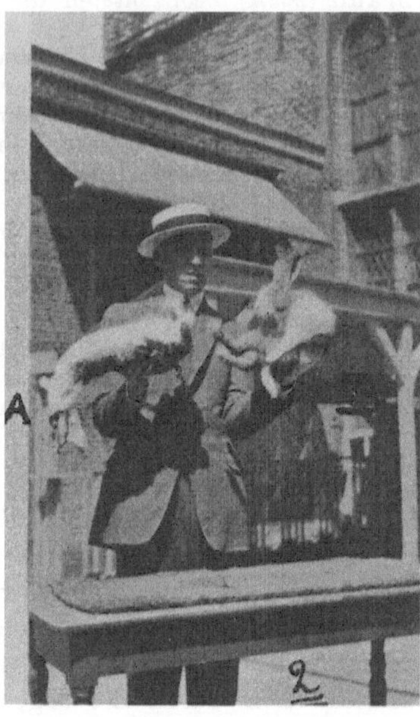

Abb. 1. 1. Ein labyrinthloses Kaninchen (A) und ein normales Kaninchen (B) in Seitenlage in die Luft gehalten. 2. Dieselben Kaninchen in Rückenlage in der Luft (siehe auch Abb. 110).

ein intaktes Labyrinth besitzt, wehrt sich heftig gegen die Kopfstellung, in der dieses Labyrinth unten liegt und sucht den Kopf in die andere Seitenlage zu bringen.

Sowohl die tonischen Labyrinthreflexe als auch die Labyrinthstellreflexe bewirken also bei einem Tier mit nur einem intakten Labyrinth eine Kopfdrehung. Je nach Lage des noch vorhandenen Labyrinthes verstärken sich die beiden Reflexe in ihrer Wirkung auf die Kopfdrehung gegenseitig oder schwächen einander ab. Eine Kopfdrehung, die allein durch die tonischen Labyrinthreflexe auf die Halsmuskulatur verursacht ist, läßt sich bei einem Tiere zeigen, das man mit dem Kopf nach unten hängen läßt.

In dieser Stellung bewirken nämlich die Labyrinthstellreflexe keine Drehung. (Bei diesem Versuch muß man bei Hund und Katze, wegen der optischen Stellreflexe, die Augen verschlossen halten.)

Optische Stellreflexe.

Beim Aufrichten des Körpers und des Kopfes spielen außer anderen Sinnesreizen vor allem optische Reize eine Rolle. Sie haben große Bedeutung beim Menschen (Tabiker mit geöffneten und geschlossenen Augen!), aber auch beim Affen, Hund und Katze. Bei tieferen Säugetieren als Kaninchen und Meerschweinchen fehlt ein Einfluß der Gesichtseindrücke. Bei höheren Säugetieren muß daher die Untersuchung der Labyrinthstellreflexe mit verdeckten Augen, mit Kopfkappen, geschehen. Beim Kaninchen und Meerschweinchen erübrigt sich das.

Körperstellreflexe.

Von besonderer Bedeutung für die Stellfunktion sind auch asymmetrische Reize von der Körperoberfläche aus. Liegt ein Tier auf einer Unterlage, so verursacht der Gegendruck der Unterlage sensible Erregungen der einen Seite der Körperoberfläche. Durch diesen Reiz kann das Tier sich reflektorisch auf-

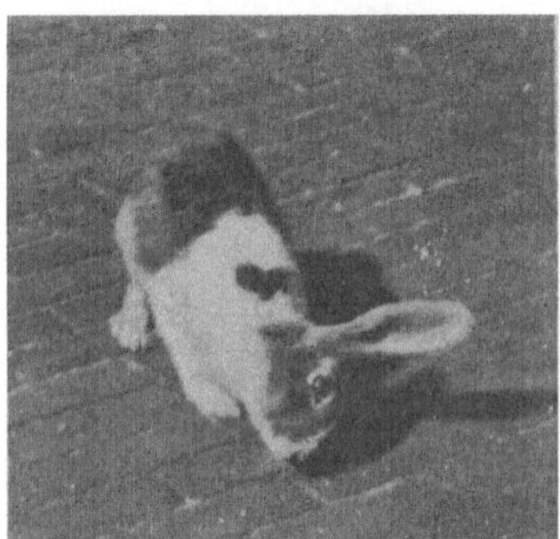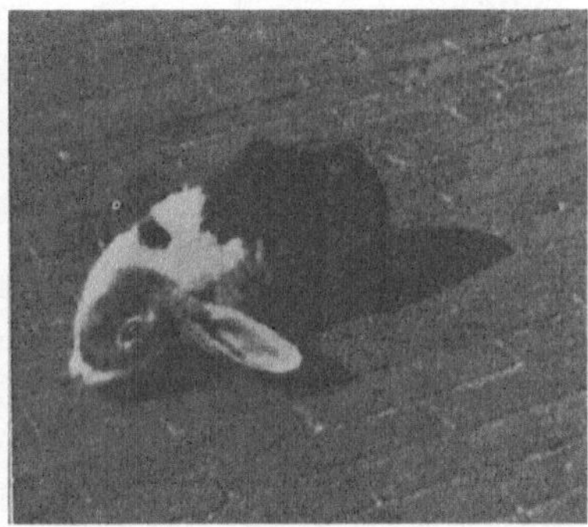

Abb. 2. Kaninchen, dem vor mehr als einem Jahr das linke Labyrinth exstirpiert wurde. Es hält den Kopf stets in linker Seitenlage.

richten. Legt man an die andere Seite der Körperoberfläche ein Brett, so fehlt der asymmetrische Reiz, und Körperstellreflexe bleiben aus. Sie bleiben ebenfalls aus, wenn das Tier sich frei in der Luft oder im Wasser befindet. Bei labyrinthlosen Tieren bleiben diese Reflexe erhalten.

Die Körperstellreflexe bringen Kopf und Rumpf in die normale Stellung.

Die Körperstellreflexe auf den Kopf

lassen sich am labyrinthlosen Tier zeigen. Hält man ein solches Tier frei in die Luft, dann läßt es den Kopf in Seitenlage hängen. Legt man dann den Körper auf eine Unterlage, so richtet sich der Kopf unmittelbar auf und geht in Normalstellung. (Siehe Abb. 3 und Abb. 111.

Die Körperstellreflexe auf den Körper

lassen sich am besten so zeigen, daß man das Tier in Seitenlage auf eine Unterlage legt und den Kopf in Seitenlage festhält. Ist der Reflex vorhanden, dann richtet sich der Körper auf, obwohl der Kopf in Seitenlage fixiert bleibt. (Siehe Abb. 4.)

Halsstellreflexe.

Endlich sind bei der Einnahme und Beibehaltung einer normalen Körperhaltung noch Reize aus tieferen Halsteilen wirksam. Sie wirken allein auf den Körper. Durch sie werden die weiter abwärtsgelegenen Teile der Wirbelsäule in die richtige Stellung zum Kopf gebracht. Geht der Kopf in Seitenlage, so folgt ihm der Körper. Richtet der Kopf sich auf, so auch der Körper. Man beobachtet die Halsstellreflexe am besten, wenn man ein Tier in Rückenlage bringt und dann den Kopf nach rechts und links dreht. In dieser Lage bleiben die Halsstellreflexe unbeeinflußt von den Körperstellreflexen. Man erkennt dann deutlich, daß der Drehung des Kopfes eine Drehung der ganzen Wirbelsäule und des

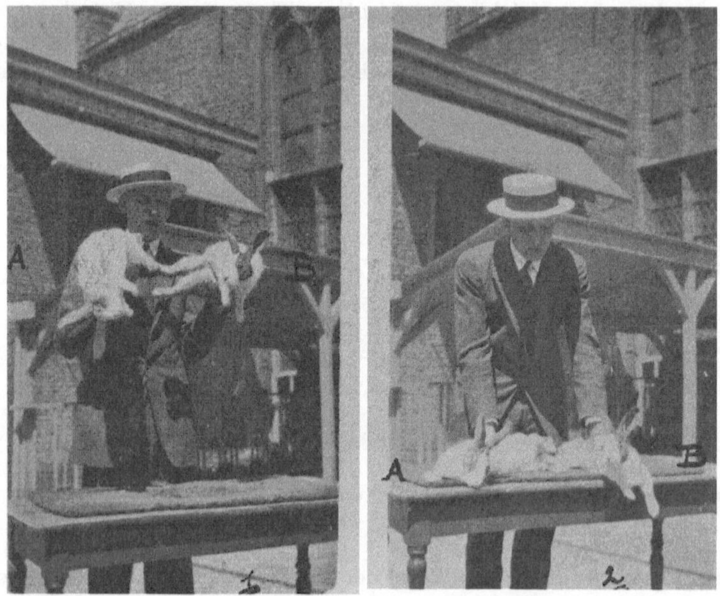

Abb. 3. Das labyrinthlose Kaninchen A, in Seitenlage in die Luft gehalten, läßt den Kopf in Seitenlage hängen (siehe 1). Legt man den Rumpf in Seitenlage auf eine Unterlage, dann richtet sich der Kopf sofort auf (siehe 2). (Siehe auch Abb. 111.)

Beckens folgt. Der Reflex breitet sich von vorn nach hinten aus. Zuerst wird der Vorderkörper in die richtige Stellung zum Kopf gebracht, und, sobald dies geschehen ist, folgen Hinterkörper, Becken und Hinterbeine. Besonders schön ist dies bei einem aus der Narkose erwachenden Tier zu sehen. Die Halsstellreflexe verschwinden nach Durchschneidung der Hinterwurzeln der Zervikalnerven.

Kompensatorische Augenstellungen.

Nicht nur die Stellung des Kopfes, sondern auch die der Augen unterliegt dem regulierenden Einflusse der Labyrinthe. Jeder Stellung des Kopfes im Raum entspricht eine bestimmte gesetzmäßige andere Stellung der (nicht fixierenden) Augen.

Bringt man den Kopf eines Tieres aus der Normalstellung in eine andere Stellung im Raum, so nehmen die Augen eine entsprechende andere Stellung in den Augenhöhlen ein. Dies nennt man kompensatorische Augenstellungen. Die Abweichungen der Augen von ihrer ursprünglichen Stellung im normal gehaltenen Kopf (beim Kaninchen Mundspalte im Winkel von 35° unter die Horizontale geneigt) heißen kompensatorische Augenabweichungen. Diese Abweichungen sind bei den einzelnen Tiersorten sehr verschieden stark.

Sie sind am stärksten bei Tieren mit seitlich gerichteten Augen, z. B. Kaninchen. Das Kaninchen macht zudem nur sehr wenig optische Augenbewegungen. Untersuchungen über Labyrinthreflexe auf die Augenmuskeln sind deshalb fast ausschließlich an diesen Tieren ausgeführt.

a)   b)

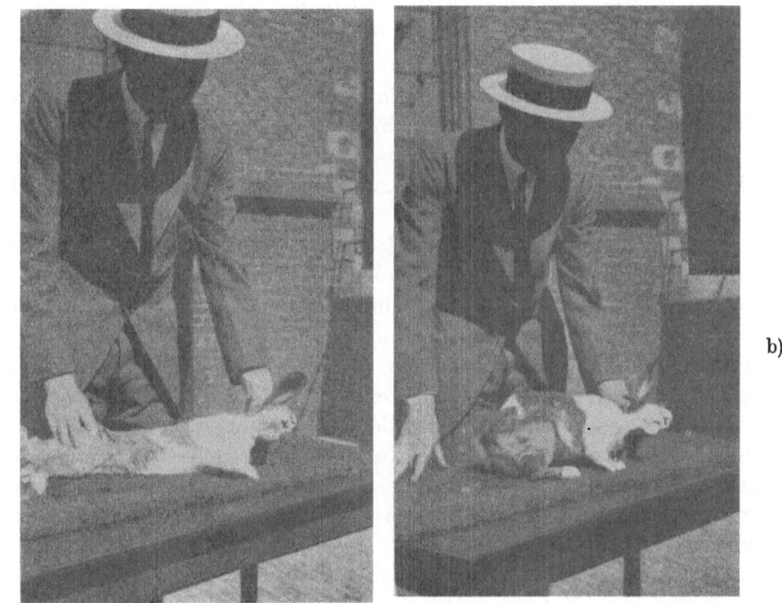

Abb. 4. a) Das Tier ist auf die Seite gelegt und der Kopf in Seitenlage fixiert. b) Der Körper richtet sich auf, obwohl der Kopf in Seitenlage festgehalten wird.

Sie hatten zum Ergebnis, daß auch die Labyrinthreflexe auf die Augenmuskeln, veranlaßt durch eine bestimmte Kopfstellung im Raum, tonische sind. Die Augenabweichung dauert also gerade solange an, als der Kopf die betreffende Stellung im Raum behält. Diese Reflexe suchen bei Veränderung der Kopfstellung die Stellungen der Augen im Raum soweit als möglich dadurch zu erhalten, daß sie die Augenstellung im Schädel verändern.

Es gibt kompensatorische Vertikalabweichungen und Raddrehungen. Regelmäßige kompensatorische Horizontalabweichungen infolge von Labyrinthreizen wurden nicht gefunden.

Die Vertikalabweichung läßt sich beim Kaninchen am besten zeigen, wenn man den Kopf des Tieres um die naso-okzipitale Achse dreht. Dreht man das

Tier um 90°, legt es also auf die Seite, dann sind die Vertikalabweichungen maximal stark. Das oben liegende Auge steht nach unten, das untenliegende nach oben.

Magnus und de Kleyn untersuchten den Mechanismus der Vertikalabweichung beim Kaninchen nach einseitiger Labyrinthexstirpation. Ein solches Tier zeigt Vertikalabweichungen bei Normalstellung des Kopfes. Der Einfluß des einen intakten Labyrinths bewirkt eine Abweichung des gleichseitigen Auges nach oben, des andersseitigen Auges nach unten. Diese Abweichungen werden maximal, wenn man den Kopf auf die Seite des intakten Labyrinths legt. Liegt der Kopf auf der anderen Seite, mit intaktem Labyrinth nach oben, so sind die Abweichungen der Augen ganz oder nahezu verschwunden; der Einfluß des Labyrinths ist dann minimal, oder gleich Null. Bei den Vertikalabweichungen wirken also beide Labyrinthe einander entgegengesetzt. Am rechten Auge verursacht das rechte Labyrinth Abweichung nach oben, das linke Labyrinth Abweichung desselben Auges nach unten. Dadurch, daß die einander entgegengesetzten Wirkungen beider Labyrinthe sich das Gleichgewicht halten, kommt die normale Stellung der Augen bei Normalstellung des Kopfes zustande. Die maximale Augenabweichung bei einem Kaninchen in Seitenlage ist durch den maximalen Einfluß des unten liegenden Labyrinthes bedingt. Das oben liegende Labyrinth hat keine oder nur minimale Wirkung.

Völlig anders ist der Mechanismus der kompensatorischen Raddrehungen der Augen. Man erkennt sie durch Drehung des Kopfes des Tieres um die bitemporale Achse. Ist der Kopf mit der Schnauze verikal nach oben gerichtet, dann werden die Augen mit ihrem oberen Kornealpol maximal stark nach vorn gedreht. Hängt die Schnauze tief nach unten, dann tritt eine maximale Drehung der oberen Kornealpole nach hinten ein. Dasselbe erfolgt beim Kaninchen nach einseitiger Labyrinthexstirpation, nur sind dann die Abweichungen weniger stark.

Bezüglich der kompensatorischen Raddrehungen der Augen hat also auch jedes Labyrinth doppelseitige Wirkung. Beide Labyrinthe wirken aber dabei nicht einander entgegengesetzt, sondern gleichsinnig. Bei diesen Reflexen hat jedes einzelne Labyrinth für sich dieselbe Minimum- und Maximumstellung (Schnauze nach unten und oben). Es sind dieselben Stellungen, in denen das Zusammenwirken beider Labyrinthe die größten Abweichungen ergibt.

Alle oben genannten kompensatorischen Augenstellungen beruhen auf Labyrinthreizen. Bei labyrinthlosen Tieren fehlen diese Reflexe.

Tonische Halsreflexe auf die Augen.

Bei Prüfung der eben genannten labyrinthären Augenmuskelreflexe ist wieder darauf zu achten, daß die Stellung des Kopfes zum Rumpf nicht verändert wird. Auch aus den tieferen Halsteilen entspringen nämlich Reflexe auf die Augenmuskeln. Sie bewirken bei Veränderung der Kopfstellung derartige Veränderungen der Augenstellungen, daß die Augen ihre Lage im Raum beizubehalten trachten.

Die tonischen Halsreflexe bedingen vertikale, rotatorische und horizontale Augenabweichungen. Man prüft sie am besten an labyrinthlosen Tieren. Um Labyrinthreflexe auszuschalten, prüft man am intakten Tier in der Weise, daß man den Kopf des Tieres fixiert und dem Rumpfe verschiedene Stellungen gibt.

Die Reflexe werden durch die Veränderung der Halsform ausgelöst. Es ist dabei gleichgültig, ob dies durch Drehung des Kopfes oder des Rumpfes erreicht wird.

Hält man den Rumpf durch Drehung um die bitemporale Achse nach oben oder, was für die Veränderung des Halses dasselbe ist, hebt man den Kopf, so zeigen die Augen eine Raddrehung mit Drehung des oberen Kornealpoles nach vorn.

Hält man den Rumpf in der Horizontalebene nach rechts, (Drehung um die dorsoventrale Achse), was für den Hals gleichbedeutend ist mit einer Wendung des Kopfes nach rechts, dann haben die Augen eine horizontale Abweichung; d. h. das rechte Auge ist nach vorn, das linke nach hinten abgewichen.

Dreht man den Rumpf um die Längsachse nach rechts, was für den Hals einer Kopfdrehung nach links entspricht, so zeigen die Augen eine Vertikalabweichung. Das rechte Auge weicht nach unten, das linke nach oben ab. Auch das sind tonische Reflexe.

Die tonischen Labyrinth- und die tonischen Halsreflexe suchen die Stellung der Augen im Raum beim aufgerichteten Tiere (nicht bei Rückenlage) unverändert zu erhalten. Ihre Wirkung ist dann stets gleichsinnig. Sie verstärken sich gegenseitig in ihrer Wirkung. Den tonischen Labyrinthreflexen allein gelingt es nur sehr unvollkommen diese Stellungen der Augen im Raum zu erhalten. Durch das Zusammenwirken der beiden Reflexgruppen gelingt es dagegen viel besser.

Die Untersuchungen von de Kleyn am Kaninchen ergaben folgendes: Wurde der Kopf um die bitemporale Achse gehoben bis 45° über die Normalstellung, um die bitemporale Achse vornübergebeugt bis 55° unter die Normalstellung, um die okzipito-frontale Achse gedreht bis 21° nach links oder rechts, um die Schädeldach-Schädelbasis Achse gewendet bis 17° nach links oder rechts, so bleiben stets die Stellungen der Augen im Raum und die Gesichtsfelder unverändert. Die vorstehenden Werte erreichen sicher noch nicht die Maxima.

Alle bisher geschilderten Labyrinthreflexe wurden durch die Lage des Labyrinthes ausgelöst.

Aber auch Bewegungen des Labyrinthes, Drehbewegungen und geradlinige Bewegungen, verursachen Reflexe. Die Bewegungsbeschleunigung bedingt die Erregung.

Auf Drehbewegungen reagieren Kopf und Augen. Für sie gilt folgende Regel: Dreht man ein Tier um eine im Raum vertikal stehende Achse, so treten Deviationen von Kopf (Kopfdrehreaktionen) und Augen (Augendrehreaktionen) in der Horizontalebene auf. Kopf und Augen weichen dabei in der Horizontalebene so ab, als ob sie dadurch ihre ursprüngliche Stellung im Raum beizubehalten suchten.

Kopfdrehreaktionen.

Dreht man also ein Tier um seine dorsoventrale Achse nach rechts, so weicht der Kopf nach links ab (Kopfdrehreaktion). Nach Aufhören der Drehung geht der Kopf wieder zurück. Oft tritt dann über die Normalstellung hinaus eine Kopfwendung nach der anderen Seite auf (Kopfdrehnachreaktion). Dann wieder Rückkehr in die Normalstellung.

Dreht man ein Tier, z. B. nach rechts, so tritt beim weiteren Drehen im Anschluß an die Kopfdrehreaktion ein Kopfdrehnystagmus auf. Bei dieser Drehrichtung schlägt er mit seiner schnellen Komponente nach rechts. Nach Aufhören dieser Drehung tritt Kopfdrehnachnystagmus mit schneller Komponente nach links auf.

Augendrehreaktionen.

Man unterscheidet auch hierbei Augendrehreaktionen, Augendrehnachreaktionen, Augendrehnystagmus und Augendrehnachnystagmus.

Beim Kaninchen bewirkt eine Drehung um die dorsoventrale Achse horizontale, um die bitemporale Achse rotatorische, um die naso-okzipitale Achse vertikale Augendrehreaktionen.

Dreht man ein Kaninchen um eine vertikal stehende dorsoventrale Achse nach rechts, dann weichen beide Augen nach links ab; d. h. das rechte Auge nach vorn, das linke nach hinten.

Dreht man das Kaninchen um eine vertikal stehende bitemporale Achse, also in Seitenlage, nach rechts, dann drehen sich die Augen in der Horizontalebene nach links. Bei linker Seitenlage dreht sich also der obere Kornealpol nach hinten, bei rechter Seitenlage nach vorn. Die Drehnachreaktion ist wieder umgekehrt wie die Drehreaktion. Auch bei diesen Reaktionen kommt es bei weiterem Drehen zum Nystagmus.

Drehbewegungen des Labyrinthes verursachen also klonische Muskelkontraktionen. Dasselbe erfolgt bei Labyrinthreizung durch Spülung des äußeren Gehörganges mit kaltem und warmem Wasser. Dabei entsteht ebenfalls eine Augenabweichung mit nachfolgendem Nystagmus (Barany). Diese Reaktionen werden ausgelöst durch Endolymphströmungen innerhalb der Bögengänge, wodurch die Akustikusendigungen in den Bogengangsampullen erregt werden.

Wahrscheinlich geht der Lymphstrom beim Einfließen von kaltem Wasser in den Gehörgang in umgekehrter Richtung wie beim Einfließen von warmem Wasser. Läßt man kaltes Wasser in den rechten Gehörgang einfließen, so weicht das rechte Auge nach hinten und unten ab. Ein Nystagmus mit schneller Komponente nach vorn und oben schließt sich an. Das linke Auge zeigt Abweichung nach vorn mit folgendem Nystagmus nach hinten. Bei Anwendung von warmem Wasser tritt das Umgekehrte auf.

Nach Labyrinthexstirpation tritt oft ein Nystagmus spontan, oder besser gesagt, ohne daß weitere Reize hinzutreten. Dieser Nystagmus ist vorübergehend.

Bei labyrinthlosen Tieren fehlen alle Drehreaktionen.

Durch geradlinige Bewegungen werden sogenannte Progressivreaktionen ausgelöst. Die Liftreaktion und die Sprungbereitschaft sind die wichtigsten unter ihnen.

Liftreaktion.

Man setzt ein Tier in Normalstellung auf ein horizontal gehaltenes Brett. Führt man jetzt damit eine Vertikalbewegung nach oben aus, so werden im Anfang der Bewegung die Vorderbeine gebeugt. Der Kopf des Tieres ruht auf dem Brett. Beim Aufhören der Bewegung tritt das Umgekehrte ein. Die Vorderbeine strecken sich kräftig, oft verbunden mit deutlichem Muskelspringen. Die vordere Körperhälfte richtet sich auf. Der Kopf hebt sich hintenüber. Ist die Reaktion sehr stark, so strecken sich auch die Hinterbeine. Das Tier steht dann auf seinen vier gestreckten Beinen. Nach wenigen Augenblicken knickt das Tier wieder ein und nimmt die Normalstellung wieder an.

Bewegt man das Brett mit dem Tier nach unten statt nach oben, so erfolgt dasselbe in umgekehrter Reihenfolge. Jetzt werden im Anfang der Bewegung die Beine, besonders die Vorderbeine, gestreckt. Der Vorderkörper richtet sich auf. Nach Beendigung der Bewegung beugen sich die Beine. Kopf und Vorderkörper sinken auf das Brett. Auch das dauert nur kurze Zeit, dann wird wieder die Normalstellung eingenommen.

Bei Meerschweinchen, Kaninchen, Katzen und Hunden gelingt diese Reaktion immer. Es ist dabei gar nicht nötig, das Brett schnell zu heben oder zu senken. Kleine und langsame Bewegungen genügen. Die Reaktion der Vorderbeine tritt auch auf, wenn der Kopf gegen den Körper fixiert ist. Es handelt sich hier also nicht um Halsreflexe. Die Liftreaktion bleibt auch bestehen, wenn die Hinterwurzeln, durch die die sensiblen Bahnen der Gliedmaßen laufen, durchschnitten sind. Auch bei verdeckten Augen verschwindet die Liftreaktion nicht. Nach Labyrinthexstirpation aber fehlt die Reaktion.

Die Liftreaktion wird durch dorso-ventrale Bewegung der Labyrinthe hervorgerufen. Sie tritt sowohl bei Bewegung in vertikaler wie in horizontaler Ebene auf. Die Reaktion wird hervorgerufen durch Veränderung der Bewegungsschnelligkeit, durch positive und negative Beschleunigungen.

Bei allen obengenannten Tieren ist der Ablauf der Reaktion nahezu gleich. Bei Hunden reagiert der Kopf am stärksten. Am Anfang der Liftbewegung nach oben beugt sich der Kopf stark vornüber, ventralwärts; am Schluß stark hintenüber, dorsalwärts.

Freeman und Morin beobachteten eine der Liftreaktion ähnliche Reaktion bei jüngeren Kindern (63).

Sprungbereitschaft.

Man hält ein Tier am Becken fest, läßt den Kopf nach unten hängen und führt eine geringe Vertikalbewegung nach abwärts aus. Beim Meerschweinchen gehen dann Vorderbeine und Schultern nach vorn. Die Vorderbeine werden ganz gestreckt, die Zehen gespreizt. Das tritt schon bei geringer Abwärtsbewegung sofort auf. Das Tier ist bereit, den Sprung aufzufangen. Durch diesen Reflex fallen die Tiere beim Sprung elastisch und geräuschlos auf den Boden auf. Bei labyrinthlosen Tieren fehlt diese Reaktion. Die Tiere fallen beim Sprung klatschend zu Boden. Früher schrieb man dies dem Verlust des Muskeltonus durch die Labyrinthexstirpation zu. Die eigentliche Ursache ist das Fehlen des Sprungauffangreflexes.

Völlig gleichartig wie beim Meerschweinchen ist die Sprungbereitschaft bei Katze und Hund. Beim Kaninchen hat sie dagegen einen eigenartig abweichenden Verlauf. Beim Kaninchen machen im Beginn der Abwärtsbewegung auch die Hinterbeine eine Reflexbewegung. Sie werden nach hinten, kaudalwärts, geworfen. Die Tiere machen eine Sprungbewegung. Auch dies ist wie die ganze Sprungbereitschaft eine Labyrinthwirkung. Die Sprungbereitschaft tritt auch auf, wenn man das Kaninchen in umgekehrter Richtung, vertikal nach oben, hebt, jetzt aber nach Aufhören der Bewegung.

Die Sprungbereitschaft ist kein Halsreflex und unabhängig von optischen Eindrücken. Er tritt unverändert bei verdeckten Augen auf. Die Beine reagieren auch dann noch, wenn sie nach Durchschneidung der Hinterwurzeln gefühllos geworden sind. Nach Labyrinthexstirpation verschwindet die Sprungbereitschaft.

Auch beim Menschen, namentlich bei kleinen Kindern, ist diese Reaktion von Walter Freeman und Paul Morin wahrgenommen worden (63); ebenso sah Ed. Gamper Reaktionen auf Progressivbewegungen in einem Fall von Arhynenzephalie (67).

Zwei Reflexgruppen beruhen also auf Labyrinthwirkung:

A. Reflexe, ausgelöst durch eine bestimmte Lage des Labyrinths,

B. Reflexe, ausgelöst duch Bewegungen des Labyrinths.

Unter letzteren lassen sich unterscheiden Reflexe durch Drehbewegung und durch geradlinige Bewegung.

Die Reflexe der Gruppe A:

I. Tonische Labyrinthreflexe auf die Extremitätenmuskulatur, die Halsmuskulatur und die Rumpfmuskulatur (Meerschweinchen und Kaninchen).

II. Labyrinthstellreflexe.

III. Tonische Labyrinthreflexe auf die Augenmuskeln (kompensatorische Augenabweichungen), auf M. rectus sup. + M. rectus inf. bei vertikalen, auf M. obliquus sup. + M. obliq. inf. bei rotatorischen kompensatorischen Augenabweichungen.

Die Reflexe der Gruppe B:

IV. Kopfdreh- und Augendrehreaktionen.

V. Progressivbewegungen.

Goltz stellte als Erster auf Grund seiner Untersuchungen den Satz auf, daß das Labyrinth Gehör- und Gleichgewichtsorgan ist. Das veranlaßte zahlreiche Untersuchungen über die Verteilung dieser verschiedenen Funktionen auf die einzelnen Teile des Labyrinths. Breuer, Mach, Crum Brown, Högyes, Ewald, Barany, Kreidl, Wittmaack, Kubo u. a. suchten die Frage zu lösen. Ewald (53) rückte als Erster den Einfluß der Labyrinthe auf den Tonus der quergestreiften Muskulatur in den Vordergrund. Er schrieb diesen Einfluß den Bogengängen zu. Sein Schüler Ach (1) glaubte mehr die Otolithen für einen Teil dieser Funktion verantwortlich machen zu müssen. Auch Magnus und de Kleyn sehen in der Erregung der Otolithen die Ursache für die tonischen Labyrinthreflexe auf die quergestreifte Muskulatur, überhaupt für alle Reflexe, die durch eine bestimmte Lage der Labyrinthe (Reflexe der Gruppe A) ausgelöst werden.

Zum Beweis ihrer Annahme suchten sie die Lage der verschiedenen Maculaebenen bei den Kopfstellungen mit minimaler und maximaler Reflexstärke festzustellen. Das war beim Kaninchen möglich, da bei diesem Tier die Lage der Otolithen durch die anatomischen Untersuchungen von de Burlet (34), Koster, Oort und de Haas genau bekannt ist.

Das Labyrinth der Säugetiere besitzt zwei Otolithen: den Utrikulus und den Sacculus. Die Utrikulusmakula wird durch den Ramus utricularis innerviert; die Sacculusmakula größtenteils durch den Ramus saccularis. Diesen Teil nennt de Burlet das Sacculushauptstück. Der übrige Teil des Sacculus wird durch einen Seitenast des Ramus utricularis (Voit, Oort u. a.) innerviert. Diesen Teil nennt de Burlet den Sacculusdorsallappen.

Magnus und de Kleyn hatten für die tonischen Labyrinthreflexe auf die Extremitäten- und Halsmuskulatur festgestellt, daß sie

maximal waren bei der Kopfstellung: Schädeldach unten, Unterkiefer oben, Mundspalte im Winkel von 45° über die Horizontale gehoben.

minimal bei der Kopfstellung: Schädeldach oben, Unterkiefer unten, Mundspalte im Winkel von 45° unter die Horizontale gesenkt.

Auffallenderweise entsprach diesen Kopfstellungen eine horizontale Lage der Utriculusotolithen. In der Maximumstellung hängen die Otolithen an den horizontalen Maculae, in der Minimumstellung ruhen und drücken sie darauf. Dies sprach sehr für den Zusammenhang der Utriculusotolithen mit diesen Reflexen. Aber auch die Lage der beiden Utriculusotolithen in einer Ebene wies schon darauf hin. Damit stimmen die nach einseitiger Labyrinthexstirpation gemachten Beobachtungen überein, daß nämlich jedes einzelne Labyrinth bezüglich der tonischen Labyrinthreflexe dieselbe Minimum- und Maximumstellung hat und zwar dieselbe wie beide Labyrinthe zusammen.

Bezüglich der Labyrinthstellreflexe fand man, daß die Labyrinthe einander entgegenwirken. Die Normalstellung des Kopfes wird dadurch erreicht, daß sich die beiden entgegengesetzten Einflüsse gegenseitig die Wage halten. Bei einseitiger Labyrinthexstirpation äußerte das intakte Labyrinth seine „Stellfunktion" maximal bei Seitenlage des Kopfes mit intaktem Labyrinth nach unten, minimal bei Seitenlage des Kopfes mit intaktem Labyrinth nach oben.

Jedes Labyrinth hat also eine eigene Maximumstellung. Sie ist von der des anderen Labyrinths um nahezu 180° verschieden. In diesen Maximumstellungen stehen beide Sacculushauptstücke horizontal. Dabei bilden die Maculaebenen des rechten und linken Sacculushauptstückes einen Winkel von 150° miteinander. Magnus und de Kleyn sahen sich dadurch veranlaßt, eine Abhängigkeit der Labyrinthstellreflexe von diesem Sacculusteil anzunehmen. In der Stellung mit maximaler Wirkung hängt, zieht der Otolith wieder an der Macula, in der Minimumstellung ruht und drückt er darauf. (Vorstehendes hat nur Geltung für das Aufrichten des Kopfes aus Seitenlage durch die Labyrinthstellreflexe. Keine Geltung hat es für die Rückkehr des Kopfes in Normalstellung aus einer Stellung mit ventralwärts geneigter oder dorsalwärts erhobener Schnauze. Auch hierbei sind Otolithen im Spiele, nach Magnus und de Kleyn wahrscheinlich die Utriculusotolithen. Wird in diesem Buche fernerhin von Labyrinthstellreflexen gesprochen, so sind immer die Reflexe gemeint, die den Kopf aus Seitenlage aufrichten.)

Die vertikalen kompensatorischen Augenabweichungen haben ihr Maximum und Minimum bei denselben Kopfstellungen wie die vorigen Reflexe. Auch hierbei wirken die Labyrinthe entgegengesetzt, ihre Maximumstellungen sind wieder voneinander um 180° verschieden. All das spricht dafür, daß wir es hier mit einer zweiten Funktion des Sacculushauptstückes zu tun haben. Bei der Maximumstellung jedes einzelnen Labyrinths wird der Musc. rectus super. der gleichen und der Musc. rectus inf. der gekreuzten Seite maximal gereizt, diese Muskeln sind dann im Maximum der Verkürzung. Der tonische Einfluß ist am stärksten bei hängendem Otolith, bei drückendem Otolith schwach oder gleich Null.

Viel schwieriger liegen die Dinge bei den kompensatorischen Raddrehungen der Augen. Die Maximum- und Minimumstellungen für beide Labyrinthe und für jedes allein liegen hierbei, wie wir sahen, bei ganz erhobener und ganz nach abwärts gerichteter Schnauze. Die beiden Labyrinthe verstärken sich in ihrer Wirkung. Jedes Labyrinth beeinflußt beide Augen. Man sollte nun in Analogie mit den tonischen Labyrinthreflexen erwarten, daß die Erregungen von Maculae ausgehen, welche in den genannten Stellungen horizontal und nahezu in einer Ebene liegen.

Nun ist aber die Maximumstellung für die Raddrehung nach vorn (Kopf mit Schnauze nach oben) gerade die Minimumstellung für die Raddrehung nach hinten. Die Kopfstellung mit Schnauze nach unten ist gerade umgekehrt die Maximumstellung für die Musc. obliq. infer.-Reaktion und Minimumstellung für den Musc. obliq. super.-Reflex.

Gehen nun diese beiden Reaktionen von einer Macula aus, an der sowohl der hängende wie drückende Otolith Erregung erzeugt? Oder gibt es in jedem Labyrinth eine besondere Macula für die Musc. obliq. superiores und eine für die Musculi obliq. inferiores?

Diese Frage ist durch Magnus und de Kleyn noch nicht endgültig entschieden. Hierzu sind noch Versuche erforderlich an Augen, deren sämtliche Muskeln bis auf einen Obliquus durchschnitten sind. Festzustellen wären daran die rotatorischen Abweichungen durch den erhaltenen Muscul. obliq. allein bei den verschiedenen Kopfstellungen im Raum; ferner die Bestimmung der Kopfstellung, bei der jeder der Musculi obliq. maximale und minimale Augenabweichung gibt. Wohl erregte der Dorsallappen des Sacculus die Aufmerksamkeit der beiden Forscher, weil er eine eigene Innervation durch den Ramus utricularis besitzt. Aber es bleibt noch unentschieden, ob und welche Bedeutung darin liegt. Der Mechanismus der kompensatorischen Raddrehungen der Augen und die Funktion des sehr kleinen, gebogenen Maculaläppchens des Sacculusdorsallappens sind noch unaufgeklärt.

Der Ursprung der durch eine bestimmte Lage des Labyrinths ausgelösten Reflexe ist nach Magnus und de Kleyn also folgendermaßen auf die Otolithen verteilt:

Utriculusotolith.

1. Tonische Labyrinthreflexe auf die Extremitäten, ein Utricucus beeinflußt die Extremitäten beider Seiten.

2. Tonische Labyrinthreflexe auf die Halsmuskulatur, ein Utriculus beeinflußt nur eine Halshälfte.

(3. Labyrinthstellreflexe aus vornübergebeugter und erhobener Kopfstellung).

Sacculusotolith.

1. Labyrinthstellreflexe (aus Seitenlage).

2. Vertikale kompensatorische Augenabweichungen, ein Sacculus erregt den gleichseitigen Musc. rect. sup. und den gekreuzten Musc. rect. inf.

?Otolith

Rotatorische Augenabweichungen; ein Otolith erregt beide Musc. obliq. superiores, ein Otolith erregt beide Musc. obliq. inferiores.

Daß die obengenannten Reflexe wirklich Otolithenreflexe sind, läßt sich noch auf andere Weise zeigen. Wittmaack fand, daß man beim Meerschweinchen durch Zentrifugieren (etwa 2000 Umdrehungen pro Minute, $^1/_2$—$^3/_4$ Minute lang) die Otolithen abschleudern kann, ohne daß die Bogengänge dabei vernichtet werden. Mit dieser Methode konnten Magnus und de Kleyn nachweisen, daß wirklich beim Meerschweinchen nach Abschleuderung der Otolithen diese Reflexe dauernd verschwunden waren. Stets wurde durch mikroskopische Nachuntersuchung von Dr. H. M. de Burlet kontrolliert, ob die Abschleuderung vollkommen erfolgt war. Die Drehreaktionen und Progressivreaktionen blieben dagegen nach der Otolithenabschleuderung bestehen. Es handelt sich also hierbei um Bogengangsreflexe. Sie kommen durch Erregungen aus den Bogengängen zustande. Daß die Drehreaktionen von den Bogengängen ausgehen, wurde schon von zahlreichen früheren Untersuchern angenommen. Flourens (58) war der erste (1842), der einen Zusammenhang zwischen Bogengängen und Kopfnystagmus annahm. Er stellte fest, daß die doppelseitige Entfernung der horizontalen Bogengänge horizontalen und die Durchschneidung der vertikalen Bogengänge oft vertikalen Nystagmus verursachte.

Nach Mach (143), Breuer (22) und Crum Brown (28) (alle 1873) stellen die Bogengänge das Organ zur Wahrnehmung von Kopfdrehungen dar.

Högyes (1881) kam auf Grund seiner Versuche (Reiben der freigelegten Bogengänge; Aufsaugen und Einblasen von Flüssigkeit durch eine Glaskapillare in das Crus commune der Bogengänge) zu dem Schluß, daß Augenbewegungen, durch Drehung veranlaßt, durch Golfbewegungen in der Perilymphe der Bogengänge bedingt sind. Diese Golfbewegungen führen zu Bewegungen des häutigen Labyrinths. Breuer und Mach bewiesen endgültig, daß die Drehreaktionen Bogengangsreaktionen sind. Sie entstehen nach Breuer durch Golfströmungen der Endolymphe, welche die Cupula erregen. (Diese Ansicht ist nicht allgemein gebilligt. Von einigen wird die Möglichkeit von Golfströmungen innerhalb der Bogengänge abgelehnt und die Reizbildung auf Druckunterschiede in der Endolymphe zurückgeführt.)

Breuer machte zuerst den Unterschied zwischen Otolithen- und Bogengangsreflexen. Die Drehreaktionen sind nach ihm Bogengangsreaktionen; alle übrigen, auch die Progressivreaktionen, Otolithenreflexe. Derselben Ansicht war auch Mach. Beide Untersucher meinten, daß es physikalisch unmöglich sei, daß durch geradlinige Bewegungen Strömungen in der Endolymphe der Bogengänge hervorgerufen werden können. Sie stellten sich die Bogengänge als kreisförmige, nach außen völlig abgeschlossene dichte Röhren vor. In Wirklichkeit aber steht der endolymphatische Raum durch den Ductus endolymphaticus und Saccus endolymphaticus mit dem Schädelinnern in Verbindung. Ferner hat der perilymphatische Raum durch die elastischen Membranen in der Fenestra ovalis und rotunda Verbindung mit dem Mittelohr.

Experimentelle und mathematische (Prof. Ornstein) Untersuchungen an einem vergrößerten Bogengangsmodell nach de Burlet haben ergeben, daß geradlinige Bewegungen Strömungen in der Endolymphe der Bogengänge verursachen können.

Alle Labyrinthreflexe, ohne Ausnahme, bleiben nach Magnus und de Kleyn nach Exstirpation des Großhirns mit Corpora striata und nach Zerstörung des

Kleinhirns erhalten. Auch der Thalamus schien für diese Reflexe entbehrlich. Wird aber das Mittelhirn stark beschädigt, so verschwinden die Labyrinth- und Körperstellreflexe. Die Halsstellreflexe fand Magnus dann noch erhalten, sie verschwanden erst nach der Ponsexstirpation.

Solange die Hirnteile, in denen die Augenmuskelkerne, ihre Wurzeln und Nerven liegen, unbeschädigt blieben, waren auch die Augenreaktionen auszulösen. Drehreaktionen durch den Musc. rectus externus waren solange vorhanden, als der Abduzenskern verschont blieb.

Die Zentra der Progressivreaktionen und Kopfdrehreaktionen fanden sich ebenfalls im Hirnstamm.

Die tonischen Labyrinthreflexe sind nach Querdurchschneidung der Medulla oblongata vor der Austrittsstelle der Nervi octavi noch nachweisbar. Die tonischen Halsreflexe verschwinden völlig nach Wegnahme des zweiten Zervikalsegments.

Quix (182—189) bestreitet die vorgenannte Verteilung der Labyrinthreflexe auf die einzelnen Otolithen und auch die Mitwirkung der Bogengänge bei den Progressivreaktionen.

Nach Quix ist der Bogengangsapparat ein kinetisches Organ. Es soll zur Wahrnehmung von Drehbewegungen des Kopfes (also von Bewegungen mit Winkelbeschleunigung) und zur Erregung von Reflexbewegungen in einzelnen Muskelgruppen von Auge, Rumpf und Gliedmaßen dienen.

Das Otolithensystem ist nach ihm ein statisches Organ, es dient zur Wahrnehmung der Kopfstellung und zur Erhaltung von Muskelspannungen in einzelnen Muskelgruppen von Augen, Rumpf und Gliedmaßen.

Die Reflexe, welche durch Kopfdrehung um die bitemporale Achse erscheinen, werden durch die Utrikulusotolithen, durch die Lapilli, hervorgerufen. Sie verursachen Bewegungen des Körpers und der Augen in der Sagittalebene. Am Hals, Rumpf, Schwanz und Extremitäten rufen sie Beug- und Streckreflexe hervor. Beim Menschen und bei Tieren mit frontalgerichteten Augen stellen sie Reflexe auf den Musc. rect. super. und Musc. rect. inf., bei Tieren mit seitlichgerichteten Augen auf den Musc. obliq. sup. und inf. dar. Vermehrter Druck des Otolithen auf die Macula bedingt eine Tonuszunahme in den Beugern und eine Tonusabnahme in den Streckern. Verminderter Druck hat die umgekehrte Wirkung. Druckzunahme verursacht beim menschlichen Auge Bewegung nach oben, Tonuserhöhung im Musc. rect. sup., Tonusabnahme im Musc. rect. inf. Die Augenbewegungen verlaufen also hierbei entgegengesetzt zu den Kopf- und Rumpfbewegungen. Die beiden Lapilli sind Synergisten. Sie wirken gleichsinnig und zwar jeder auf beide Körperhälften, am stärksten aber auf die gleiche Seite.

Die Reflexe, welche durch Änderung der Kopfstellung um die okzipitoorale Achse, also in der Frontalebene, entstehen, werden durch die Sacculusotolithen, durch die Sagittae, hervorgerufen. Sie bedingen Veränderung in der Frontalebene. Die Sagittae sind Antagonisten. Sie wirken auf die Muskulatur der beiden Körperhälften einander entgegengesetzt. Druckvermehrung durch eine der Sagittae dreht, neigt, in der Frontalebene Kopf und Rumpf nach der andern Seite. Das geschieht durch Zunahme des Muskeltonus auf der der drückenden Sagitta gegenüberliegenden Seite. Gleichzeitig erschlafft der Muskeltonus auf der gleichen Seite.

Daneben tritt nach Quix auch noch eine Erhöhung des Muskeltonus der Adduktoren auf der gekreuzten und der Abduktoren auf der gleichen Körperhälfte ein. Jede Sagitta verursacht zudem eine Bewegung beider Augen in der Frontalebene. Der obere Kornealpol der Augen dreht sich zu dem drückenden Otolithen hin.

Nach Quix hat nur der Otolithendruck Wirkung. Wird kein Druck ausgeübt, dann fehlt auch die Otolithenfunktion.

Neben den schon genannten Reflexen hält er auch die Reflexe bei Sprung nach oben und unten für Utrikulus- Otolithenimpulse. Geradlinige Bewegungen wie Liftbewegungen geben Otolithen- und keine Bogengangsreaktionen.

Nach Quix kommt der „Labyrinth-Stellreflex“ von Magnus dadurch zustande, daß ein Tier seinen Kopf immer in die Stellung zu bringen sucht, in der alle Otolithen drücken. In diesem Zustande kann sich das Tier am besten über seine Kopfstellung orientieren. Es wehrt sich heftig gegen eine Kopfstellung, bei der kein Otolith drückt. Das Tier hat dann keine Orientierung über seine Kopfstellung (blinder Fleck des statischen Sinnes).

Also eine völlig abweichende Anschauung. Für meine Untersuchung ist es nicht von Belang, ob die Reaktionen durch Zug oder Druck der Otolithen ausgelöst werden. Auch die übrigen Streitpunkte sind hierfür ohne Bedeutung. Ich will daher nicht auf all das Für und Wider, das von Magnus und de Kleyn einerseits, von Quix anderseits zu den beiden Anschauungen veröffentlicht worden ist, eingehen. Ich begnüge mich mit einem Hinweis auf Nr. 123 und auf Nr. 185, 188 und 189 des Literaturverzeichnisses.

Winkler (252) erörtert in seinem Handbuch für Neurologie die anatomischen Bahnen, die, auf Grund der Untersuchungen von Magnus, als Reflexbahnen für die einzelnen Labyrinthreflexe in Frage kommen können. Aus dem Grunde wurden die Untersuchungen von Magnus und de Kleyn und anderen Mitarbeitern über die Funktion der Otolithen und Bogengänge ausführlicher vorausgeschickt.

Die Auseinandersetzungen Winklers sind als Arbeitshypothesen für fernere Forschungen gedacht. Sie gaben den Anlaß zu meinen Untersuchungen über den zentralen Mechanismus der Reflexe, die zum unwillkürlichen Einnehmen und zur Beibehaltung der normalen Körperstellung und zur Regulierung des Muskeltonus dienen.

Außer den Winklerschen Darlegungen und der Magnusschen Zergliederung der Stellfunktion in einzelne scharf umschriebene Reflexe gaben die folgenden Beobachtungen Sherringtons noch Anlaß zu meinen Untersuchungen.

1896 sah Sherrington nach Querdurchschneidung des Mittelhirns den normalen Muskeltonus verschwinden. Statt dessen trat, bei Abnahme des Tonus der Beugemuskulatur, ein allgemeiner, ungewöhnlich starker Strecktonus der Muskulatur von Nacken, Rumpf, Schwanz und Extremitäten auf (decerebrate rigidity).

Die Querdurchschneidung des Mittelhirns muß also ein den Muskeltonus regulierendes Zentrum unwirksam machen.

Die nähere Lokalisation dieses Zentrums und der Zentra der oben beschriebenen Reflexe war das Ziel meiner Untersuchungen.

Vor Mitteilung meiner Untersuchungen und ihrer Ergebnisse scheint es mir wichtig, einige Bemerkungen vorauszuschicken über Untersuchung von Kern-funktion überhaupt und über die Frage, wann aus einem Versuchsergebnis auf eine bestimmte Funktion eines bestimmten Kernes geschlossen werden darf.

Geht man mit Hilfe von künstlicher Hirnläsion oder partieller Exstirpation vor, so ist man zu der Annahme geneigt, daß dann, wenn nach einer umschriebenen Läsion eine bestimmte Funktion fortbestehen bleibt, ihr Kern intakt, daß aber dann, wenn danach die Funktion verloren geht, ihr Kern vernichtet sein muß.

Dazu ist man nur mit großer Einschränkung berechtigt. Nur der erste Schluß ist absolut richtig. Bleibt nach einer partiellen Hirnexstirpation oder nach umschriebener Zerstörung eine Funktion unverändert fortbestehen, so muß ihr Zentrum in dem unversehrt gebliebenen Hirnteil liegen.

Das Verschwinden der Funktion ist aber kein absoluter Beweis dafür, daß ihr Zentrum abgeschnitten oder zerstört ist. Der Ausfall der Funktion kann zahlreiche andere Ursachen haben. Das noch vorhandene Zentrum kann in „Schock" versetzt sein. Es kann infolge schlechter, veränderter Blutversorgung unwirksam geworden sein. Schließlich können Blutungen im Zentrum eingetreten sein.

Macht man Hirnexstirpationen durch vollständige Querdurchschneidungen, so werden die obersten, der Schnittfläche anliegenden Zellagen beschädigt, mag das Messer auch noch so scharf und dünn sein. Man weiß dann nicht, wie tief die Beschädigung geht, wie weit durch Druck und Zug bei der Operation, durch veränderte Blutversorgung und Austrocknen nach der Operation, Veränderungen gesetzt sind, da solche manchmal selbst mikroskopisch unsichtbar sein können.

Im allgemeinen wird man den Ausfall eines Reflexes schon dann finden, wenn man das Gehirn in einem Niveau quer durchschneidet, das höher, mehr oralwärts als das Niveau des Zentrums liegt. Der Abstand zwischen dem Schnittniveau und dem Niveau des Zentrums ist um so geringer, je vollkommener die Operationstechnik ist. Er ist um so größer, je schlechter die Operation (Blutungen usw.) gelungen ist. Außerdem spielt die Empfindlichkeit für „Schock" eine große Rolle. Je höher entwickelt das Tier, um so empfindlicher ist es gegen „Schock", um so größer ist der Niveauabstand. Wie stark eine Schockwirkung sein kann, sieht man z. B. bei Hunden und Affen nach Querdurchschneidung des Brustmarks. Man beobachtet danach für lange Zeit das Fehlen von Reflexen, deren Reflexbögen im Lumbal-, ja Sakralmark liegen! (Bei diesem Eingriff ist besonders deutlich, wie wichtig eine gute Versorgung und Pflege nach der Operation ist. Dekubitus kann z. B. das Wiederauftreten der Reflexe für lange Zeit hintanhalten. Der große Einfluß einer sorgsamen Pflege auf die Rückkehr spinaler Reflexe ist seit dem Kriege auch bei Menschen mit Rückenmarksverletzung bekannt geworden, 135 u. 194.)

Man kann also bei den Versuchstieren erst dann auf noch vorhandene Reflexe prüfen, wenn alle Schocksymptome geschwunden und alle die Reflexe zurückgekehrt sind, deren Zentren sicher noch erhalten blieben. Hat man z. B. oral von den Augenmuskelkernen quer durchschnitten, so müssen erst Augenbewegungen nach Berührung des Auges und die spinalen Reflexe wieder auszulösen sein.

Man wähle nur Tiere mit geringer Schockempfindlichkeit. Ich benutzte Kaninchen und Katzen. Das Kaninchen ist besonders wenig der Schockwirkung ausgesetzt. Auch muß bei diesen Tieren die Hirnschicht, welche bei meinen

Operationen durch Druck beschädigt oder unwirksam gemacht wurde, oft sehr dünn gewesen sein oder sich wieder erholt haben. Das war vor allem bei den Untersuchungen über die kompensatorischen Augenabweichungen zu beobachten. Okulomotoriusreaktionen traten noch nach querem Hirndurchschnitt durch die Spitze des Okulomotoriuskerns auf (mikroskopische Kontrolle). Trochlearisreaktionen waren noch nach einem Querschnitt nachweisbar, der gerade zwischen den dicht nebeneinander liegenden Okulomotorius- und Trochleariskernen lag. Das ist um so merkwürdiger, als gerade die Augenreaktionen gegen andere schädliche Einflüsse sehr empfindlich sind. Sie kehren nach der Operation später zurück als die anderen Reflexe, z. B. später als Kornealreflex, Patellareflex, gleichseitiger Beugereflex und gekreuzter Streckreflex und später als die tonischen Hals- und Labyrinthreflexe auf die Extremitäten. Sie verschwinden oft während der Untersuchung des Tieres, sei es durch Erschöpfung des Tieres oder durch den schädlichen Einfluß der einzelnen Manipulationen. Meist ist dieses Verschwinden nur vorübergehend. Nach einiger Zeit kehren die Reaktionen von selbst wieder zurück. Oft aber bleiben sie dauernd fort. Verschlechtern sich nach der Operation der Allgemeinzustand und die Blutzirkulation des Tieres späterhin, so gehen ebenfalls zuerst die Augenreaktionen verloren.

Katzen sind zu diesen Untersuchungen auch geeignet. Sie erholen sich aber langsamer nach der Operation und Narkose. Auch kehren die Reflexe nicht nur später, sondern auch unregelmäßiger zurück. Katzen sind empfindlicher gegen die einzelnen Manipulationen bei der Untersuchung. Läßt man sie Kreisbewegung machen oder mit dem Kopf nach unten hängen, so verschwinden oft vorher vorhandene Reflexe. Der größeren Empfindlichkeit für „Schock“ ist es wahrscheinlich zuzuschreiben, daß bei der Katze für das Erhaltenbleiben eines Reflexes meistens eine etwas höhere Grenze gefunden wurde als beim Kaninchen. Noch höherstehende Tiere sind daher zur Untersuchung auf Mittelhirnzentra ungeeignet. Es ist noch niemals gelungen, einen Thalamusaffen schockfrei zu erhalten.

Man darf also aus dem Ausfall eines Reflexes nach Hirnquerschnitt nur unter ganz bestimmten Umständen Rückschlüsse auf den zentralen Reflexmechanismus machen. Der Ausfall des Reflexes muß regelmäßig erfolgen, ohne Ausnahme bei einer großen Anzahl wohlgelungener Operationen. Eine einzige Ausnahme, das einmalige Wiedererscheinen des Reflexes, macht alle vorherigen Beobachtungen wertlos. Sie beweist unbedingt, daß das Zentrum erhalten blieb.

Nach einseitiger Zerstörung oder Exstirpation umschriebener Hirnteile muß man mit Rückschlüssen auf Reflexbögen noch vorsichtiger sein. Der dadurch hervorgerufene Ausfall eines Reflexes kann nur dann verwertet werden, wenn alle nahezu gleich großen Läsionen und Exstirpationen in unmittelbarer Nähe des Operationsfeldes kein Verschwinden des Reflexes zur Folge haben. Diese letzteren Läsionen müssen natürlich das erste Operationsfeld mit zu- und abführenden Bahnen unberührt lassen. Selbst dann geben einseitige Exstirpationen noch Anlaß zu Fehlschlüssen. Asymmetrische Läsionen verändern oder beseitigen oft einen Reflex, obwohl das Reflexzentrum viel tiefer, mehr kaudal, liegt. Das kann verursacht sein entweder durch den Wegfall von Reizen oder aber durch die asymmetrische Beeinflussung des Reflexzentrums von dem entsprechenden Teil der intakten Hirnhälfte. In solchen Fällen ist also der Schluß, daß der exstirpierte Hirnteil einen Teil des primären Reflexbogens darstellt, völlig unberechtigt.

Einseitige Verletzungen des Groß- und Kleinhirns z. B. verursachen oft eine Asymmetrie der Augendrehreaktionen und Nystagmuserscheinungen. Daraus folgt nun keineswegs, daß die beschädigten Gehirnteile der primäre Reflexbogen dieser Reaktionen sind. Daß es nicht so ist, beweist die Tatsache, daß nach totaler Exstirpation des Groß- und Kleinhirns noch symmetrischer Nystagmus und symmetrische Augendrehreaktionen auftreten können.

Ein weiteres Beispiel ist die halbseitige Großhirnexstirpation bei Affen. Danach tritt unmittelbar eine Halbseitenlähmung ein. Diese bessert sich durch — — — Entfernung des Großhirns der anderen Seite!

Auch für die isolierte Zerstörung eines bestimmten Kernes und für die Durchschneidung der aus diesen Kernen entspringenden Bahnen gilt das Gesagte. Hierbei ist vor allem Vorsicht geboten, daß das Zentrum des ausgefallenen Reflexes nicht in einem tieferen Niveau liegt und von dem verletzten Kern beeinflußt wurde. Doppelseitige Zerstörung gibt auch hierbei viel sicherere Resultate.

Weit schwieriger noch ist die Untersuchung mit elektrischen Reizen. Kerne, Zentren, Querschnitte durch einzelne Nervenbahnen sind so klein, daß ihre isolierte Reizung als unmöglich gelten muß. Ferner kennt man dabei nicht die Richtung des geringsten Widerstandes. Man weiß also nicht, ob die auftretenden Erscheinungen durch die lokale Reizung oder durch irradiotorische Erregung entlang besser leitender Bahnen bedingt sind.

Ruft die Reizung eines bestimmten Punktes einen Reflex hervor, so braucht selbstverständlich dieser Punkt nicht das Reflexzentrum zu sein. Er kann das Zentrum selbst sein, er kann ein Punkt einer zum Zentrum zu- oder vom Zentrum abführenden Bahn sein. Er kann aber auch ein ganz beliebiger Punkt sein, von dem aus elektrische Reize nach den drei vorgenannten Punkten abgeirrt sind. Für die Lokalisation des Reflexbogens ist bei dieser Methode weder der Ausfall noch das Erscheinen eines Reflexes absolut beweiskräftig. Im folgenden Kapitel wird noch wiederholt erörtert werden, wie derartige Reizungsproben zu völlig widersprechenden Auffassungen geführt haben.

Zur Illustration des oben Erörterten soll schließlich noch ein Experiment von Leyton und Sherrington (134) erwähnt werden. Sie trepanierten einen anthropoiden Affen und reizten die bloß gelegten Zentralwindungen elektrisch. Nur ein Teil der vorderen Zentralwindung reagierte mit Armbewegung. Diese Stelle wurde tief exstirpiert. Darauf bekam der Affe nach Verschwinden der Schockerscheinungen eine Armlähmung auf der gegenüberliegenden Seite. Langsam bildete sich ein Teil der Funktion zurück. Unter der Voraussetzung, daß die angrenzenden Hirnwindungen die Funktion der exstirpierten Zentren übernommen hatten, wurde der Affe wiederum trepaniert, und diese Windungen wurden elektrisch gereizt und später zerstört. Die elektrische Reizung verursachte keine Armbewegung. Sofort nach Beendigung der Narkose zeigte der Arm noch die zurückgebildeten Funktionen wie vorher. Die Lähmung ging dann noch weiter zurück. Der Affe gebrauchte jedoch mit Vorliebe den gleichseitigen Arm. Die Untersucher dachten nun an eine Funktionsübernahme durch die übereinstimmende Stelle der vorderen Zentralwindungen der anderen Seite. Diese Stelle

wurde nun exstirpiert. Der Erfolg war, daß nun der gegenüberliegende Arm ge-
lähmt war und der Affe nun mit Vorliebe den zuerst gelähmten Arm gebrauchte.
Später kam die Gebrauchsfähigkeit beider Arme mehr und mehr zurück. Zum
Schluß waren die Armbewegungen beinahe wieder normal. Aus dem Benehmen
großhirnloser Tiere (u. a. der Hund von Goltz (69), der Hund von Roth-
mann (199, 201), der Hund von Zeliony (54, 253, 254), und die Katzen von
Dusser de Barenne (27, 47) wissen wir, daß die primären Reflexbögen dieser
Extremitätenreflexe weit tiefer kaudalwärts im Hirnstamm liegen.

II. Normaler Muskeltonus und Enthirnungsstarre.

1896 beobachtete Sherrington (204) nach Querschnitt durch das Mittelhirn zwischen vorderen und hinteren Corpora quadrigemina das Auftreten eines
verstärkten Tonus der Streckmuskulatur von Gliedmaßen, Nacken, Rücken und
Schwanz. Er nannte diesen Zustand „decerebrate rigidity.“ Nach solcher Enthirnung ist eine Katze, wenn Atmung und Herztätigkeit sich wieder hergestellt
haben, völlig starr. Die Beine, besonders die Vorderbeine, werden gestreckt gehalten. Die Streckung erfolgt allein in den großen Gelenken, Schultern, Ellenbogen, Hüfte und Knie. Hand- und Fußgelenke sind bedeutend weniger gestreckt. Die Zehen nie. Der Nacken ist steif und hintenüber gestreckt. Der
Kopf wird gehoben gehalten. Der Rücken ist hohl, zeigt Opisthotonus. Der
Schwanz steht steil in die Luft.

Sherrington (209) wies darauf hin, daß gerade alle die Muskeln starr werden,
welche normalerweise die Funktion haben, beim Stehen und Laufen der Schwerkraft entgegenzuwirken. Das enthirnte Tier kann deshalb, auf die Beine gestellt,
stehen. Die Beine knicken nicht ein. Er nannte deshalb die Starre einen „posture
reflex“, einen Haltungsreflex. Magnus aber betonte, daß diese Haltung mit
steifen Beinen, mit hintenübergestrecktem Nacken und erhobenem Schwanz keine
natürliche Haltung ist. Sie ist eine Karikatur des normalen Stehens. Das Verhalten des Muskeltonus ist dabei ein völlig anderes als beim Normalstand des Tieres.
Auch fällt das enthirnte Tier bei der geringsten Bewegung um und bleibt liegen.

Die „posture reflexes“ Sherringtons sind also völlig andere als die Stellreflexe. Die „posture reflexes“ (Haltungsreflexe nach Magnus) befähigen die
Extremitäten, den Körper zu tragen, während die Stellreflexe dafür sorgen, daß
das Tier die normale Haltung einnehmen und bewahren kann.

Sherrington fand die Enthirnungsstarre „by removal of the forebrain by
transactions at any of the various levels in the mesencephalon or the thalamen-
cephalon in its hinder part“ (209) und nicht nur bei Katzen, sondern auch bei
Affen, Hunden, Kaninchen und Meerschweinchen (204)..

Er beobachtete ferner, daß dieser Zustand sehr lange anhalten kann, bei
jungen Katzen sogar bis zu vier Tagen.

Er glaubte deshalb, daß die Starre nicht durch die Reizung durchtrennter
Nervenfasern, sondern durch einen Reizausfall verursacht wird, daß also ein
„release phenomenon“ vorliegt.

Nach Durchschneidung des Halsmarkes oder der unteren Medullahälfte sah
Sherrington die Tiere abnorm schlaff werden. Die Muskeln waren dann völlig
„flacid“. Jeder Tonus fehlte. Die Körperteile waren ganz der Wirkung der
Schwerkraft überlassen.

Sherrington (204 u. 209) untersuchte nun, über welchen Rückenmarksbahnen die Erregung für die Streckstarre verläuft. Er durchschnitt halbseitig die Medulla oblongata oral von der Pyramidenkreuzung. Darauf verschwand gleichseitig die Starre. Er schloß daraus, daß der Reiz nicht entlang der Pyramidenbahn verläuft. Bei einem anderen Tier durchschnitt er nur den Seitenteil einer Medullahälfte. Auch danach verschwand die Starre wieder auf derselben Seite. Dasselbe Ergebnis hatte die Durchtrennung eines ventrolateralen Stranges des Halsmarkes. Ebenso beseitigte die Durchschneidung dieses Seitenstranges im proximalen Teil des Lendenmarkes die Starre des gleichseitigen Hinterbeins. Die Reize aus dem Zentrum der Enthirnungsstarre verlaufen also wahrscheinlich in diesem ventro-lateralen Strang durch das Rückenmark zu den Muskeln.

Ferner untersuchte Sherrington die Mitwirkung propriozeptiver Reize bei der Starre. Er durchschnitt bei dezerebrierten Tieren die den Beinen zugehörigen spinalen Hinterwurzeln. Die Starre verschwand sofort. Nach Durchschneidung der Hinterstränge des Rückenmarks, in denen Bahnen für das Tiefengefühl verlaufen, blieb dagegen die Starre unverändert bestehen. Der Einfluß propriozeptiver Reize auf das Zentrum der Enthirnungsstarre benutzt also diesen Weg nicht. Auch sind es nicht Erregungen aus den zentralen Enden der durchschnittenen Hinterwurzeln, die die Streckstarre verschwinden machen. Die Enthirnung verursachte nämlich keine oder nur sehr geringe (very imperfectly) Starre, wenn die Hinterwurzeln schon längere Zeit vorher (5 Wochen) durchschnitten waren. Zuweilen trat aber auch dann noch eine geringe Starre auf; jedenfalls waren die Tiere niemals so schlaff, wie nach Querschnitt durch den Calamus scriptorius.

Ewald beobachtete nach Labyrinthexstirpation eine Herabsetzung des Muskeltonus der gleichen Körperhälfte. Sherrington dezerebrierte deshalb einen Affen nach vorheriger Durchschneidung eines Nervus octavus. Es trat völlig normale und auf beiden Körperhälften gleichstarke Starre auf.

Bei der Enthirnungsstarre reagieren die Muskeln ganz anders auf verschiedene Reflexreize. Auch darauf hat Sherrington hingewiesen (203 u. 204). Bei Reizung der Großhirnrinde treten klonische und alternierende Zuckungen der Gliedmaßen auf. Reizung bei hoch durchschnittenem Rückenmark verursacht nur kurz dauernde Reflexzuckungen. Beim dezerebrierten Tier treten dagegen lang und tonisch bleibende Streckreflexe auf („cataleptoid reflexes"). Sherrington sah diese Reflexe bei dezerebrierten Affen bis zu 20 Minuten lang anhalten (203). Er machte noch auf folgendes eigenartiges Verhalten aufmerksam. Beugt man eine starre Extremität passiv, dann fühlt man Widerstand. Beim Loslassen schnellt sie in ihre alte Stellung zurück. Beugt man aber weiter durch, dann fühlt man, wie der Widerstand plötzlich nachläßt und verschwindet. Läßt man jetzt los, so behält die Extremität ihre neue Stellung. Nach der Enthirnung erhalten die Muskeln die Eigenschaft der „plasticity"; d. h. sie behalten jede passiv oder reflektorisch erlangte Länge so lange, bis ein neuer Reiz sie ändert. Am isolierten Muskel konnte Sherrington zeigen, daß nur die Strecker bei der Enthirnung diese Eigenschaft erhalten (212). Es sind also die Muskeln, welche beim Stehen fortwährend der Schwerkraft entgegenwirken und deshalb schon normalerweise einen anhaltend starken Tonus besitzen. Diese Muskeln sind sehr wenig empfindlich für Reize aus der Großhirnrinde oder Körperoberfläche. Auf solche Reize reagieren zuerst die Beuger (Kitzeln der Fußsohle usw.) Sehr empfindlich sind die Strecker dagegen für tiefe propriozeptive Reize, welche Reflexe auslösen, die durch Mitwirkung eines zentralen, zwischen Großhirn und Medulla oblongata gelegenen, Mechanismus zustande kommen. Sherrington glaubte, daß diese Reflexe über das Kleinhirn verlaufen, nach ihm „the head ganglion of the proprio-ceptive system" (209). Seine diesbezüglichen zahlreichen Untersuchungen führten zu sehr eigenartigen Ergebnissen.

Die Kleinhirnexstirpation und die mediane Spaltung des Kleinhirns bei einem intakten Tier verursachten Starre.

Kleinhirnexstirpation bei einem dezerebrierten Tier ließ gerade umgekehrt die Starre verschwinden.

Wie Löwenthal and Horsley (142) beobachtete er, daß die Reizung eines bestimmten Bezirkes der Vorderfläche des Kleinhirns, seitlich der Trennungslinie zwischen Pars superior vermis und Seitenlappen gelegen, eine bestehende Starre, vor allem auf der gleichen Körperseite, weniger auf der andern Seite, aufhob.

Dieselbe Reizung nach Spaltung des Kleinhirns beseitigte allein die gleichseitige Starre.

Das Verschwinden der Starre durch Kleinhirnexstirpation entsprach also seinem ursprünglich angenommenen Reflexbogen. Dem widersprachen aber das Auftreten von Starre nach Kleinhirnexstirpation am intakten Tier und auch seine Reizungsergebnisse. Er vermutete deshalb, daß der Reflexbogen auch über ein im hintern Teil des Thalamus gelegenes Zentrum verlief, und daß dieses Zentrum nach Kleinhirnexstirpation in eine „paralytic overaction" geriet, ähnlich wie die völlige Durchschneidung der Innervation der Speicheldrüse eine profuse Sekretion hervorruft (1900, Nr. 206).

Sehr bald aber gab er diese Vorstellung auf (1906, Nr. 209). Mehrere Kleinhirnexstirpationen am intakten Tier hatten ihn überzeugt, daß die danach „often but not always" auftretende Starre nicht dieselbe war wie die Enthirnungsstarre. „That the two conditions are identical, I am not convinced" meint er 1906. Da er schon 1899 beobachtet hatte, daß eine Enthirnungsstarre nach Kleinhirnexstirpation fortbestehen kann, wenn diese ohne Störungen, Blutungen, geglückt ist, so hielt er fernerhin die afferenten Muskelnerven und die Labyrinthnerven für fast ausschließlich maßgebend für das Verhalten des Muskeltonus bei der Enthirnungsstarre.

Im Laboratorium von Horsley untersuchte Thiele (226) den Einfluß des Kleinhirns. Auch er kam zu Ergebnissen, die schwer miteinander in Einklang zu bringen waren.

Er exstirpierte zuerst Kleinhirnteile am intakten Tier. Nach Exstirpation des Wurmes, eines Stückes Seitenlappen, nach Spaltung des Wurmes, ja selbst nach Wegnahme des Tentoriums trat eine Starre auf, die nach seiner Ansicht mit der Enthirnungsstarre identisch war. Nach teilweiser Entfernung eines Seitenlappens (durch Abschneiden sagittaler Schichten) trat doppelseitige Starre auf, besonders kräftig an den gleichseitigen Gliedmaßen. Nahm er darauf noch den Rest des Seitenlappens mit dem Deiterschen Kern weg, dann verschwand diese gleichseitige Starre oder sie wurde abgeschwächt.

Weiterhin machte er Teilexstirpationen am dezerebrierten Tier. Jetzt blieb bei schichtweiser Abtragung des Seitenlappens die Starre bestehen. Nach Fortnahme des ganzen Seitenlappens mit dem Deiterschen Kern verschwand auch nun die Starre sofort.

Durchschneidung der Brachii conjunctivi cerebelli bei einem starren Tier mit intaktem Thalamus veränderte die Starre nicht. Einseitige Exstirpation des Deiterschen Kerns, einseitige Durchtrennung des Tractus Deiterospinalis hob dagegen eine bestehende Starre gleichseitig auf. Reizung des durchschnittenen Traktus ließ sie wieder erscheinen. Die Erschlaffung nach Durchtrennung des Tractus Deiterospinalis, wie nach völliger Entfernung des Kleinhirnseitenlappens, war aber nicht vollständig. Es blieb immer etwas Starre zurück. Da diese Starre nach Querdurchtrennung der Medulla durch das Corpus trapezoides nicht verschwand, führte sie Thiele auf eine eigene Vitalität der Vorderhornzellen zurück.

Thiele bestimmte auch an Katzen, bei welchen am meisten oral und kaudal gelegenen Querschnitten Starre auftrat. Er fand, daß Enthirnungsstarre ausbleibt, wenn der Schnitt durch eine höhere Ebene geht als die der Pars posterior thalami. Die Starre wird dagegen erst recht kräftig nach Querschnitt durch den Vorderrand der Corpora quadrigemina posteriora. Sie bleibt auch kräftig nach tieferen Schnitten, soweit sie nicht hinter der Brücke liegen. Die Starre bleibt aus nach Querschnitt durch das Corpus trapezoides und tiefer.

Thiele zog aus seinen Untersuchungen nachfolgende Schlüsse:

I. Vor dem Corpus trapezoides liegt ein Zentrum, das erregend auf die Vorderhornzellen wirkt. Dieses Zentrum ist vermutlich der Deitersche Kern.

II. Das Kleinhirn hemmt dieses Zentrum.

III. Das Kleinhirn hat keinen Einfluß via Thalamus auf die Starre, wie sich bei Durchschneidung der Bracchii conjunctivi cerebelli feststellen ließ.

Diese Schlüsse geben zu Bedenken Anlaß. Zunächst sah Thiele nach Zerstörung des Deiterschen Kerns die Starre niemals völlig verschwinden. Sie kehrte nach einiger Zeit teilweise wieder zurück. Ferner teilt Thiele mit, daß einmal nach einer totalen Seitenlappenexstirpation mit Zerstörung des Deiterschen Kernes nach Abklingen der Narkose der Tonus auf der gleichen Seite stärker war als auf der anderen Seite. Es ist ferner zu bedenken, daß nach partieller Kleinhirnexstirpation annormale Kopfstellungen auftreten. Ihren Einfluß auf den Muskeltonus kannte Thiele noch nicht. Die Verletzungen des Deiterschen Kerns sind mikroskopisch nicht genau kontrolliert. So ausgezeichnet auch die Untersuchungen von Thiele, wie wir noch weiterhin sehen werden, sind, die Mitwirkung des Deiterschen Kerns bei der Enthirnungsstarre ist noch nicht bewiesen.

1914 teilte Weed (241) folgende Beobachtungen mit: Nach Kleinhirnexstirpation verschwand fast immer eine vorhandene Starre. Einmal jedoch blieb sie bei einer Katze nach diesem Eingriff länger als eine Stunde fortbestehen. Bei einer anderen Katze, deren Kleinhirn schon Wochen vorher entfernt war, verursachte die Enthirnung einen maximal starken Strecktonus von Gliedmaßen, Nacken, Rücken und Schwanz. Die Starre war, wenn auch schwächer, noch nach $2\,{}^{1}/_{2}$ Stunden nachweisbar. Das Tier überlebte den Eingriff nur vier Stunden. Trotz dieser beiden Wahrnehmungen nahm Weed an, daß ein belangreicher Teil des Reflexbogens der Enthirnungsstarre über das Kleinhirn verläuft. Nach seiner Ansicht steigen die propriozeptiven Reize im Rückenmark im Gowersschen Bündel auf, verlaufen teils direkt, teils indirekt über Kleinhirn und Bracchii conjunctivi zum roten Kern. Dieser Kern ist nach seiner Meinung das Starrezentrum. Er vermutet den Verlauf im Gowersschen Bündel, weil nach Durchtrennung der hinteren Kleinhirnschenkel die Starre sich nicht änderte, wohl aber, im Gegensatz zu Thiele, nach Zerstörung der Bracchii conjunctivi, der vordersten Kleinhirnschenkel. Weed schreibt dem Kleinhirn noch eine weitere Bedeutung zu. Die Enthirnungsstarre entsteht nach seiner Ansicht durch Wegfall eines hemmenden Einflusses der Großhirnrinde auf den roten Kern via capsula interna, Nuclei pontis, Bracchii pontis und Kleinhirn. Er glaubte dies nach seinen Beobachtungen bei elektrischen Reizungsproben annehmen zu müssen, obwohl schon Goltz (69) 1892 nachgewiesen hatte, daß großhirnlose Hunde normalen Muskeltonus haben. (Ja selbst 1923! meinen Warnar und Olmsted [240], ungeachtet aller großhirnlosen Tiere, die Auffassungen von Weed durch neue Reizungsproben noch stützen zu müssen. Sie sehen sich selbst veranlaßt, den hemmenden Einfluß der Großhirnrinde noch näher, vor allem in den Lobus frontalis, zu lokalisieren. Exstirpation dieses Lappens verursacht, ihrer Meinung nach, bei Katzen Enthirnungsstarre.)

1914 bewiesen Magnus und Beritoff endgültig (13), daß nach Enthirnung hinter den Corpora quadrigemina posteriora mit nachfolgender Kleinhirnexstirpation die Starre nicht allein in ganz gleicher Stärke auftreten, sondern selbst acht Stunden lang fortbestehen kann. Bei einem dieser Versuche war nach den mikroskopischen Untersuchungen Winklers gleichzeitig auf einer Seite der Deitersche Kern verletzt. Die Starre war dadurch nicht beeinflußt worden. Damit war bewiesen, daß das Kleinhirn nicht das Organ des „statotonus" ist, wie Edinger meinte, sondern daß der Reflexbogen für die Starre das Kleinhirn umgeht.

1917 beobachteten Cobb, Baily und Holtz (44), daß elektrische Kleinhirnreizung eine Starre, die durch Querschnitt des Mittelhirns vor dem Nucleus ruber verursacht war, verschwinden ließ. Die Starre nach Enthirnung hinter diesem Kern blieb durch die Reizung unbeeinflußt. Sie glaubten deshalb zwei Arten von Starre annehmen zu müssen. Die eine wird durch das Kleinhirn gehemmt. Der hemmende Einfluß des Kleinhirns auf die erste Art entspringt ihrer Ansicht nach nicht aus der Kleinhirnrinde, sondern aus dem Nucleus dentatus und verläuft über die Bracchii conjunctivi cerebelli zum Nucleus ruber.

Auch Bremer (20 u. 21) beobachtete 1922 in Übereinstimmung mit diesen Beobachtern und mit Sherrington, Horsley und Löwenthal, Thiele und Weed nach Kleinhirnreizung eine Hemmung des Strecktonus. Auch er sah den Fortfall dieser Hemmung nach Enthirnung kaudal vom Nucleus ruber. Im Gegensatz zu Cobb, Bailey und Holtz fand aber Bremer die Starre nach Entfernung des roten Kerns plus Kleinhirn nicht weniger stark oder weniger plastisch als nach mehr oralen (vor den roten Kernen gelegenen) Enthirnungen. Der hemmende Einfluß stammt nach Bremers Ansicht aus der Kleinhirnrinde, und zwar aus der Rinde des Lobus anterior cerebelli. Hier endigen nach Ingvar (91) die spino-zerebellaren Bahnen. Die Hemmung verläuft, wie Bremer annimmt, aus der Rinde entlang einer fastigio-rubralen Bahn durch die Bracchii conjunctivi zum roten Kern. Die Hemmung ist eine Selbstregulation der Strecker. Diese Muskeln entsenden propriozeptive Reize zur Kleinhirnrinde und von da zum roten Kern.

Die vorliegenden Beobachtungen über den Einfluß des Kleinhirns auf die Enthirnungsstarre kann man folgendermaßen zusammenfassen:

I. Der Reflexbogen für die Starre geht nicht über das Kleinhirn.

II. Die Enthirnungsstarre nach Querdurchtrennung des Mittelhirns hinter dem roten Kern bleibt durch Kleinhirnreizung unbeeinflußt·

III. Das Kleinhirn übt vielleicht einen die Streckung hemmenden Einfluß aus, der über den Nucleus ruber verläuft. Der Ausfall dieser Hemmung verursacht vielleicht die zeitweise auftretende Starre, die Thiele u. a. nach partiellen Kleinhirnexstirpationen an intakten Tieren beobachteten.

Im vorhergehenden ist nur über die mannigfaltigen Untersuchungen bezüglich des Kleinhirneinflusses auf die Enthirnungsstarre berichtet. Zahlreiche Beobachtungen über den Einfluß von partiellen Kleinhirnverletzungen auf den Muskeltonus müssen unerwähnt bleiben. Ingvar betonte nochmals die alte Beobachtung, daß Verletzungen des Wurmes oft eine Rückwärtsstreckung des Nackens mit Beinstreckung verursacht. Er wies darauf hin, daß dies nichts mit der Enthirnungsstarre zu tun hat. Die Tiere purzeln durch die Retraktion des Nackens hintenüber, richten sich danach aber wieder auf und bleiben nicht in Seitenlage liegen. Seine näheren Untersuchungen brachten ihn zu dem Schluß, daß diese Erscheinungen durch Verletzungen des Hinterteiles des Wurmes hervorgerufen werden. Verletzungen des Vorderteiles des Wurmes verursachen nach ihm vornüberkugelnde Bewegung. Die Normalhaltung in der Vertikalebene kommt, seiner Ansicht nach, durch einander entgegengesetzt wirkende Einflüsse aus dem vordersten und hintersten Teil des Wurmes zustande.

Das letztere hat Simonelli (214 u. 215) stark bestritten. Er zeigte, daß auch die Zerstörung des ganzen Wurmes eine Hintenüberstreckung des Nackens und die übrigen Erscheinungen zur Folge hat. Er bewies ferner, daß die Streckung der Vorderbeine usw. nur durch die Kopfstellung bedingt war. Wurde der Kopf in die Normalstellung gebracht, so wurde auch der Tonus der Gliedmaßen normal. Eine Erklärung für das Zustandekommen der Retraktion des Kopfes nach Wurmexstirpation fand er nicht.

Rossi (195) erwähnt noch ein anderes Beispiel, daß das Kleinhirn über den roten Kern Einfluß auf den Muskeltonus ausübt. Exstirpierte er bei einem Hund einseitig einen Rindenteil des Crus primum, so nahm auf der gleichen Seite der Strecktonus der Vorderpfote ab. Diese Abschwächung des Muskeltonus blieb nach Enthirnung vor dem roten Kern bestehen. Sie verschwand nach Enthirnung hinter diesem Kern.

Thiele untersuchte weiterhin eingehend den Mechanismus der Enthirnungsstarre. Auch er beobachtete das Ausbleiben der Enthirnungsstarre nach Durchtrennung der Hinterwurzeln. Für das Erscheinen der Starre war ein intakter, propriozeptiver Reflexbogen notwendig. Durchschneidung der Hinterstränge des Rückenmarkes und Zerstörung der dorsalen spinozerebellaren Bahnen ließ dagegen die Starre unbeeinflußt. Auch lange vorherliegende Durchschneidung und anschließende Degeneration der Pyramidenbahnen gab keine Veränderung.

Thiele vermißte bei Katzen das Auftreten der Starre nach Enthirnung durch Querschnitt oral von der Pars posterior thalami. Sie erschien nach Querschnitt kaudal von diesem Niveau. Er vermutete deshalb in diesem Thalamusteil ein Zentrum, das hemmend auf die Vorderhornzellen des Rückenmarks wirkt. Um den Weg zu finden, den diese Hemmung verläuft, machte er halbseitige Enthirnungen. Lag der Schnitt durch den hinteren Teil des Thalamus opticus oder durch ein Corpus quadrigeminum anticum, so trat vorwiegend kontralaterale

Starre auf. Verlief der halbe Querschnitt kaudal davon, durch ein Corpus quadrigeminum posticum, so erschien vorwiegend homolaterale Starre. Die Hemmung mußte also nach seiner Ansicht in einer Bahn verlaufen, welche sich, jedenfalls zum größten Teil, in der Höhe der Corpora quadrigemina anteriora kreuzt. Gerade hier liegt die Kreuzung der rubrospinalen Bahnen. Thiele nahm deshalb an, daß die Hemmung der Starre von der Pars posterior thalami ausgeht und über den roten Kern und die rubrospinale Bahn zu den motorischen Vorderhornzellen verläuft. Wie Monakow, Held, Probst u. a. gezeigt haben, verlaufen ja diese Bahnen im Rückenmark bis zum Sakralmark und senden vorwiegend Kollateralen zu den Vorderhornzellen der Extremitätennerven.

Wie schon erwähnt, verläuft auch nach Cobb, Bailey und Holtz und ebenso nach Bremer der hemmende Einfluß auf die Enthirnungsstarre entlang diesen Bahnen. Ihrer Ansicht nach geht der hemmende Einfluß aber vom Kleinhirn aus. Die ersten drei Untersucher verlegen seinen Ursprung in den Nucleus dentatus und nicht in die Kleinhirnrinde. Bremer nimmt als Ursprung der Hemmung die Kleinhirnrinde an; Weiterverlauf über den Nucleus fastigius.

Sherrington und auch Graham Brown (29—32) schreiben dem roten Kern eine ganz andere Bedeutung für die Enthirnungsstarre zu. Sie vermuten in dem roten Kern das Zentrum der „plasticity", der Quelle des plastischen Tonus. Sherrington beobachtete bei einem Rückenmarkstier nach Reizung eines afferenten sensiblen Nerven das Auftreten einer reflektorischen, schnell vorübergehenden Muskelzuckung, einer schnellen Bewegung. Sind auch Medulla, Pons und Mittelhirn mit Corpora quadrigemina intakt, dann verursacht dieselbe Reizung reflektorische, minutenlang anhaltende Muskelzuckung. Es entsteht ein Tonus, ein „posture". Nach Durchschneidung aller aus dem Muskel kommenden afferenten Nervenfasern verursachte die Reizung wieder nur vorübergehende Zuckungen. Er nahm daher an, daß aus dem Muskel selbst Reize, propriozeptive Reize, entspringen und in den afferenten Nerven zu Zentren im zentralen Nervensystem verlaufen. Dadurch erhalten die Muskeln die Eigenschaft der „plasticity", d. h. sie vermögen jede ihnen beigebrachte Länge zu behalten. Das Zusammenwirken dieser Muskelreflexe soll die Haltung der Gliedmaßen zustandebringen. Ihre Zentren liegen zwischen Unterrand des Pons und dem Oberrand (oralen Rand) des Mittelhirns. Aus dem Grunde dachte Sherrington an den hier liegenden Nucleus ruber als Zentrum für diese „posture-reflexes".

Graham Browns Ansicht (29—32) beruht ebenfalls auf elektrischen Reizungsversuchen. Er beobachtete bei Affen nach Querschnitt durch den Hirnstamm dicht vor den Corpora quadrigemina anteriora und nach anschließender Reizung des Bezirkes der Schnittfläche, unter dem der rote Kern liegt, eine Streckung des kontralateralen Armes. Sie blieb nach Beendigung der Reizung bestehen („extensorafterdischarge"), war also eine plastische Streckung. Im gleichseitigen Arm trat dabei zu gleicher Zeit eine plastische Beugung auf. Spaltete er das Mittelhirn in der Mittellinie, so erfolgte nur eine gleichseitige Reaktion. Es entstand nun aber nicht eine gleichseitige plastische Beugung, sondern eine tonische Streckung. Der Reiz für die kontralaterale Streckung verläuft nach Graham Brown entlang gekreuzten Fasern aus dem gereizten roten Kern, der Reiz für die gleichseitige Beugung entlang ungekreuzten Fasern aus diesem Kern. Die gleichseitige Streckung nach Medianspaltung erfolgt nach seiner

Ansicht durch Reizung von Fasern aus dem anderseitigen roten Kern nach ihrem Durchgang durch die Forelsche Kreuzung.

Graham Brown beobachtete dieselben Erscheinungen auch noch nach Kleinhirnexstirpation (die erste halbe Stunde) und auch nach Reizung des Bezirkes des querdurchschnittenen Fasciculus longitudinalis posterior.

Obwohl Sherrington nachgewiesen hatte, daß die Enthirnungsstarre erst nach einem Querschnitt durch den Calamus scriptorius verschwindet, und obwohl auch Thiele fand, daß ein Querschnitt vor dem Corpus trapezoides die unterste Grenze für das Fortbestehen der Starre darstellt, bezeichnete Weed trotzdem den roten Kern als das Hauptzentrum der Enthirnungsstarre, und zwar deshalb weil er bei seinen Versuchen nach Querschnitt kaudal von den Corpora quadrigemina posteriora die Starre immer binnen fünf Minuten verschwinden sah. Auch das glaubten Warnar und Olmsted noch 1923 bekräftigen zu müssen.

Magnus und Beritoff beobachteten eine $5\,^{1}/_{2}$, einmal sogar eine 8 Stunden lang dauernde Starre nach Enthirnung hinter den Corpora quadrigemina posteriora bei gleichzeitiger Kleinhirnexstirpation. 1922 berichteten Bazet und Penfield (11), daß bei Katzen eine Enthirnungsstarre wochenlang andauern kann, wenn man die Tiere im Dauerbad auf Körpertemperatur erhält. Diese Starre verschwand nicht nach Medianspaltung der Medulla, des Pons und des Mittelhirns, also nicht nach Durchtrennung der rubro-spinalen Kreuzung. Mikroskopisch fanden sie bei den Katzen mit derartig chronischer Starre die rubrospinalen Bahnen degeneriert und ebenso Degenerationen in den hinteren Längsbündeln. Der rote Kern kann also nicht das Zentrum der Enthirnungsstarre sein. Bazet und Penfield halten es für möglich, daß die afferenten Impulse für die Starre entlang dem Tractus spino-cerebellaris ventralis aufsteigen, wie es ja auch Weed annahm. Dieser Traktus war nämlich nicht degeneriert. In Übereinstimmung mit Thiele nehmen sie an, daß diese Impulse dann weiterhin über den Deiterschen Kern und die deitero-spinale Bahn den Streckreflex zustande bringen. Der Deitersche Kern und die deitero-spinale Bahn waren bei ihren Untersuchungen stets intakt.

Zusammenfassend haben die Untersuchungen über den roten Kern nachfolgendes Ergebnis gebracht:

I. Starre kann nach Exstirpation der roten Kerne auftreten. Der primäre Reflexbogen verläuft also nicht über diese Kerne.

II. Die Starre nach Querschnitt kaudal von den roten Kernen ist auch plastisch. Der rote Kern ist also weder das Zentrum der „posture reflexes" noch die Quelle der „plasticity".

III. Vielleicht verlaufen Streckung-hemmende Einflüsse über den roten Kern (nach Thiele aus dem Thalamus, nach andern aus dem Kleinhirn stammend).

Fernerhin zeigten diese Untersuchungen, daß wie ohne Kleinhirn und roten Kern auch ohne die Pyramidenbahnen, die Fasciculi praedorsalis, die Hinterstränge des Rückenmarks und die dorsalen spinozerebellaren Bahnen Enthirnungsstarre auftreten kann. Ebenso hindern Faserdegenerationen in den Fasciculi longitudinalis posteriores das Auftreten der Enthirnungsstarre nicht.

Für alle Untersucher war ein intakter propriozeptiver Reflexbogen eine conditio sine qua non. Magnus und Lilienstrand beobachteten aber, daß die

Gliedmaßen nach Durchschneidung der Hinterwurzeln, obwohl der Tonus ihrer Muskulatur zuerst verschwindet, nach einiger Zeit wieder einen ganz beachtlichen Tonus haben. Dezerebriert man ein solches Tier, dann verursacht die Enthirnung wieder eine deutliche Verstärkung des Strecktonus der Extremitätenmuskeln. Dasselbe beobachtete Magnus bei den Halsmuskeln. Zusammen mit de Kleyn stellte er noch fest, daß bei Enthirnung eines Tieres, dem schon lange vorher beide Labyrinthe entfernt waren, die Starre unverändert auftrat.

Von zahlreichen Untersuchern wurde die Enthirnungsstarre mit halbseitigen Querschnitten durch das Mittelhirn untersucht, u. a. von Sherrington, Thiele, Weed, Bazet und Penfield. Ihre Beobachtungen widersprechen sich. Wahrscheinlich erklärt sich dies teilweise durch die asymmetrischen Kopfstellungen, die stets nach halbseitiger Enthirnung auftreten. Nach halbseitigem Querschnitt durch das Mittelhirn auf der rechten Seite ist der Kopf nach links gedreht oder gewendet. Das erstere bewirkt verstärkten Strecktonus der rechten, das zweite verstärkten Strecktonus der linken Gliedmaßen. Damit ist nicht gerechnet worden, weil diese Einflüsse noch nicht bekannt waren. Zuweilen beobachteten Bazet und Penfield, daß bei ein und demselben Tier nach halbseitiger Enthirnung zuerst die eine Seite und etwas später die andere Seite gestreckt gehalten wurde. Wahrscheinlich beruht dies auf dem Übergang einer Kopfdrehung in eine Kopfwendung oder umgekehrt. Sie versäumten bei diesen Untersuchungen über den Strecktonus der Extremitätenmuskeln, den Kopf symmetrisch zum Thorax einzustellen.

Meine Untersuchungen waren darauf gerichtet festzustellen, wie weit kaudal der Querschnitt durch das Gehirn liegen kann, ohne daß sich die normale Muskeltonusverteilung ändert und in Enthirnungsstarre übergeht. Das Zentrum für die Regulation der normalen Muskeltonusverteilung muß dann noch erhalten sein und kaudal von dem angebrachten Querschnitt liegen. Zu dem Zwecke wurden bei Katzen und Kaninchen totale Querschnitte durch das Gehirn vorgenommen. Immer geschah es auf folgende Weise. Die Tiere wurden unter einer Glocke mit Äther narkotisiert, auf den Operationstisch gebunden und dann tracheotomiert. Durch eine Glaskanüle in der Trachea wurden sie mit einem Luftäthergemisch weiterhin künstlich geatmet. Die beiden Carotiden wurden unterbunden. Anfangs wurden auch beide Vagi durchschnitten, dies aber späterhin unterlassen, weil darauf sehr häufig Lungenödem auftrat. Nach Spaltung der Schädelhaut in der Mittellinie wurde das Schädeldach trepaniert und entweder ganz oder mit Erhaltung einer mittleren Knochenspange nach Morita weggenommen. Nach vorübergehender manueller Kompression der Arteriae vertebrales nach der Methode von Sherrington, wurde das Großhirn freigelegt und dicht vor den Thalami abgeschnitten und beseitigt. Anschließend wurde der Querschnitt vor oder durch das Mittelhirn angebracht. Die Schädelhülle wurde mit lockerer Watte ausgefüllt, die Arteriae vertebrales wurden wieder frei gelassen, und die künstliche Atmung nur mit Luft fortgesetzt. Nach Rückkehr von spontanen Atmungsbewegungen wurde die künstliche Atmung ganz ausgeschaltet.

Nach Stillung etwaiger Blutungen wurde die Watte entfernt und die Schädelhaut genäht. Nun wurde das Tier ganz in Ruhe gelassen, bis es aus der Narkose

erwacht war, die Schockerscheinungen verschwunden waren und die Gefahr einer
neuen Blutung beseitigt war. Dann wurde das Tier untersucht. Nachfolgende
Tabelle enthält die Versuchsergebnisse bei Katzen.

		Schnitt	Starre
Katze 4	dorsal	durch Thalamus post. (Hemisphären schief abgeschnitten)	
	ventral	vor dem Infundibulum	—
„ 3	dorsal	durch den Thalamus (Hemisphären schief abgeschnitten)	
	ventral	vor dem Infundibulum	—
„ 5	dorsal	Hinterrand Thalamus	
	ventral ·	genau vor dem Chiasma opticum	—? [1]
„ 7	dorsal	vor Corp. quadrig. ant. und vor Corp. geniculat. lat.	
	ventral	vor dem Infundibulum	—
„ 15	dorsal	1 mm vor Corp. quadrig. ant.	
	ventral	vor dem Infundibum	+ [2]
Katze 8	dorsal	Vorderrand Corp. quadrig. ant.	
	ventral	durch die Hirnstiele vor den Nervi oculomotorii	—
„ 21	dorsal	rechts durch die Spitze, links durch hintere Hälfte des Corp. quadr. ant.	
	ventral	durch die Hirnstiele vor den Nervi oculomotorii	±
„ 14	dorsal	Spitzen der Corp. quadrig. ant.	
	ventral	durch die Hirnstiele vor den Nervi oculomotorii	+ [3]
„ 9	dorsal	vorderster Teil Corp. quadrig. ant.	
	ventral	durch die Hirnstiele vor den Nervi oculomotorii	+
„ 18	dorsal	Mitte Corp. quadrig. ant.	
	ventral	durch die Hirnstiele vor den Nervi oculomotorii	—
Katze 10	dorsal	Mitte Corp. quadrig. ant.	
	ventral	durch die Hirnstiele gerade vor dem Pons	+
„ 6	dorsal	hinterste Hälfte Corp. quadrig. ant.	
	ventral	1 bis 2 mm vor dem Pons	+
„ 2	dorsal	rechts vor, links hinter dem Corp. quadrig. anticum	
	ventral	durch die Hirnstiele, durch die Nervi oculomotorii	+
„ 16	dorsal	hinterster Teil der Corp. quadrig. ant.	
	ventral	durch die Hirnstiele 1 mm vor dem Pons	+
„ 11	dorsal	vor den Corp. quadrig. posteriora	
	ventral	vorderster Teil Pons, hinter den Nervi oculomotorii	+
„ 12	dorsal	hinterster Teil Corp. quadrig. posteriora	
	ventral	Mitte des Pons	+
„ 13	dorsal	hinter Corp. quadrig. posteriora	
	ventral	hinter der Mitte des Pons	+

[1]) Katze 5: Starke Nachblutung, Tod kurz nach der Operation. Tier stand auf Reize
auf mit normalem Muskeltonus.

[2]) Katze 15: Nur starr in linker Seitenlage.

[3]) Katze 14: Starke Blutungen während der Operation, Verschwinden fast aller Reflexe.

Aus der Tabelle ist ersichtlich, daß mit einer Ausnahme (Katze 15) nach
Querschnitt vor dem Mittelhirn der Tonus normal bleibt. Nach
Querschnitt durch den vordersten Teil des Mittelhirns vor den Aus-
trittsstellen der Nervi oculomotorii erfolgte zweimal keine Starre
(Katze 8 u. 18), einmal sehr fragliche Starre (Katze 21), zweimal aus-
geprägte Starre (Katze 9, 14) s. Protokolle am Schluß des Buches.

Das Gehirn der Katze 8, welche nach dem am meisen kaudal gelegenen
Querschnitt noch normalen Muskeltonus hatte, wurde mikroskopisch untersucht.

Katze 8.

(Ausführlicher Bericht am Schluß des Buches.)

10 Uhr 25: Ende der Operation.
11 Uhr: Liegt in Seitenlage, gar nicht starr, Stellreflexe nicht vorhanden.
11 Uhr 25: Nicht starr.

Labyrinthstellreflexe	+ schwach
Körperstellreflexe	—

4 Uhr: Keine Starre.

Labyrinthstellreflexe	+ schwach, aber deutlich
Körperstellreflexe auf den Körper	—
Halsstellreflexe	+

4 Uhr 30: Zustand unverändert. Tier getötet.

Sektion: In der Schädelhöhle keine starke Blutung. Die Schnittfläche verläuft dorsal durch die Spitzen der Corp. quadrig. anteriora, ventral durch den vordersten Teil der Hirn-

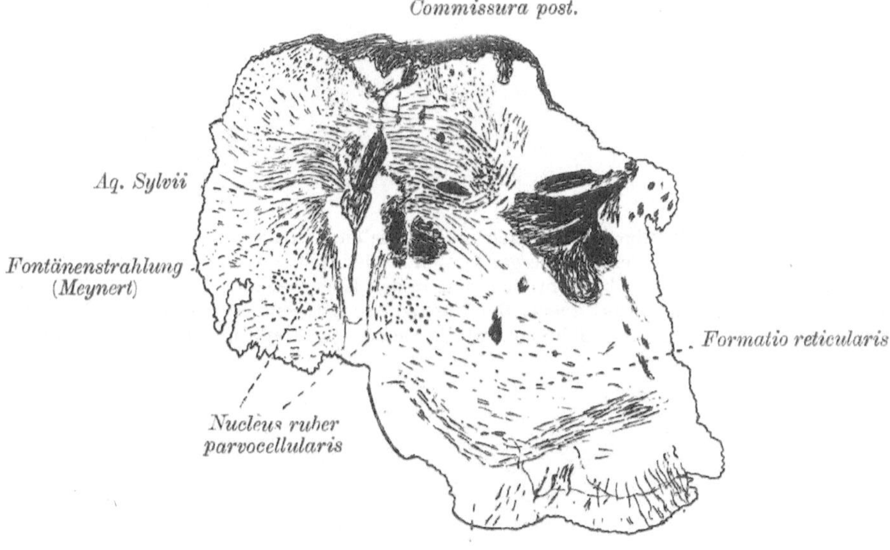

Abb. 5. Katze 8. Schnitt 8.

stiele vor den Austrittsstellen der Nervii oculomotorii. Links verläuft der Schnitt durch den Unterrand des Corpus geniculatum mediale. Rechts ist dieses ungefähr intakt.

Mikroskopische Untersuchung: Der orale Teil des Hirnstumpfes wird in Serienschnitte von 35 μ Dicke geschnitten.

Die ersten 7 Schnitte enthalten nur Blutgerinnsel und unerkennbares Hirngewebe. Erst Schnitt 8 (Abb. 5) enthält Hirnsubstanz mit stark defektem Rand. In der Mitte des Schnitts liegt der Aquaeductus Sylvii mit umgebender Substantia grisea centralis. Dorsal davon die Commissura posterior und Teile der Corpora quadrigemina anteriora. Lateral der Anfang der Meynertschen Haubenstrahlung. Ventral Zellen des kleinzelligen Teiles des roten Kerns, außerdem zahlreiche Blutaustritte.

In Schnitt 11 (Abb. 6) ist der Rand des Hirnstückes beinahe vollständig. Der Schnitt verläuft durch die Corpora quadrigemina anteriora und beiderseits durch das Ganglion geniculatum mediale. In der Mitte liegt der Aquaeductus Sylvii mit Substantia grisea centralis. Dorsal davon die Commissura posterior und die Corpora quadrigemina anteriora. Lateral die Meynertsche Haubenstrahlung und der Lemniscus lateralis. Ventral sind die Spitzen der Nuclei oculomotorii sichtbar, umgeben von den Fasciculi longitudinales poste-

riores. Noch weiter ventral beiderseits der Tractus retroflexus von Meynert und die Pars
parvocellularis des Nucleus ruber. Ganz ventral rechts der Pes pedunculi cerebri mit
Substantia nigra. Im dorsalen Teil noch kleine Blutaustritte.

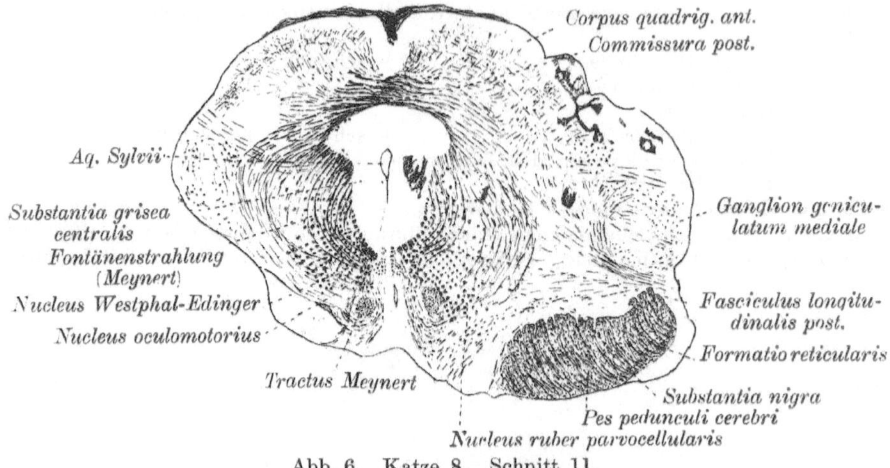

Abb. 6.   Katze 8.   Schnitt 11.

Schnitt 30 (Abb. 7) zeigt im dorsalen und medialen Teil dieselben Verhältnisse. Im
ventralen Teil ist aber beiderseits die ganze Wurzel der N. oculomotorii getroffen, begin-
nend am Okulomotoriuskern bis zum Übergang in den Nervus coulomotorius. Ventral von
den Okulomotoriuskernen sind zuerst die Fasciculi longitudinales posteriores, dann die
Decussatio Meynert und noch mehr ventral die Decussatio Forel und das Ganglion inter-

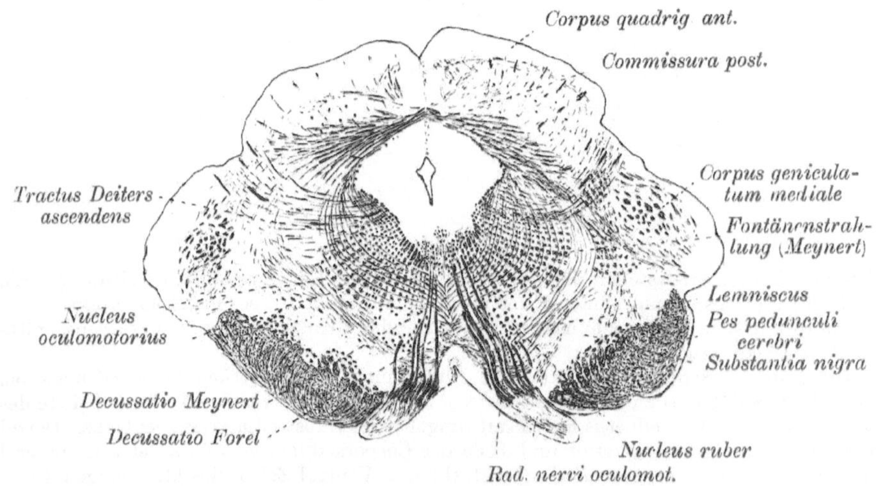

Abb. 7.   Katze 8.   Schnitt 30.

pedunculare sichtbar. Beiderseits liegt zwischen den Wurzelfasern der N. oculomotorii
und lateral von diesen der Nucleus ruber magnocellularis.

Beiderseits liegt entlang dem ventralen Rand des Schnittes der Pes pedunculi cerebri
dorsal umgeben von der Substantia nigra. Zwischen ihnen und dem roten Kern ist der
Lemniscus medialis sichtbar.

Aus dieser mikroskopischen Untersuchung folgt: Bei einer Katze kann der Muskeltonus noch normal sein, wenn der vorderste Teil des Mittelhirns quer durchschnitten ist in einer Ebene, die nicht mehr als $1/2$ mm vor den Austrittsstellen der Nervi oculomotorii liegt und die gerade vor den Okulomotoriuskernen und durch die Spitzen der kleinzelligen roten Kerne verläuft.

Das Zentrum zur Regelung der normalen Muskeltonusverteilung muß also kaudal von dieser Schnittfläche liegen.

Zur Feststellung des am meisten oralwärts gelegenen Niveaus, in welchen ein Querschnitt stets den normalen Muskeltonus verschwinden läßt und Starre verursacht, wurde das Gehirn der Katze 10 mikroskopisch untersucht.

Katze 10.
(Ausführlicher Bericht der beobachteten Reflexe am Schluß des Buches.)

11 Uhr: Ende der Operation.

12 Uhr: Atmet spontan. Ist sehr starr. In Seiten- und in Rückenlage hält das Tier Kopf und Nacken hintenübergestreckt. Opisthotonus, Schwanz dorsalwärts gestreckt. Vorder- und Hinterbeine, besonders die Vorderbeine, gestreckt. Hinterbeine durch Einfluß der tonischen Halsreflexe weniger gestreckt. Kann infolge der sehr starken tonischen Labyrinthreflexe nicht auf den Beinen stehen.

Labyrinthstellreflexe   —
Körperstellreflexe auf den Kopf   —
Körperstellreflexe auf den Körper —
Halsstellreflexe schwach   +

3 Uhr 45: Kräftige Starre, übrige Reflexe ganz wie bisher.

4 Uhr 30: Kräftige Starre. Zustand ganz wie bisher. Tier getötet. Der intakt gebliebene Hirnteil wird makroskopisch und mikroskopisch untersucht.

Makroskopische Untersuchung: Auf der ventralen Seite sind Rückenmark, verlängertes Mark und Pons erhalten. Da die Schnittfläche von einem Blutgerinnsel bedeckt ist, kann nicht festgestellt werden, wieviel von den Hirnstielen übrig geblieben ist. Auf der dorsalen Seite sind das verlängerte Mark, das unverletzte Kleinhirn und das Mittelhirn übrig geblieben. Von letzterem ist der Vorderrand der Corpora quadrigemina anteriora abgeschnitten. Die Schnittrichtung verläuft durch die Corpora quadrigemina anteriora, dann schief ventralwärts durch den hintersten Teil der Pedes pedunculi cerebri.

Mikroskopische Untersuchung: Der orale Teil des Hirnstückes ist in Serienschnitte von 30 μ Dicke geschnitten.

Auf den ersten Schnitten (Schnitte 1—16) sind nur Blut und einige unerkennbare, unzusammenhängende Gewebsstückchen zu sehen. In den weiteren Schnitten liegen drei größere unzusammenhängende Hirngewebsstücke. Das am meisten dorsal gelegene Stück zeigt Teile der Corpora quadrigemina anteriora, das mittlere zeigt beiderseits ein schräg durchschnittenes Bracchium conjunctivum cerebelli. Das ventrale Stück besteht aus einigen, von unerkennbarem Gewebe umgebenen Arteriendurchschnitten. Man sieht keine Bracchium conjunctivum-Fasern sich in der Mittellinie kreuzen.

Die Schnitte 17—32 (Abb. 8) enthalten zwei getrennt liegende Teile von Hirngewebe mit beinahe überall noch stark beschädigtem Außenrand. Der dorsale Teil enthält Teile der Corpora quadrigemina anteriora und die dorsale Wand des Aquaeductus Sylvii. Im ventralen Teil erscheinen von dorsal nach ventral zuerst die ventralen Teile der Okumlootoriuskerne, dann die Fasciculi longitudinales posteriores, die Decussatio bracchii conjunctivi von Wernekink, die Lemnisci mediales und das Ganglion interpedunculare. Beiderseits von diesem letzteren liegen Reste der Pedes pedunculi cerebri. Am ventralen Rande liegen Arterien und ein kleines Stück vom proximalen Ponsrand.

Die Schnitte 42—50 (Abb. 9) stellen einen zusammenhängenden Durchschnitt durch das Mittelhirn mit fast völlig intaktem Außenrand dar. Der dorsale Teil der Corpora quadrigemina anteriora fehlt noch. In der Mitte des Querschnitts liegt umgeben von der Substantia grisea centralis der Aquaeductus Sylvii. Lateral von dieser die Radix mesencephalica nervi trigemini und die Meynertsche Haubenstrahlung. Ventral die Nuclei trochleares und die Fasciculi longitudinales posteriores. Noch weiter ventral die Decussatio bracchii conjunctivi (commissur von Wernekink) und das Ganglion inter-

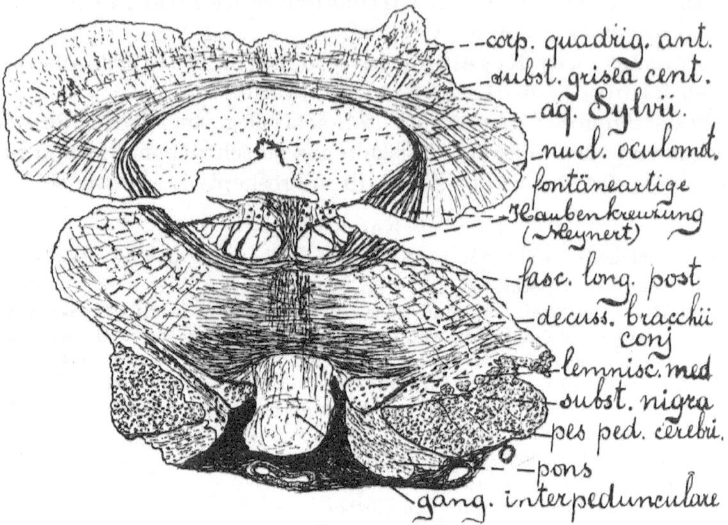

Abb. 8. Katze 10. Schnitt 27.

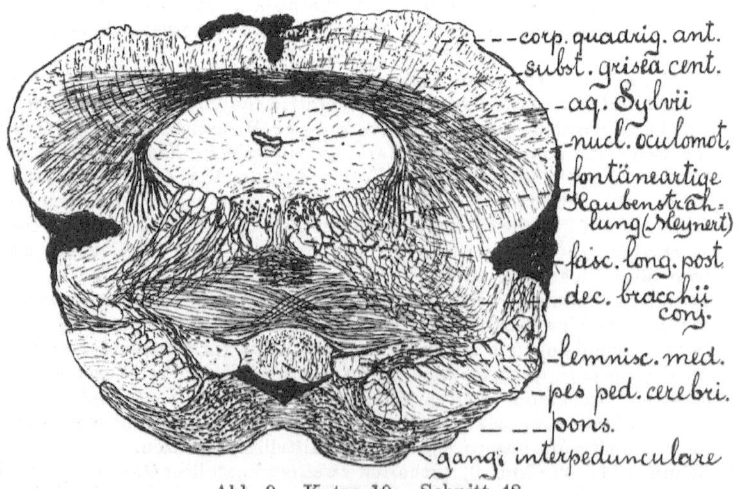

Abb. 9. Katze 10. Schnitt 48.

pedunculare. Lateral von diesem letzteren der Pes pedunculi cerebri, auf der dorsalen Seite umgeben von der Substantia nigra, an die sich dorsal wieder der Lemniscus medialis anschließt. Entlang dem ventralen Rand verläuft ein kleiner Streifen Ponsgewebe, ein Durchschnitt durch den oralen Rand des Pons.

Aus dieser mikroskopischen Untersuchung folgt: Bei der Katze 10 verläuft der Enthirnungsquerschnitt ungefähr mitten durch die Cor-

pora quadrigemina anteriora, durch die Okulomotoriuskerne, durch
die Bracchia conjunctiva cerebelli, dicht oral von ihrer Kreuzung,
durch das Corpus interpedunculare und dicht vor dem oralen Ponsrand. Also genau hinter (kaudal von) dem roten Kern.

Auch von der Katze 6 wurde das Gehirn mikroskopisch untersucht. Auch
diese Katze zeigte kräftige Enthirnungsstarre. Nach der mikroskopischen Untersuchung verlief der Schnitt gerade durch die Nuclei rubri magnocellulares
(s. Kapitel IV, Seite 50).

Die Ergebnisse dieser Untersuchung an Katzen sind also folgende:

1. Der normale Muskeltonus kann unverändert bleiben nach einem
Querschnitt durch das Mittelhirn mit einer Schnittrichtung, die
durch den Vorderteil der Corpora quadrigemina anteriora, dicht
vor den Okulomotoriuskernen, durch die Spitzen der Nuclei rubri
parvocellulares und durch die Pedes pedunculi cerebri vor den Austrittsstellen der Nervi oculomotorii verläuft.

2. Der normale Muskeltonus verschwindet immer, und Enthirnungsstarre tritt auf nach Querschnitt durch das Mittelhirn
mitten durch die Corpora quadrigemina anteriora, durch die Nuclei
rubri magnocellulares und, kaudal von ihnen, durch die Hirnstiele
hinter dem Austritt der Nervi oculomotorii und ebenfalls nach
Querschnitten in mehr kaudal gelegenen Ebenen.

Bei dem ersten Querschnitt muß das Zentrum für die Regelung des normalen Muskeltonus intakt geblieben sein. Bei dem zweiten Querschnitt ist es
wahrscheinlich verletzt oder abgeschnitten worden.

Das Zentrum für den Strecktonus der Enthirnungsstarre muß bei beiden
Querschnitten noch intakt sein und kaudal von diesen Schnittebenen liegen.

Die Beobachtungen über den Muskeltonus nach Querschnitten durch das
Gehirn von Kaninchen enthält die folgende Tabelle (Seite 36):

Aus der Tabelle geht hervor, daß beim Kaninchen nach Querschnitt durch
die Vorderhälfte der Corpora quadrigemina anteriora und durch die Hirnstiele
vor den Austrittsstellen der Nervi oculomotorii der Muskeltonus immer normal
blieb (Kaninchen 2, 36, 35, 34, 5 u. 15). Bei den Katzen war dies bei gleicher
Lage des Querschnittes nur in 50 % der Fall (bei den Katzen 8 u. 18 normaler
Tonus, bei den Katzen 9·u. 14 Starre).

Weiterhin ist aus der Tabelle ersichtlich, daß es wenig Einfluß hat, ob die
Corpora quadrigemina anteriora intakt bleiben oder verletzt werden. Nach einem
Schnitt, der durch den hintersten Teil dieser Corpora verläuft, aber ventral vor
den Austrittsstellen der Nervi oculomotorii liegt, ist noch ein normaler Muskel-
tonus möglich (Kaninchen 5). Nach Querschnitt durch den Vorderrand dieser
Corpora, ventral aber hinter den Nervi oculomotorii, trat dagegen Starre auf
(Kaninchen 8 u. 17).

Kräftige Starre trat auch noch bei den Kaninchen 22 und 12 auf, also nach
Schnitten hinter den Corpora quadrigemina posteriora und durch den hintersten
Teil des Pons. Damit ist aber noch nicht die tiefste Grenze erreicht, bei der das
Auftreten von Starre möglich ist. Wir haben schon gehört, daß Magnus bei
Katzen nach Querschnitten hinter dem Pons noch Starre beobachtete. Nach

			Schnitt	Starre
Kaninchen 1			Großhirnexstirpation vor dem Thalamus . .	—
„	11	dorsal	mitten durch den Thalamus	
		ventral	genau vor dem Corpus mammillare.	—
„	6	dorsal	genau vor den Corpora quadrig. anteriora	
		ventral	durch den Thalamus vor dem Chiasma opticum	—
„	9	dorsal	genau vor den Corpora quadrig. anteriora	
		ventral	gerade vor dem Chiasma opticum	—
„	2	dorsal	1 bis 2 mm vor den Corp. quadrig. anteriora	
		ventral	durch die Hirnstiele vor den Nervi oculomotorii	—
„	36	dorsal	Vorderrand Corp. quadrig. anteriora	
		ventral	distaler Teil des Corp. mammillare	—
„	35	dorsal	Vorderhälfte Corp. quadrig. anteriora	
		ventral	Hirnstiele dicht vor den Nervi oculomotorii	—
„	34	dorsal	Vorderteil Corp. quadrig. anteriora	
		ventral	Hirnstiele durch die Nervi oculomotorii . .	—
„	5	dorsal	Hinterteil Corp. quadrig. anteriora	
		ventral	Hirnstiele 4 mm vor dem Pons	—
„	15	dorsal	Mitte Corp. quadrig. anteriora	
		ventral	Hirnstiele dicht vor den Nervi oculomotorii	—
„	8	dorsal	genau vor den Corp. quadrig. anteriora	
		ventral	ganz nahe vor dem Pons	+ schwach
„	3	dorsal	Vorderhälfte Corp. quadrig. anteriora	
		ventral	dicht vor dem Pons (links mehr oral) . . .	+ schwach, nur in Rückenlage
„	10	dorsal	Mitte der Corp. quadrig. anteriora	
		ventral	Hirnstiele vor dem Pons	+ schwach
„	17	dorsal	Vorderrand Corp. quadrig. anteriora	
		ventral	Vorderrand des Pons	+
„	7	dorsal	durch distale Hälfte Corp. quadrig. anteriora	
		ventral	Hirnstiele vor dem Pons	+
„	13	dorsal	Spitzen der Corp. quadrig. posteriora	
		ventral	2 mm vor dem Pons	+
„	16	dorsal	Mitte Corp. quadrig. anteriora	
		ventral	Vorderhälfte Pons	+
„	14	dorsal	Hinterteil Corp. quadrig. anteriora	
		ventral	Mitte des Pons.	+
„	24	dorsal	Hinterteil Corp. quadrig. anteriora	
		ventral	Vorderhälfte Pons	+
„	23	dorsal	vor den Corp. quadrig. posteriora	
		ventral	hintere Hälfte Pons.	+
„	19	dorsal	hinter den Corp. quadrig. posteriora	
		ventral	Mitte des Pons	— völlig schlaff
„	18	dorsal	hinter den Corp. quadrig. posteriora	
		ventral	hintere Hälfte des Pons	— erhöhter Beugetonus
„	22	dorsal	hinter den Corp. quadrig. posteriora	
		ventral	hintere Hälfte des Pons.	+
„	12	dorsal	vor dem Tuberculum acusticum	
		ventral	hinterer Teil des Pons	+
„	21	dorsal	hinter Corp. quadrig. posteriora	
		ventral	Hinterrand des Corp. trapezoides	— völlig schlaff

meinen tiefen Querschnitten war das Tier oft völlig schlaff und ohne Tonus. Die Ursachen hierfür sind wahrscheinlich heftige Blutungen aus der Arteria basilaris, die fast stets bei diesen tiefen Schnitten auftreten. Außer den Reflexen des Strecktonus verschwinden dann auch meist alle anderen Reflexe (Kaninchen 18 u. 19). Man wird sicher tiefere Grenzen für das Starrezentrum finden, wenn man diese Blutungen vermeidet. Da meine Untersuchungen sich nur auf die Mittelhirnzentren erstreckten, wurde von weiter abwärts gelegenen Querschnitten abgesehen.

Bei der Untersuchung von Kaninchen fiel auf, daß die Enthirnungsstarre, der Strecktonus, fast immer an den Hinterbeinen viel deutlicher und kräftiger war als an den Vorderbeinen. Sherrington gibt an, daß die Vorderbeine gewöhnlich die Streckreaktion am kräftigsten zeigen. Er untersuchte aber hauptsächlich Katzen. Diese Tiere verhielten sich bei meinen Untersuchungen ebenso. Weiland (242) fand, daß die Hinterbeine beim Kaninchen auf die tonischen Halsreflexe anders reagierten als bei Katze und Hund. Bei Hintenüberstreckung des Kopfes tritt bei allen drei Tierarten Streckung der Vorderbeine auf. Bei Katze und Hund ist sie von einer Beugung, beim Kaninchen von einer Streckung der Hinterbeine begleitet. Bei diesem Unterschied in der Reaktion denkt man unwillkürlich an den eigenartigen, springenden Gang des Kaninchens, bei dem die Hinterbeine fast allein tätig sind und jedesmal mit großer Kraft gestreckt werden. Die Hinterbeine des Kaninchens sind auch weit stärker entwickelt als die Vorderbeine. Das erklärt zum Teil, daß beim Kaninchen der Strecktonus der Hinterbeine bei der Enthirnungsstarre stärker ist als der der Vorderbeine. Aber auch die bei der Enthirnungstarre häufig auftretende Retraktion des Nackens spielt eine Rolle. Diese Retraktion soll durch die tonischen Halsreflexe die Extensorstarre der Hinterbeine bei Hund und Katze abschwächen, beim Kaninchen dagegen verstärken.

Das intakt gebliebene Hirnstück von Kaninchen 15 wurde mikroskopisch untersucht. Es ist das Kaninchen, bei dem der normale Muskeltonus nach dem tiefsten Querschnitt erhalten blieb.

Kaninchen 15.

(Ausführlicher Bericht der Untersuchung am Schluß des Buches.)

11 Uhr 15: Ende der Operation.
12 Uhr: Nicht starr.
           Labyrinthstellreflexe   + schwach.
           Körperstellreflexe auf den Körper —.
           Körperstellreflexe auf den Kopf   +.
           Halsstellreflexe   +.
12 Uhr 30: Nicht starr. Beim Rütteln des Tieres stellt sich der Kopf in der Normalstellung ein. Das Tier ist auch in Rückenlage nicht starr, sein Muskeltonus ist völlig normal.
2 Uhr 10: Nicht starr.
5 Uhr: Zustand unverändert. Tier getötet.

Makroskopische Untersuchung des Hirnstumpfes: Auf der ventralen Seite liegt das Rückenmark, die Medulla oblongata, das Corpus trapezoides, Pons und die Pedes pedunculi cerebri mit den Ursprüngen der Nervi oculomotorii. Dorsal liegen die Medulla, das intakte Kleinhirn und ein Stück Mittelhirn. Obwohl auf der Schnittfläche ein Blutgerinnsel liegt, erkennt man, daß die Schnittrichtung durch die Mitte der Corpora quadrigemina anteriora geht und ventralwärts so aufsteigt, daß beide Nervi oculomotorii am Hirnstamm erhalten sind.

Mikroskopische Untersuchung: Der orale Teil wird in Serien von 30 μ Schnittdicke geschnitten. Die Schnitte 1—24 enthalten nur Blutgerinnsel, die letzten vier daneben kleine unerkennbare Gewebsreste. Die Schnitte 25—36 enthalten ein größeres Hirnstück, in dem die Corpora quadrigemina anteriora erkennbar sind. Der ventrale Teil des Mittelhirns fehlt noch. In den Schnitten 37—48 der Serie 4 wird dieses Hirnstück ventralwärts immer größer.

Der Schnitt 48 (s. Abb. 10) ist fast vollständig. Nur am ventralen Rand geht noch eine große Aussparung nach innen bis zur Substantia grisea centralis. Rechts von dieser Aussparung liegen einige Zellen des linken Okulomotoriuskerns.

In den Schnitten 49—60 wird die Aussparung von oben nach unten kleiner. In
Schnitt 55 erscheinen beide Okulomotoriuskerne am dorsalen Ende des Hiatus. Die Spitze
des linken Okulomotoriuskernes ist also vermutlich abgeschnitten. Schnitt 60 (s. Abb. 11)
zeigt nur noch eine kleine Einkerbung, die durch den rechten Pes pedunculi cerebri geht.
Im dorsalen Teil dieses Schnittes erkennt man die Corpora quadrigemina anteriora, in der
Mitte den Aquaeductus Sylvii von der Substantia grisea centralis umgeben. Beiderseits
lateral davon liegt der Tractus mesencephalicus nervi trigemini und der Lemniscus late-

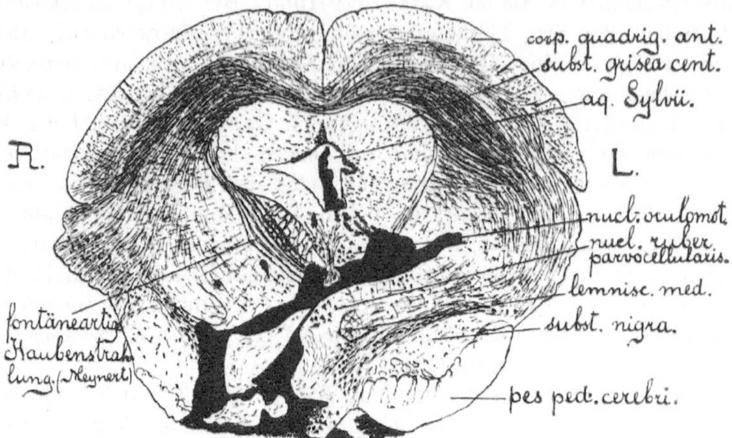

Abb. 10. Kaninchen 15. Schnitt 48.

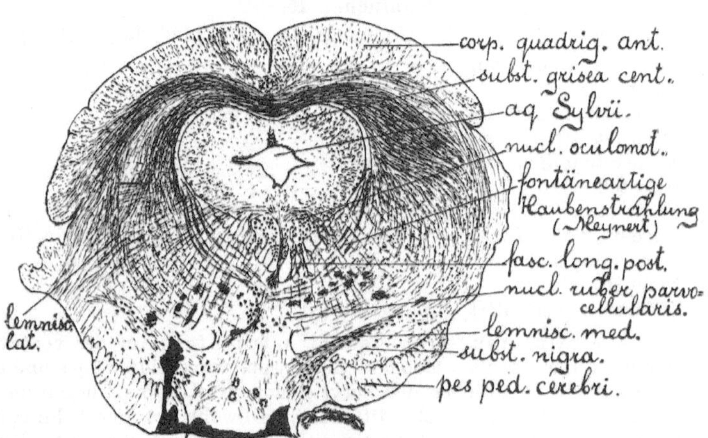

Abb. 11. Kaninchen 15. Schnitt 60.

ralis. Ventral von der Substantia grisea erscheinen die Okulomotoriuskerne, die Fasciculi
longitudinales posteriores und die Decussatio Meynert. Noch weiter ventral beiderseits
von der Medianlinie der Nucleus ruber parvocellularis. Am ventralen Rand des Schnitts
die Pedes pedunculi cerebri, dorsal umgeben von der Substantia nigra. Zwischen diesem
und dem kleinzelligen roten Kern liegt der Lemniscus medialis. Hier und da noch kleine
Blutungen.

Die Schnitte 61—69 sind noch immer nicht ganz vollständig. In den letzten vier
Schnitten dieser Serie erscheinen der magnozelluläre Anteil der roten Kerne und dorsal
davon die Faserbündel der Okulomotoriuswurzeln. In den Schnitten 70—78 verlaufen die

Okulomotoriuswurzeln durch den Nucleus ruber magnocellularis bis zum ventralen Schnittrand. In Schnitt 82 erscheint der Übergang der Wurzelfasern in den Okulomotoriusnerven. In Schnitt 87 liegen die am meisten kaudal gelegenen Zellen der roten Kerne. In den folgenden Schnitten fehlen diese Zellen.

Kaninchen 15 wurde also durch einen Querschnitt dezerebriert, der durch die Corpora quadrigemina anteriora, durch die Spitzen oder dicht vor den Spitzen der Okulomotoriuskerne, durch die kleinzelligen roten Kerne, durch die Hirnstiele 1—1$^1/_2$ mm vor den Eintrittstellen der Nervi oculomotorii verläuft.

Nach diesem Querschnitt blieb der Muskeltonus normal. Das Zentrum für die Regulation des normalen Muskeltonus muß also kaudal von dieser Schnittebene liegen.

Zur Feststellung des am meisten oralwärts gelegenen Niveaus, in dem ein Querschnitt immer den normalen Muskeltonus verschwinden läßt und Enthirnungsstarre verursacht, wurden noch die Hirnstümpfe von Kaninchen 17 und 7 untersucht.

Kaninchen 17.
(Ausführlicher Bericht siehe am Schluß des Buches.)

10 Uhr 45: Ende der Operation.
11 Uhr 20: Spontane Atmung. Das Tier ist sehr starr.
11 Uhr 50: Kräftige Starre, sehr starker Strecktonus der vier Extremitäten.
    Labyrinthstellreflexe   —.
    Körperstellreflexe auf den Kopf   —.
    Körperstellreflexe auf den Körper   —.
    Halsstellreflexe auf das Becken   +.
    Halsstellreflexe auf den Vorderkörper ?.
    Durch die kräftige Starre ist ein Einfluß des Halses auf den Vorderkörper nicht erkennbar. Die kräftig gestreckten Vorderbeine verhindern ein Aufrichten dieses Körperteiles.
 2 Uhr: Fortdauernd kräftige Starre. Tier bleibt während der Drehung zur Prüfung auf Nystagmus plötzlich tot.

Sektion: Keine Blutungen in der Schädelhöhle. Die Schnittfläche geht durch den Vorderteil der Corpora quadrigemina anteriora und durch die vordere Ponshälfte. Die Nervi oculomotorii sind durchgeschnitten. Der linke Nervus trochlearis (der rechte ist durch Blutgerinnsel verdeckt) und die Nervi abducentes sind erhalten.

Mikroskopische Untersuchung: Der orale Teil wird in Serienschnitte von 35 μ zerlegt. Die Schnitte 1—9 inklusive enthalten zwei unzusammenhängende Stücke Hirngewebe. Das dorsale Stück enthält Teile der Corpora quadrigemina anteriora, das ventrale Stück Ponsreste. In Schnitt 15 berühren sich diese beiden Stücke an einer Seite, auf dieser Seite ist der laterale Rand intakt. In dem dorsalen Stücke liegen beide Corpora quadrigemina anteriora (das eine völlig intakt, das andere lateralwärts lädiert), der Aquaeductus Sylvii, die Substantia grisea centralis und beide Okulomotoriuskerne. Im ventralen Stücke erscheinen die Nuclei mediales und die Nuclei ventrales pontis. Es fehlt noch das Bracchium pontis. Das Verbindungsstück enthält den Lemniscus lateralis.

In Schnitt 19 (s. Abb. 12) ist das Verbindungsstück breiter. Im Dorsalteil des Schnittes liegen wieder außer den teilweise lädierten Corpora quadrigemina anteriora die proximalen Enden der Corpora quadrigemina posteriora, der Aquaeductus Sylvii mit Substantia grisea centralis, die Trochleariskerne und die Fasciculi longitudinales posteriores. Das Verbindungsstück enthält den Lemniscus lateralis mit dem Nucleus lateralis lemnisci lateralis und den Seitenteil der Formatio reticularis. Der übrige Haubenteil fehlt.

Im ventralen Teil liegen unvollständige Querschnitte durch die Lemnisci mediales und die Pedes pedunculi cerebri, ferner die Nuclei mediales, die Nuclei laterales und die Nuclei ventrales pontis, und die Anfänge des Bracchium pontis.

Schnitt 26 (Abb. 13) enthält nahezu dasselbe. Die beiden Corpora quadrigemina anteriora sind aber jetzt beide intakt. Der Schnitt geht weiterhin quer durch die kaudalen Enden der Trochleariskerne und beiderseits durch den Anfang der Trochleariswurzeln. Ventral erscheinen die Fasciculi longitudinales posteriores und die Decussatio bracchii conjunctivi und auf der einen Seite der Nucleus Gudden.

Die Aussparung wird in den folgenden Schnitten immer kleiner, so daß der Schnitt 37 (Abb. 14) einen vollständigen Querschnitt darstellt (mit Ausnahme einer kleinen Blutung im Lemniscus medialis). Der Schnitt enthält die Corpora quadrigemina anteriora, die proximalen Teile der Corpora quadrigemina posteriora und beide Bracchia pontis. Am Außenrand

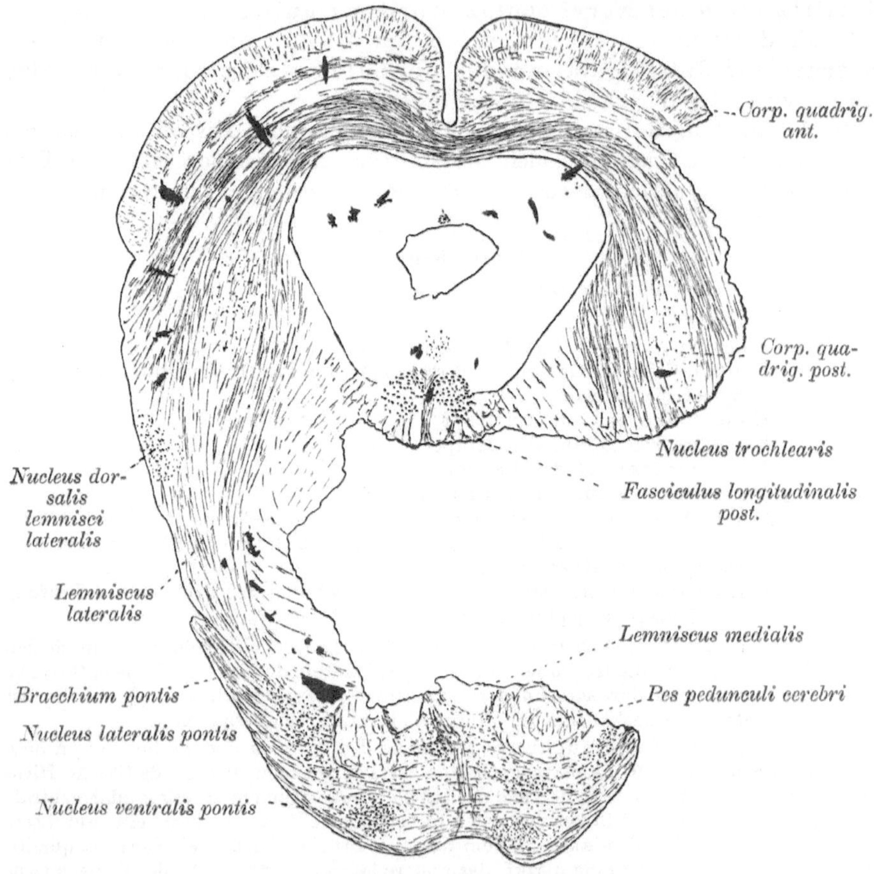

Abb. 12.   Kaninchen 17.   Schnitt 19.

der Substantia grisea liegen Fasern der Trochleariswurzeln. Die Trochleariskerne fehlen. Dieser Schnitt geht kaudal von diesen Kernen und von der Kreuzung von Wernekink und verläuft gerade durch die Guddenschen Kerne. Die beiden Bracchia conjunctiva liegen nun, voneinander getrennt, mehr lateral. Weiter lateral davon der Lemniscus lateralis mit seinem dorsalen und lateralen Kern. Seine Fasern verlaufen zum Teil zu dem Corpus quadrigeminum posticum, zum Teil um dieses herum. Zur Seite der Medianlinie erscheinen mehr ventral die Lemnisci mediales. Die Hirnstiele liegen nahe am ventralen Rand und sind von den Nuclei mediales, den Nuclei ventrales und den Nuclei laterales pontis umgeben.

. Bei Kaninchen 17 verlief also der Operationsschnitt durch den Vorderteil der Corpora quadrigemina anteriora, durch den kaudalen Teil der Oculomotoriuskerne, vor der Decussatio bracchii conjunctivi und durch den Pons vor den Ponsschenkeln. Also gerade hinter dem roten Kern.

Kaninchen 7.

(Ausführlicher Bericht am Schluß des Buches.)

11 Uhr: Ende der Operation.

11 Uhr 50:   Sehr kräftige Starre. Nacken, Vorder- und Hinterbeine stark gestreckt. Bei Schwanzkneifen macht das liegende Tier Laufbewegungen.

    Labyrinthreflexe   —.
    Körperstellreflexe auf den Körper —.
    Körperstellreflexe auf den Kopf   —.
    Halsstellreflexe   +.

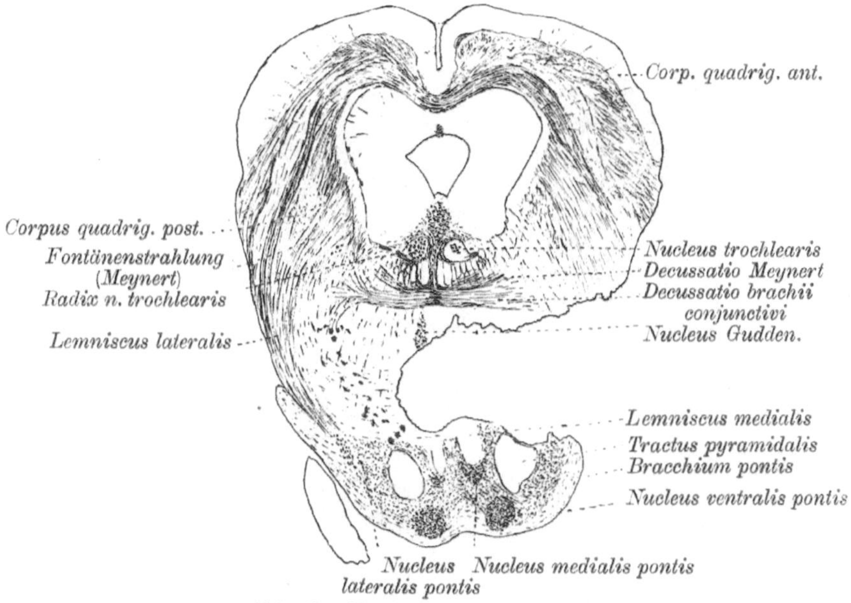

Abb. 13. Kaninchen 17. Schnitt 26.

2 Uhr: Kräftige Starre, Zustand unverändert.

4 Uhr: Schlechte Herztätigkeit, stockende und unregelmäßige Atmung. Tier ganz ohne Tonus, daher getötet.

Mikroskopische Untersuchung: Auf der ventralen Seite liegen Rückenmark, Medulla oblongata, Pons und Reste der Hirnstiele, letztere von Blutgerinnsel verdeckt. Auf der dorsalen Seite das intakte Kleinhirn. Beim Fixieren ist das Kleinhirn über die Schnittfläche hinübergeklappt. Der Mittelhirnstumpf und die verschiedenen Teile der Schnittfläche sind daher nicht zu erkennen.

Mikroskopische Untersuchung: Oraler Teil des Hirnstumpfes in Serienschnitte von 30 μ zerlegt.

Schnitte 1—40 enthalten nur durch Blutungen unerkennbar gewordene Hirnmasse.

Die Schnitte 41—50 enthalten nur Durchschnitte durch die Corpora quadrigemina anteriora. In den Schnitten 51—90 erscheinen Kleinhirnteile und die Corpora quadrigemina posteriora. Die Durchschnitte sind noch sehr unvollständig. Dadurch daß das Kleinhirn über die Schnittfläche herübergeklappt ist, ist die Richtung der Mikrotomschnitte leider schräg zu der Ebene des Operationsschnittes gerichtet. Deshalb sind erst in den Schnitten 125 bis 130 Teile vom ventralen Rand des Hirnstumpfes sichtbar (s. die Zeichnung

in der Ecke der Abb. 15). In den Schnitten 135—140 ist der ventrale Rand des Hirnstumpfes nahezu vollständig. An den Schnitträndern liegen noch ausgedehnte Blutungen.

In den Schnitten 115—120 liegt die Decussatio bracchii conjunctivi. In dem abgebil-
deten Schnitt 142 (Abb. 15) ist der ventrale Rand vollständig und frei von Blutungen. Er
enthält das Ganglion interpedunculare und die Pedes pedunculi cerebri. Mehr dorsal liegen
die Lemnisci laterales mit der ventralen Commissura lemnisci, weiter dorsal beiderseits
die Formatio reticularis, der Nucleus Gudden, der Fasciculus longitudinalis posterior und
das Bracchium conjunctivum cerebelli. Der Schnitt liegt an der einen Seite gerade durch,
auf der andern Seite hinter dem kaudalen Ende des Corpus quadrigeminum posticum.

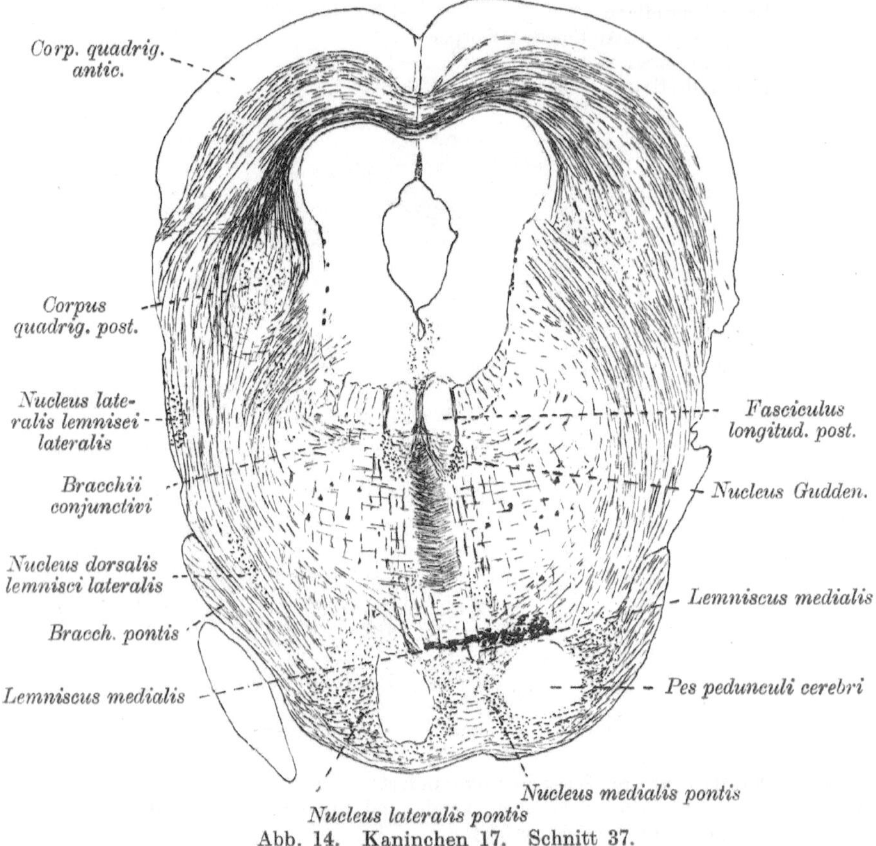

Abb. 14.   Kaninchen 17.   Schnitt 37.

Beim Kaninchen 7 verlief also der Operationsschnitt durch den
hintersten Teil der Corpora quadrigemina anteriora, vor der Decussatio bracchii conjunctivi durch das Ganglion interpedunculare und
durch die Pedes pedunculi cerebri. Also gerade hinter dem roten Kern.

Zusammenfassend läßt sich sagen:

I. Beim Kaninchen kann der Muskeltonus noch normal sein nach
einem Querschnitt, der durch den Vorderteil der Corpora quadrigemina anteriora vor den Okulomotoriuskernen und durch die Hirnstiele vor den Austrittsstellen der Nervi oculomotorii verläuft, also
gerade vor den roten Kernen liegt.

II. Beim Kaninchen tritt immer Starre auf, wenn der Querschnitt durch den hinteren Teil der Corpora quadrigemina anteriora und durch die Hirnstiele dicht vor dem Pons verläuft, also hinter den Eintrittsstellen der Nervi oculomotorii und hinter den großzelligen roten Kernen liegt. Ebenso nach tieferen Schnitten.

Es sind dieselben Schnittebenen wie bei der Katze. Bei Katze und Kaninchen muß das Zentrum für die normale Muskeltonusverteilung kaudal von der ersten Schnittfläche liegen. Wahrscheinlich liegt es vor der zweiten, also vielleicht zwischen beiden Schnittebenen.

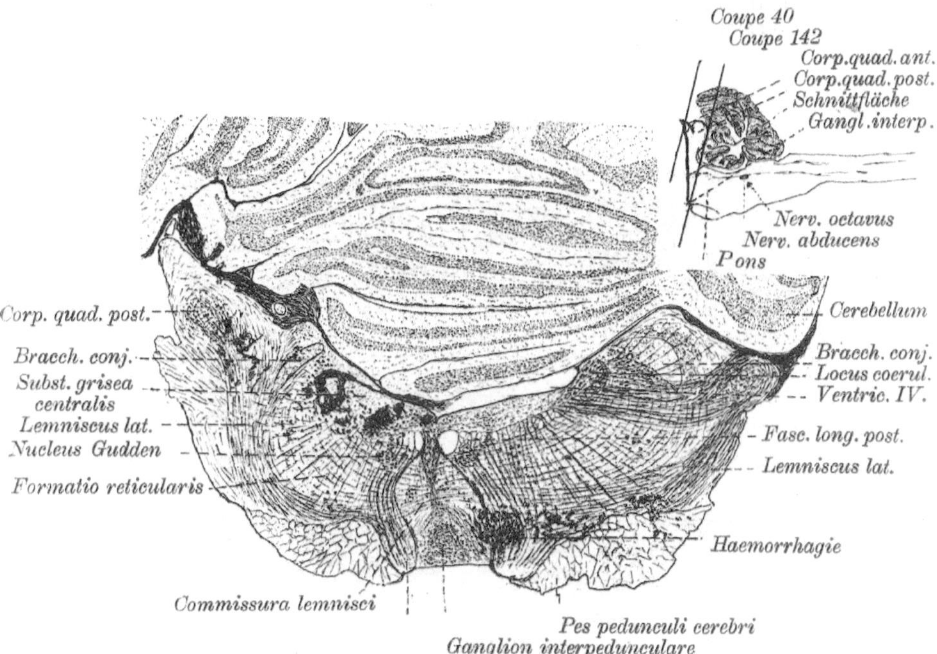

Abb. 15. Kaninchen 7. Schnitt 142.

Weiter wurde das Gehirn von Kaninchen 22 untersucht: Dieses Kaninchen zeigte, wie auch das Kaninchen 12, nach dem am meisten kaudal gelegenen Querschnitt Starre.

Kaninchen 22.
(Ausführlicher Bericht am Schluß des Buches.)

10 Uhr 45: Schluß der Operation.
10 Uhr 55: Spontane Atmung. Kräftige Starre. Nacken, Vorder- und Hinterbeine sind starr und werden gestreckt gehalten.
 1 Uhr 30: Kräftige Starre.
Labyrinthstellreflexe —.
Körperstellreflexe —.
Halsstellreflexe +.
 3 Uhr : Fortdauernde kräftige Starre.
 5 Uhr: Noch sehr kräftige Starre. Herz und Atmung gut. Tier getötet.

Makroskopische Untersuchung: Der Hirnstumpf besteht ventral aus Rückenmark, Medulla oblongata, Corpus trapezoides und einem Stückchen Pons. Die Austrittsstellen der Nervi abducentes, Nervi octavi und Nervi trigemini sind erhalten. Dorsal geht der Schnitt durch den Lobus anterior des Kleinhirns. Der Lobulus petrosus und Lobulus ansatus sind beiderseits intakt. Das Kleinhirn bedeckt die ganze übrige Schnittfläche.

Mikroskopische Untersuchung: Der orale Teil des Hirnstumpfes wird in Serienschnitte von 30 μ zerlegt. Die Schnitte 1—40 enthalten Blut und unerkennbare Gewebsfetzen. Die Schnitte 42—50 der Serie 5 (Abb. 16) enthalten ebenfalls noch Blut, hier aber ist schon Hirngewebe erkennbar, und zwar an der linken Seite der allerdistalste Teil des Corpus quadrigeminum posticum und das Bracchium pontis. Im Übrigen ist diese Hälfte nur eine Blutmasse. Die rechte Hälfte des Schnittes liegt etwas mehr proximal und geht durch das Corpus quadrigeminum posticum und durch die zu diesem hinlaufenden Fasern des Lemniscus lateralis. Medial von dem Lemniscus ist die Formatio reticularis mit dem ventralen Nucleus sichtbar. Ventral von diesen Kern der Lemniscus medialis und der

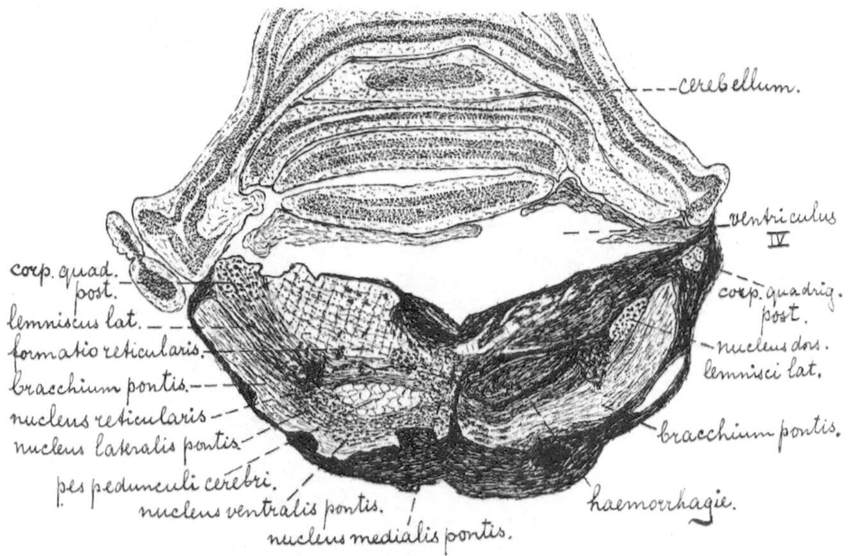

Abb. 16.   Kaninchen 22.   Serie 5.

Pes pedunculi cerebri umgeben vom Nucleus medialis, Nucleus ventralis und Nucleus lateralis pontis. Auch diese Hälfte enthält ein Bracchium pontis.

Die Schnitte 60—68 der Serie 7 (Abb. 17) enthalten ebenfalls noch große Blutungen. Die Schnitte gehen noch durch beide Brückenschenkel, die noch ohne Zusammenhang mit dem Kleinhirn sind. In der rechten Hälfte dieser Schnitte liegt das Bracchium conjunctivum, umgeben vom Tractus spinocerebellaris ventralis und Tractus uncinatus. Beide sind auch links vorhanden. Zu beiden Seiten der Medianlinie liegt ein Querschnitt durch den Fasciculus praedorsalis und durch den Lemniscus medialis. Beiderseits liegt im Seitenteil der Formatio reticularis der Lemniscus lateralis. Rechts ist der Pes pedunculi cerebri sichtbar, der links durch Blutungen unerkennbar geworden ist. Auf beiden Seiten sind der Nucleus lateralis und der Nucleus ventralis pontis vorhanden.

Beim Kaninchen 22 verlief also der Schnitt durch den hintersten Teil der Corpora quadrigemina posteriora und durch die Bracchia pontis.

Nach diesen Schnitten kann also eine stundenlang anhaltende kräftige Enthirnungsstarre auftreten. Wie wir schon sahen, ist es sicher nicht der am tiefsten gelegene Querschnitt, nach dem Starre erscheinen kann.

III. Die Lage der Zentren für die tonischen Labyrinthreflexe und die tonischen Halsreflexe im Hirnstamm.

Wie wir im ersten Kapitel sahen, äußern sich die tonischen Labyrinthreflexe in einer Veränderung des Tonus der Muskeln des Halses und der Gliedmaßen bei verschiedener Lage der Labyrinthe im Raum.

Nach Magnus und de Kleyn geht der Reiz für diese Reflexe von den Maculae utriculi aus. Der Weg, den dieser Reiz zum Muskel geht, verläuft nicht über höher gelegene, mehr proximal gelegene Hirnzentren. Magnus fand die tonischen Labyrinthreflexe noch erhalten nach Querschnitt durch die Medulla oblongata dicht vor den Eintrittsstellen der Nervi octavi. Ja selbst dann blieben sie noch erhalten, wenn der Querschnitt den Bechterewschen Kern abgeschnitten und Blutungen in dem Fasciculus longitudinalis posterior veranlaßt hat.

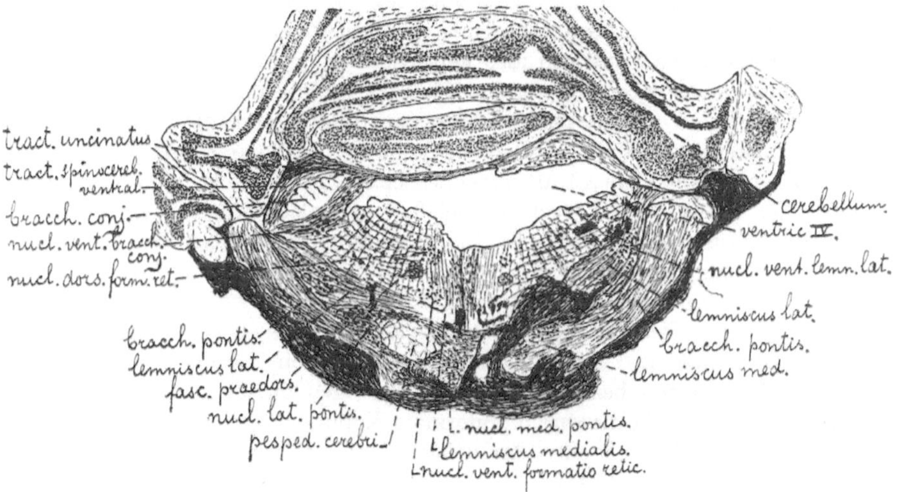

Abb. 17.   Kaninchen 22.   Serie 7.

Nach Winklers Untersuchungen verlaufen die Nervenfasern aus der Macula utriculi durch den distalen Teil des Ganglion proximale Scarpae und dann im Nervus vestibularis zur Medulla oblongata. Dort gehen sie zum größten Teil in der Radix descendens des Nervus vestibularis zum Nucleus radicis descendentis N. vestibularis und zum Nucleus triangularis. Vom Nucleus triangularis und von dem Nucleus radicis descendentis N. vestibularis verlaufen Fasern zum gleichseitigen und kontralateralen Fasciculus longitudinalis posterior. Winkler hält es für nicht unwahrscheinlich, daß auch über den Deitersschen Kern und den Tractus deitero-spinalis Utrikulusreize verlaufen.

Der Fasciculus longitudinalis posterior und der Tractus deitero-spinalis durchlaufen das ganze Rückenmark. Der erstere reicht bis ins Lumbalmark, der zweite bis ins Sakralmark. Der Fasciculus longitudinalis posterior gibt Kollateralen an alle Rückenmarkssegmente ab, aber vorwiegend an die Segmente der Hals- und Lendenmarkanschwellungen. Der Tractus deitero-spinalis gibt dagegen hauptsächlich Kollateralen an die Halssegmente ab, aber auch, und ganz gleichmäßig an alle übrigen Rückenmarkssegmente, ohne Bevorzugung der Intumeszentia cervicalis uud lumbalis (s. a. Probst). Winkler glaubt deshalb, daß die tonischen Labyrinthreflexe auf die Gliedmaßen den Weg über den Fasciculus longitudinalis posterior nehmen.

Meine eigenen Untersuchungen brachten keinen Beitrag für die nähere Lokalisation dieses Reflexmechanismus. Meine Querschnitte reichten nicht so weit kaudal. Bei meinen tiefsten Querschnitten (bei der Katze: hinter den Corpora quadrigemina posterior und durch den hintersten Teil des Pons — bei Kaninchen: vor dem Tuberculum acusticum und vor dem Corpus trapezoides) blieben sie unverändert bestehen.

Die tonischen Halsreflexe waren dann auch noch vorhanden. Dieser Reflexmechanismus liegt hinter einer noch weiter kaudal gelegenen Ebene. Magnus beobachtete diese Reflexe noch nach Querschnitt durch das Halsmark mit Schonung des zweiten Zervikalsegmentes. Die Reflexe waren dann aber schwach. Bei Schonung des ersten Halssegmentes blieben sie sehr kräftig. Die tonischen Halsreflexe benötigen also keine Zentren im Gehirn oder Hirnstamm.

Eine bestimmte Kopfstellung beeinflußt den Muskeltonus der Gliedmaße durch Labyrinthreize (die tonischen Labyrinthreflexe) und durch Reize aus den tieferen Halsteilen (tonische Halsreflexe). Diese Reflexe regeln den Muskeltonus bei den verschiedenen Haltungen des Tieres. Allein aber, ohne Mitwirkung anderer Mechanismen, vermögen sie bei der normalen Kopfstellung einen normalen Muskeltonus nicht aufrecht zu erhalten. Bringt man den Kopf eines Tieres mit Enthirnungsstarre in „Normalstellung", dann bleibt die Tonusverteilung der Extremitätenmuskeln noch annormal.

Die tonischen Hals- und Labyrinthreflexe beeinflussen auch unempfindlich gemachte Gliedmaßen, deren zugehörige Hinterwurzeln durchschnitten sind.

Die Reflexe treten besonders nach halbseitigen Zwischen- und Mittelhirnverletzungen hervor, da hierdurch annormale Kopfstellungen verursacht werden. Fast alle übrigen Untersucher des zentralen Mechanismus der Muskeltonusregulation haben diese Reflexe nicht gekannt oder unberücksichtigt gelassen. Da sie versäumten, den Muskeltonus bei wieder normal gestelltem Kopfe zu untersuchen, haben sie aus ihren Beobachtungen nach halbseitigen Zerstörungen und Exstirpationen oft falsche Schlüsse bezüglich des Muskeltonus gezogen.

In den vorigen Kapiteln wurden folgende vier Mechanismen besprochen, die bei der Regulation des Muskeltonus von Katze und Kaninchen eine Rolle spielen:

I. Ein Mittelhirnmechanismus, dessen Zentrum sich kaudal von der Ebene, die gerade vor dem roten Kern liegt, befindet.

II. Der Mechanismus der Enthirnungsstarre. Seine Zentren liegen kaudal von dem Pons.

III. Der Mechanismus der tonischen Labyrinthreflexe. Er befindet sich kaudal von einer Ebene, die vor den Oktavuskernen liegt. (Es ist nicht bekannt, ob der Einfluß der tonischen Labyrinthreflexe über die Starrezentren geht. Bekannt ist, daß aus diesen Zentren auch andere Einflüsse auf den Muskeltonus entspringen. Streckstarre tritt nämlich auch nach Enthirnung labyrinthloser Tiere auf.)

IV. Der Mechanismus der tonischen Halsreflexe. Ihre Zentren liegen im vordersten Teil des Halsmarkes.

IV. Die Lage der Zentren der Labyrinthstellreflexe.

Wie wir schon im ersten Kapitel sahen, sind drei Reflexgruppen tätig, wenn sich ein Tier aus der Seitenlage in die Normalstellung aufrichtet.

1. Die Labyrinthstellreflexe, von den Labyrinthen ausgehend;
2. die Körperstellreflexe, von der Körperoberfläche ausgehend;
3. die Halsstellreflexe, von den tieferen Halsteilen ausgehend.

Wahrscheinlich sind beim Kaninchen beim Aufrichten nur diese Reflexe wirksam. Bei Katzen wirken noch optische Eindrücke mit.

Man untersucht auf Labyrinthstellreflexe, indem man das Tier am Becken oder an den Beinen in verschiedenen Stellungen in die Luft hält. Bleibt der Kopf bei den verschiedenen Seitenlagen, bei Rückenlage, beim Hang mit Kopf nach unten oder oben, in der Normalstellung, dann sind die Labyrinthstellreflexe ganz intakt (s. Abb. 1, 110 u. 111).

Man darf das Tier nicht auf einer Unterlage untersuchen, weil dann Körperstellreflexe auf den Kopf auftreten. Man könnte das Tier unter Wasser untersuchen. Einer Katze muß man die Augen verbinden oder ihr, besser noch, eine nicht drückende Kopfkappe aufsetzen, um optische Stellreflexe auszuschließen.

Nach Magnus und de Kleyn werden die Labyrinthstellreflexe beim Aufrichten des Kopfes aus Seitenlage durch Reize aus dem Sacculushauptstück hervorgerufen. Wahrscheinlich verläuft der Reiz über ein Mittelhirnzentrum. Die Reflexe verschwinden nach Querschnitt vor dem oralen Rand der Corpora quadrigemina posteriora und vor dem Vorderrand des Pons, ebenso natürlich nach noch tiefer gelegenen Querschnitten. Eine zweifelhafte Grenzreaktion glaubten Magnus und de Kleyn nach einem Schnitt zu sehen, der gerade kaudal von den Corpora quadrigemina anteriora und durch die Hirnstiele links 2 mm, rechts dicht vor dem Pons verlief. Absolut sicher stellte Magnus beim Kaninchen die Anwesenheit dieser Reflexe nach folgendem Querschnitt fest: Dorsal rechts durch die Mitte, links durch den hintersten Teil des Corpus quadrigeminum anticum, ventral durch die Hirnstiele, dem kaudalen Rand des Corpus mammillare entlang. Auch nach Kleinhirnexstirpation fanden sie die Labyrinthstellreflexe erhalten.

Winkler untersuchte daraufhin, welche anatomischen Bahnen für diese Reflexe in Betracht kommen könnten.

Nach ihm verlaufen die Fasern aus der Macula sacculi nach Unterbrechung in ihrem spinalen Ganglion, Ganglion distale Scarpae, im Nervus cochlearis zentralwärts. Die meisten Fasern gehen dann zu dem disto-ventralen Anteil des Nucleus ventralis nervi VIII. Einige verlaufen dem Corpus trapezoides entlang zu den Nuclei trapezoides mediales. Auch ziehen Sacculus-Fasern durch die Radiatio dorsalis des N. cochlearis, der Stria acustica entlang, zum Nucleus triangularis.

Aus dem Nucleus ventralis n. VIII entspringen drei Reflexbögen:

a) Der Reflexbogen zu den Nuclei olivares superiores.

Aus dem disto-ventralen Anteil des ventralen Oktavuskernes und aus den Nuclei trapezoides mediales entspringen Fasern, die teils gekreuzt, teils ungekreuzt mit den Kerngruppen der obersten Oliven in Verbindung stehen. Aus diesen Kernen ziehen Fasern zu den hinteren Längsbündeln.

(S. Kapitel XII: Kompensatorische Augendeviationen, für die nach der Ansicht Winklers dieser Reflexbogen vielleicht in Betracht kommt.)

b) Der Reflexbogen über die Nuclei lemnisci lateralis.

Aus dem disto-ventralen Anteil des ventralen Oktavuskernes entspringt eine gekreuzte Bahn zu beiden Kernen des Lemniscus lateralis. Sie stehen durch das hintere Längsbündel, teils gekreuzt, teils ungekreuzt mit den motorischen Säulen des Rückenmarks in Verbindung.

Der Impuls, hervorgerufen durch Veränderung der Kopfstellung, kann nach Winkler auf diesem Wege auf die Extremitäten, besonders auf die gekreuzten, aber auch auf die ungekreuzten, übertragen werden und Anlaß zu den tonischen Labyrinthreflexen geben.

c) Der Reflexbogen über das Mittelhirn.

Aus dem disto-ventralen Anteil des ventralen Oktavuskernes entspringen Fasern, die entlang dem ventro-lateralen Bündel des Tractus octavo-mesencephalicus zu den hinteren Vierhügeln des Mittelhirns gelangen. Der Vierhügelkern beeinflußt durch die tecto-retikuläre und durch die tecto-pontine Bahn die beiden vorigen Reflexbögen. Auch steht er durch ein kräftiges Bündel, den Tractus praedorsalis, mit den motorischen Zellen der Vorderhörner des Halsmarkes in Verbindung. Dieses Bündel reicht nicht viel weiter als bis zur Intumescentia cervicalis.

Das höhere Säugetier besitzt also nach Winkler im Mittelhirn einen Kern, durch den Impulse aus den Otolithenorganen mit der Körpersensibilität in Verbindung treten. Es besteht also aller Grund, mit Magnus und de Kleyn das Mittelhirn als das Organ anzusehen, das die normale Stellung des Kopfes, unter dem Einfluß von Reizen aus den Labyrinthen und von der Körperoberfläche her, regelt (Labyrinthstellreflexe und Körperstellreflexe auf den Kopf). Als Abführwege kommen außer dem Tractus praedorsalis der Fasciculus longitudinalis posterior und der Tractus Deiteri descendens in Betracht. Diese Winklersche Arbeitshypothese diente als Grundlage für meine Untersuchungen über die Labyrinthstellreflexe.

Außer im ventralen Oktavuskern endigen auch Makulafasern im Nucleus triangularis. Von diesem Kern gehen Fasern, außer zum Kleinhirn, über den Nucleus radicis descendentis n. vestibularis zum gleichseitigen und gekreuzten hinteren Längsbündel. In aufsteigender Richtung erreichen die Fasern die Augenmuskelkerne, in absteigender Richtung die motorische Rückenmarksäule bis in das Lumbalmark. Das hintere Längsbündel gibt vorwiegend Fasern an die Anschwellungen von Hals und Lendenmark.

Übrigens hält Winkler es keineswegs für unwahrscheinlich, daß die Austrittsbahnen aus dem Deitersschen Kern den Makulafasern als sekundäre Bahn dienen. Der Tractus deitero-spinalis endigt im Sakralmark und verteilt seine Fasern gleichmäßig auf alle Rückenmarkssegmente.

Nach Winkler ist eine Verbindung zwischen den Oktavuskernen und den roten Kernen mit Sicherheit nur über das Kleinhirn bekannt (s. auch Kapitel IX).

Die Lage des Zentrums für die Labyrinthstellreflexe suchte ich durch totale Querschnitte zu bestimmen. Die Ergebnisse bei der Katze sind in folgender Tabelle enthalten:

		Schnitte	Starre	Labyrinthstellreflexe	Körperstellreflexe auf		Halsstellreflexe auf	
					Kopf	Körper	Vorderkörper	Becken
Katze 4	dorsal	durch Thalamus post.						
	ventral	vor dem Chiasma opticum	—	+	+?	+	+	+
„ 3	dorsal	durch den Thalamus						
	ventral	vor dem Chiasma opticum	—	+	+?	+	+	+
„ 5	dorsal	Unterrand Thalamus						
	ventral	vor dem Chiasma opticum	+?	+	+?	+	+	
„ 7	dorsal	vor Corp. quadrig. anteriora						
	ventral	vor dem Infundibulum.	—	+	+?	—	+	+
„ 15	dorsal	1 mm vor den Corp. quadrig. anteriora						
	ventral	vor dem Infundibulum.	+	—	+	—	+	+
„ 8	dorsal	Vorderrand Corp. quadrig. anteriora						
	ventral	durch die Hirnstiele vor den Nervi oculomotorii	—	+	+?	—	+	+
„ 21	dorsal	rechts Spitze, links Hinterhälfte Corp. quadrig. anticum						
	ventral	durch die Hirnstiele vor den Nervi oculomotorii	±	+	+?	—	+ schw.	+
„ 14	dorsal	Spitze Corp. quadrig. anteriora						
	ventral	durch die Hirnstiele vor den Nervi oculomotorii	+	—	—	—	+	+
„ 9	dorsal	Vorderteil Corp. quadrig. anteriora						
	ventral	durch die Hirnstiele vor den Nervi oculomotorii	+	+	—	—	?	+
„ 18	dorsal	Mitte Corp. quadrig. anteriora						
	ventral	durch die Hirnstiele vor den Nervi oculomotorii	—	—	—	—	+	+
„ 10	dorsal	Mitte Corp. quadrig. anteriora						
	ventral	durch die Hirnstiele hinter den Nervi oculomotorii	+	—	—	—	?	+
„ 6	dorsal	hintere Hälfte Corp. quadrig. anteriora						
	ventral	1 bis 2 mm vor dem Pons	+	—	—	—	—	+?
„ 2	dorsal	rechts vor, links hinter Corp. quadrig. anticum						
	ventral	durch die Hirnstiele und durch die Nervi oculomotorii	+	—	—	—	—	—
„ 16	dorsal	hinterster Teil Corp. quadrig. anteriora						
	ventral	durch die Hirnstiele 1 mm vor dem Pons	+	—	—	—	—	+
„ 11	dorsal	vor den Corp. quadrig. posteriora						
	ventral	vorderster Teil Pons	+	—	—	—	—	+
„ 12	dorsal	hinterster Teil Corp. quadrig. posteriora						
	ventral	Mitte Pons	+	—	—	—	—	—
„ 13	dorsal	hinter Corp. quadrig. posteriora						
	ventral	hinter der Mitte des Pons	+	—	—	—	—	—

Die Tabelle zeigt, daß die Labyrinthstellreflexe noch vorhanden waren bei:

Katze 8 nach Querschnitt durch den Vorderrand der Corpora quadrigemina anteriora und durch die Hirnstiele vor den Austrittsstellen der Nervi oculomotorii;

Katze 9 nach Querschnitt durch den vordersten Teil der Corpora quadrigemina anteriora und durch die Hirnstiele vor Beginn der Nervi oculomotorii.

Bei dieser letzten Katze waren die Reflexe sehr deutlich ausgeprägt, obwohl das Tier Nackenstarre hatte. Diese Starre hindert also nicht den Ausfall der Labyrinthstellreflexe nach den tieferen Querschnitten.

Nach den schon im vorigen Kapitel mitgeteilten mikroskopischen Untersuchungen verlief der Schnitt bei der Katze 8 durch den Vorderrand der Corpora quadrigemina anteriora, dicht vor den Okulomotoriuskernen, gerade durch die Spitzen der kleinzelligen roten Kerne und durch die Hirnstiele $1\frac{1}{2}$ mm vor den Eintrittsstellen der Nervi oculomotorii. Das Zentrum für die Labyrinthstellreflexe muß also ebenso wie das Zentrum für den normalen Muskeltonus, bei Katzen kaudal von dieser Ebene liegen.

Weiter zeigt die Tabelle, daß die bei den Katzen 10 und 6 angebrachten Querschnitte, die am meisten oralwärts gelegen waren, welche die Labyrinthstellreflexe verschwinden ließen. Auch nach Schnitten, die sich kaudalwärts davon befanden, waren diese Reflexe niemals mehr nachweisbar.

Nach der im vorigen Kapitel mitgeteilten mikroskopischen Untersuchung verlief bei der Katze 10 der Schnitt durch die Mitte der Corpora quadrigemina anteriora, durch die Okulomotoriuskerne, oral von der Decussatio brachii conjunctivi, durch das Corpus interpedunculare und durch die Hirnstiele, dicht vor dem proximalen Ponsrand. Also gerade kaudal vom Nucleus ruber.

Zur Sicherheit wurde noch der Hirnstumpf der Katze 6 untersucht:

Katze 6.

(Ausführlicher Bericht am Schluß des Buches).

10 Uhr 15: Schluß der Operation.
11 Uhr: Starke Starre aller vier Gliedmaßen, weniger des Nackens.
        Labyrinthstellreflexe   —.
        Körperstellreflexe auf den Kopf   —.
        Körperstellreflexe auf den Körper —.
        Halsstellreflexe   —.
11 Uhr 20: Deutliche Starre. Keine Stellreflexe.
        Wird das Tier in Seitenlage in die Luft gehalten, so hängt auch der Kopf in Seitenlage. Bei Rückenlage des Tieres in der Luft, fällt der Kopf hintenüber. Auf dem Tisch macht das Tier keinen Versuch, den Körper oder Kopf aufzurichten, auch nach Schwanzkneifen nicht. Drehen des Kopfes in Rückenlage verursacht schwache Beckendrehung.
11 Uhr 50: Starre   +.
        Stellreflexe   —.
2 Uhr: Starre fortdauernd maximal stark. Keine Spur von Stellreflexen.
5 Uhr 30: Zustand unverändert. Tier getötet.
        Untersuchung des intakten Hirnstumpfes.

Makroskopische Untersuchung: Ventral: Medulla oblongata, Corpus trapezoides, und Stückchen Hirnstiele, links größer als rechts.

Dorsal: Das ganze intakte Kleinhirn, die Corpora quadrigemina posteriora und die gequetschten Corpora anteriora. Letztere von Blutgerinnsel bedeckt. Die Oberfläche des Hirnstumpfes geht durch die Corpora quadrigemina anteriora und durch den hintersten Teil der Hirnstiele.

Mikroskopische Untersuchung: Serienschnitte von 30 μ Dicke. In den ersten 36 Schnitten nur Blut, später auch kleine unerkennbare Hirngewebsreste. In Schnitt 39 ein größeres, mit Blut durchsetztes Hirngewebsstück. In Schnitt 45 (Abb. 18) ist das Stück größer, mit viel weniger Blutungen. In seiner Mitte erkennt man, umgeben von der Substantia grisea centralis, den Aquaeductus Sylvii. Ventral davon zu beiden Seiten der Nucleus oculomotorius.

In Schnitt 65 (s. Abb. 19) ist der ventrale Teil des Querschnitts etwas vollständiger. Er enthält beide Oculomotoriuskerne und ventral davon die Decussatio Meynert.

Wie auf der Abbildung zu sehen ist, verläuft der vollkommen defekte ventrale Rand des Querschnitts beiderseits durch die Pars magnocellularis der roten Kerne. Der ventrale

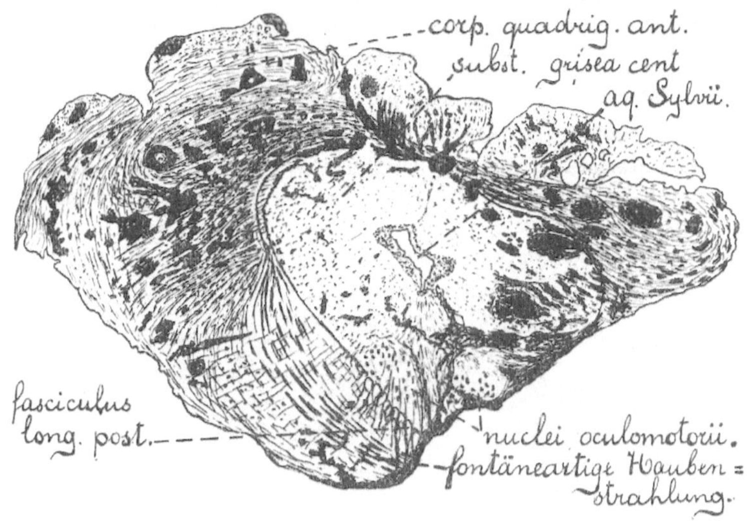

Abb. 18. Katze 6. Schnitt 45.

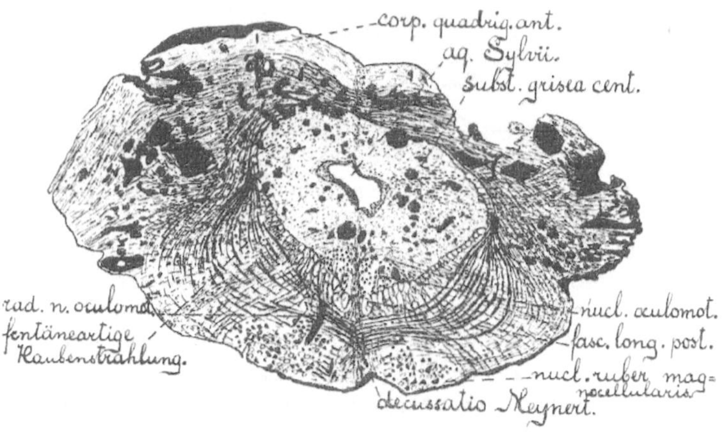

Abb. 19. Katze 6. Schnitt 65.

Teil der roten Kerne, die Decussatio Forel, die Substantia nigra und die Hirnstiele fehlen noch. Auch fehlt der dorsale Teil der Corpora quadrigemina anteriora.

Auch Schnitt 79 (Abb. 20) ist noch kein vollständiger Mittelhirnquerschnitt. Der dorsale und der ventrale Rand sind noch unvollständig. Ventral liegt ein fast vollständiger Querschnitt durch das kaudale Ende des rechten roten Kernes. Vom kaudalen Ende des linken roten Kernes fehlt noch immer der ventrale Teil. Dieser Schnitt enthält noch die Okulomotoriuskerne, die Decussatio Meynert und die noch immer unvollständigen Corpora quadrigemina anteriora. Die Decussatio Forel fehlt ebenfalls immer noch.

Die Schnitte 84 bis 86, die einen größeren, aber noch lange nicht vollständigen Mittelhirnquerschnitt darstellen, gehen durch den Hinterrand der Corpora quadrigemina anteriora und durch die Spitzen der Corpora quadrigemina posteriora. Rechts ist noch der rote Kern getroffen, links nicht mehr. Diese Querschnitte gehen also kaudal vom linken roten Kern. Sie enthalten ferner die kaudalen Pole der Okulomotoriuskerne. Der ventrale Teil mit der Forelschen Kreuzung fehlt noch.

In Schnitt 87 sind beide roten Kerne verschwunden. Erst Schnitt 105 ist beinahe ganz vollständig. Er enthält die Trochleariskerne, die Decussatio brachii conjunctivi, die Pedes pedunculi cerebri mit Substantia nigra und das Ganglion interpedunculare.

In Schnitt 131 erscheinen Teile vom proximalen Ponsrand.

Bei Katze 6 verlief also der Schnitt durch die hintere Hälfte der Corpora quadrigemina anteriora, durch die Okulomotoriuskerne, durch die Decussatio Meynert, durch die großzelligen roten Kerne, durch das Ganglion interpedunculare und durch die Hirnstiele, proximal von dem Pons und kaudal von den Okulomotoriusaustrittstellen. Vom rechten roten Kern war nur das am meisten kaudal-

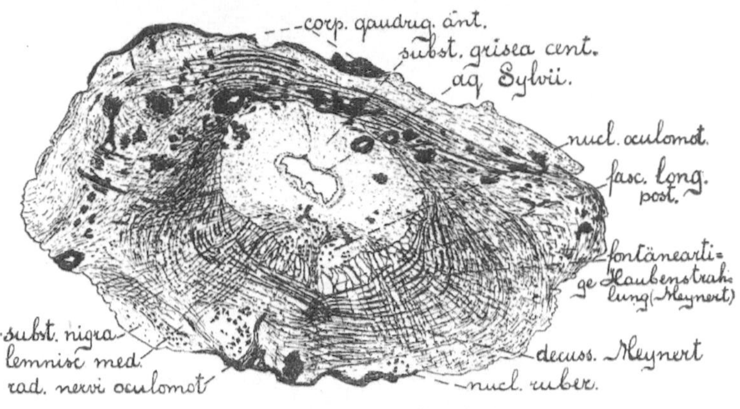

Abb. 20. Katze 6. Schnitt 79.

wärt gelegene Ende des großzelligen Teiles nicht abgeschniten. Links war allein der dorsale Teil desselben Endes übriggeblieben.

Aus der mikroskopischen Untersuchung der Gehirne von Katze 10 und 6 folgt, daß sowohl die Labyrinthstellreflexe wie die normale Verteilung des Muskeltonus immer verschwinden, wenn der Querschnitt durch das Mittelhirn in einer ganz bestimmten Ebene oder kaudal von ihr angelegt wird. Diese Ebene geht quer durch die Corpora quadrigemina anteriora, durch den kaudalen Teil der Okulomotoriuskerne, durch die kaudalen Enden oder hinter den kaudalen Enden der roten Kerne und durch die Hirnstiele zwischen Ponsrand und Austrittsstellen der Nervi oculomotorii. Die Zentren für die Labyrinthstellreflexe und für die Regulation des normalen Muskeltonus liegen also wahrscheinlich oral von dieser Ebene.

Folgende Tabelle enthält die Beobachtungen über Stellreflexe nach Querschnitten bei Kaninchen:

Wie aus der Tabelle ersichtlich, waren die Labyrinthstellreflexe bei Kaninchen 35, 34 und 15 noch deutlich vorhanden. Der Querschnitt verlief bei diesen drei

		Schnittfläche	Starre	Labyrinthstellreflexe	Körperstellreflexe auf		Halsstellreflexe auf	
					Kopf	Körper	Vorderkörper	Becken
Kaninchen 1		Großhirnexstirpation vor dem Thalamus	—	+	?	+	+	+
„ 11	dorsal	mitten durch den Thalamus						
	ventral	genau vor dem Corp. mammillare	—	+	?	+	+	+
„ 6	dorsal	genau vor dem Corp. quadrig. anter.						
	ventral	vor dem Chiasma opticum	—	+	?	+	+	+
„ 9	dorsal	genau vor dem Corp. quadrig. anter.						
	ventral	gerade vor dem Chiasma opticum	—	+	?	+	+	?
„ 2	dorsal	1 bis 2 mm vor den Corp. quadrig. anteriora						
	ventral	durch die Hirnstiele vor den Nervi oculomotorii	—	+ schw.	?	+	+	+
„ 36	dorsal	Vorderrand Corp. quadrig. anteriora						
	ventral	distales Ende des Corp. mammillare	—	+	?	+	+	+
„ 35	dorsal	Vorderhälfte Corp. quadrig. anter.						
	ventral	Hirnstiele gerade vor den Nervi oculomotorii	—	+	?	+	+	+
„ 34	dorsal	Vorderhälfte Corp. quadrig. anter.						
	ventral	Hirnstiele gerade durch die Nervi oculomotorii	—	+	?	+?	+	+
„ 5	dorsal	hintere Hälfte Corp. quadrig. anter.						
	ventral	Hirnstiele 4 mm vor dem Pons . .	—	—	+	—	+	
„ 15	dorsal	mitten durch die Corp. quadrig. anteriora						
	ventral	Hirnstiele gerade vor den Nervi oculomotorii	—	+	?	—	+	+
„ 8	dorsal	genau vor den Corp. quadrig. anter.						
	ventral	dicht vor dem Pons	+?	—	—	—	+	+
„ 3	dorsal	Vorderhälfte Corp. quadrig. anter.						
	ventral	dicht vor dem Pons (links mehr oral)	+ schw.	—	—	—	—	—
„ 10	dorsal	mitten durch die Corp. quadrig. anteriora						
	ventral	durch die Hirnstiele vor dem Pons	+ schw.	—	+ zweifelhaft	—	+	+
„ 17	dorsal	durch den Vorderrand der Corp. quadrig. anteriora						
	ventral	durch den Vorderrand des Pons .	+	—	—	—	—	+
„ 7	dorsal	durch kaudale Hälfte der Corp. quadrig. anteriora						
	ventral	Hirnstiele vor dem Pons	+	—	—	—	+	+
„ 13	dorsal	Spitzen der Corp. quadrig. post.						
	ventral	2 mm vor dem Pons	+	—	—	—	+	+
„ 16	dorsal	durch die Mitte der Corp. quadrig. anteriora						
	ventral	obere Hälfte Pons	+	—	—	—	+	+
„ 14	dorsal	durch den Hinterteil der Corp. quadrig. anteriora						
	ventral	durch die Mitte des Pons	+	—	—	—	+	+
„ 24	dorsal	durch den Hinterteil der Corp. quadrig. anteriora						
	ventral	Vorderhälfte des Pons	+	—	—	—	+	+
„ 23	dorsal	vor den Corp. quadrig. post.						
	ventral	durch die hintere Hälfte des Pons	+	—	—	—	—	+

Schnittfläche			Starre	Labyrinthstell-reflexe	Körperstellreflexe auf		Halsstellreflexe auf	
					Kopf	Körper	Vorderkörper	Becken
Kaninchen 19	dorsal	hinter den Corp. quadrig. post.						
	ventral	durch die Mitte des Pons	—	—	—	—	—	+
„ 18	dorsal	hinter den Corp. quadrig. post.						
	ventral	hintere Hälfte des Pons	—	—	—	—	—	+?
„ 22	dorsal	hinter den Corp. quadrig. post.						
	ventral	hintere Hälfte des Pons	+	—	—	—	+	+
„ 12	dorsal	vor dem Tuberculum acusticum						
	ventral	hintere Hälfte des Pons	+	—	—	—	—	—
„ 21	dorsal	hinter den Corp. quadrig. post.						
	ventral	Hinterrand des Corp. trapezoides .	—	—	—	—	—	+

Kaninchen durch die vordere Hälfte der Corpora quadrigemina anteriora und durch die Hirnstiele vor den Austrittsstellen der Nervi oculomotorii.

Beim Kaninchen muß also das Zentrum der Labyrinthstellreflexe kaudal von dieser Schnittebene liegen.

Nach der im vorigen Kapitel mitgeteilten mikroskopischen Untersuchung von Kaninchen 15 liegt diese Ebene gerade vor den Spitzen der Okulomotoriuskerne und vor den kleinzelligen roten Kernen.

Aus der Tabelle ist weiterhin ersichtlich, daß die Labyrinthstellreflexe verschwinden nach Querschnitten, welche ventral durch die Hirnstiele hinter den Nervi oculomotorii verlaufen (Kaninchen 8, 3, 10, 17, 7 usw.). Es scheint bedeutungslos zu sein, ob der Schnitt dorsal durch den oralen oder kaudalen Teil der Corpora quadrigemina anteriora hindurchgeht. Nach der mikroskopischen Untersuchung von Kaninchen 17 und 7 war bei diesen Tieren der Querschnitt gerade vor der Decussatio brachii conjunctivi und hinter den roten Kernen gelegen.

Nach Querschnitten in dieser Ebene oder kaudal davon fallen beim Kaninchen die Labyrinthstellreflexe immer aus. Die Querschnitte, nach denen die Labyrinthstellreflexe und die normale Muskeltonusverteilung bestehen bleiben oder verschwinden, lagen also beim Kaninchen in genau denselben Ebenen wie bei der Katze.

Die Zentren für die Labyrinthstellreflexe und die normale Tonusverteilung müssen also bei Katze und Kaninchen kaudal von der Ebene liegen, die durch die vordere Hälfte der Corpora quadrigemina anteriora, vor den Okulomotoriuskernen, vor den roten Kernen und durch die Hirnstiele vor den Eintrittsstellen der Nervi oculomotorii verläuft.

Diese Zentren liegen bei Katze und Kaninchen wahrscheinlich oral von der Ebene, die durch die hintere Hälfte der Corpora quadrigemina anteriora, vor der Decussatio brachii conjunctivi, hinter den roten Kernen und durch die Hirnstiele hinter den Austrittsstellen der Nervi oculomotorii verläuft.

Wahrscheinlich liegen die Zentren also zwischen diesen beiden Ebenen.

V. Die Lage der Zentren der Körperstellreflexe.

Legt man ein Tier in Seitenlage auf eine Unterlage, dann richtet sich das Tier auf und setzt sich zurecht. Das tut auch ein labyrinthloses Tier mit verdeckten Augen. Dieses Aufsetzen erfolgt unter dem Einfluß von Erregungen, die der Gegendruck der Unterlage auf die halbseitige Körperoberfläche aufweckt. Das sind die Körperstellreflexe. Nach Magnus haben wahrscheinlich auch diese Reflexe ein Zentrum im Mittelhirn. Nach Querschnitt durch diesen Hirnteil sah er sie verschwinden. Die Körperstellreflexe bringen sowohl den Kopf (Körperstellreflexe auf den Kopf) als auch den Körper (Körperstellreflexe auf den Körper), in die normale aufrechte Haltung. Zunächst soll der Mechanismus dieser letzteren Reflexe erörtert werden.

Körperstellreflexe auf den Körper.

Zur Untersuchung auf diese Reflexe legt man das Tier in Seitenlage auf eine Unterlage. Man hält den Kopf in Seitenlage fest und sieht, ob sich der Körper aufrichtet (s. Abb. 4). Wenn nötig, kann man das Tier dabei zur Verstärkung der von der Unterlage ausgeübten Erregungen etwas hin- und herschütteln.

Auf diese Weise kann man die Reflexe am besten und mit absoluter Sicherheit zeigen. Dabei werden aber an die Körperstellreflexe auf den Körper sehr erhebliche Anforderungen gestellt. Die Halsstellreflexe und ebenso die Schwerkraft suchen den Körper in Seitenlage zu erhalten. Es besteht also ein Streit zwischen den Körperstellreflexen auf den Körper und den Halsstellreflexen. Letztere werden dabei durch die Schwerkraft noch gestützt. Sind die Körperstellreflexe auf den Körper unverändert stark vorhanden, dann sind sie den beiden ihnen entgegenwirkenden Kräften überlegen. Das läßt sich beim normalen Tier und beim Thalamustier nachweisen. Bei der oben genannten Versuchsanordnung richten diese Tiere ihren Körper sofort auf.

Sind aber die Körperstellreflexe gegenüber den Halsstellreflexen etwas abgeschwächt, dann vermögen sie nicht mehr, den Körper aufzusetzen, wenn der Kopf in Seitenlage festgehalten wird. Dieses Verhalten findet sich oft nach Querschnitten durch den Thalamus. Die Zentren der Halsstellreflexe liegen nämlich, wie Magnus zeigte, tiefer. Sie sind nach Querschnitt kaudal vom Mittelhirn noch vorhanden.

Die Körperstellreflexe auf den Körper werden also oft nicht mehr nachweisbar sein, wenn sie noch abgeschwächt vorhanden sind. Der Abstand zwischen dem Niveau des Zentrums und dem Niveau des Querschnitts, nach dem diese Reflexe noch nachweisbar bleiben, wird darum wahrscheinlich größer als bei anderen Reflexen sein, z. B. größer als bei den Labyrinthstellreflexen. Bei der schockempfindlicheren Katze wahrscheinlich größer noch als beim Kaninchen.

Betrachten wir nach diesen Vorbemerkungen die Beobachtungen, die sich auf die Körperstellreflexe auf den Körper beziehen, so ergibt sich aus den Tabellen auf Seite 49 u. 53:

Bei der Katze waren diese Reflexe noch vorhanden nach einem Querschnitt durch den Unterrand des Thalamus und ventral dicht vor dem Chiasma opticum (Katze 5).

Beim Kaninchen waren sie abgeschwächt nachweisbar nach einem Querschnitt durch die vordere Hälfte der Corpora quadrigemina anteriora und durch die Hirnstiele gerade durch die Eintrittsstellen der Nervi oculomotorii (Kaninchen 34). Sie blieben unabgeschwächt nach einem Querschnitt durch den Vorderrand der Corpora quadrigemina anteriora und durch das Corpus mammillare (Kaninchen 36).

Zur genauen Feststellung des am meisten kaudalwärts gelegenen Niveaus, in dem ein Querschnitt die Körperstellreflexe auf den Körper unverändert läßt, wurde das Gehirn von Kaninchen 36 mikroskopisch untersucht.

Kaninchen 36.

5. Februar 1923: Äthernarkose. — Karotiden unterbunden (keine Tracheotomie, keine künstliche Atmung) — Trepanation — Schädeldach entfernt — Dezerebrierung durch den Vorderrand der Corpora quadrigemina anteriora. — Narkose beendet — Hautnaht.

2 Uhr 50: Schluß der Operation. Spontane, regelmäßige Atmung.

3 Uhr 10: Sitzt, läuft und springt, wie ein normales Kaninchen mit normaler Tonusverteilung. — Keine Spur von Starre. (Das Tier läßt nur infolge Durchtrennung der Schädelmuskulatur die Ohren hängen.)

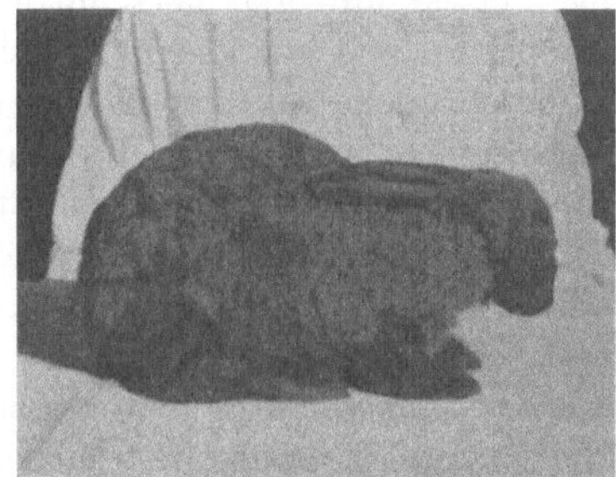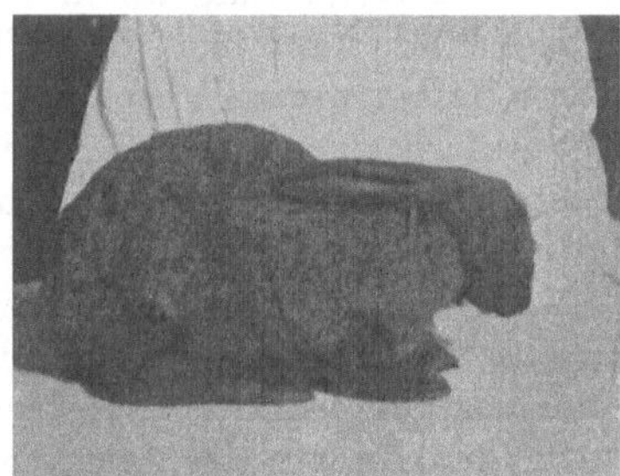

Abb. 21.   Kaninchen 36, sitzend.

Starre —.

Labyrinthstellreflexe +, sowohl in Seiten- wie in Rückenlage in die Luft gehalten, stellt das Tier sofort seinen Kopf in die Normalstellung.

Körperstellreflexe auf den Körper +, legt man das Tier in Seitenlage auf eine Unterlage und hält den Kopf in Seitenlage fest, so richtet sich der Körper sowohl bei linker wie bei rechter Seitenlage sofort auf (Abb. 22 und 23).

Läßt man das Kaninchen mit dem Kopf nach unten hängen, so hängt der Kopf völlig symmetrisch zum Becken.

4 Uhr: Sitzt, läuft und springt genau wie ein normales Kaninchen. Die Muskeltonusverteilung ist völlig normal. Keine Spur Starre.

Labyrinthstellreflexe +, bei jeder Lage des Körpers in der Luft wird der Kopf immer sofort in die Normalstellung gebracht.

Körperstellreflexe auf den Körper +, aus beiden Seitenlagen richtet sich der Körper von der Unterlage auf, auch dann, wenn der Kopf in Seitenlage festgehalten wird. Man kann bei dem aufsitzenden Tier den Kopf um 180° nach rechts oder links drehen, ohne daß der Hinterkörper in Seitenlage geht.

Halsstellreflexe +, Vorder- und Hinterkörper folgen dem Kopf. Dreht man diesen beim aufrecht sitzenden Tier nach rechts, dann geht auch der Vorderkörper nach rechts, während der Hinterkörper nach links überhängt. Drehung des Kopfes bei Rückenlage des Tieres verursacht eine starke Drehung des Beckens.

4 Uhr 30:   Zustand unverändert. Tier getötet. In der Schädelhöhle große Blutgerinnsel.
               Untersuchung des intakt gebliebenen Hirnstumpfes.
Makroskopische Untersuchung: Die Schnittfläche geht durch den Vorderrand
der Corpora quadrigemina anteriora und durch das Corpus mammillare.
Mikroskopische Untersuchung: Serienschnitte von 35 μ Dicke.
In den ersten 20 Schnitten nur Blutgerinnsel und Gewebsfetzen.

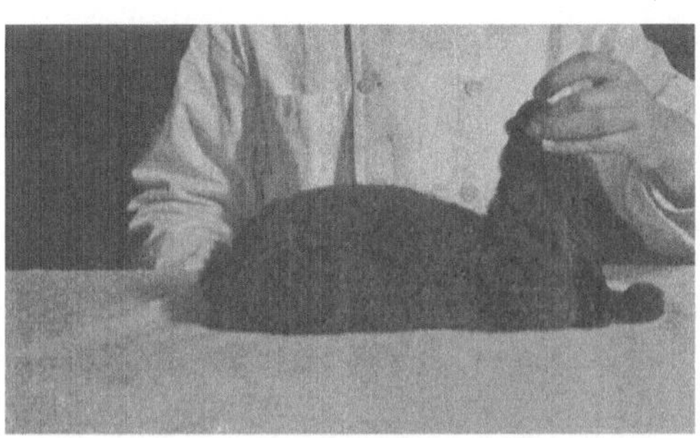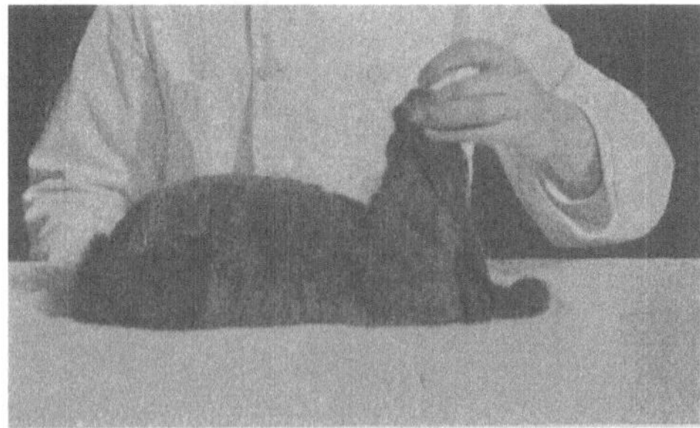

Abb. 22. Kaninchen 36: Körperstellreflex auf den Körper aus linker Seitenlage.

In Schnitt 22 (Abb. 24) erscheint zuerst ein zusammenhängendes Stück, dessen eine
Hälfte einen fast vollständigen halben Gehirnquerschnitt darstellt. Wie Abb. 24 zeigt,
enthält diese Hälfte das Corpus quadrigeminum anticum, das Pulvinar, das Ganglion
geniculatum mediale und den Pes pedunculi cerebri, umgeben von der Substantia nigra.
Die andere Hälfte ist noch unvollständig, enthält zahlreiche Blutaustritte. Es fehlt noch
der ganze dorsale Teil. In dieser Schnitthälfte liegt ebenfalls der von der Substantia nigra
umgebene Pes pedunculi cerebri, ferner ein Teil der Radiatio optica.

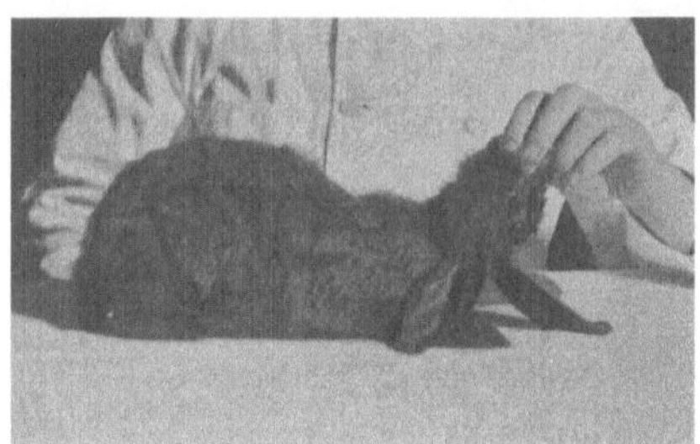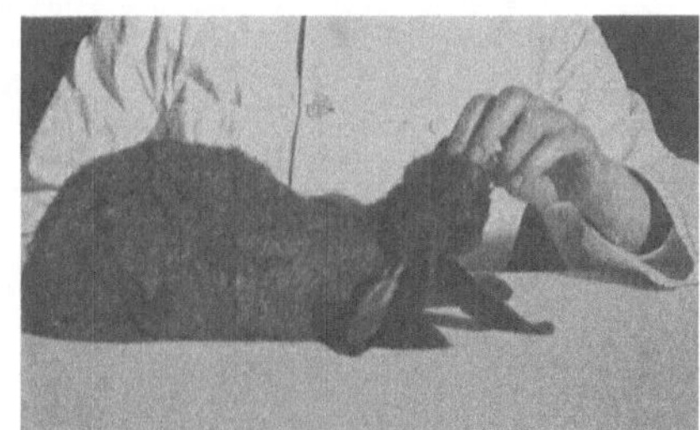

Abb. 23. Kaninchen 36: Körperstellreflex auf den Körper aus rechter Seitenlage.
(Zur besseren Veranschaulichung wurde die Schnauze etwas gehoben.)

Schnitt 42 (Abb. 25) ist der erste beinahe vollständige Querschnitt. Nur der ventrale
Rand ist noch nicht ganz intakt. Beiderseits sind die Corpora quadrigemina anteriora
sichtbar.
Die eine Hälfte entspricht nahezu der in Schnitt 22, nur ist jetzt medial von dem
Pes pedunculi cerebri der Pedunculus des Corpus mammillare erkennbar. Auf der anderen
Seite liegen beide Corpora geniculata, das Pulvinar, die Regio subthalamica und der
Pedunculus des Corpus mammillare.
In Schnitt 78 (also 1260 μ weiter) erscheinen beiderseits deutlich die Nuclei rubri
parvocellulares.

In Schnitt 98 (Abb. 26) (1760 μ kaudal vom ersten vollständigen Schnitt) erscheinen schließlich die beiden Okulomotoriuskerne und die Okulomotoriuswurzeln.

Die letzteren sind auf dem Schnitt in ihrer ganzen Länge vorhanden, sowohl ihr Beginn in den Okulomotoriuskernen, ihr Durchtritt durch den medialen Teil der großzelligen roten Kerne als auch ihr Übergang in die Okulomotoriusnerven.

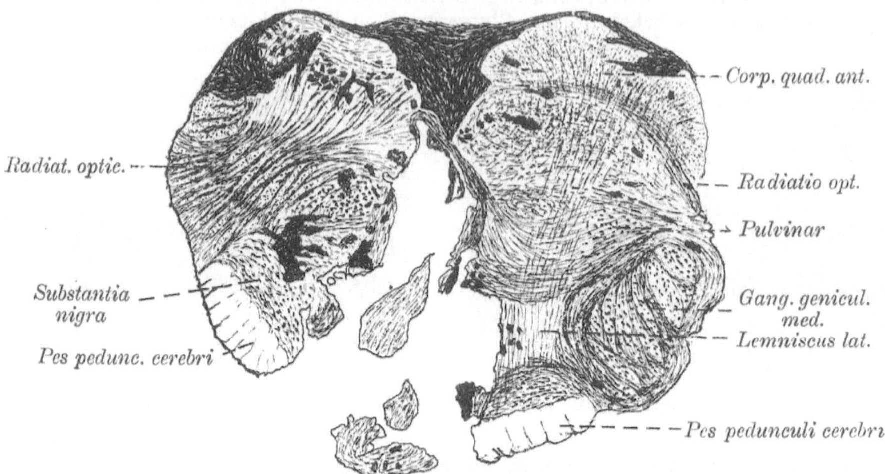

Abb. 24.   Kaninchen 36.   Schnitt 22.

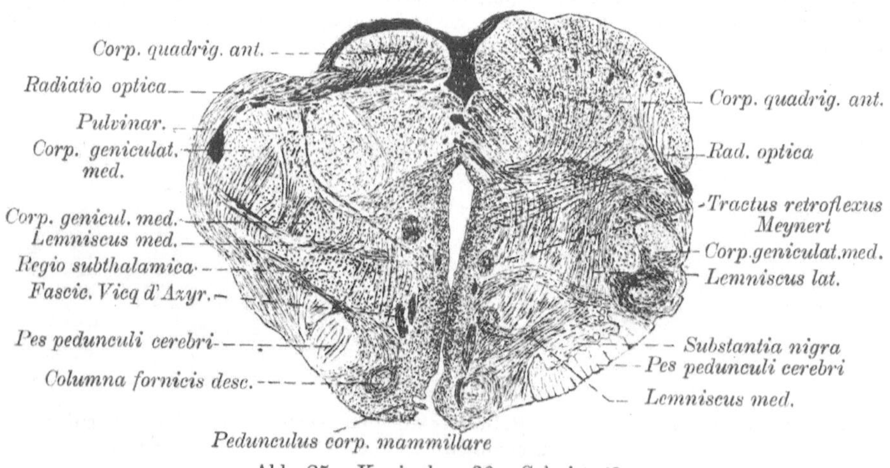

Abb. 25.   Kaninchen 36.   Schnitt 42.

Aus dieser mikroskopischen Untersuchung folgt:

Die Körperstellreflexe auf den Körper können unabgeschwächt erhalten bleiben nach einem Querschnitt, der dorsal durch den Vorderrand der Corpora quadrigemina anteriora, ventral durch das Corpus mammillare ungefähr 2 mm vor den Austrittsstellen der Nervi oculomotorii verläuft, also nach einem Querschnitt weniger als $1\frac{1}{2}$ mm oral von den kleinzelligen roten Kernen.

Beim Kaninchen 34 (s. Bericht am Schluß des Buches) ging der Querschnitt durch den Vorderrand der Corpora quadrigemina anteriora und durch die Hirnstiele, gerade durch die Ursprünge der Nervi oculomotorii. Legte man dieses Tier in Seitenlage und fixierte den Kopf in Seitenlage, dann suchte sich der Hinterkörper des Tieres, besonders nach Schwanzkneifen, aufzurichten. Es waren also wahrscheinlich noch schwache Körperstellreflexe auf den Körper vorhanden, die aber den Halsstellreflexen nicht überlegen waren. Es gelang dem Tier nicht, den Körper aus Seitenlage aufzurichten oder den passiv aufgerichteten Körper in dieser Stellung zu erhalten, wenn der Kopf in Seitenlage fixiert wurde. Der ganze Körper richtete sich jedoch sofort auf, wenn der Kopf in die Normalstellung gebracht wurde.

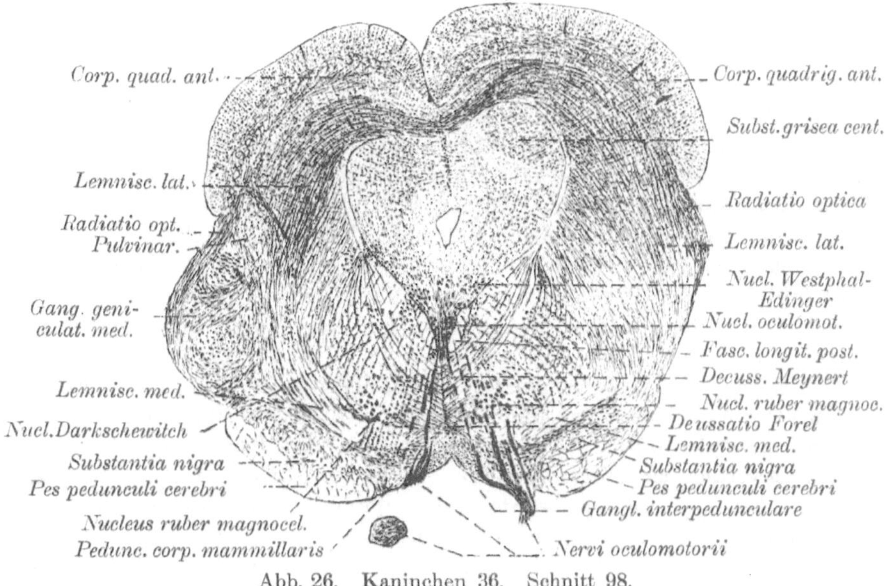

Abb. 26. Kaninchen 36. Schnitt 98.

Beim Kaninchen wurde also für das Erhaltenbleiben der Körperstellreflexe auf den Körper nahezu dasselbe Grenzniveau des Hirnquerschnittes wie für den Fortbestand der normalen Muskeltonusverteilung und der Labyrinthstellreflexe gefunden.

Wohl lag das Niveau des Querschnitts, nach dem die Körperstellreflexe auf den Körper beim Kaninchen unabgeschwächt bleiben, etwas mehr oral. Man muß aber bedenken, welche Zumutungen man bei dieser Versuchsanordnung an diese Reflexe stellt.

Bei der Katze lag das Niveau noch bedeutend weiter oral. Zum Teil beruht das wahrscheinlich auf der größeren Shockempfindlichkeit der Katze. Diese Empfindlichkeit wird gerade bei diesen Reflexen durch die Versuchsanordnung besonders stark zum Ausdruck kommen. Weiterhin ist zu bedenken, daß bei der Katze der vordere Teil des Mittelhirns viel weiter oral zwischen die kaudalen Teile der Thalami hinaufreicht. Auf frontalen Querschnitten, die vor den Corpora quadrigemina anteriora durch die Nuclei ventrales, Nuclei mediales und

Nuclei posteriores thalami und durch das Corpus mammillare verlaufen, erscheinen bei der Katze bereits die roten Kerne (s. Tafel 14 des Atlas des Katzengehirns von C. Winkler u. Ada Potter).

Sowohl bei der Katze wie beim Kaninchen fehlen (s. die Tabellen auf S. 49 u. 53) die Körperstellreflexe auf den Körper nach Querschnitten in oder kaudal von einer Ebene, die durch die hintere Hälfte der Corpora quadrigemina anteriora und durch die Hirnstiele hinter den Nervi oculomotorii, also durch das kaudale Ende oder hinter dem kaudalen Ende der roten Kerne verläuft. Also auch hier wieder dasselbe Niveau wie bei der normalen Muskeltonusverteilung und den Labyrinthstellreflexen.

Körperstellreflexe auf den Kopf.

Die von der Körperoberfläche ausgehenden Erregungen verhelfen ebenfalls dazu, den Kopf in seine normale aufrechte Stellung zu bringen und in dieser zu erhalten. Man kann diese Reflexe bei labyrinthlosen Tieren beobachten. Hält man ein labyrinthloses Tier in Seitenlage in die Luft, dann hängt auch der Kopf in Seitenlage. Legt man es auf eine Unterlage, dann richtet es den Kopf sofort auf und bringt ihn in die Normalstellung (s. Abb. 3 u. 111).

Aus dem oben Gesagten folgt, daß man diese Körperstellreflexe nur bei Tieren nachweisen kann, die keine Labyrinthstellreflexe haben. Sicher sind sie nur bei labyrinthlosen Tieren nachweisbar. Nach Gehirnoperationen können die Labyrinthstellreflexe die Körperstellreflexe auf den Kopf vortäuschen. Man beobachtet nach diesen Operationen bisweilen, daß die Labyrinthstellreflexe nicht in Erscheinung treten, wenn man das Tier in die Luft hält. Berührt aber das Tier eine Unterlage, dann geht der Kopf sofort in Normalstellung. Das kann entweder durch Körperstellreflexe auf den Kopf oder aber durch ein Manifestwerden der Labyrinthstellreflexe, verursacht durch den Berührungsreiz der Unterlage, ausgelöst werden. Ein derartiges Manifestwerden mittels zugefügter Reize sieht man gelegentlich auch bei Tieren, die man in die Luft hält. Die Tiere richten dabei zuweilen den Kopf nicht auf. Sie tun dies aber sofort, wenn man sie z. B. durch schwaches Kneifen in den Schwanz etwas reizt. Selbstverständlich müssen Katzen und höhere Tiere auch für diese Reflexe mit einer Kopfkappe untersucht werden, um optische Reflexe auszuschließen.

Zur Lagebestimmung des Zentrums der Körperstellreflexe auf den Kopf sind also eigentlich nur Querschnitte an labyrinthlosen Tieren geeignet. Aber auch an intakten Tieren geben die Querschnitte einige Hinweise.

Aus den vorstehenden Tabellen (Seite 49 u. 53) ist ersichtlich, daß diese Reflexe nach einem Querschnitt durch die hintere Hälfte der Corpora quadrigemina anteriora und durch die Hirnstiele hinter dem Anfang der Nervi oculomotorii ausfallen. Ebenso fallen sie nach weiter kaudal gelegenen Querschnitten aus. Sie fehlen also nach Querschnitten, die auch stets die Labyrinthstellreflexe verschwinden lassen und Starre verursachen.

Nicht aber die Nackenstarre verhindert das Aufrichten des Kopfes. Der Kopf wurde nämlich auch dann nicht aufgerichtet, wenn die Starre vorübergehend nachließ oder fehlte. Ebensowenig wurde bei den Tieren, bei denen die Starre nur in den Extremitätenmuskeln und nicht im Nacken auftrat, der Kopf in die Normalstellung gebracht.

Das Zentrum der Stellreflexe auf den Kopf, die Zentren der Labyrinthstellreflexe, der Körperstellreflex auf den Körper, und das Regulationszentrum der normalen Muskeltonusverteilung liegen also wahrscheinlich oral von demselben Niveau: d. h. also oral von der Ebene, die durch die hintere Hälfte der Corpora quadrigemina anteriora und durch die Hirnstiele hinter den Austrittsstellen der Nervi oculomotorii verläuft.

Nach Querschnitten durch den oralen Teil des Mittelhirns beobachtet man oft, daß die Tiere, in die Luft gehalten, den Kopf nicht völlig aufrichten, wohl aber, wenn man sie auf eine Unterlage legt. Berühren der Unterlage verursachte oft ein sofortiges Aufrichten des Kopfes, wenn dies bei anderen Reizen vorher ausgeblieben war. Das spricht für das Erhaltenbleiben der Körperstellreflexe auf den Kopf nach diesen Querschnitten. Man kann nach diesen Querschnitten ferner oft beobachten, daß die Tiere, wenn sie noch nicht völlig aus der Narkose erwacht sind, auf einer Unterlage liegend, den Kopf schon aufrichten; in die Luft gehalten, aber noch nicht.

In zwei Fällen, Katze 15 und Kaninchen 5, waren die Labyrinthstellreflexe in der Luft nicht nachweisbar, der Kopf wurde aber aufgerichtet, wenn man die Tiere auf den Tisch legte. Bei der Katze 15 verlief der Querschnitt dorsal 1 mm vor den Corpora quadrigemina anteriora und ventral dicht oral von der Eintrittsstelle des Infundibulums. Beim Kaninchen 5 ging der Querschnitt durch den Hinterrand der Corpora quadrigemina anteriora und durch die Hirnstiele beiderseits 4 mm oral von dem Pons, also vor den Anfängen der Nervi oculomotorii.

Diese Beobachtungen weisen also darauf hin, daß die Zentren der Körperstellreflexe auf den Kopf vielleicht im Vorderteil des Mittelhirns liegen.

Zur genaueren Feststellung wurden Querschnitte an einigen Kaninchen ausgeführt, denen A. de Kleyn beide Labyrinthe exstirpiert hat.

Nachstehend ein Versuchsprotokoll:

Labyrinthloses Kaninchen III.

20. Nov. 1923: Äthernarkose. — Beiderseitige Labyrinthexstirpation (A. de Kleyn). Trepanation. Entfernung des Schädeldaches. Großhirnexstirpation vor den Thalami. Hautnaht. Schluß der Narkose.

3 Uhr 20: Schluß der Operation.

4 Uhr 20: Kein einziger Labyrinthreflex vorhanden (keine Labyrinthstellreflexe, keine kompensatorischen Augenstellungen, keine Augendrehreaktionen und keine Progressivreaktionen.

4 Uhr 30: Querschnitt durch das Mittelhirn. Danach folgende Erscheinungen: Labyrinthstellreflexe —.
Körperstellreflexe auf den Körper —.
Halsstellreflexe +, auf den Vorderkörper und das Becken.
Das Tier hängend, mit dem Kopf nach unten, hält den Kopf 15° nach rechts gewendet. In linker Seitenlage in die Luft gehalten, läßt das Tier den Kopf links seitlich mit dem Schädeldach nach unten hängen. In rechter Seitenlage hängt der Kopf ebenso seitlich mit dem Schädeldach nach unten. In linker Seitenlage auf den Tisch gelegt, richten sich Kopf und Vorderkörper sofort auf. Das Tier rollt über den Bauch in rechte Seitenlage. In rechter Seitenlage hingelegt, richtet sich der Kopf nicht auf, wohl aber, wenn man das Tier etwas hin- und herschüttelt.

Die Hinterbeine zeigen etwas verstärkten Tonus. Bei Rückenlage des
Tieres (Kopf symmetrisch zum Thorax) nimmt der Tonus der Hinterbeine nicht zu. Es scheint, als ob die linken Pfoten etwas mehr Strecktonus haben als die rechten.

5 Uhr: Körperstellreflexe auf den Körper —.
Körperstellreflexe auf den Kopf +, aus beiden Seitenlagen richtet sich jetzt
der Kopf auf.
In linker Seitenlage auf einer Unterlage richtet sich sofort der Kopf auf,
dann der Vorder- und Hinterkörper und schließlich rollt das ganze Tier
in rechte Seitenlage.
In rechter Seitenlage auf einer Unterlage richtet sich der Kopf ebenfalls
auf und zuweilen auch etwas der Vorderkörper. Schüttelt man das Tier
etwas hin und her oder kneift man es in den Schwanz, dann richtet
sich der Vorderkörper ganz auf, und das Tier versucht auch den Hinterkörper aufzurichten, was ihm aber nicht gelingt.

6 Uhr: Reflexe wie bisher.
Körperstellreflexe auf den Körper —.
Körperstellreflexe auf den Kopf +. Es gelingt dem Tier immer noch nicht,
aus der rechten Seitenlage auf einer Unterlage den Hinterkörper aufzurichten. Das Tier getötet.

Sektion: Herausnahme des Hirnrestes aus dem Schädel. Die Schnittfläche geht
dorsal durch den vordersten Teil der Corpora quadrigemina anteriora und durch die Hirnstiele dicht vor den Nervi oculomotorii.

Aus den Beobachtungen bei diesem Kaninchen folgt:

Die Zentren der Körperstellreflexe auf den Kopf liegen kaudal
von einer Ebene, die dorsal durch den vordersten Teil der Corpora
quadrigemina anteriora und ventral durch die Hirnstiele dicht vor
dem Ursprung der Nervi oculomotorii verläuft. Hieraus folgt in Verbindung mit den obigen Erörterungen, daß diese Zentren wahrscheinlich im Niveau der roten Kerne liegen.

VI. Lage der Zentren der Halsstellreflexe.

Die Halsstellreflexe werden, zum Teil wenigstens, durch Reize aus den tieferen
Halsteilen ausgelöst. Sie suchen dem Körper immer die Stellung zu geben, die der
Kopf einnimmt. Befindet sich der Kopf in Normalstellung, dann suchen sie den
Körper aufzurichten. Bei Seitenlage des Kopfes suchen sie den Körper in die
gleiche Seitenlage zu bringen.

Richtet sich eine Katze oder ein Kaninchen auf, dann erhebt sich zuerst der
Kopf, dann der Vorderkörper und schließlich der Hinterkörper. So ist es auch
bei gut operierten Thalamuskatzen und Thalamuskaninchen.

Die einzelnen Phasen der Halsstellreflexe erkennt man sehr schön bei Tieren,
die aus der Narkose aufwachen. Sie versuchen zuerst, den Kopf aufzurichten.
Ist dies nach mehreren mißglückten Versuchen gelungen, dann können sie nahezu
gleichzeitig den Vorderkörper aufsetzen. Dann sind sie bestrebt, den Hinterkörper zu erheben, was immer mehr und mehr und schließlich ganz gelingt. Dabei beobachtet man sehr hübsch das typische Fortschreiten der Reflexwirkung,
das aufeinanderfolgende Erheben der einzelnen Körperteile mit dem Kopf voran.
Der Halsstellreflex ist also ein Kettenreflex.

Es ist nicht notwendig, ja nicht einmal wahrscheinlich, daß dieser ganze Reflexmechanismus von einem Zentrum ausgeht. Es ist sehr wohl möglich, daß sich

die Erregungen aus mehr oral gelegenen Teilen auf immer weiter kaudalwärts gelegene Zentren ausbreiten, und so die Aufeinanderfolge im Reflex zustande kommt. Man kann einigermaßen zwei Phasen dieser Stellreflexe unterscheiden:

1. Halsstellreflexe auf den Vorderkörper,
2. Stellreflexe auf den Hinterkörper.

Nach einer Hirnoperation, die diesen Stellreflex abgeschwächt hat, sieht man oft nur einen Teil der Reflexwirkung, nämlich die Wirkung auf den Vorderkörper. Der Reflex vermag dann nicht den Einfluß der Schwerkraft auf den Hinterkörper zu überwinden. Dennoch läßt sich zeigen, daß der Reflex auf den Hinterkörper vorhanden ist, indem man das Tier in Rückenlage bringt und den Kopf dreht. Dadurch werden deutliche Beckendrehungen verursacht.

Die Untersuchung der Halsstellreflexe bietet große Schwierigkeiten; vor allem deshalb, weil die Reflexe noch nach Querschnitten vorhanden sind, die eine Starre hervorrufen. Durch diese Starre wird oft der Eindruck erweckt, als ob das Folgen des Vorderkörpers und die Beckendrehung allein durch die starke Anspannung der Nacken- und Rückenmuskulatur bedingt sei. Das ist aber nicht der Fall. Die Reaktion tritt nämlich auch bei den Tieren auf, bei denen nach gleichen Querschnitten eine Steifigkeit der Nacken- und Rückenmuskeln nicht zustande kam. Umgekehrt fehlten diese Reaktionen immer nach Querschnitten durch den kaudalen Teil des Pons, wenn auch noch so kräftige Starre danach aufgetreten war.

Eine weit größere Schwierigkeit verursachen die starren Gliedmaßen. Sie verhindern oft das Aufrichten des Vorder- und Hinterkörpers, besonders wenn sie bei Normalstellung des Kopfes steif und gestreckt bleiben, wenn sie also steif bleiben, obwohl sich der Kopf bezüglich der tonischen Labyrinthreflexe in Minimumstellung befindet.

Bei der Katze, bei der vorwiegend die Vorderbeine steif und gestreckt sind, fehlten denn auch die Halsstellreflexe auf den Vorderkörper nach Querschnitten kaudal von der Ebene, die dorsal durch die Spitzen der Corpora quadrigemina anteriora und ventral durch die Hirnstiele vor den Austrittsstellen der Nervi oculomotorii verläuft (s. Tabelle auf S. 49).

Beim Kaninchen dagegen, das immer eine geringere Starre der Vorderbeine zeigt, waren die Reflexe noch anwesend nach einem Querschnitt kaudal von den Corpora quadrigemina posteriora und durch den am meisten kaudal gelegenen Teil des Pons (s. Tabelle S. 53).

Die Reflexwirkung auf das Becken, geprüft in Rückenlage, bleibt nach noch weiter kaudal gelegenen Querschnitten erhalten. Bei der Katze nach Querschnitten oral von den Corpora quadrigemina posteriora und durch den kaudalen Rand des Corpus trapezoides. Beim Kaninchen selbst noch nach Querschnitten kaudal von den Corpora quadrigemina posteriora und durch den Hinterrand des Corpus trapezoides.

Auch Magnus fand, daß die Zentren für die Halsstellreflexe bis in die Ponsgegend reichen. Sie waren nach Querschnitten oral von dem Pons noch vorhanden. Weiterhin stellte er mit de Kleyn fest, daß die Reflexe durch Kleinhirnexstirpation nicht aufgehoben werden.

Die Zentren der Halsstellreflexe liegen also kaudal vom Mittelhirn. Sie fallen also nicht in den Bereich unserer Untersuchungen.

VII. Das Zentrum für die normale Muskeltonusverteilung, für die Labyrinthstellreflexe und die Körperstellreflexe auf den Körper.

In Kapitel II, IV und V sahen wir:

1. Bei Kaninchen können normaler Muskeltonus und Labyrinthstellreflexe noch vorhanden sein nach einem Querschnitt des Mittelhirns durch den vordersten Teil der Corpora quadrigemina anteriora und durch die Hirnstiele vor den Austrittsstellen der Nervi oculomotorii (Abb. 27, Linie 1). Die Körperstellreflexe auf den Körper können noch erhallen bleiben nach einem Querschnitt, der ventral etwas mehr oral, nämlich durch den ventralen Teil des Corpus mammillare geht.

2. Die normale Muskeltonusverteilung, die Labyrinthstellreflexe und die Körperstellreflexe verschwinden nach einem Querschnitt in oder kaudal von der

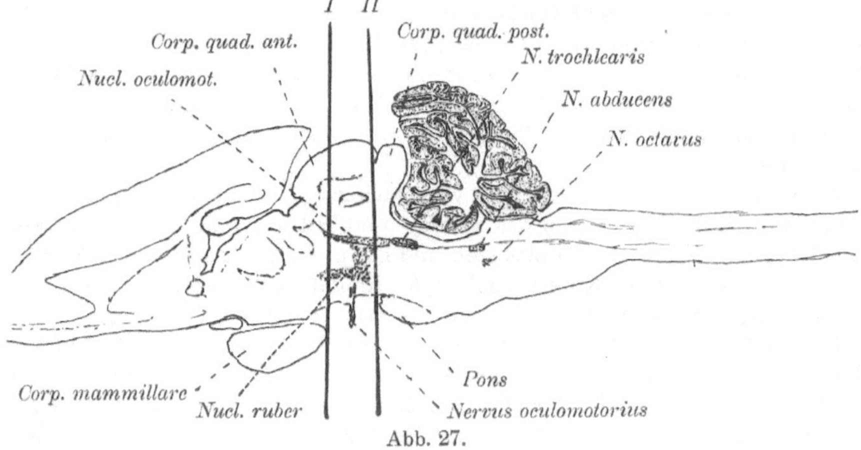

Abb. 27.

Ebene, die durch die Hinterhälfte der Corpora quadrigemina anteriora und durch die Hirnstiele hinter den Ursprungsstellen der Nervi oculomotorii verläuft (Abb. 27, Linie II).

Die Zentren dieser Mechanismen müssen also kaudal von dem ersten Niveau und wahrscheinlich oral vom letzten Niveau liegen. Sie liegen also wahrscheinlich zwischen diesen Ebenen. Wie der abgebildete Längsschnitt durch ein Kaninchenhirn zeigt, liegt gerade zwischen diesen beiden Ebenen der Nucleus ruber.

Es war nun die Frage, verursacht die Durchtrennung des ventralen oder des dorsalen Bezirkes der Ebene II das Verschwinden der normalen Muskeltonusverteilung, der Labyrinthstellreflexe und der Körperstellreflexe auf den Körper und das Auftreten von Starre.

Deshalb wurde bei einem Kaninchen allein der ventrale Teil, bei einem anderen nur der dorsale Teil durchschnitten. Ein schmales Messerchen wurde auf der Grenze zwischen vorderen und hinteren Corpora quadrigemina von der Seite quer durch das Mittelhirn gestoßen und dann die ventrale oder die dorsale Hälfte durchtrennt.

Das Resultat des Eingriffs zeigt Abb. 28.

Das Kaninchen „Kleines Braunes", bei dem die dorsale Hälfte des Mittelhirns durchschnitten ist, sitzt ganz normal aufrecht. Das Kaninchen „Kleines Schwarzes", bei dem die ventrale Hälfte durchschnitten ist, liegt mit gestreckten Pfoten auf der Seite, ohne jeden Versuch sich aufzurichten. Nachfolgend die Versuchsprotokolle der beiden Tiere.

Kaninchen „Kleines Braunes".

22. Dez. 1922: Äthernarkose. — Karotiden unterbunden. — Tracheotomie.— Künstliche Atmung mit Ätherluftgemisch. — Trepanation. — Großhirn dicht vor den Thalami exstirpiert. — Messerchen in bitemporaler Richtung von der Seite her quer durch das Mittelhirn gestoßen und anschließend die dorsale Hälfte des Mittelhirns völlig quer durchtrennt. — Schluß der Narkose.

2 Uhr 50: Schluß der Operation. Spontane und regelmäßige Atmung.

3 Uhr 10: Das Tier setzt sich spontan auf, sitzt, läuft und springt ganz normal mit normaler Muskeltonusverteilung und Koordination. Man merkt keinen Unterschied vom Thalamuskaninchen. Das Tier beschreibt beim Laufen mit Vorliebe Zirkeltouren nach rechts, bald kleine, bald größere Kreise.

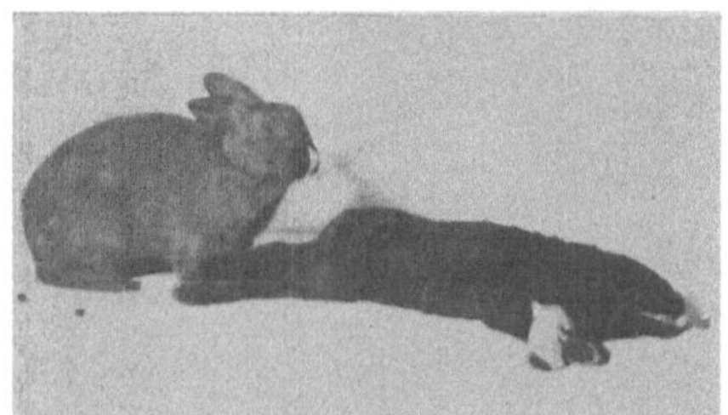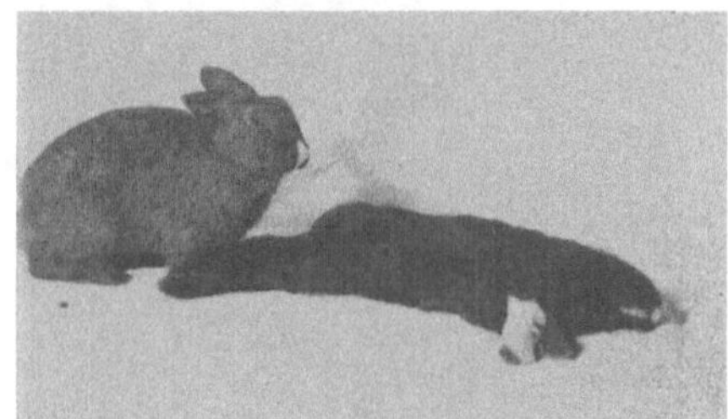

Abb. 28. Kaninchen „Kleines Braunes" links, sitzend (Dorsalschnitt), und Kaninchen „Kleines Schwarzes" rechts, liegend und starr (Ventralschnitt).

Läßt man das Tier mit dem Kopf nach unten hängen, so hängt der Kopf symmetrisch zum Becken.

Starre —, völlig normaler Muskeltonus.

Labyrinthstellreflexe +, in die Luft gehalten, geht der Kopf sofort in Normalstellung, sowohl bei fixierter Seitenlage wie auch bei Rückenlage des Körpers.

Körperstellreflexe auf den Kopf ?. Diese Reflexe lassen sich infolge der starken Labyrinthstellreflexe nicht untersuchen.

Körperstellreflexe auf den Körper +, auf einer Unterlage richtet sich der Hinterkörper aus beiden Seitenlagen sofort auf, auch dann, wenn der Kopf in Seitenlage festgehalten wird.

Halsstellreflexe +, der Einfluß von Kopfdrehungen auf den Vorder- und Hinterkörper ist sehr deutlich.

Liftreaktion +.

Sprungbereitschaft +.

Kopfdrehreaktionen und Nachreaktionen +, diese Reaktionen sind bei dem Tier sehr stark und empfindlich, treten schon bei leichter Drehung auf.

Kompensatorische Augenstellungen +.

Augendrehreaktionen und Nachreaktionen +, alle Augendrehreaktionen, die vertikalen, rotatorischen und horizontalen, sind beiderseits sehr stark und genau wie bei einem normalen Kaninchen. Auch der Drehnystagmus und Nachnystagmus beim Drehen nach rechts und links in den verschiedenen Ebenen sind vorhanden.

Tonische Labyrinthreflexe +, die Extremitäten zeigen bei Rückenlage des Tieres etwas stärkeren Tonus als bei Bauchlage.

Tonische Halsreflexe stark +, der Einfluß der Kopfwendungen auf den Muskeltonus der Pfoten ist bei dem Tier in Rückenlage sehr deutlich.

Das Kaninchen bleibt immer unbeweglich auf derselben Stelle sitzen. Nur dann, wenn der Schwanz leicht gekniffen wird oder die Trachealkanüle sich verstopft, beginnt es in ganz normaler Weise zu laufen. Bringt man den Kopf in Seitenlage, dann legt sich auch der ganze Körper auf die Seite. Schüttelt man das Tier etwas, dann richtet sich der Körper sofort wieder auf, auch dann, wenn man den Kopf in Seitenlage festhält. Das Kaninchen hatte also ein völlig normales Verhalten des Muskeltonus, intakte Labyrinthstellreflexe und intakte Körperstellreflexe auf den Körper und Halsstellreflexe.

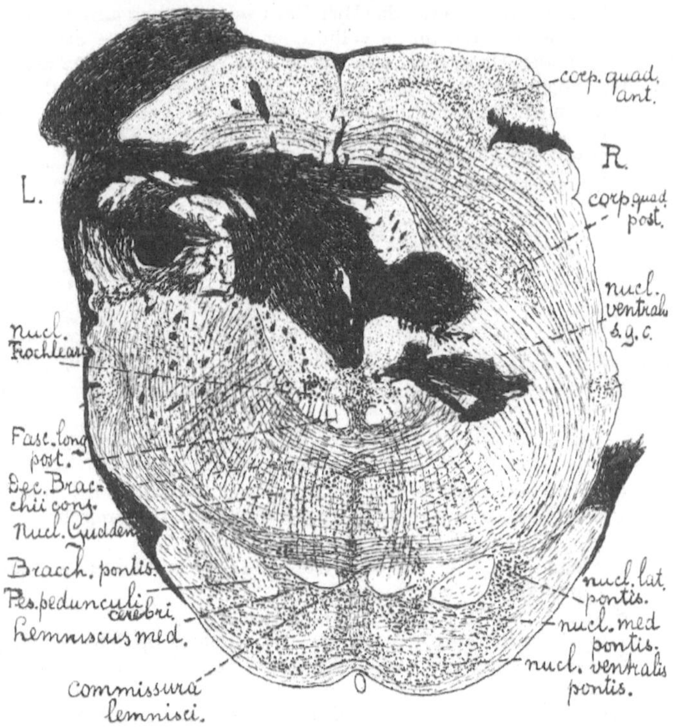

Abb. 29. Kaninchen „Kleines Braunes". Serie 2, Schnitt 9.

Nach dieser Untersuchung wurde das Tier photographiert und sofort durch Verblutung getötet (eine Stunde nach der Operation).

Mikroskopische Hirnuntersuchung: Der übriggebliebene Hirnstumpf wird von kaudal nach oral in Serienschnitte zerlegt.

In Schnitt 9, Serie 2 (Abb. 29) ist der Anfang des Stiches sichtbar.

Man erkennt auf der Abbildung, daß der Stichkanal durch den linken Seitenrand nach innen geht, den oralen Teil des Corpus quadrig. posticum zerstört, ventral von dem Corpus quadrig. anticum liegt und bis in den Aquaeductus Sylvii hinein reicht. Der Schnitt verläuft links durch, rechts hinter dem kaudalen Teil des Nucleus trochlearis, weiter durch die Decussatio bracchii conjunctivi cerebelli, durch die Nuclei Gudden und durch den Vorderteil des Pons.

In dem mehr oral gelegenen Schnitt 8, Serie 3 (Abb. 30) geht der Stichkanal quer durch den ganzen Querschnitt, und zwar durch den oralen Teil des linken Corpus quadrigeminum posticum, durch den linken Lemniscus lateralis, durch die Substantia grisea

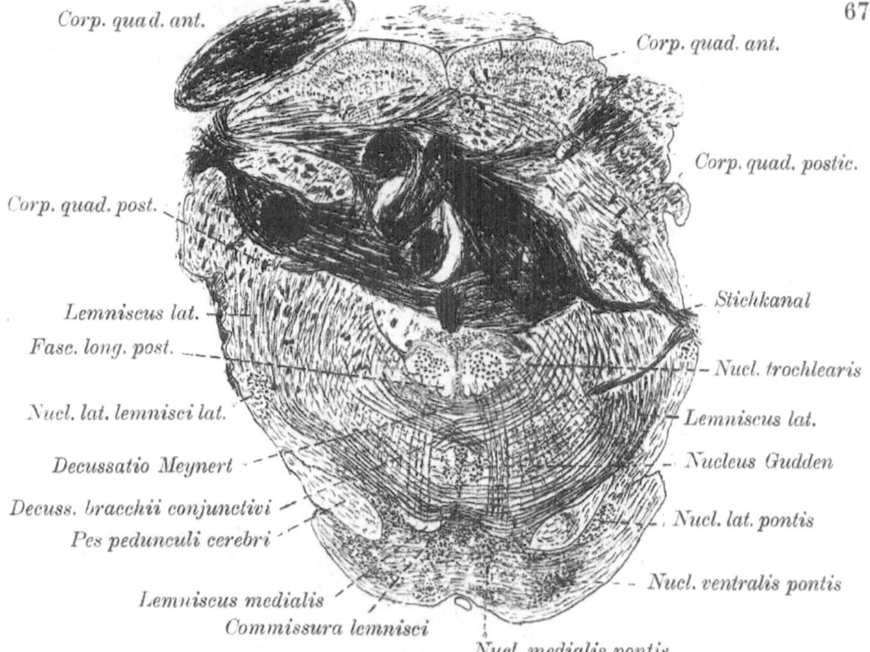

Abb. 30. Kaninchen „Kleines Braunes". Serie 3, Schnitt 8.

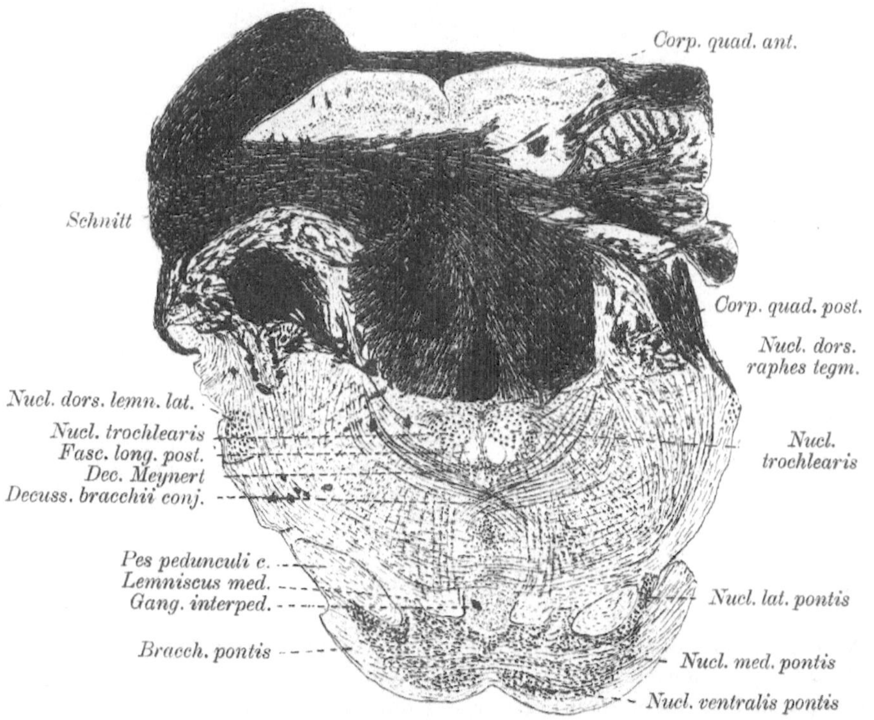

Abb. 31. Kaninchen „Kleines Braunes". Serie 4, Schnitt 2.

centralis, dicht dorsal von den Trochleariskernen, dann ventral von dem rechten Corpus quadrigeminum posticum, durch den rechten Lemniscus lateralis und durch den lateralen Kern dieses Lemniscus.

Der Schnitt geht durch den kaudalen Teil der Corpora quadrigemina anteriora, durch die Trochleariskerne, die Decussatio Meynert, die Decussatio bracchii conjunctivi cerebelli, die Nuclei Gudden und durch den proximalen Teil des Pons.

In Schnitt 2, Serie 4 (Abb. 31), liegt die Schnittwunde mehr dorsalwärts. Die Spitzen der Corpora quadrigemina posteriora, die ganze Substantia grisea centralis bis zu den Trochleariskernen sind von Blutaustritten durchsetzt.

Auch dieser Schnitt geht noch durch die Decussatio bracchii conjunctivi und durch die Brückenschenkel.

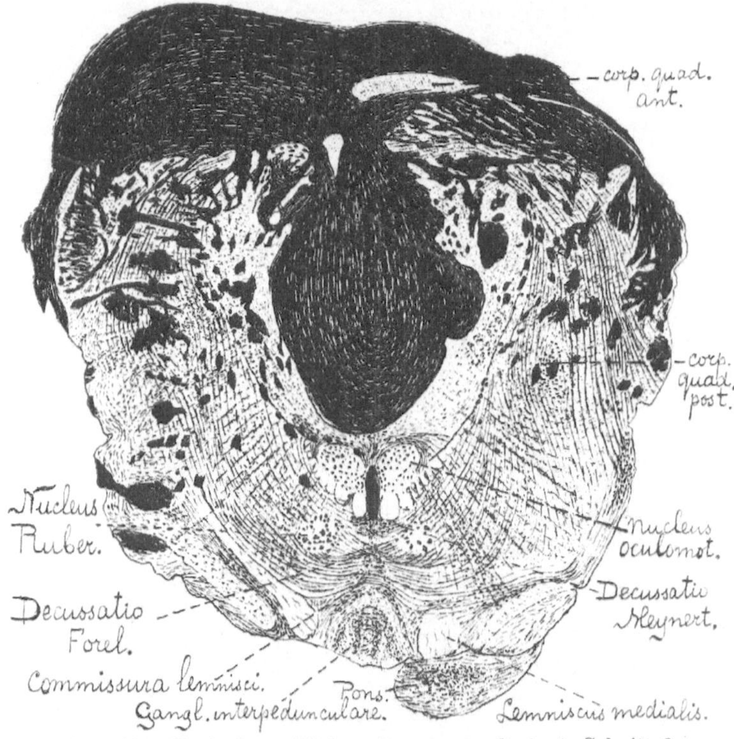

Abb. 32.   Kaninchen „Kleines Braunes“.   Serie 6, Schnitt 8.

In Schnitt 8, Serie 6 (Abb. 32), geht die Schnittwunde schließlich durch den dorsalen Rand der Corpora quadrigemina anteriora. Der Aquaeductus Sylvii und fast die ganze Substantia grisea centralis sind von einer Blutung durchsetzt. Die Blutung reicht ventral bis an die Okulomotoriuskerne. Ventral befindet sich gerade zwischen den beiden Okulomotoriuskernen und zwischen den zwei Fasciculi longitudinales posteriores eine kleine Blutung, die ventral bis an die Meynertsche Kreuzung reicht. Dieser Gehirnquerschnitt geht ventral durch die beiden großzelligen roten Kerne, durch die Decussatio Forel, durch das Ganglion interpedunculare und auf der einen Seite vor dem Pons, auf der anderen Seite durch seinen Vorderrand.

Der dorsale Teil des Mittelhirns war also bei diesem Kaninchen völlig durchschnitten. Der Querschnitt verlief dabei gerade dorsal von den Trochleariskernen, durch den oralen Teil der Corpora quadrigemina posteriora und durch den kaudalen Teil der Corpora quadrigemina anteriora. Nach diesem Querschnitt zeigte das Kaninchen völlig normalen Muskeltonus, intakte Labyrinth-stellreflexe und Körperstellreflexe auf den Körper. Die Zentren dieser Reflexe sind also durch diesen Querschnitt nicht zerstört, die zu- und abführenden Reflexbahnen nicht unterbrochen worden.

Die Beobachtungen bei dem zweiten Kaninchen sind folgende:

Kaninchen „Kleines Schwarzes".

22. Dez. 1923: Äthernarkose. — Karotiden abgebunden. — Tracheotomie. — Künstliche Atmung mit Ätherluftgemisch. — Trepanation. — Großhirn vor den Thalami entfernt. — Messerchen in bitemporaler Richtung auf der Grenze zwischen vorderen und hinteren Corpora quadrigemina, quer durch das Mittelhirn gestoßen, dann den ventralen Teil des Mittelhirns quer durchtrennt, so daß der Schnitt kaudal von den Austrittsstellen der Nervi oculomotorii endigte.

12 Uhr: Schluß der Operation. Spontane, regelmäßige Atmung.

2 Uhr: Das Tier liegt fortwährend in linker Seitenlage. Legt man es auf die rechte Seite, dann richtet es den Kopf auf und rollt über den Bauch in linke Seitenlage. Die rechte Vorderpfote hat deutlich mehr Strecktonus als die linke. Auch der Strecktonus der Hinterpfoten ist erhöht. Der Nacken ist etwas retrahiert. Bei Rückenlage ist der Tonusunterschied der beiden Vorderbeine noch deutlicher. Das Kaninchen ist nicht so starr wie bei einer typischen Enthirnungsstarre.

Hängt man das Tier mit dem Kopf nach unten, dann wird der Kopf um 45° nach links gedreht gehalten.

Labyrinthstellreflexe —, in Rückenlage in die Luft gehalten, hängt der Kopf hintenüber. In rechter Seitenlage hängt der Kopf seitlich. In linker Seitenlage hängt der Kopf mit dem Schädeldach nach unten.

Körperstellreflexe auf den Körper —, der Hinterkörper wird nicht aufgerichtet, weder aus rechter noch aus linker Seitenlage, wenn man den Kopf in dieser Lage festhält, auch dann nicht, wenn man das Tier etwas hin- und herschüttelt

Körperstellreflexe auf den Kopf +, aus rechter Seitenlage auf dem Tisch richten sich Kopf und Vorderkörper sofort auf und das Tier rollt über den Bauch in linke Seitenlage. Auch aus linker Seitenlage richtet der Kopf sich beim Schütteln des Tieres auf. Er fällt dann aber sofort wieder zurück.

Halsstellreflexe +, Kopfdrehungen verursachen in Rückenlage deutliche Beckendrehungen. Setzt man den Kopf des auf der Seite liegenden Tieres aufrecht, dann folgt der Vorderkörper, und beim Schwanzkneifen versucht auch der Hinterkörper sich aufzurichten, was zuweilen beinahe gelingt.

Kopfdrehreaktionen und Nachdrehreaktionen +, Liftreaktion +, Sprungbereitschaft —, Tonische Halsreflexe +, stark, Tonische Labyrinthreflexe +.

Die Augen stehen nicht normal. Das linke Auge ist nach unten, das rechte nach oben abgewichen.

Rechtes Auge:	um 2 Uhr:	um 3 Uhr:
Vertikale kompensatorische Augenstellungen	—	+ ? zweifelhaft.
Rotatorische kompensatorische Augenstellungen	—	+ ? zweifelhaft.
Vertikale Augendrehreaktionen	—	+ ? zweifelhaft.
Rotatorische Augendrehreaktionen	+	
Horizontale Augendrehreaktionen	+	

Das Tier zeigt einen sehr starken horizontalen Augendrehnystagmus.

Linkes Auge: Vertikale kompensatorische Augenstellungen + schwach, vertikale Augendrehreaktionen + schwach, rotatorische kompensatorische Augenstellungen +, rotatorische Augendrehreaktionen + stark, rotatorischer Augendrehnystagmus +, horizontale Augendrehreaktionen +, horizontaler Augendrehnystagmus +.

4 Uhr 30: Das Tier liegt immer auf der linken Seite. Aus rechter Seitenlage rollt das Tier über den Bauch auf die linke Seite. Die Hinterbeine sind deutlich steif, der Nacken ist etwas hintenüber gestreckt. Die Vorderbeine sind nicht deutlich steif. Bei Rückenlage des Tieres mit symmetrisch zum Thorax gestelltem Kopf ist die rechte Vorderpfote deutlich steifer, mehr gestreckt als die linke.

Labyrinthstellreflexe —, bei jeder Haltung des Tieres in der Luft vollständig negativ.

Körperstellreflexe auf den Körper —, fehlen bei beiden Seitenlagen.

Körperstellreflexe auf den Kopf +. Auch aus linker Seitenlage richtet es den Kopf häufig auf. Oft aber dreht sich der Kopf, anstatt sich aufzurichten nach links, so daß das Schädeldach nach unten kommt. Tonus der Streckmuskulatur der Extremitäten wird dann stärker, und das Tier versucht, über den Rücken zu rollen, was aber nicht gelingt.

Bei Hängelage mit dem Kopf nach unten ist der Kopf zum Becken um 45° nach links gedreht.

Halsstellreflexe +, ganz wie oben.

Die Augen sind noch immer abgewichen.

Rechtes Auge: Alle vertikalen Reaktionen zweifelhaft, rotatorische komsatorische Reaktionen zweifelhaft, rotatorische Augendrehreaktionen +, horizontale Augendrehreaktionen +.

Linkes Auge: Alle vertikalen Reaktionen —, rotatorische kompensatorische Reaktionen —, rotatorische Augendrehreaktionen + schwach, horizontale Augendrehreaktionen + stark.

Sprungbereitschaft —.

5 Uhr 30: Da keine neuen Reflexe mehr erscheinen und der Zustand des Tieres sich verschlechtert, wird das Tier getötet.

Mikroskopische Untersuchung: Der Hirnstumpf wird von kaudal nach oral in Serienschnitte zerlegt. In Schnitt 15, Serie 20 (Abb. 33) ist der Stichkanal an zwei Stellen in kurzer Ausdehnung sichtbar. Beiderseits sieht man, daß ein Stichkanal vom lateralen Rande des Schnittes durch den Lemniscus lateralis medianwärts geht. An der einen Seite reicht der Stich bis an den Trochleariskern. Der Schnitt geht durch die Guddenschen Kerne, durch die Decussatio bracchii conjunctivi cerebelli und durch den vordersten Teil des Pons.

In Schnitt 2, Serie 20 (Abb. 34), geht der Stichkanal quer durch das Mittelhirn. Er verläuft zuerst durch den Lemniscus lateralis, die Formatio reticularis, die Meynertsche Haubenstrahlung und durch den ventralen Teil des Trochleariskernes der einen Seite, dann weiter durch dieselben Hirnteile der anderen Seite.

Auf der einen Seite erkennt man in diesem Schnitt einige große Zellen des bei diesem Tier sehr tief reichenden roten Kernes, ferner sind deutlich die Guddenschen Kerne, die Kreuzung der Bracchii conjunctivi cerebelli, das Ganglion interpedunculare und der vorderste Ponsrand.

In Schnitt 4, Serie 19 (Abb. 35), verläuft der Operationsschnitt nach Durchtrennung beider Fasciculi longitudinales posteriores mehr ventral und geht gerade durch die Decussatio Meynert und durch den kaudalsten Teil der großzelligen roten Kerne. Mehr lateral geht die Wunde beiderseits durch die Formatio reticularis und durch den Lemniscus lateralis.

Dorsal erkennt man in diesem Querschnitt die Okulomotoriuskerne und die Corpora quadrigemina, ventral die Decussatio Forel, das Ganglion interpedunculare, die beiden Hirnstiele mit der Substantia nigra und die zwei medialen Lemnisci.

In dem noch mehr oral gelegenen Schnitt 10, Serie 18 (Abb. 36), geht der Operationsschnitt noch immer durch die kaudalen Pole der roten Kerne, ferner verläuft er durch die Lemnisci, beiderseits durch die Substantia nigra und durch die Pedes pedunculi cerebri.

In Schnitt 12, Serie 17, liegt die Schnittwunde noch weiter ventral, geht gerade durch die Decussatio Forel und erreicht den ventralen Rand. Auf Abb. 36 und 37 erkennt man, daß der größte Teil der großzelligen roten Kerne oral von diesem Schnitt liegt und nur

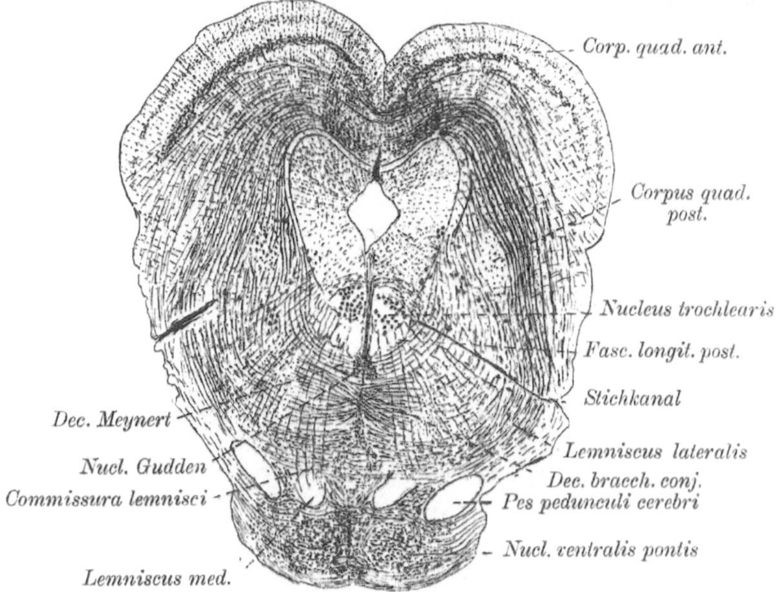

Abb. 33. Kaninchen „Kleines Schwarzes“. Serie 20, Schnitt 15.

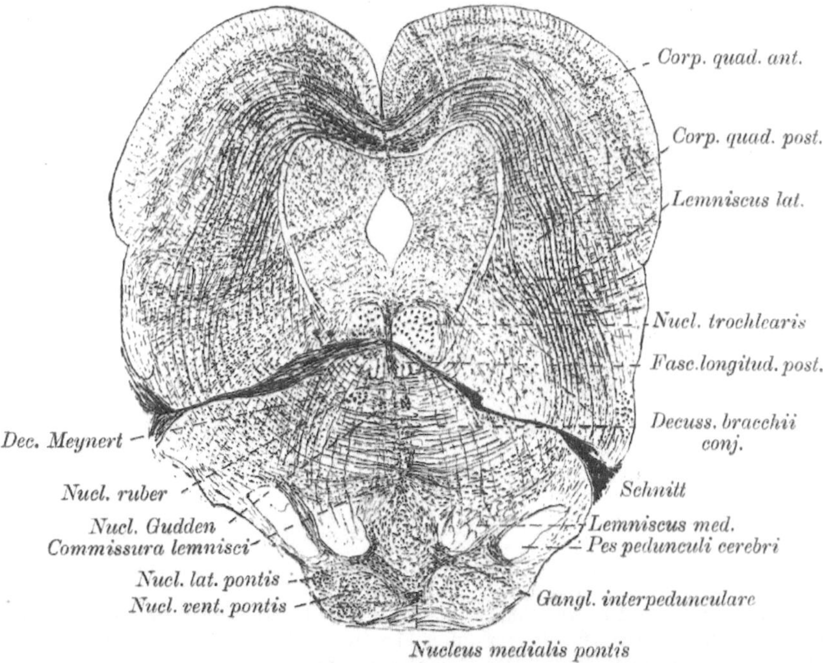

Abb. 34. Kaninchen „Kleines Schwarzes“. Serie 20, Schnitt 2.

einige Zellen kaudal. Auch die Okulomotoriuskerne und -wurzeln befinden sich oral von der Schnittwunde.

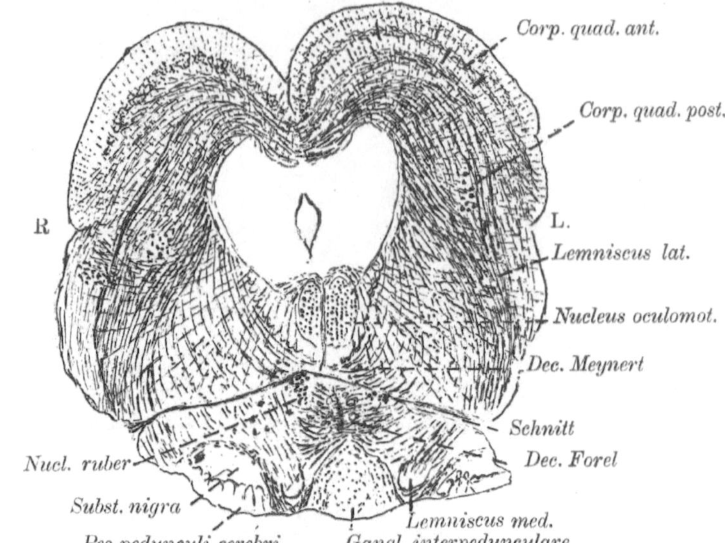

Abb. 35.   Kaninchen „Kleines Schwarzes“.   Serie 19, Schnitt 4.

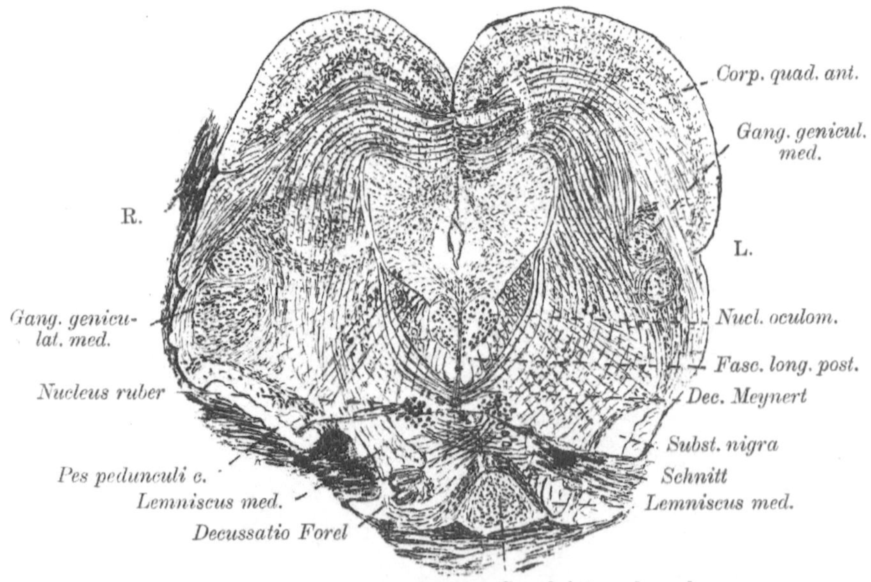

Abb. 36.   Kaninchen „Kleines Schwarzes“.   Serie 18, Schnitt 10.

In Schnitt 4, Serie 16 (Abb. 38), geht der Operationsschnitt durch den ventralen Rand. Die Okulomotoriuswurzeln verlaufen hier durch die roten Kerne, erreichen aber noch nicht den ventralen Rand. Der Operationsschnitt verlief also kaudal von diesen Wurzeln und von ihrem Übergang in die Okulomotoriusnerven.

Beim Kaninchen „Kleines Schwarzes" verlief also der Operationsschnitt quer durch die Trochleariskerne und von diesen Kernen ventralwärts durch die

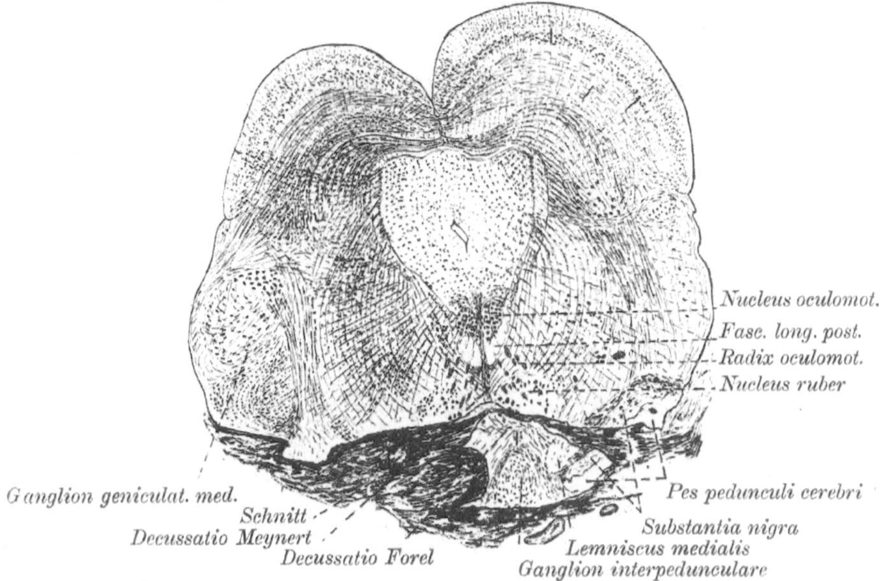

Abb. 37.   Kaninchen „Kleines Schwarzes".   Serie 17, Schnitt 12.

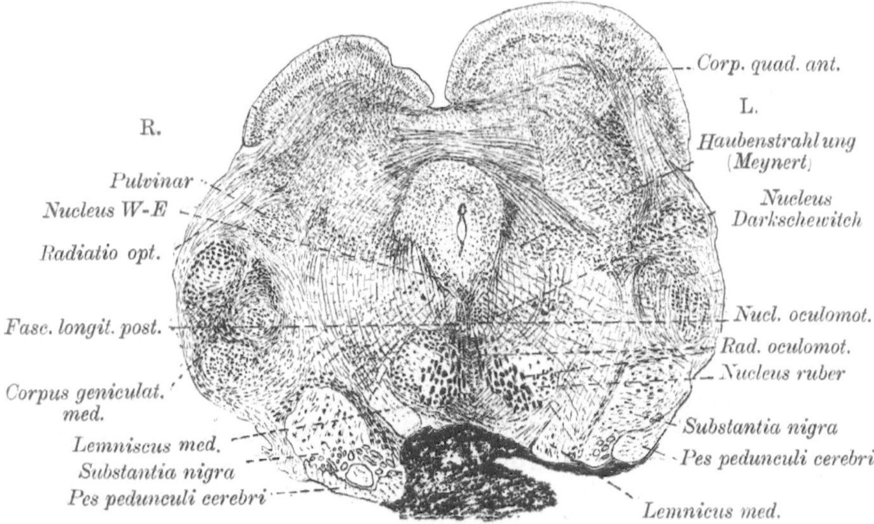

Abb. 38.   Kaninchen „Kleines Schwarzes".   Serie 16, Schnitt 4.

Fasciculi longitudinales posteriores, durch die Decussatio Meynert, durch den kaudalsten Teil der großzelligen roten Kerne und durch die Hirnstiele kaudal von den Austrittsstellen der Nervi oculomotorii.

Die Okulomotoriuskerne, -wurzeln und -nerven, der größte Teil der großzelligen und die ganzen kleinzelligen roten Kerne lagen oral von der Schnittfläche.

Nach diesem Querschnitt waren die Labyrinthstellreflexe und die Körperstellreflexe auf den Körper verschwunden. Der Muskeltonus war gegen die Norm
verändert, erhöht.

Die Körperstellreflexe auf den Kopf und die Halsstellreflexe blieben erhalten.

Es wurde schon darauf hingewiesen, daß nach diesem Querschnitt die Starre
nicht so stark war wie nach einem typischen Enthirnungsschnitt. Es läßt sich
nicht entscheiden, ob dies dadurch bedingt ist, daß einige Zellen der roten Kerne
sich noch kaudal von dem Schnitt befanden und in Verbindung mit dem Rückenmark blieben. Zur Erklärung käme auch vielleicht das Erhaltenbleiben der
Körperstellreflexe auf den Kopf in Betracht.

In der folgenden Abbildung sind auf einem Längsschnitt durch das Kaninchenhirn die Ebenen der partiellen Mittelhirnquerschnitte bei Kaninchen „Kleines
Schwarzes“ und „Kleines Braunes“ angegeben.

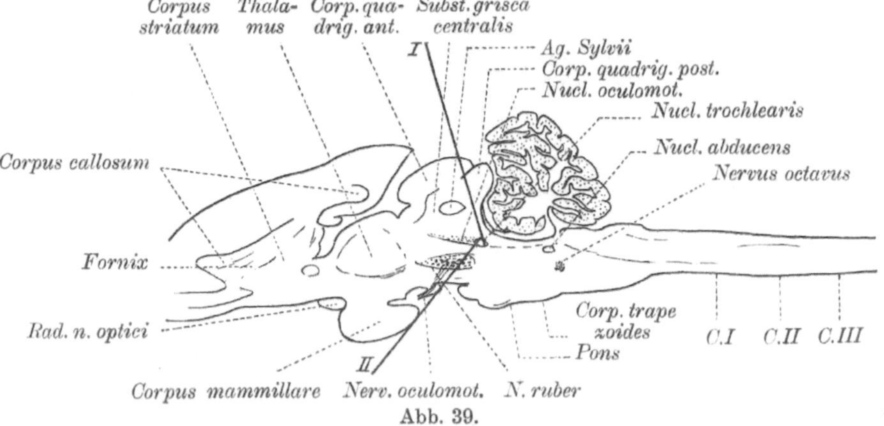

Abb. 39.

Linie I Verlauf des Schnittes bei Kaninchen „Kleines Braunes“.
Linie II Verlauf des Schnittes bei Kaninchen „Kleines Schwarzes“.

Vergleichen wir die beiden Abb. 27 und 39, so bezeichnet auf beiden die
Linie I die Ebenen, in denen ein Querschnitt weder Starre verursacht noch
die Labyrinthstellreflexe und die Körperstellreflexe auf den Körper verschwinden macht.

Aus den Versuchen folgt mit Sicherheit:

Die Zentren der Regulation des normalen Muskeltonus, der Labyrinthstellreflexe und der Körperstellreflexe auf den Körper liegen
kaudal von einer Ebene, die durch den Vorderrand der Corpora quadrigemina anteriora und dicht vor den roten Kernen verläuft. Weder
diese Zentren noch ihre zu- und abführenden Bahnen werden von
einem Querschnitt durch den Dorsalteil des Mittelhirns, der dorsal
von den Trochleariskernen durch den Vorderteil der hinteren und
durch den hintersten Teil der vorderen Corpora quadrigemina verläuft, vernichtet oder unterbrochen.

Nun wurde untersucht, welchen Einfluß ein mehr kaudal gelegener Querschnitt durch den Dorsalteil des Mittelhirns hat, ferner welche Erscheinungen nach Abtrennung des ganzen Mittelhirndaches auftreten.

Ein solcher, mehr kaudal gelegener Querschnitt durch den Dorsalteil des Mittelhirns wurde ausgeführt bei Kaninchen Nanel.

Kaninchen Nanel.

9. Jan. 1923: Äthernarkose. — Karotiden unterbunden. — Tracheotomie .— Künstliche Atmung mit Ätherluftgemisch. — Trepanation. — Großhirnexstirpation vor den Thalami. — Messerchen in bitemporaler Richtung, kaudal von den Corpora quadrigemina posteriora, quer durch das Mittelhirn gestoßen. Den Dorsalteil des Mittelhirns durchschnitten. — Schluß der Narkose. — Blutstillung. — Hautnaht.

11 Uhr 50: Schluß der Operation. Spontane und regelmäßige Atmung. Kornealreflex +.

3 Uhr 30: Keine Spur Starre, weder am Nacken, Rücken, noch an den Vorder- und Hinterbeinen. Das Tier liegt auf der rechten Seite. Legt man das Tier auf die linke Seite, dann rollt es sofort über seinen Bauch auf die rechte Seite. Aus rechter Seitenlage versucht es auch, sich aufzurichten, was aber nicht gelingt.

Mit dem Kopf nach unten in die Luft gehalten, hält es den Kopf nahezu normal, mit Mundspalte 45° unter die Horizontalebene, nur ist der Kopf etwas ($\pm 8°$) nach rechts gewendet. In linker und rechter Seitenlage in die Luft gehalten, wird der Kopf 45—60° zum Normalstand aufgerichtet. In Rückenlage in die Luft gehalten, wird das Tier unruhig und sucht den Kopf normalerweise aufzurichten, einmal, indem es den Kopf ventralwärts hebt, dann, indem es ihn stark (mehr denn 90°) nach rechts oder links dreht. Schließlich unterläßt das Tier erschöpft diese Versuche und läßt den Kopf nahezu in Seitenlage hängen, bald nach links, bald nach rechts. Nach einiger Zeit wiederholt es seine Versuche. Hängt das Tier mit dem Kopfe nach oben oder in normaler Körperhaltung in der Luft, dann hält es den Kopf völlig normal aufrecht.

Starre   —

Labyrinthstellreflexe   +

Körperstellreflexe auf den Körper + schwach.

Das Tier sucht aus beiden Seitenlagen, auch bei in Seitenlage fixiertem Kopf, den Hinterkörper aufzurichten. Es gelingt aber nicht vollständig.

Körperstellreflexe auf den Kopf ?, diese Reflexe konnten wegen der Anwesenheit der Labyrinthstellreflexe nicht geprüft werden.

Legt man das Tier vorsichtig auf die linke Seite, dann richtet es sofort Kopf und Vorderkörper auf. Beim Versuch, auch den Hinterkörper aufzurichten, fällt es aber wieder zurück. Das wiederholt sich bis das Tier schließlich über den Bauch auf die rechte Seite rollt. Auf der rechten Seite richtet es wieder den Kopf und Vorderkörper auf. Es gelingt ihm aber auch aus dieser Seitenlage nicht, den Hinterkörper aufzurichten. Nach vergeblichen Versuchen bleibt das Tier schließlich erschöpft auf der rechten Seite liegen.

Halsstellreflexe +, auf Vorder- und Hinterkörper bei Kopfdrehen in Rückenlage deutlich nachweisbar.

Tonische Halsreflexe +, sowohl beim Vornüber- wie Hintenüberbeugen des Kopfes des auf der Seite liegenden Tieres als auch bei Kopfwenden in Rückenlage.

Tonische Labyrinthreflexe + ?, in Rückenlage scheint der Tonus der Streckmuskeln der Gliedmaßen etwas höher zu sein als in Bauchlage.

Liftreaktion +, Sprungbereitschaft +, Kopfdrehreaktionen und Nachreaktionen ?, später schwach +,

	r. Auge	l. Auge
Vertikale kompensatorische Augenreaktionen	+	+
Vertikale Augendrehreaktionen	+	+
Vertikale Augendrehnachreaktionen	+	+
Vertikaler Augendrehnystagmus	+	+
Vertikaler Augendrehnachnystagmus	+	+
Rotatorische kompensatorische Augenreaktionen	+	+
Rotatorische Augendrehreaktionen und Nachreaktionen	+	+
Rotatorischer Augendrehnystagmus und Nachnystagmus	+	+
Horizontale Augendrehreaktionen und Nachreaktionen	+	+
Horizontaler Augendrehnystagmus und Nachnystagmus	+	+

Alle Augenreaktionen sind sehr stark, wie bei einem normalen Kaninchen.

10. Jan.

10 Uhr: Lebt noch, aber sehr schnelle Atmung. Keine Starre, die auch bisher stets fehlte.

Beim Hang mit Kopf nach unten wird der Kopf um 15° nach rechts zum Becken gedreht.

Labyrinthstellreflexe +, aus beiden Seitenlagen in der Luft wird der Kopf in die Normalstellung gebracht.

Die Körperstellreflexe auf den Körper fehlen. Auf einer Unterlage liegend, wird der Kopf aufrecht gehalten.

Die Halsstellreflexe sind sowohl auf Vorder- wie auf Hinterkörper noch vorhanden, ebenso die tonischen Hals- und Labyrinthreflexe. Dreht man den Kopf bei rechter Seitenlage des Tieres in den aufrechten Stand, dann hat das rechte Vorderbein mehr Strecktonus als das linke. Dreht man den Kopf so, daß der Unterkiefer nach oben kommt, so ist der Streckmuskeltonus an beiden Pfoten nahezu gleich, vielleicht am linken Vorderbein etwas stärker.

Liftreaktion +, Sprungbereitschaft +, Kopfdrehreaktionen und Nachdrehreaktionen +.

Die Augenreaktionen sind nicht mehr auszulösen. Die rechte Pupille ist eng, die linke weit. Da die Reflexe immer enger werden, so wird das Tier getötet.

Mikroskopische Untersuchung: Das Hirnpräparat wird von oral nach kaudal in Serienschnitte zerlegt.

In Schnitt 2, Serie 3 (Abb. 40) ist zuerst der Stichkanal zu sehen. Er durchtrennt an der einen Seite den Lemniscus lateralis, ventral von dem Corpus quadrigeminum posticum und reicht bis an den kaudalen Pol der gleichseitigen Trochleariskerne.

Drei Schnitte weiter (Abb. 41) geht der Stichkanal quer durch das Mittelhirn, beiderseits durch den Lemniscus lateralis und durch den ventralen Teil der Substantia grisea centralis.

Wie auf nebenstehender Abbildung ersichtlich, geht dieser Schnitt durch den Unterrand der Corpora quadrigemina anteriora, durch die Corpora quadrigemina posteriora, kaudal von den Trochleariskernen durch die Guddenschen Kerne und durch die Brückenschenkel.

In den folgenden Schnitten liegt der Stichkanal immer ventral von den Corpora quadrigemina posteriora, um schließlich, wie Abb. 42 zeigt, kaudal von diesen Corpora in das Kleinhirn einzudringen.

Beim Kaninchen Nanel verlief also der Schnitt quer durch den Dorsalteil des Mittelhirns, von den kaudalen Polen der Trochleariskerne bis kaudal von den Corpora quadrigemina posteriora. Nach diesem Querschnitt blieben bei dem Kaninchen der Muskeltonus normal, die Labyrinthstellreflexe intakt, dagegen waren die Stellreflexe auf den Körper abgeschwächt.

Weiterhin wurde untersucht, welche Folgen die Abtragung des Mittelhirndaches hat. Das geschah bei:

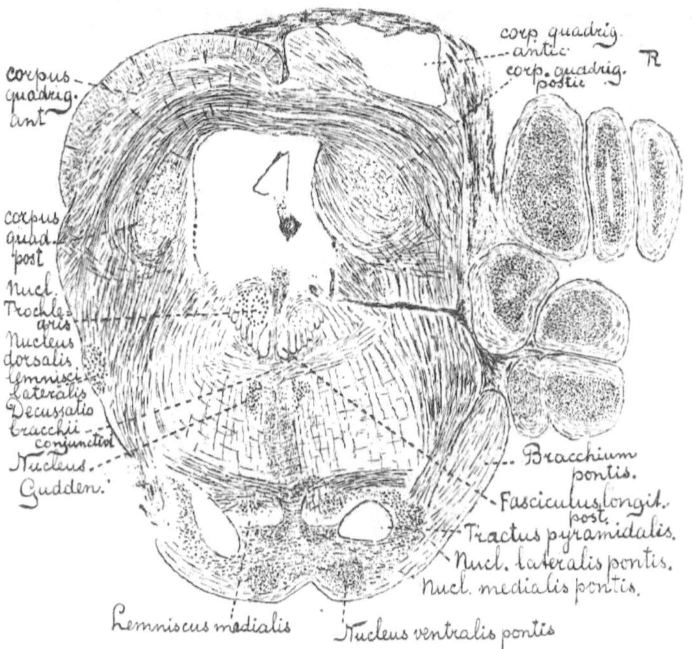

Abb. 40.　Kaninchen Nanel.　Serie 3, Schnitt 2.

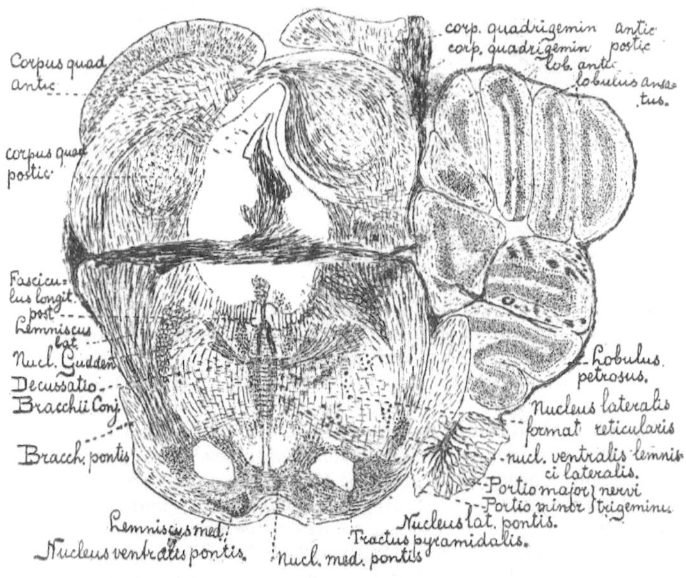

Abb. 41.　Kaninchen Nanel.　Serie 3, Schnitt 5.

Kaninchen Mata Biroe.

26. Jan. 1923: Äthernarkose. — Karotiden unterbunden. — Trepanation. — Schädeldach entfernt. — Großhirnexstirpation vor den Thalami. — Messerchen quer durch das Mittelhirn gestoßen und in der Längsrichtung des Tieres ventral von den Corpora quadrigemina geführt. — Schluß der Narkose. — Hautnaht.

10 Uhr 30: Schluß der Operation. Atmung regelmäßig. Vertikaler Nystagmus des linken Auges (Narkose?).

11 Uhr 45: Die Muskeltonusverteilung ist absolut normal. Das Tier sitzt, läuft und springt ganz wie ein normales Kaninchen, hat keine Starre (Abb. 43).

Labyrinthstellreflexe +, bei jeder Haltung des Körpers in die Luft wird der Kopf sofort in Normalstand gebracht.

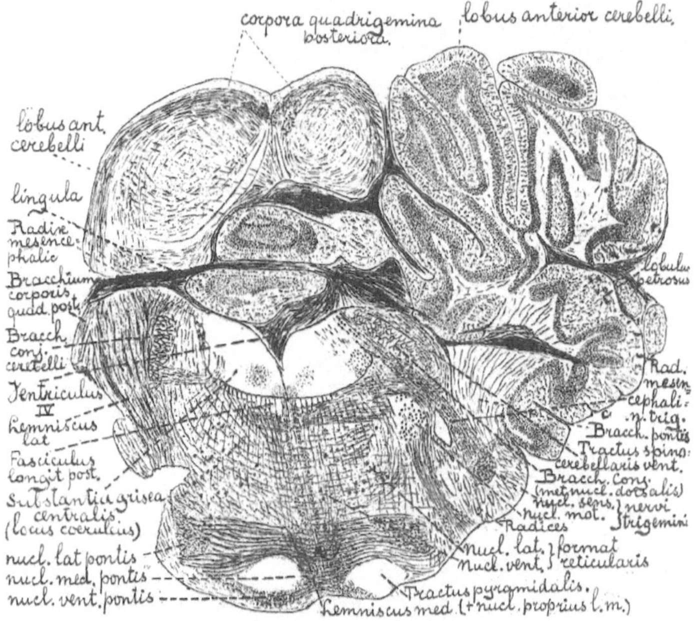

Abb. 42.   Kaninchen Nanel.   Serie 5, Schnitt 3.

Körperstellreflexe auf den Körper +, aus beiden Seitenlagen auf einer Unterlage richtet sich der Körper, auch bei in Seitenlage fixiertem Kopfe, sofort auf.

Halsstellreflexe +, auf Vorderkörper und Becken.

Beim Hang mit dem Kopf nach unten hängt der Kopf völlig symmetrisch zum Becken. Das Tier läuft geradlinig.

Kopfdrehreaktionen und Nachreaktionen +, Liftreaktion +, Sprungbereitschaft +.

Die Augen stehen völlig symmetrisch, die Pupillen sind gleich weit. Die vertikalen und die rotatorischen kompensatorischen Augenstellungen sind beiderseits vorhanden. Ebenso die Augendrehreaktionen, die Augendrehnachreaktionen, der Augendrehnystagmus und der Augendrehnachnystagmus in vertikaler, rotatorischer und horizontaler Richtung, an beiden Augen gleich stark, wie bei einem normalen Kaninchen.

3 Uhr: Da also bei dem Tier alle Reflexe vorhanden waren, wird es nach photographischer Aufnahme getötet.

Mikroskopische Untersuchung: In Schnitt 4, Serie 5 (Abb. 44), der beiderseits durch die Radiatio optica, das Ganglion geniculatum mediale, durch das Pulvinar und durch die Regio subthalamica geht, erkennt man, daß der Schnitt den vordersten Teil der Corpora quadrigemina anteriora abtrennt.

In Schnitt 5, Serie 5 (Abb. 45), trennt der Operationsschnitt immer noch diese Corpora von dem übrigen Teil des Querschnittes, der die Okulomotoriuskerne und -wurzeln, die

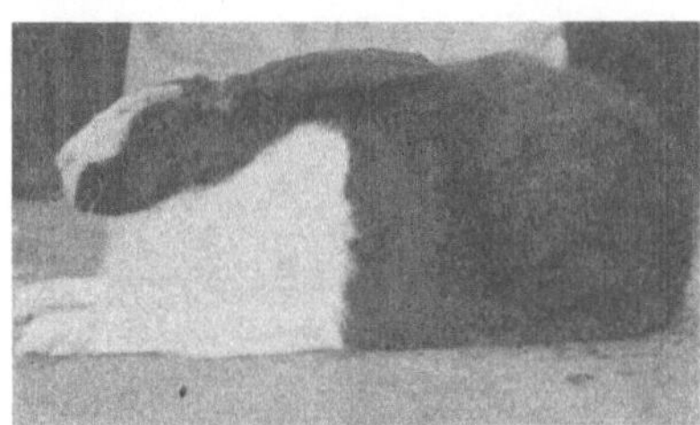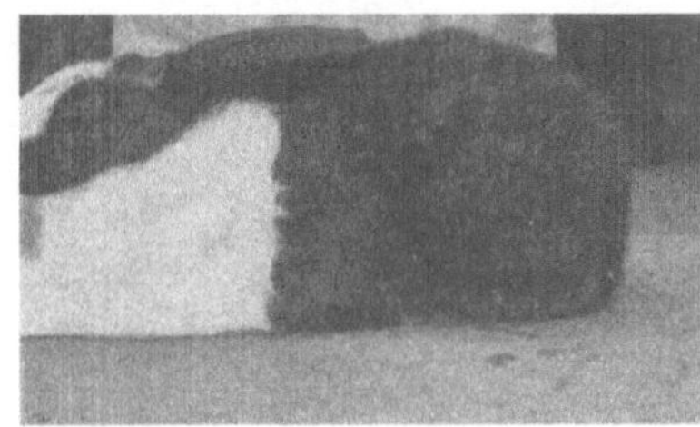

Abb. 43. Kaninchen Mata Biroe.

beiden großzelligen roten Kerne und die Decussatio Forel enthält. In dem Ganglion interpedunculare liegt eine Blutung, die beinahe bis zur Forelschen Kreuzung reicht.

Auch in Schnitt 9, Serie 14, geht die Schnittwunde noch durch den ganzen Querschnitt. Sie verläuft durch die beiden Lemnisci lateralis, durch die beiden mesenzephalen Traktus der Nervi trigemini und durch die Haubenstrahlung von Meynert. Auch verläuft der Stichkanal gerade durch den ventralen Teil des Aquaeductus Sylvii, in dem er eine Blutung verursacht hat. Der Aquaeductus ist dadurch, besonders ventralwärts, stark ausgeweitet.

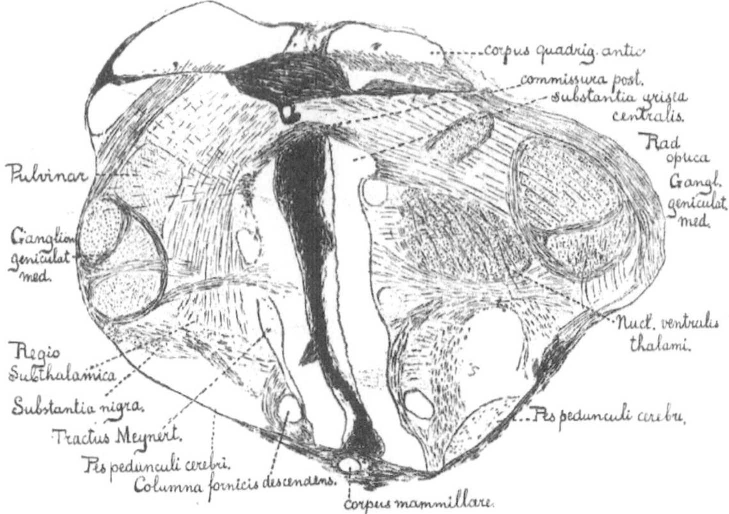

Abb. 44. Kaninchen Mata Biroe. Serie 5, Schnitt 4.

In Schnitt 5, Serie 16 (Abb. 46), verläuft die Schnittwunde ventral von dem oralen Teil der Corpora quadrigemina posteriora. Sie durchschneidet immer noch die beiden Lemnisci laterales, die Meynertschen Haubenstrahlungen und den, durch Blutungen ausgeweiteten, Aquaeductus Sylvii. Die Blutungen reichen beinahe bis zu den Trochleariskernen.

Dieser Serienschnitt verläuft ventral durch die Decussatio brachii conjunctivi cerebelli und durch den Vorderrand des Pons.

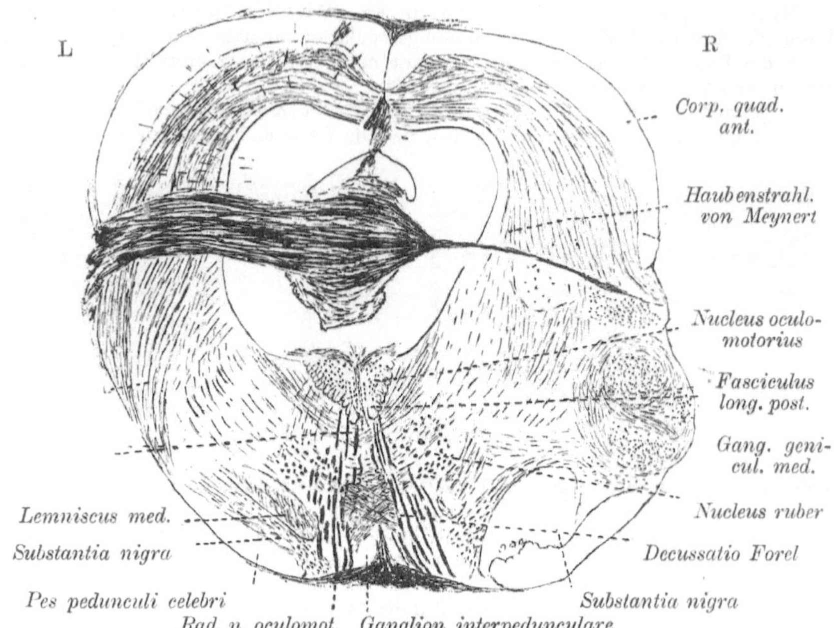

Abb. 45. Kaninchen Mata Biroe. Serie 12, Schnitt 5.

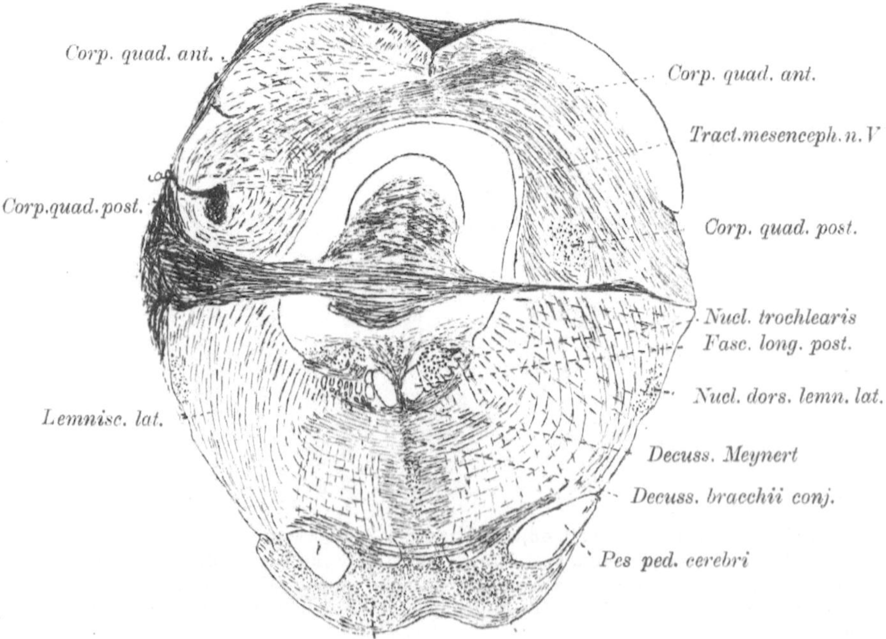

Abb. 46. Kaninchen Mata Biroe. Serie 16, Schnitt 5.

Schnitt 12, Serie 17 (Abb. 47), verläuft durch den kaudalen Teil der Corpora quadrigemina posteriora, durch die Guddenschen Kerne und durch die Brückenschenkel. Auch hier durchtrennt der Operationsschnitt, immer noch ventral von den Corpora quadrigemina posteriora, den ganzen Querschnitt und so die Lemnisci laterales, die Meynertschen Haubenstrahlungen und den Aquaeductus Sylvii, der hier fast in den vierten Ventrikel übergeht.

Schließlich erkennt man, daß in Schnitt 9, Serie 18 (Abb. 48), das eine Corpus quadrigeminum posticum völlig abgeschnitten ist und daß das andere durch eine kleine kaudale Verbindungsbrücke noch mit dem ventralen Teile des Hirnstammes in Verbindung steht. Diese Verbindungsbrücke ist 16 Schnitte, $16 \times 30\,\mu = 480\,\mu$, also noch keinen $1/_2$ mm dick.

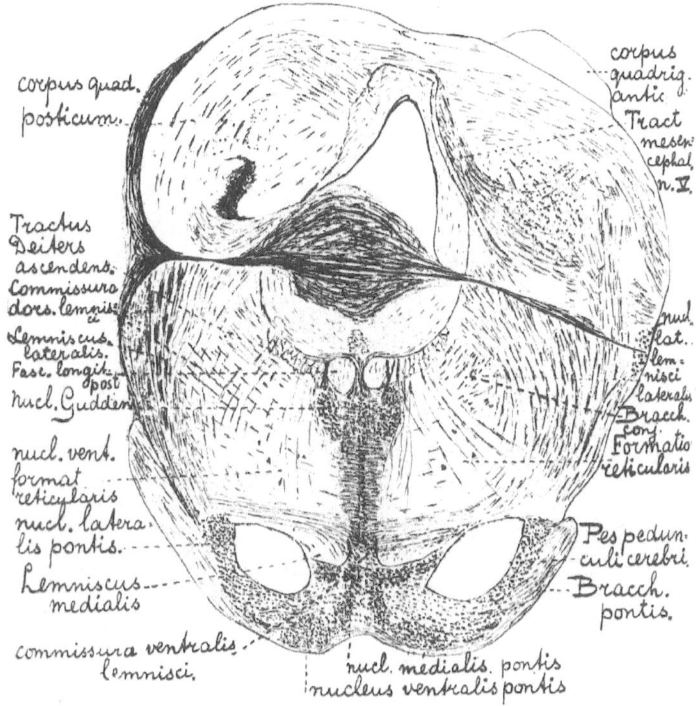

Abb. 47. Kaninchen Mata Biroe. Serie 17, Schnitt 12.

Beim Kaninchen Mata Biroe wurde also fast das ganze Mittelhirndach abgeschnitten. Trotzdem saß, lief und sprang das Kaninchen wie normal, mit normaler Muskeltonusverteilung. Auch die Labyrinthstellreflexe und die Körperstellreflexe auf den Körper waren intakt.

In Abb. 49 sind in einem Längsschnitt durch das Kaninchenhirn die Schnittrichtungen von Kaninchen Nanel und Kaninchen Mata Biroe eingezeichnet.

Aus den vorangegangenen Beobachtungen an Hirnquerschnitten folgt, daß ein normaler Muskeltonus, intakte Labyrinthstellreflexe und Körperstellreflexe auf den Körper bei einem Kaninchen noch möglich sind:

I. nach einem totalen Querschnitt durch das Mittelhirn, der durch den Vorderrand der Corpora quadrigemina anteriora und dicht vor den roten Kernen verläuft. (Ein normaler Muskeltonus und die Labyrinthstellreflexe noch nach einem Schnitt durch die vorderste Hälfte der Corpora quadrigemina anteriora, durch die kleinzelligen roten Kerne und durch die Hirnstiele vor den Austrittsstellen der Okulomotoriusnerven, Linie I, Abb. 27.)

Die Zentren der drei genannten Mechanismen müssen also kaudal von diesen Querschnittsebenen liegen.

II. nach Querschnitt durch den dorsalen Teil des Mittelhirns kaudal von den roten Kernen. (Kaninchen „Kleines Braunes" und Nanel. Letzteres zeigte keine Körperstellreflexe auf den Körper.)

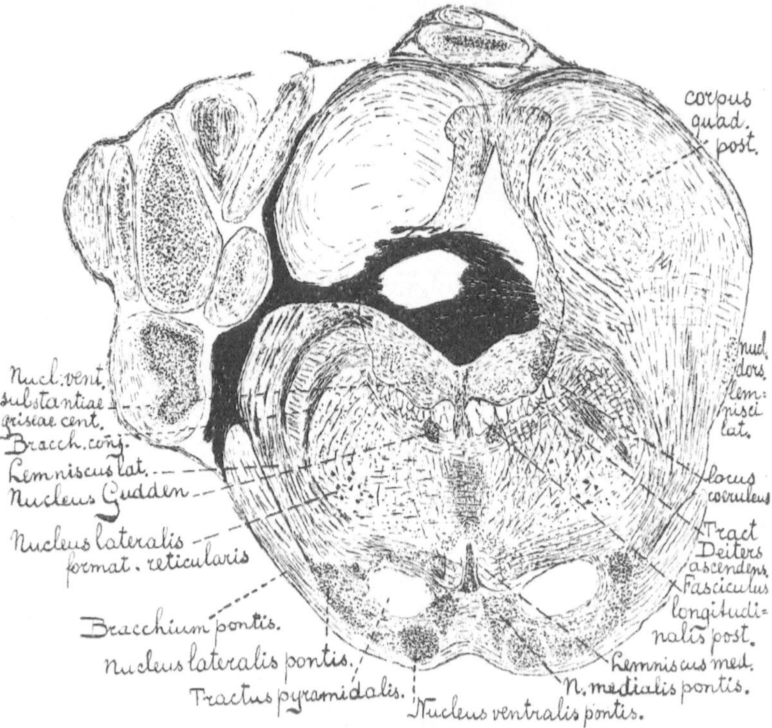

Abb. 48.   Kaninchen Mata Biroe.   Serie 18, Schnitt 9.

III. nach fast völliger Abtragung des ganzen Mittelhirndaches, gerade dorsal von den Augenmuskelkernen (Kan. Mata Biroe). Aus II und III folgt, daß das Zentrum für die Regulierung des normalen Muskeltonus, die Zentren der Labyrinthstellreflexe und der Körperstellreflexe auf den Körper nicht im dorsalen Mittelhirnteil liegen.

Bei den totalen Querschnitten durch den Hirnstamm sahen wir gleichzeitig, daß der normale Muskeltonus immer von Enthirnungsstarre abgelöst wird, daß die Labyrinthstellreflexe und die Körperstellreflexe auf den Körper immer verschwinden, wenn der Mittelhirnquerschnitt in oder kaudal von einer Ebene liegt, die durch die kaudale Hälfte der Corpora quadrigemina anteriora und durch die Hirnstiele hinter den Ursprungsstellen der Nervi oculomotorii verläuft.

Die Zentren dieser drei Mechanismen liegen also wahrscheinlich oral von dieser Ebene. Sie befinden sich weder im Dorsalteil des Mittelhirns noch oral von den roten Kernen. Wahrscheinlich liegen sie also im ventralen Mittelhirnteil, ungefähr in der Höhe der Ursprungsstellen der Nervi oculomotorii.

In Übereinstimmung hiermit verursachte ein Querschnitt durch den ventralen Mittelhirnteil, der von den Trochleariskernen ventralwärts durch die Hirnstiele hinter den Nervi oculomotorii verlief, erhöhten Streckmuskeltonus und Verschwinden der Labyrinthstellreflexe und der Körperstellreflexe auf den Körper (Kaninchen „Kleines Schwarzes".)

Im ventralen Abschnitt des Mittelhirns dominieren in der Höhe der Okulomotoriusnerven die roten Kerne. Das verleitete zu der Untersuchung, ob auch die roten Kerne bei diesen Mechanismen eine Rolle spielen, um so mehr, als in den roten Kernen die Tractus rubrospinales entspringen. Diese Bahnen verlaufen in den Seitensträngen des Rückenmarks bis ins Lendenmark hinab und endigen

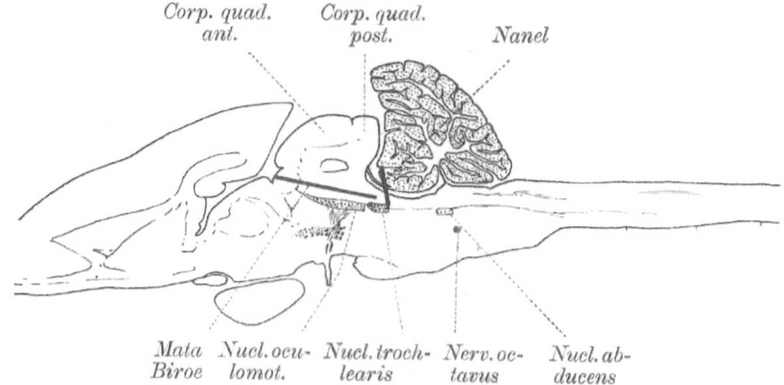

Abb. 49. Längsschnitt durch das Kaninchenhirn. Die Richtungen der beim Kaninchen Nanel und Kaninchen Mata Biroe ausgeführten Schnitte sind eingezeichnet.

in den Vorderhörnern. Aus den roten Kernen ziehen sie zuerst medianwärts, kreuzen sich in der Forelschen Kreuzung und steigen dann ins Rückenmark hinab.

Nach allen Untersuchern (Boyce, Hatschek, Held, von Monakow, Probst) ist diese Kreuzung total oder doch so gut wie total; d. h. alle Fasern verlaufen durch die Medianebene zu der anderen Seite. Daraus folgt, daß praktisch die Spaltung der Forelschen Kreuzung die Funktionen aufheben muß, welche die roten Kerne entlang den rubrospinalen Bahnen ausüben. Held hat darauf hingewiesen.

Betrachtet man einen Durchschnitt durch das Mittelhirn eines Kaninchens, der durch die Corpora quadrigemina anteriora, durch die Okulomotoriuskerne, durch die roten Kerne und durch das Ganglion interpedunculare geht (Abb. 50), dann sieht man in der Medianlinie in einem Abstand von $2^1/_2$—$3^1/_2$ mm vom ventralen Rande des Durchschnitts die Forelsche Kreuzung liegen.

Ich versuchte nun, die Forelsche Kreuzung zu spalten. Zu dem Zweck wurde die Klinge eines feinen, schmalen Messerchens z. T. mit einem Faden so umwickelt, daß von der Spitze $2^1/_2$ bzw. $3^1/_2$ mm frei blieben. Das Messerchen wurde, auf der ventralen Seite des Mittelhirns, in der Medianlinie, etwas kaudal von den Austrittsstellen der Nervi oculomotorii, gerade zwischen diesen, eingestoßen. Die Messerspitze wurde dann in der Sagittalebene etwas hin- und herbewegt, um die Kreuzung in ihrer ganzen Ausdehnung zu spalten und dann wieder zurückgezogen.

Dies geschah an Kaninchen und Katzen; und zwar sowohl an Tieren, denen zuvor das Großhirn vor den Thalami entfernt war, und die infolgedessen keine intakte cortico-spinale Pyramidenbahnen mehr hatten, als auch an Tieren mit

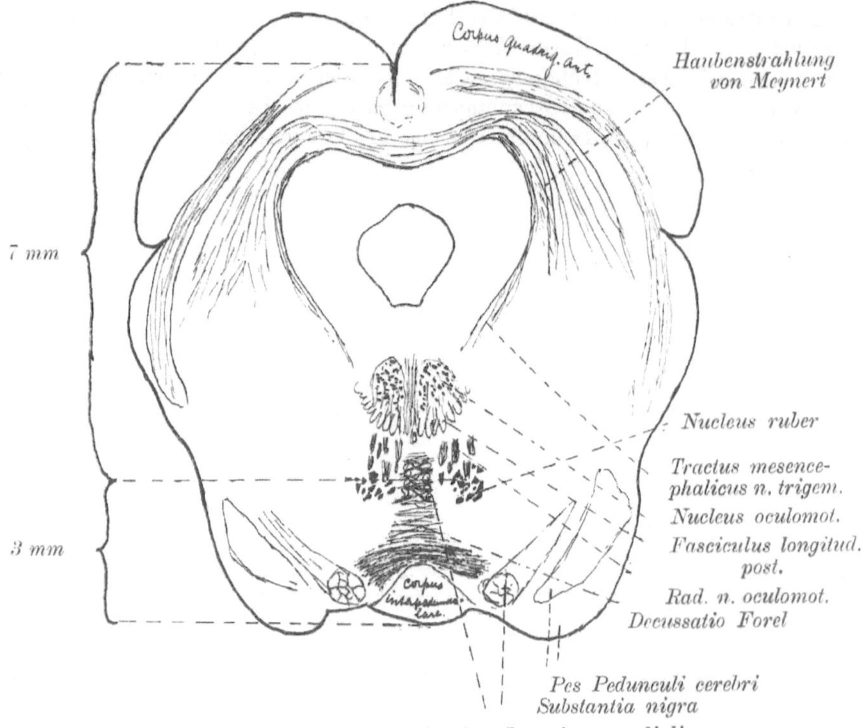

Abb. 50.   Frontalschnitt durch das Mittelhirn eines normalen Kaninchens.

erhaltenem Großhirn. Bei letzteren wurde die Spaltung der Kreuzung mit einem rechtwinklig gebogenen Messerchen ausgeführt. Nach Trepanation und Freilegung einer Großhirnhemisphäre wurde entlang der Schädelbasis zwischen die Nervi oculomotorii eingegangen. Es gelang hierbei natürlich nicht, den Schnitt so genau in die Medianlinie zu legen wie bei den Thalamustieren. Oft traten auch heftige Blutungen an der Schädelbasis auf.

Nach der Großhirnexstirpation wurden die Tiere zunächst einmal untersucht, nachdem sie sich von dem Schock und der Narkose wieder erholt hatten. War der Muskeltonus wieder völlig normal, waren alle Stellreflexe (bei Katzen die optischen ausgenommen) wieder vorhanden, dann wurde der Stich ausgeführt. Die richtige Ausführung war dann aber oft durch Blutgerinnsel erschwert. Deshalb wurde der Stich in einigen Fällen auch direkt nach der Großhirnexstirpation angebracht. Folgende Tabelle enthält die Ergebnisse dieser Versuche:

	Tiefe des Schnitts	Starre	Labyrinthstellreflexe	Körperstellreflexe		Halsstellreflexe
				Körper	Kopf	
Kaninchen F. .	$2^1/_2$ mm	—	+		?	+
„ G. .	$2^1/_2$ „	—	+	+?	?	+
„ H. .	$2^1/_2$ „	—	+	+	?	+
„ I. .	$2^1/_2$ „	—	+	+	?	+
„ P. .	$3^1/_2$ „	—	+		?	+
„ B. .	$3^1/_2$ „	+	—		—	+
„ Q. .	$3^1/_2$ „	+	—		—	+
„ S. .	$3^1/_2$ „	+	—		—	+
„ T. .	$3^1/_2$ „	+	—		—	+

Wir sehen also:

I. daß nach einem ventralen Stich von $2^1/_2$ mm immer eine normale Muskeltonusverteilung und Labyrinthstellreflexe vorhanden waren. Auch die Körperstellreflexe auf dem Körper blieben in zwei Fällen erhalten[1]).

II. daß nach einem ventralen Stich von $3^1/_2$ mm der normale Muskeltonus immer verschwindet und Starre auftritt. Auch die Labyrinthstellreflexe und die Körperstellreflexe auf den Körper waren nach diesen Stichen nicht mehr nachweisbar. Die Stichverletzungen bei den Kaninchen G., H., I., B., Q. und S. wurden mikroskopisch untersucht. Nachfolgend die Versuchsprotokolle dieser Tiere, die der übrigen F., P. und T. befinden sich am Schluß des Buches.

Kaninchen G.

16. Okt. 1922: Äthernarkose. — Tracheotomie. — Künstliche Atmung mit Ätherluftgemisch. — Karotiden unterbunden. — Nervi vagi durchschnitten. — Trepanation. — Schädeldach entfernt. — Dezerebrierung vor den Thalami. — Hautnaht. — Schluß der Narkose.

3 Uhr: Schluß der Operation. Spontane Atmung. Kornealreflex +.

3 Uhr 15: Setzt sich auf.

3 Uhr 30: Sitzt in normaler Haltung. Läuft und springt normal.

Starre —, keine Spur. Labyrinthstellreflexe +.

Beim Hang mit dem Kopf nach unten: Kopf 10—15° zum Becken nach rechts gedreht.

Körperstellreflexe + ?,

Obwohl das Tier ganz normal sitzt, läuft und springt, ohne umzufallen, obwohl das Tier schwer in Seitenlage zu bringen ist, und der Hinterkörper aufsitzen bleibt, wenn der Kopf langsam in Seitenlage gebracht wird, richtet das Tier trotzdem aus Seitenlage, mit in Seitenlage fixiertem Kopf, nicht den Hinterkörper auf. Obwohl die Körperstellreflexe auf den Körper also fast sicher vorhanden sind, bleibt das Aufrichten des Hinterkörpers aus.

Halsstellreflexe +.

Liftreaktion +.

Sprungbereitschaft +,

Kopfdrehreaktionen und Nachreaktionen +.

Vertikale kompensatorische Augenstellungen +, rechts wie links, nach oben und unten.

---

[1]) Im Anfang meiner Untersuchungen wurde oft kein Unterschied zwischen den einzelnen Körperstellreflexen gemacht. In dem Protokoll über Kaninchen F. ist daher allein „Körperstellreflexe +" angegeben worden.

Rotatorische kompensatorische Augenstellungen +, rechts wie links, sowohl mit oberem Pol nach vorn als auch nach hinten.

Vertikale Augendrehreaktionen +, rechts wie links, nach oben und unten.

Vertikale Augendrehnachreaktionen +.

Vertikaler Augendrehnystagmus und Nachnystagmus +.

Horizontale Augendrehreaktionen +, rechts wie links, zur Nase und zum Ohr hin.

Horizontale Augendrehnachreaktionen +.

Horizontale Augendrehnystagmus und Nachnystagmus +.

Rotatorische Augendrehreaktionen +, rechts wie links, mit oberem Pol nach vorn und nach hinten.

Rotatorische Augendrehnachreaktionen +.

Rotatorischer Nystagmus und Nachnystagmus +.

4 Uhr: Leichtes Lungenödem. Schädelnaht geöffnet. In der Medianlinie der ventralen Mittelhirnoberfläche wird am Vorderrand des Corpus interpedunculare zwischen die Austrittsstellen der Nervi oculomotorii ein 2¹/₂ mm tiefer Einstich angebracht.

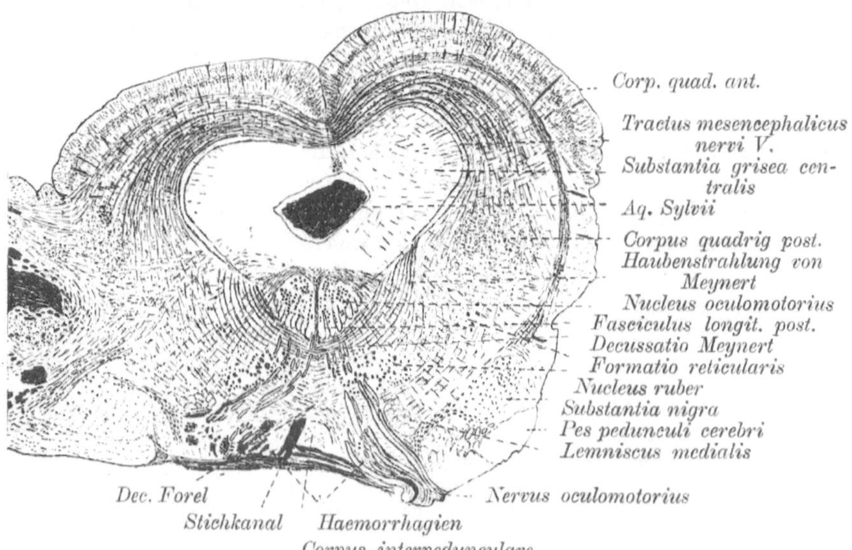

Abb. 51. Kaninchen G. Serie 14, Schnitt 8.

4 Uhr 10:   Schluß der zweiten Operation. Zunahme des Lungenödems.

4 Uhr 20:   Keine Spur von Starre. Setzt sich spontan in normale Haltung und macht bei Reizung einige Sprünge. Ist danach sehr kurzatmig.

4 Uhr 20:   Starre —, keine Spur.

Labyrinthstellreflexe +, beim Hang mit dem Kopf nach unten und mit dem Kopf nach oben, und ebenso in beiden Seitenlagen des Körpers in der Luft wird der Kopf normal gehalten. Beim Hängen mit dem Kopf nach unten, hängt der Kopf symmetrisch zum Körper.

Körperstellreflexe auf den Kopf?.

Körperstellreflexe auf den Körper?. Das Tier versucht auf einer Unterlage in Seitenlage liegend, bei seitlich fixiertem Kopf, den Hinterkörper aufzurichten.

Halsstellreflexe +.

Rechtes Auge:

Vertikale kompensatorische Augenstellungen +.

Rotatorische kompensatorische Augenstellungen ?.
Vertikale Augendrehreaktionen und Nachreaktionen +.
Vertikale Augendrehnystagmus und Nachnystagmus +.
Rotatorische Augendrehreaktionen und Nachreaktionen +, allein mit
oberem Pol nach vorn.
Horizontale Augendrehreaktionen +, schwach.
Linkes Auge:
Vertikale Augendrehreaktionen und Nachreaktionen +, nach oben und
unten. Das Tier zeigte am linken Auge auch andere Reaktionen, starb
aber plötzlich bei der Untersuchung auf diese Reaktionen. Das Lungen-
ödem hatte fortwährend zugenommen.
Das Hirnpräparat wird in 10 proz. Formalin fixiert.

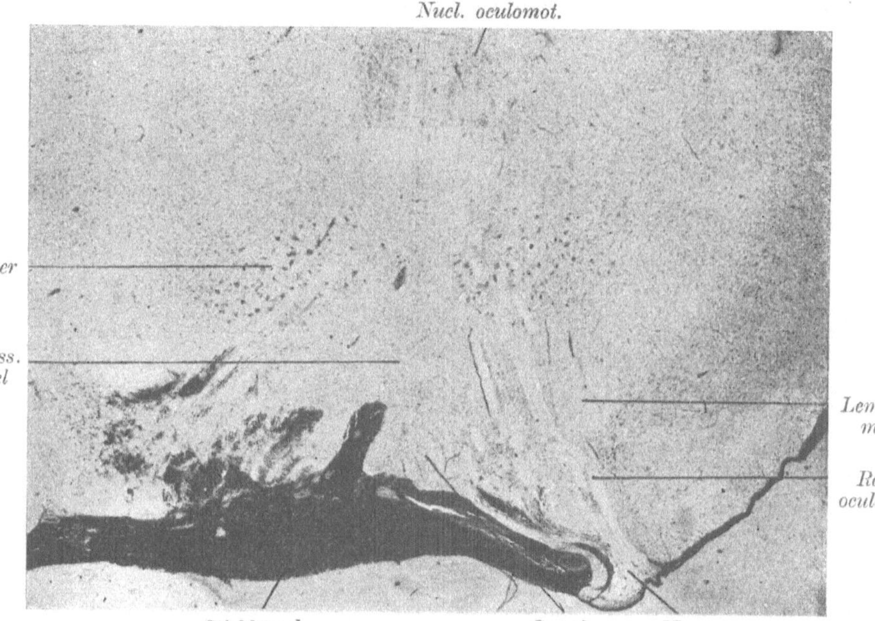

Abb. 52. Kaninchen G. Serie 14, Schnitt 8.

Mikroskopische Untersuchung: Hirnpräparat in Serien geschnitten. In Schnitt 8,
Serie 14 (Abb. 51), der durch die Corpora quadrigemina anteriora, durch die Okulomotoriuskerne und durch die großzelligen roten Kerne geht, ist der Stichkanal in seiner größten
Ausdehnung sichtbar. In der nebenstehenden Abbildung und auf dem Mikrophotogramm
dieses Schnittes (Abb. 52) geht der Stichkanal durch das ganze Ganglion interpedunculare
bis zu der Decussatio Forel. Diese Kreuzung wurde ebensowenig wie die beiden roten
Kerne durch den Stich verletzt.

Sechs Schnitte (Schnitt 2, Serie 15) weiter kaudal ist der Einstich viel kleiner (Abb. 53).

Auch dieser Schnitt verläuft noch durch die großzelligen roten Kerne und durch die
Decussatio Forel, welche beide unbeschädigt sind.

In Schnitt 1, Serie 16 (Abb. 54), welcher noch weiter kaudal und an einer Seite hinter
dem kaudalen Ende, an der anderen gerade durch das kaudale Ende der roten Kerne geht,
ist ein eigentlicher Stichkanal nicht mehr vorhanden. Am ventralen Rande des Schnittes
befinden sich nur noch einige Blutungen. Die Decussatio Forel ist auch hier unverletzt
geblieben.

Beim Kaninchen G. war also, nach Entfernung des Großhirns vor den Thalami, in der Medianlinie der ventralen Mittelhirnoberfläche ein Einstich vorgenommen worden, der, zwischen den Okulomotoriuswurzeln, das Ganglion interpedunculare bis an die Forelsche Kreuzung durchdringt. Die Forelsche Kreuzung selbst und die beiden roten Kerne waren unverletzt geblieben. Nach diesem Einstich behielt das Tier einen normalen Muskeltonus und die Labyrinthstellreflexe.

Kaninchen H.

17. Okt. 1922: Äthernarkose. — Tracheotomie. — Künstliche Atmung mit Ätherluftgemisch. — Nervi vagi und Karotiden bleiben intakt. — Trepanation. — Entfernung des Schädeldaches. — Großhirnexstirpation vor den Thalami. — Schluß der Narkose. — Hautnaht.

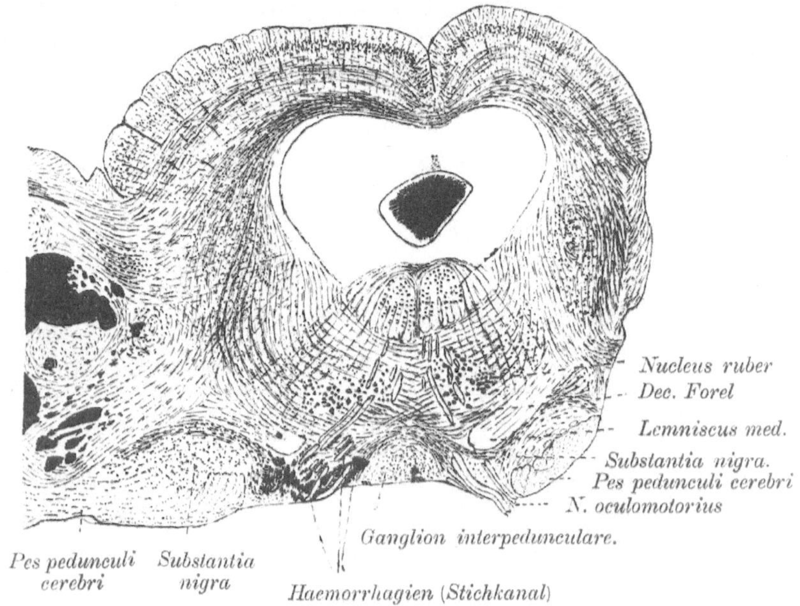

Abb. 53. Kaninchen G. Serie 15, Schnitt 2.

3 Uhr: Schluß der Operation. Spontane Atmung. Kornealreflex +.
3 Uhr 30: Läuft im Zimmer herum. Keine Spur von Starre. Der Muskeltonus der Vorderbeine ist vielleicht etwas abgeschwächt, die Pfoten gleiten oft aus.
3 Uhr 50: Starre —.
Labyrinthstellreflexe +, sowohl in Seitenlage wie in Rückenlage in der Luft.
Körperstellreflexe auf den Körper +, richtet bei in Seitenlage fixiertem Kopf aus beiden Seitenlagen den Hinterkörper auf.
Halsstellreflexe +.
Liftreaktion +.
Sprungbereitschaft +.
Kompensatorische Augenstellungen +, vertikale und rotatorische, auf beiden Augen.
Augendrehreaktionen und Nachreaktionen + alle, auf beiden Augen.
Augendrehnystagmus und Nachnystagmus +, sowohl die vertikale, rotatorische als die horizontalen Reaktionen.

4 Uhr 20: Hautnaht geöffnet. 2¹/₂ mm tiefer Einstich in der Medianlinie in die ventrale Mittelhirnoberfläche durch den Oberrand des Corpus interpedunculare zwischen die Nervi oculomotorii. Die genaue Lokalisation des Stiches war durch Blutgerinnsel nicht möglich. Nach dem Stich starke Blutung.

4 Uhr 30: Hautnaht. Schluß der Operation.

4 Uhr 35: Läuft und springt wie ein normales Kaninchen.

Starre —.

Labyrinthstellreflexe +, in Seiten- und Rückenlage, im Hang in der Luft mit Kopf nach unten und oben.

Körperstellreflexe auf den Körper +, aus beiden Seitenlagen auf dem Tisch mit in Seitenlage fixiertem Kopf.

Halsstellreflexe +.

Tonische Halsreflexe ᴛ.

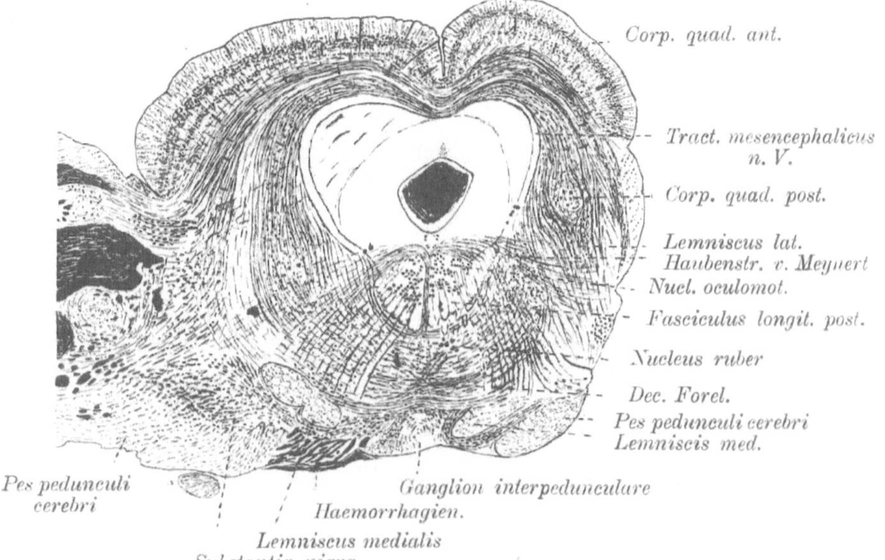

Abb. 54. Kaninchen G. Serie 16, Schnitt 1.

Tonische Labyrinthreflexe ?. Liftreaktion +. Sprungbereitschaft +. Kopfdrehreaktionen und Nachreaktionen +.

Kompensatorische Augenstellungen —.

Augendrehreaktionen und Nachreaktionen —.

(Das linke Auge hat anscheinend etwas rotatorische kompensatorische Augenreaktionen.)

5 Uhr: Reaktionen wie oben, Tier getötet.

Sektion: Ein Nervus oculomotorius scheint durchgerissen zu sein. Der andere war, wie die Nervi trochleares, stark gedehnt worden. Hirnpräparat in 10 proz. Formalin fixiert.

Mikroskopische Untersuchung: Der Gehirnrest wurde von oral nach kaudal in Schnitte zerlegt. Bei Schnitt 1, Serie 15 (Abb. 55), wird der Stichkanal erstmalig in kurzer Ausdehnung sichtbar, und zwar geht er mitten durch das Ganglion interpedunculare bis an die Decussatio Forel. Diese Kreuzung und die roten Kerne sind unversehrt.

Dasselbe zeigt nebenstehende Mikrophotographie von einem Teil dieses Schnittes (Abb. 56).

Zwei Schnitte weiter kaudal (2 × 30 μ) sind in Schnitt 3, Serie 15 (Abb. 57 u. 58), zwei kleine Blutungen sichtbar, die quer durch einen Teil der Decussatio Forel verlaufen.

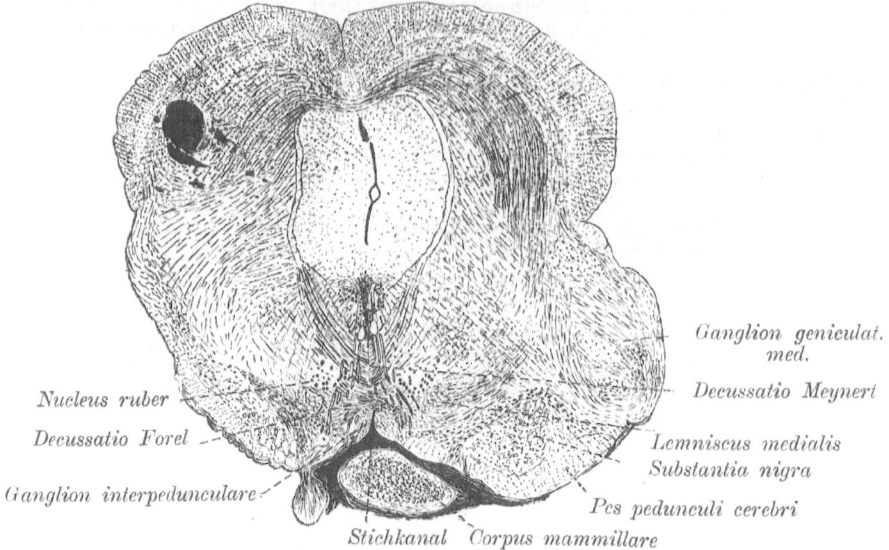

Abb. 55. Kaninchen H. Serie 15, Schnitt 1.

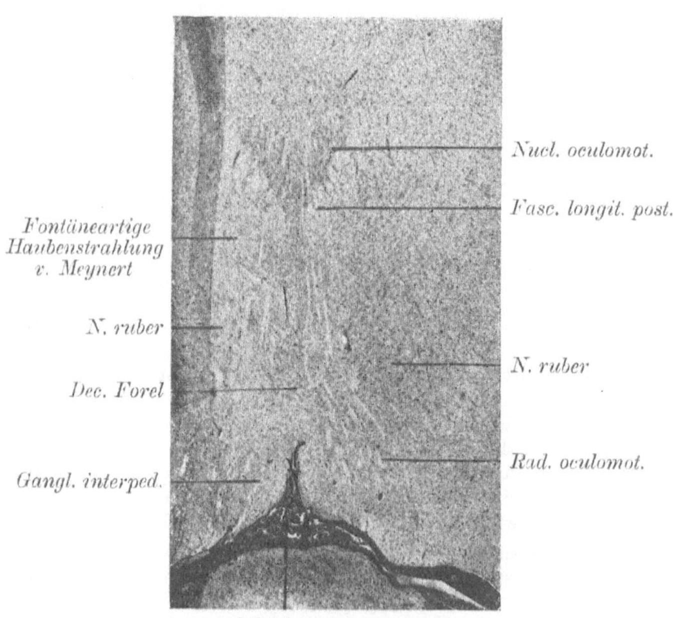

Abb. 56. Kaninchen H. Serie 15, Schnitt 1.

Der Schnitt selbst geht gerade durch den ganzen Verlauf der Okulomotoriuswurzeln, von ihrem Beginn in den Okulomotoriuskernen bis zum ventralen Schnittrand. Auf der einen Seite ist der Übergang einer dieser Wurzeln in den Okulomotoriusnerven zu sehen.

Zwei Schnitte weiter kaudal (= 60 μ), in Schnitt 5, Serie 15 (Abb. 59), sind diese kleinen Blutungen nahezu verschwunden. Der Stichkanal reicht wieder gerade bis an die Decussatio Forel.

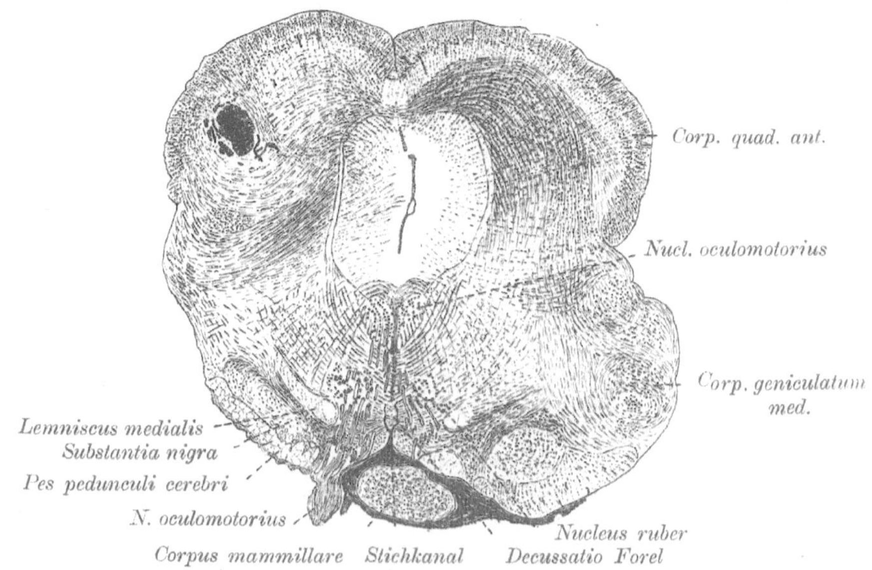

Abb. 57. Kaninchen H. Serie 15, Schnitt 3.

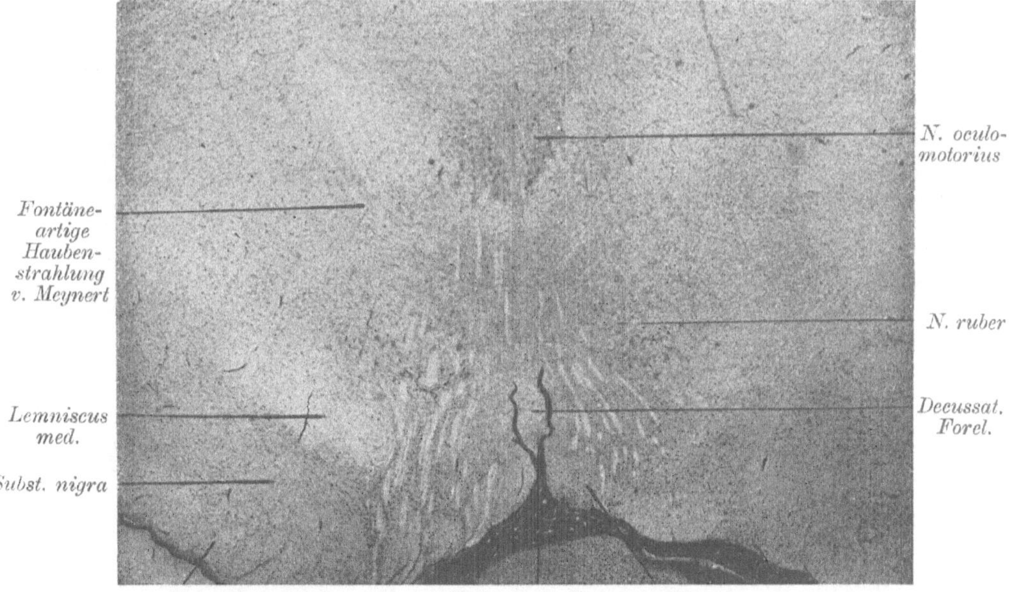

Abb. 58. Kaninchen H. Serie 15, Schnitt 3.

Zwei sehr kleine Blutungen liegen noch dorsal von der Forelschen Kreuzung (siehe auch die Mikrophotographie dieser Gegend, Abb. 60).

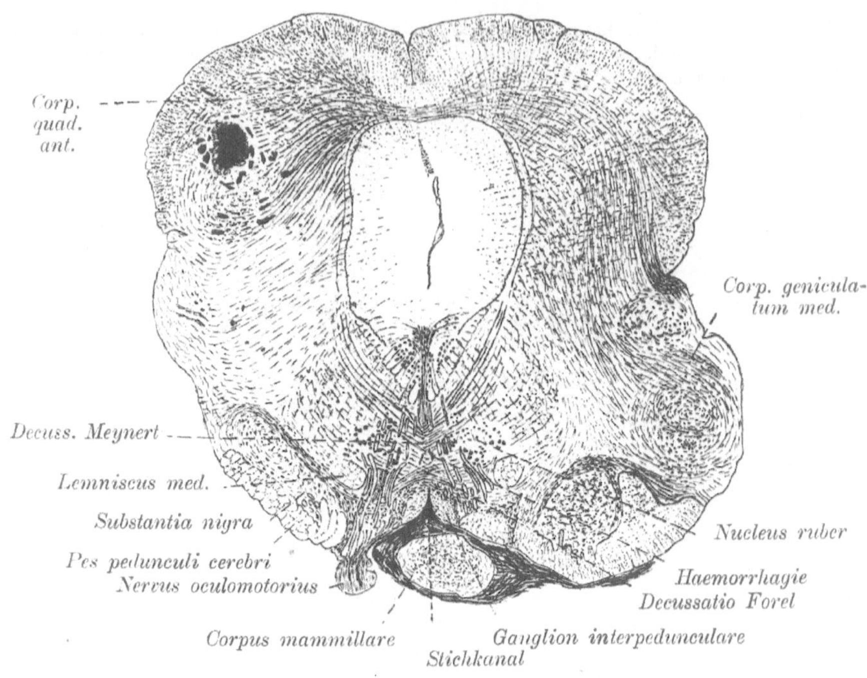

Abb. 59. Kaninchen H. Serie 15, Schnitt 5.

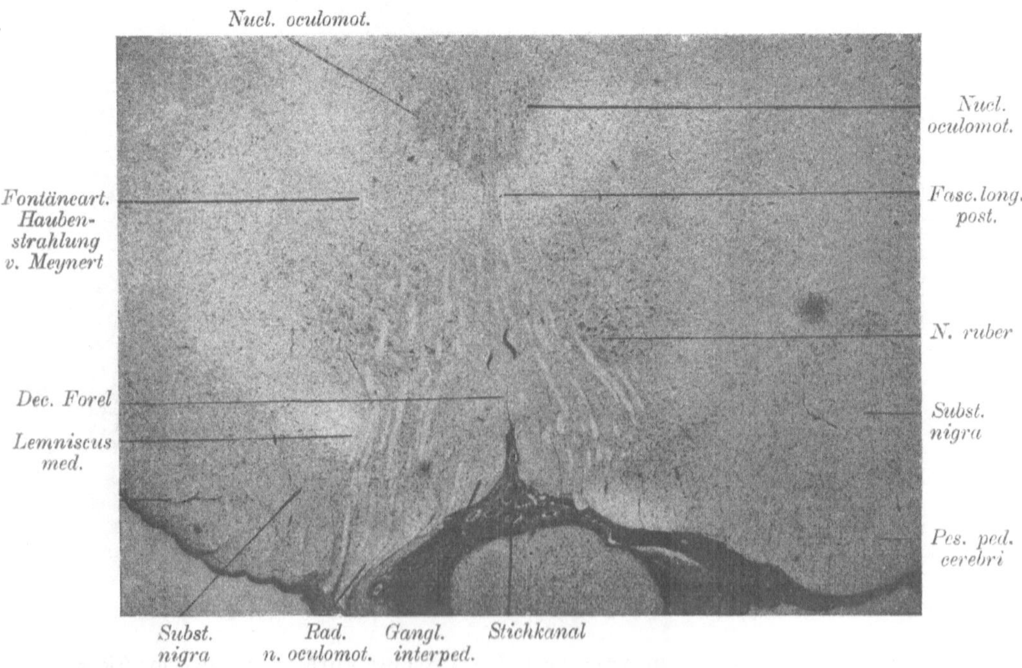

Abb. 60. Kaninchen H. Serie 15, Schnitt 5.

In Schnitt 2, Serie 16 (Abb. 61), der beiderseits durch die Übergänge der Okulomotoriuswurzeln in die Okulomotoriusnerven geht, ist kein Stichkanal mehr vorhanden, nur noch kleine Blutungen im Ganglion interpedunculare. (Abb. 61: Für Nucleus oculomot. lies Nervus oculomot.)

Beim Kaninchen H. war also, nach Großhirnexstirpation vor den Thalami, ein Einstich in die Medianlinie der ventralen Mittelhirnoberfläche vorgenommen worden, der zwischen den Okulomotoriuswurzeln, durch das Ganglion interpedunculare hindurch bis an die Forelsche Kreuzung reichte. Obwohl zwei kleine Blutungen in diese Kreuzung stattgefunden hatten, blieben der Muskeltonus normal und die Labyrinthstellreflexe und die Körperstellreflexe auf den Körper erhalten.

Das dritte Tier, das nach einem ventralen Stich normalen Muskeltonus und intakte Stellreflexe behielt, war

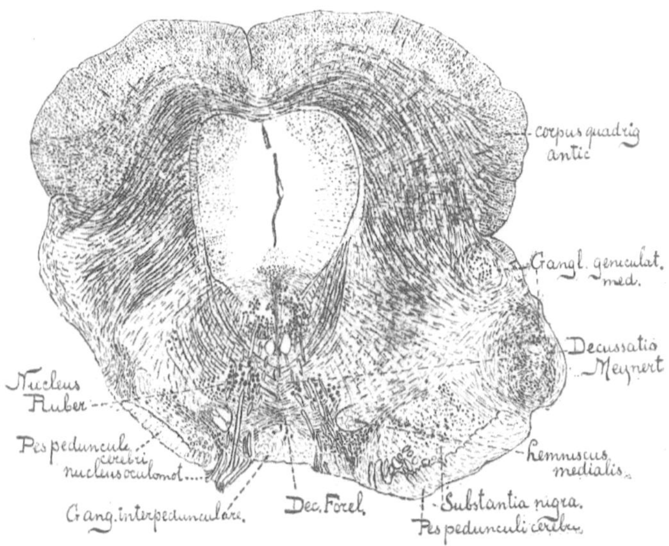

Abb. 61. Kaninchen H. Serie 16, Schnitt 2.

Kaninchen I.

18. Okt. 1922: Äthernarkose. — Tracheotomie. — Künstliche Atmung mit Ätherluftgemisch. — Karotiden unterbunden, Vagi intakt. — Trepanation. Großhirnexstirpation vor den Thalami. — 2½ mm tiefer Einstich in die Medianlinie der ventralen Mittelhirnoberfläche zwischen die Nervi oculomotorii. — Schluß der Narkose. — Hautnaht.

10 Uhr 50: Schluß der Operation. Spontane regelmäßige Atmung.

11 Uhr 15: Keine Spur von Starre. Sitzt, läuft und springt ganz wie ein normales Kaninchen.

Im Hang mit dem Kopf nach unten: Kopf symmetrisch zum Körper. Starre —.

Labyrinthstellreflexe +, in die Luft gehalten, wird der Kopf in jeder Seitenlage, in Rückenlage, beim Hang mit dem Kopf nach unten oder oben immer in die Normalstellung gebracht.

Körperstellreflexe auf den Kopf?.

Körperstellreflexe auf den Körper +, auf einer Unterlage wird aus beiden Seitenlagen, mit in Seitenlage fixiertem Kopf, der Hinterkörper sofort aufgerichtet.

Halsstellreflexe auf den Vorderkörper +, auf den Hinterkörper +.
Liftreaktion +. Sprungbereitschaft +.
Kopfdrehreaktionen und Nachreaktionen +.
Tonische Labyrinthreflexe +, schwach.
Tonische Halsreflexe +, deutlich, vor allem bei Kopfwendung in Rückenlage.
Die linke Pupille ist viel weiter als die rechte.

	R. Auge	L. Auge
Vertikale kompensatorische Augenstellungen	+	+, schwach
Rotatorische kompensatorische Augenstellungen	+, schwach,	+
Vertikale Augendrehreaktionen u. Nachreaktionen	+, ,,	+
Rotatorische Augendrehreaktionen u. Nachreaktionen	—	+
Horizontale Augendrehreaktionen und Nachreaktionen	+	+
Vertikaler Augendrehnystagmus und Nachnystagmus	—	+
Rotatorischer Augendrehnystagmus und Nachnystagmus	—	+
Horizontaler Augendrehnystagmus und Nachnystagmus		+

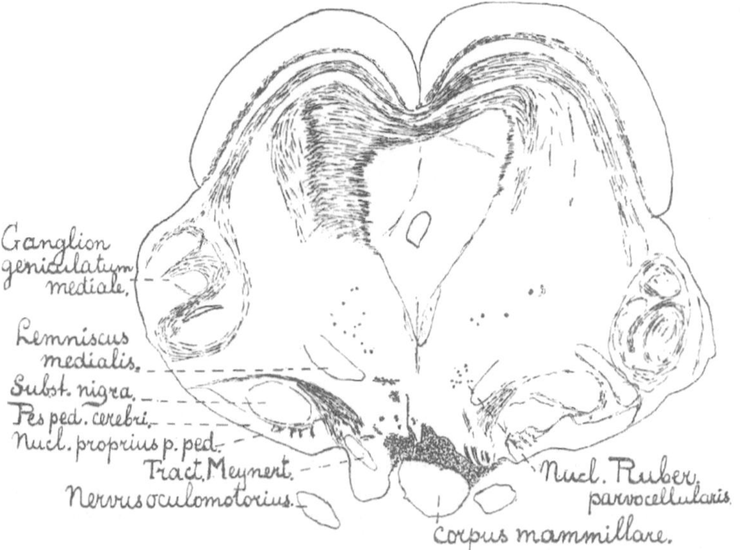

Abb. 62. Kaninchen I. Schnitt 73.

1 Uhr: Muskeltonus noch immer normal und alle Stellreflexe vorhanden. Das Kaninchen sitzt noch immer in normaler Haltung und läuft ganz wie ein gewöhnliches Kaninchen. Deshalb keine weiteren Untersuchungen und das Tier getötet.

Mikroskopische Untersuchung: In Schnitt 73 (Abb. 62) der durch den Vorderrand der Corpora quadrigemina anteriora vor den Okulomotoriuskernen und beiderseits durch das Ganglion geniculatum mediale verläuft, erkennt man den Stichkanal etwas lateral von der Medianlinie. Beiderseits liegen einige Zellen von den kleinzelligen roten Kernen.

Mehr kaudalwärts in Schnitt 103 (Abb. 63) ist der Stichkanal in seiner größten Ausdehnung zu sehen. Der Schnitt geht durch die Okulomotoriuskerne, durch die großzelligen roten Kerne und durch das Ganglion interpedunculare. Wie auf der Abbildung ersichtlich, reicht der Stichkanal bis an die Forelsche Kreuzung. Er durchtrennt vielleicht auf der einen Seite einige Fasern, läßt aber den größten Teil dieser Fasern intakt. Dasselbe gibt die Mikrophotographie dieses Schnittes wieder (Abb. 64).

In den folgenden, mehr kaudalwärts gelegenen, Schnitten wird der Stichkanal immer kürzer, wie u. a. Schnitt 117 zeigt (Abb. 65). Zwischen den austretenden Fasern des roten Kernes befinden sich noch kleine Blutungen. Die roten Kerne und die Forelsche Kreuzung sind ganz intakt.

Acht Schnitte weiter kaudal (Schnitt 125) ist der Stich nur noch sehr klein. In diesem Schnitt, der auf der einen Seite durch den Ursprung des Nervus oculomotorius geht, sind die Forelsche Kreuzung und die roten Kerne ganz unverletzt (Abb. 66).

Noch 10 Schnitte weiter kaudal erkennt man in Schnitt 141 die am meisten kaudal gelegenen Zellen des Nucleus ruber magnocellularis der einen Seite. Auf der anderen Seite sind keine Zellen der roten Kerne mehr vorhanden, dagegen erscheint ein Stückchen

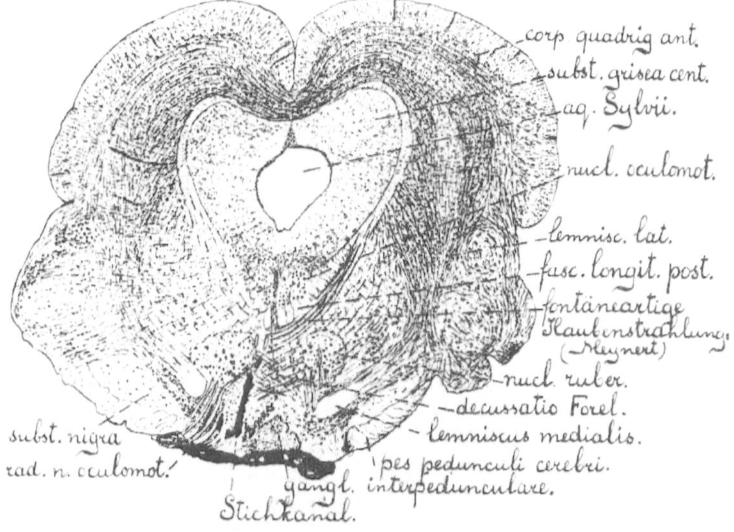

Abb. 63. Kaninchen I. Schnitt 103.

des vorderen Ponsrandes. Der Schnitt enthält ferner die kaudalen Enden der Okulomotoriuskerne, die Forelsche Kreuzung und das Ganglion interpedunculare. In diesem Schnitt ist keine Verletzung mehr zu sehen.

Beim Kaninchen I. hatte also der Stich in den ventralen Teil der Medianfläche des Mittelhirns die roten Kerne ganz und die Forelsche Kreuzung nahezu intakt gelassen. Auch dieses Tier behielt nach diesem Einstich einen normalen Muskeltonus, die Labyrinthreflexe und die Körperstellreflexe auf den Körper.

Die Beobachtungen bei den drei letzten Tieren lassen sich folgendermaßen zusammenfassen:

Die Kaninchen G., H. und I. behielten nach Einstich in die Medianebene des ventralen Mittelhirnteiles mit vorausgegangener Großhirnexstirpation ihren normalen Muskeltonus, die Labyrinthstellreflexe und die Körperstellreflexe auf den Körper (letztere bei Kaninchen G. nicht deutlich vorhanden). Nach der mikroskopischen Untersuchung ihrer Gehirne verlief der Stich bei allen drei Tieren zwischen den Okulomotoriuswurzeln, durch das Ganglion interpedunculare oder an ihm entlang bis zur Forelschen Kreuzung. Diese Kreuzung und die roten Kerne waren dabei so gut wie intakt geblieben.

Es folgt weiterhin der genaue Bericht über die Kaninchen, bei denen nach Einstich in die ventrale Wand des Mittelhirns ein normaler Muskeltonus nicht mehr vorhanden war, sondern Starre und Veränderungen der Stellreflexe auftraten.

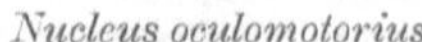

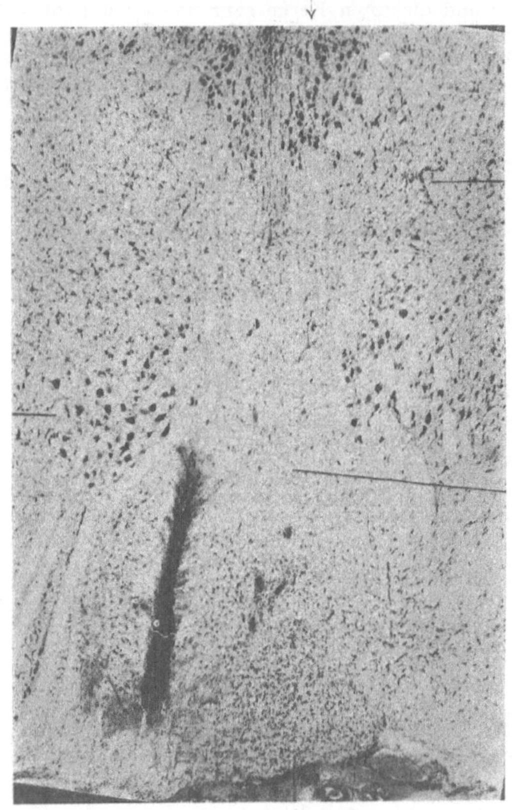

Abb. 64. Mikrophotographische Aufnahme des ventralen Teiles von Abb. 63.

Kaninchen B.

11. Okt. 1922: Äthernarkose. — Tracheotomie. — Künstliche Atmung mit Ätherluftgemisch. — Karotiden unterbunden. — Vagi durchschnitten. — Trepanation. — Schädeldach bis auf eine mediane Knochenspange nach
Morita weggenommen. — Großhirnexstirpation vor den Thalami. —
Schluß der Narkose. — Hautnaht.

10 Uhr 45: Schluß der Operation. Spontane Atmung. Pupillen sehr weit. Kornealreflexe —.

11 Uhr 20: Kornealreflexe zurückgekehrt. Pupillen jetzt mittelweit und beiderseits
gleich.

Das Tier ist nicht starr. Es setzt sich von selbst richtig auf und bleibt
in Normalstellung sitzen. Nach Schwanzkneifen springt es weg und
läuft mit normaler Koordination und normalem Muskeltonus durch das
Zimmer.

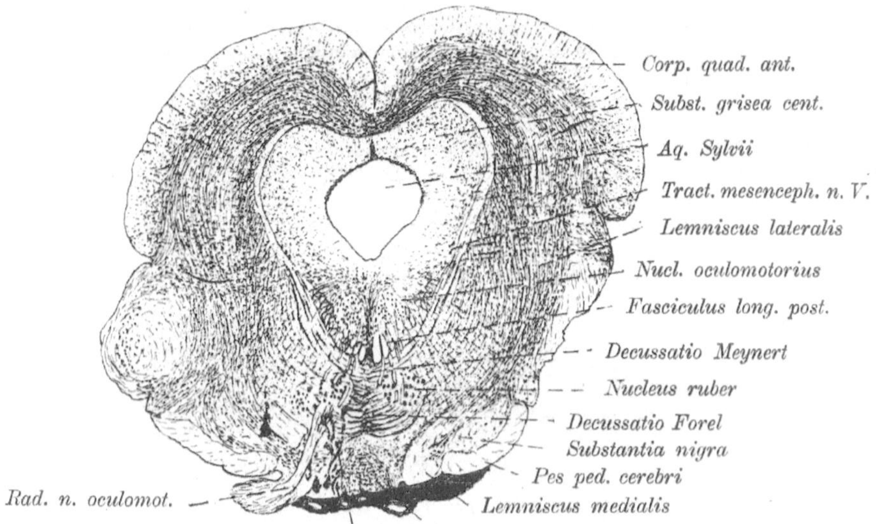

Abb. 65. Kaninchen I. Schnitt 117.

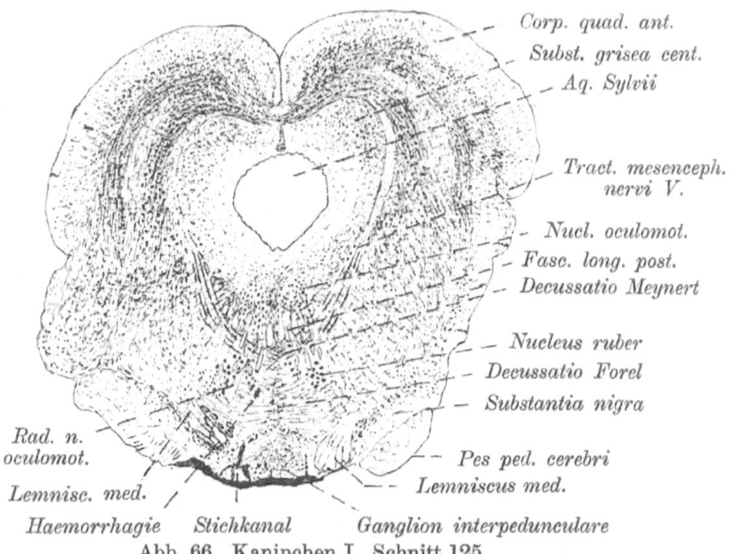

Abb. 66. Kaninchen I. Schnitt 125.

Labyrinthstellreflexe +. Körperstellreflexe auf den Körper +. Halsstellreflexe auf den Vorderkörper +, auf das Becken +. Tonische Halsreflexe auf die Extremitäten +. Tonische Labyrinthreflexe auf die
Extremitäten +.

Beim Hang mit dem Kopf nach unten hängt der Kopf symmetrisch zum Becken.

Liftreaktion +. Sprungbereitschaft +. Kopfdrehreaktionen und Nachreaktionen +. Kopfdrehnystagmus (horizontal) +. Alle kompensatorischen Augenabweichungen, alle Augendrehreaktionen und Nachreaktionen, Augendrehnystagmus und Nachnystagmus sind auf beiden Augen in allen drei Richtungen vorhanden, ganz wie bei einem intakten Kaninchen.

1 Uhr: Nach der vorausgegangenen Untersuchung sehr schlaff. Schwache und schnelle Herztätigkeit.

2 Uhr: Hat sich erholt. Sitzt wieder normal.

2 Uhr 30: **Zweite Operation. Unter künstlicher Atmung $3^{1}/_{2}$ mm tiefer Einstich in die Medianlinie der ventralen Mittelhirnoberfläche zwischen die Ursprungsstellen der Nervi oculomotorii und durch das Ganglion interpedunculare.**

2 Uhr 35: Das Tier ist völlig starr. Spontane Atmung, gute Herztätigkeit.

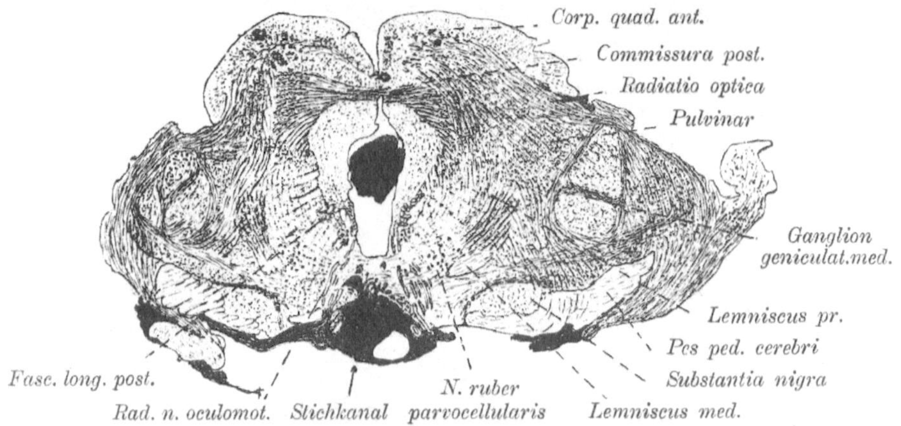

Abb. 67. Kaninchen B. Schnitt 150.

3 Uhr: **Fortdauernd starr. Bleibt in beiden Seitenlagen platt auf dem Tisch liegen.**
Labyrinthstellreflexe —, bei Seitenlage des Körpers in der Luft wird auch der Kopf in Seitenlage gehalten; in Rückenlage in der Luft, hängt der Kopf hintenüber. Körperstellreflexe —. Halsstellreflexe auf den Vorderkörper +, Halsstellreflexe auf den Hinterkörper +. Tonische Labyrinthreflexe +. Tonische Halsreflexe +. Liftreaktion +. Sprungbereitschaft +. Kopfdrehreaktionen und Nachreaktionen +. Vertikale kompensatorische Augenstellungen +; die anderen Augenreaktionen wurden nicht untersucht.

4 Uhr: **Bleibt starr, sehr starr und liegt fortwährend in Seitenlage. Die Labyrinthstellreflexe und die Körperstellreflexe fehlen dauernd. Die andern Reaktionen unverändert wie bisher.**

4 Uhr 30: Dauernd sehr starr. Zustand bleibt unverändert, darum Tier getötet.

Mikroskopische Untersuchung: Das Hirnpräparat wird in Serienschnitte von 30 μ Dicke zerlegt.

In Schnitt 150 (Abb. 67), der durch den Vorderrand der Corpora quadrigemina anteriora, durch die Corpora geniculata medialia und durch die kleinzelligen roten Kerne geht, ist der Stichkanal schon gerade zwischen den Okulomotoriuswurzeln zu erkennen.

In dem mehr kaudal gelegenen Schnitt 188 (Abb. 68), der durch die Okulomotoriuskerne und die großzelligen roten Kerne geht, liegt der Stichkanal gerade in der Mittellinie und spaltet die Forelsche Kreuzung.

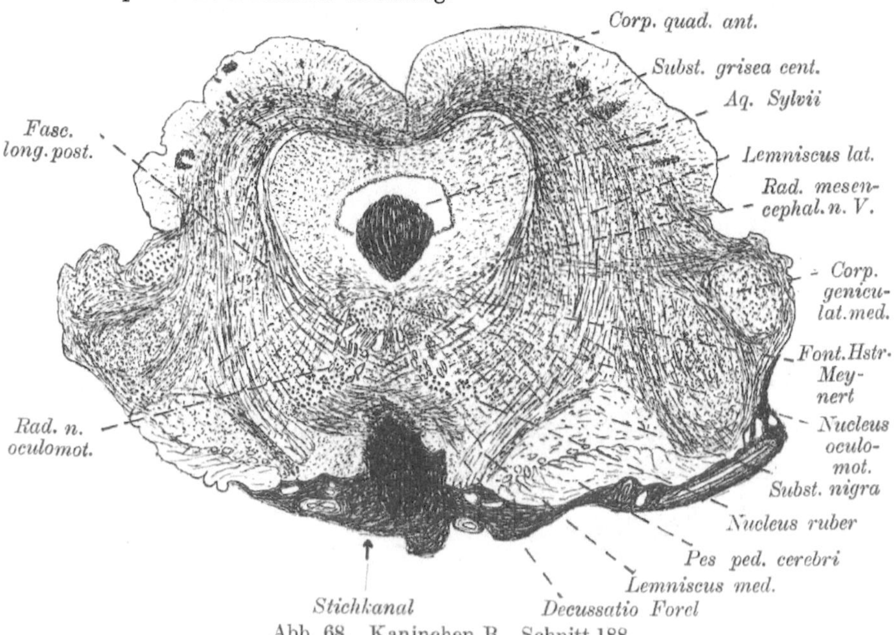

Abb. 68. Kaninchen B. Schnitt 188.

Aq. Sylvii

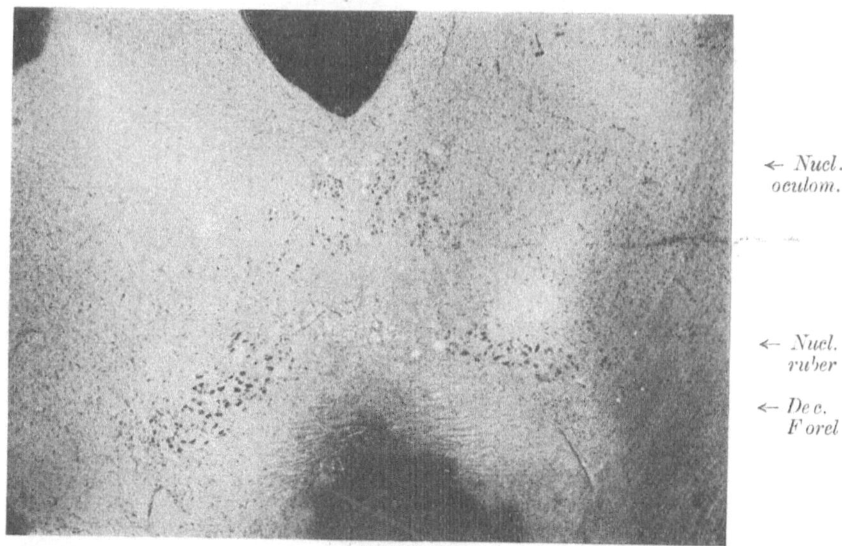

Abb. 69. Mikrophotographische Aufnahme des ventralen Teiles von Abb. 68.

Dasselbe zeigt die Mikrophotographie dieses Schnittes (Abb. 69). Sehr deutlich erkennt man darauf die durchtrennten Fasern der Forelschen Kreuzung.

7*

In Schnitt 214 (Abb. 70), der durch die Trochleariskerne und durch die Decussatio brachii conjunctivi geht, liegt der Stich noch immer in der Medianlinie. Er reicht aber hier schon weniger dorsal, dicht bis an die Decussatio bracchii conjunctivi cerebelli. Er hat aber eine Blutung in dem am meisten ventral gelegenen Teil der Kreuzung verursacht.

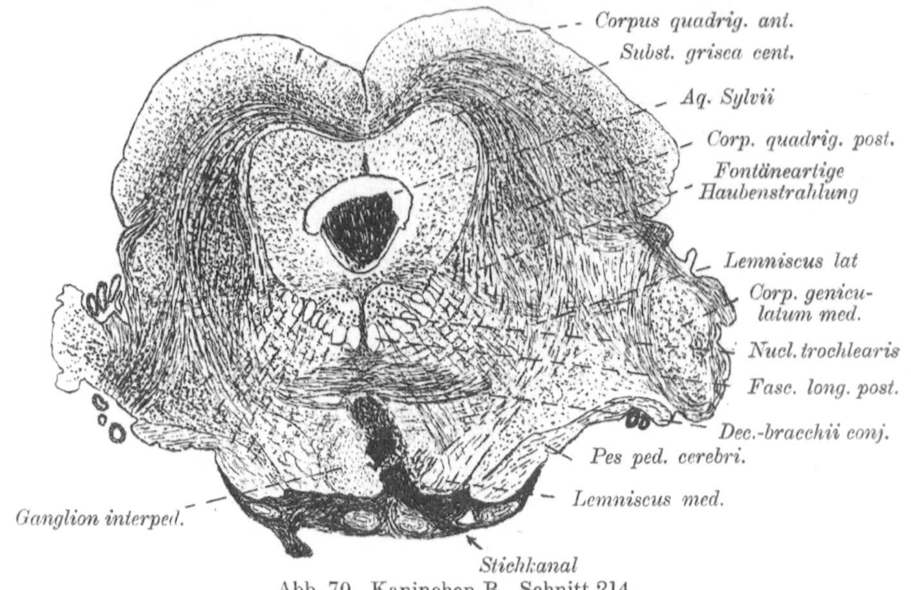

Abb. 70. Kaninchen B. Schnitt 214.

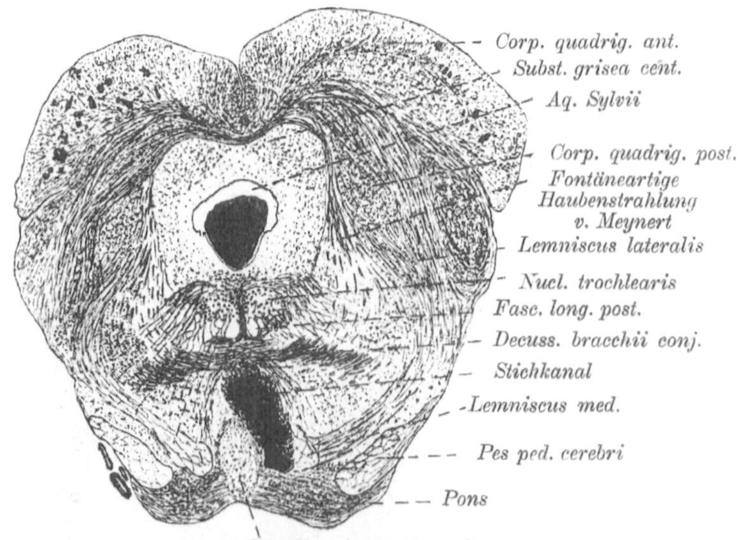

Abb. 71. Kaninchen B. Schnitt 233.

In Schnitt 233 (Abb. 71), der auch noch durch die Trochleariskerne und durch die Decussatio brachii conjunctivi von Wernekink geht, hat der Stich noch eine kleine Wunde dem lateralen Rande des Ganglion interpedunculare entlang verursacht. Die Wernekinksche Kreuzung und der orale Ponsrand sind völlig unverletzt geblieben.

Auch in Schnitt 263, der kaudal von den Trochleariskernen durch die Brückenschenkel verläuft, liegt noch ein kleiner Stichkanal, welcher einseitig gerade den Fasciculus praedorsalis spaltet. In Schnitt 285 liegt der Stichkanal medial von diesem Fasciculus. In den folgenden, mehr kaudal gelegenen Schnitten wird die Verletzung allmählich immer kleiner und verschwindet schließlich.

Beim Kaninchen B. hatte also der Einstich in die Medianlinie der ventralen Mittelhirnoberfläche, gerade zwischen den Okulomotoriuswurzeln, die Forelsche Kreuzung völlig gespalten.

Nach diesem Stich trat an Stelle des normalen Muskeltonus Starre auf. Die Labyrinthstellreflexe und die Körperstellreflexe auf den Körper waren verschwunden.

Außer der Forelschen Kreuzung waren einseitig auch ein Fasciculus praedorsalis durchschnitten und die Decussatio bracchii conjunctivi cerebelli durch eine kleine Blutung etwas verletzt worden.

Auch beim Kaninchen Q. traten nach einem Stich in die ventrale Fläche des Mittelhirns Starre und Veränderungen der Stellreflexe auf.

Kaninchen Q.

24. Okt. 1922: Äthernarkose. — Karotiden unterbunden. — Trepanation. — Großhirnexstirpation vor den Thalami. — $3^1/_2$ mm tiefer Einstich in die Medianlinie der ventralen Mittelhirnwand zwischen die Nervi oculomotorii. — Schluß der Narkose. — Hautnaht.

3 Uhr: Schluß der Operation.

Spontane regelmäßige Atmung. Kornealreflex vorhanden. Leichte Streckstarre.

4 Uhr: Das Tier liegt fortwährend in linker Seitenlage. Der Strecktonus der Hinterbeine ist deutlich erhöht. Setzt man das Tier aufrecht, dann hält es den Kopf stark nach links gedreht.

Beim Hang mit dem Kopf nach unten beträgt die Kopfdrehung 90° nach links.

Legt man das Tier in rechter Seitenlage auf eine Unterlage, dann richten sich Kopf und Vorderkörper sofort auf. Der Kopf wendet sich dann mehr und mehr nach links, und schließlich rollt das Tier über den Bauch auf die linke Seite und bleibt ruhig liegen. Reizt man das Tier nun, z. B. durch Schwanzkneifen, dann dreht es zuweilen den Kopf wieder nach links, so daß das Schädeldach nach unten liegt. Oft geht danach das Tier über den Rücken in rechte Seitenlage, um über den Bauch gleich wieder auf die linke Seite zu rollen.

Labyrinthstellreflexe —, in linker Seitenlage in die Luft gehalten, hängt der Kopf mit dem Schädeldach nach unten; in rechter Seitenlage wird auch der Kopf in Seitenlage gehalten. In Rückenlage hängt der Kopf hintenüber und nach links gewendet.

Körperstellreflexe auf den Körper —.

Halsstellreflexe auf den Vorderkörper +, auf das Becken +.

Alle Augenreaktionen sind beiderseits vorhanden, auch die vertikalen.

4 Uhr 30: Bei linker Seitenlage und ebenso bei Rückenlage mit zum Thorax symmetrisch gestelltem Kopf ist die Starre deutlich.

Labyrinthstellreflexe —, wie oben. Körperstellreflexe auf den Körper —.

Beim Hang mit dem Kopf nach unten ist der Kopf immer noch um 90° nach links gedreht.

5 Uhr: Zustand unverändert. Keine einzige Änderung der Reflexe. Darum das Tier getötet.

Mikroskopische Untersuchung: Das Hirnpräparat wird in Serienschnitte von 30 μ zerlegt.

In Schnitt 103 (Abb. 72), der durch den Vorderteil der Corpora quadrigemina anteriora, durch die Nuclei oculomotorii, durch die noch größtenteils kleinzelligen roten Kerne und ventral durch die austretenden Okulomotoriuswurzeln und durch das Corpus mammillare

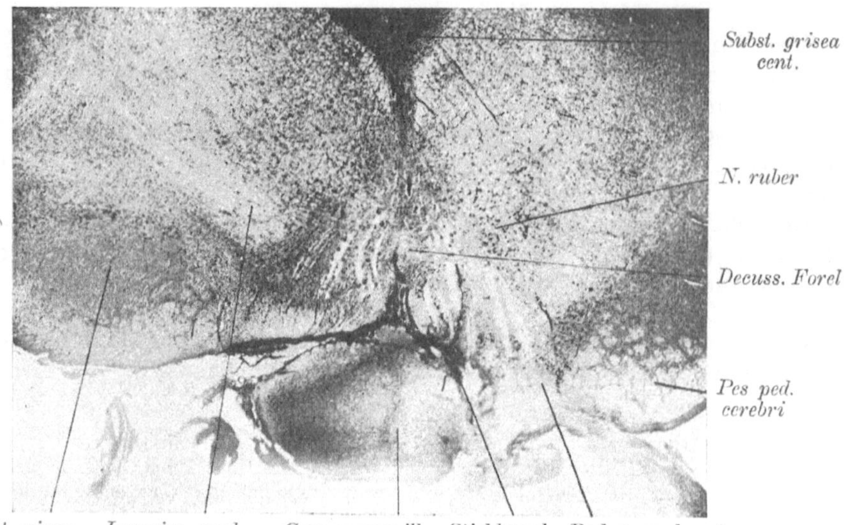

Abb. 72. Kaninchen Q. Schnitt 103.

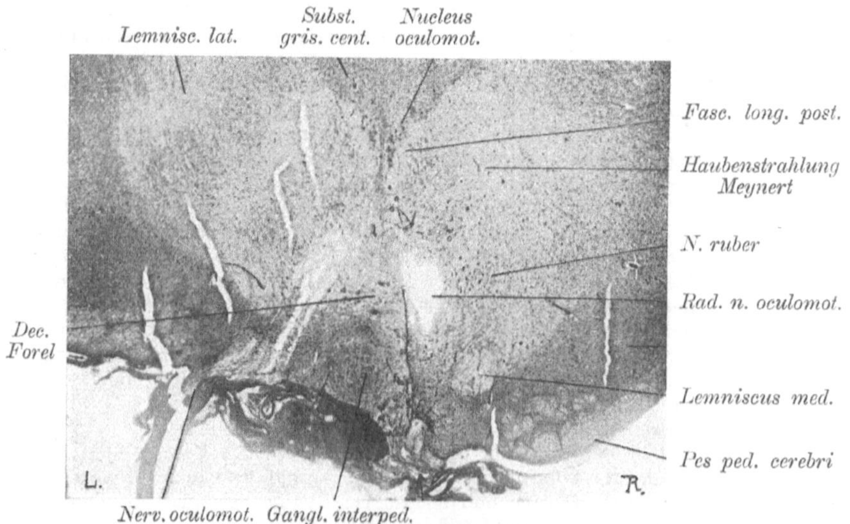

Abb. 73. Kaninchen Q. Schnitt 117.

geht, sind zwei stichförmige Verletzungen zu erkennen. Die eine geht vom ventralen Rande des Schnittes mitten durch das Ganglion interpedunculare in die dorsal davon gelegene Decussatio Forel. Die andere verläuft zwischen den Fasern der Okulomotoriuswurzeln der einen Seite zum medialen Rande des gleichseitigen roten Kernes. Sie durchschneidet dabei Fasern aus diesem Kern auf ihrem Weg zur Forelschen Kreuzung und ebenso Fasern aus dem andern roten Kern nach ihrem Durchtritt durch diese Kreuzung.

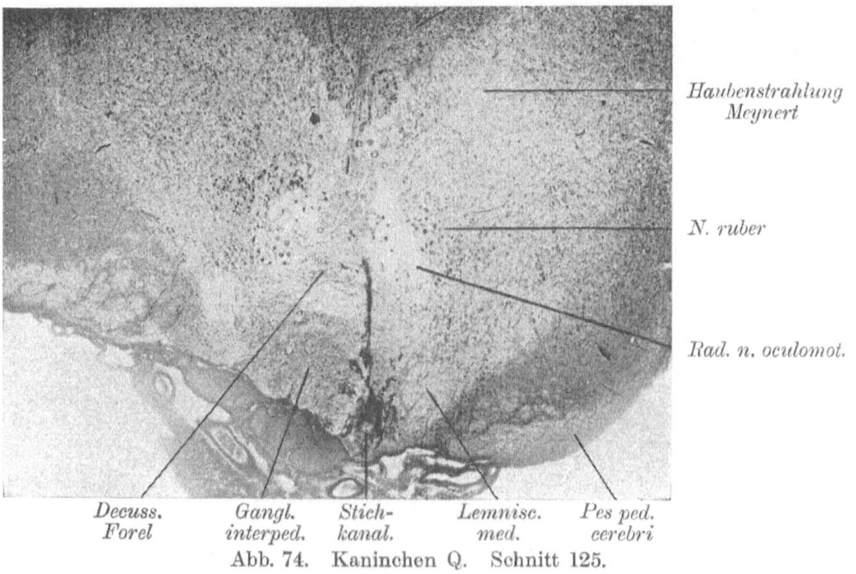

Abb. 74. Kaninchen Q. Schnitt 125.

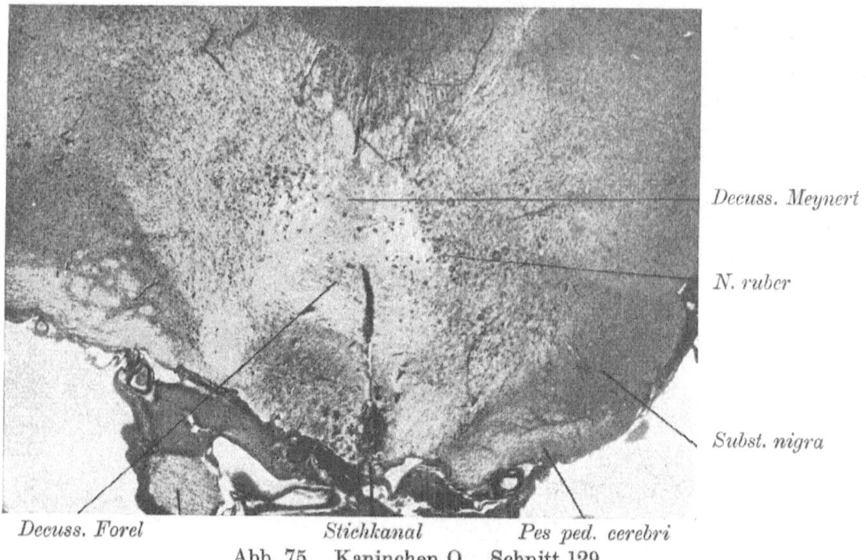

Abb. 75. Kaninchen Q. Schnitt 129.

In Schnitt 117 (Abb. 73), der durch die Spitzen der Okulomotoriuskerne geht und auf der einen Seite durch den Übergang der Okulomotoriuswurzel in den Nerv verläuft, auf der anderen Seite kaudal davon, ist kein Stichkanal durch das Ganglion interpedunculare

mehr vorhanden. Nur dicht lateral von diesem Ganglion, aber medial von der rechts-
seitigen Okulomotoriuswurzel und vom rechten roten Kern liegt ein Stichkanal, der die

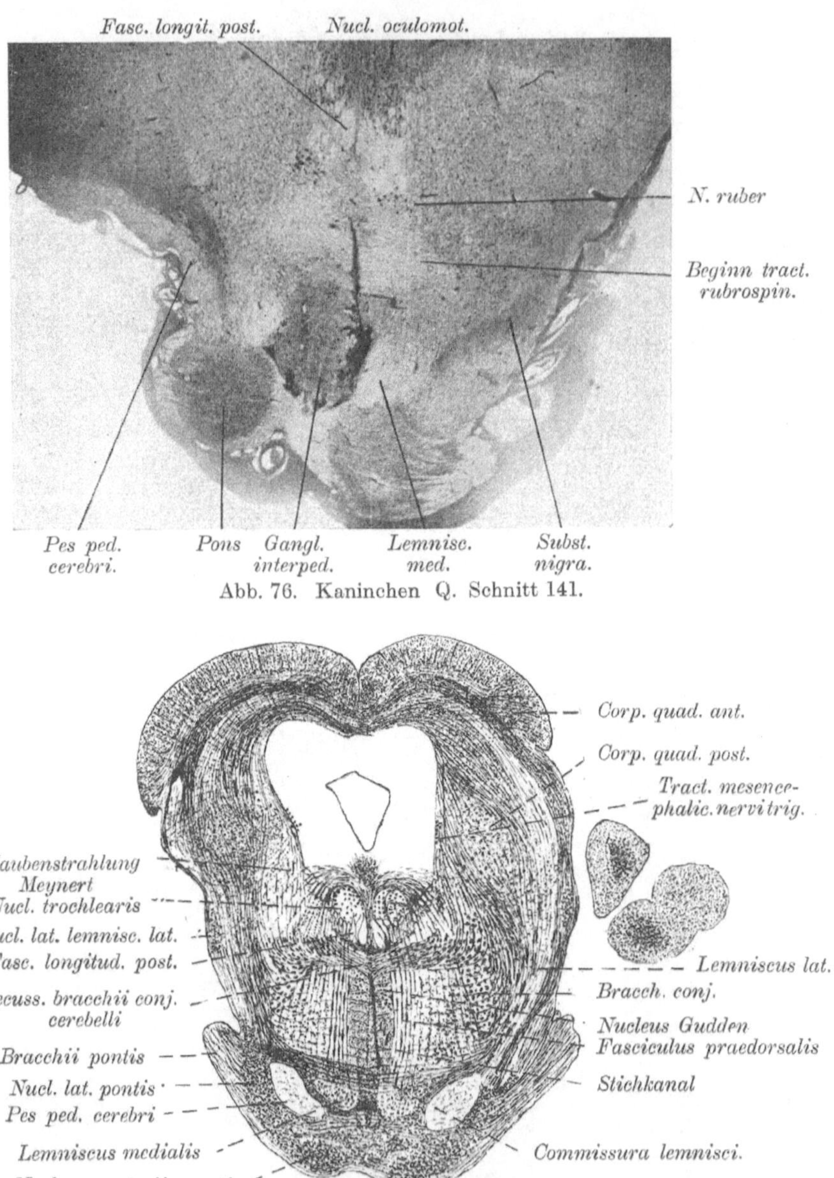

Abb. 76. Kaninchen Q. Schnitt 141.

Abb. 77. Kaninchen Q. Schnitt 176.

Fasern aus diesem roten Kern zur Forelschen Kreuzung und die Fasern des andern roten
Kernes nach ihrer Kreuzung durchschneidet.

Auch in Schnitt 125 durchtrennt der Stichkanal auf der einen Seite immer noch die
zur Forelschen Kreuzung zu- und abführenden Bahnen (siehe Abb. 74). Ebenso sind in

Schnitt 129 (Abb. 75), der noch durch die Okulomotoriuskerne, roten Kerne und durch das Ganglion interpedunculare geht, aber auf der linken Seite bereits ein Stückchen Ponsrand enthält, auf der rechten Seite die Fasern aus den roten Kernen, vor oder nach ihrem Durchtritt durch die Forelsche Kreuzung, durchtrennt.

In Schnitt 141 (Abb. 76), der durch die kaudalen Enden der roten Kerne und durch die Kreuzung der am meisten kaudal gelegenen, aus den roten Kernen stammenden Fasern verläuft, sind auch diese Fasern dicht neben der Kreuzung durchschnitten worden.

Der Schnitt enthält noch die Okulomotoriuskerne und beiderseits den vorderen Ponsrand.

Schnitt 176 (Abb. 77 und 78) geht durch die Trochleariskerne, Guddenschen Kerne und die Bracchii conjunctivi cerebelli.

In diesem Schnitt liegt der Stichkanal genau in der Mittellinie und reicht dorsal bis an die Decussatio bracchii conjunctivi cerebelli, die ganz unverletzt ist.

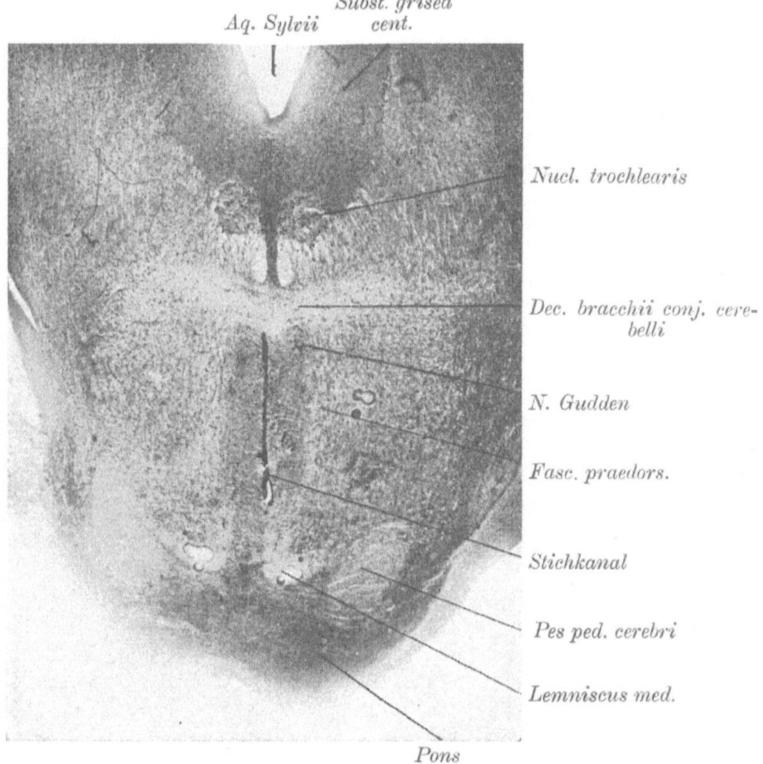

Abb. 78. Kaninchen Q. Schnitt 176.

Beim Kaninchen Q. waren also die Fasern aus den roten Kernen vor oder nach ihrer Kreuzung in der Decussatio Forel durchschnitten worden. Danach wurde der Muskeltonus annormal (Starre bei linker Seitenlage und Rückenlage); die Labyrinthstellreflexe und die Körperstellreflexe auf den Körper verschwanden. (Weiter zeigte das Kaninchen eine Kopfdrehung um 90° nach links und rollte aus rechter Seitenlage über den Bauch spontan in linke Seitenlage.)

Das dritte Tier, das nach dem ventralen Stich Starre mit Verlust der Labyrinthstellreflexe und der Körperstellreflexe auf den Körper zeigte, war

Kaninchen S.

22. Okt. 1922: Äthernarkose. — Tracheotomie. — Künstliche Atmung mit Ätherluftgemisch. — Karotiden unterbunden. — Vagi durchschnitten. — Trepa-

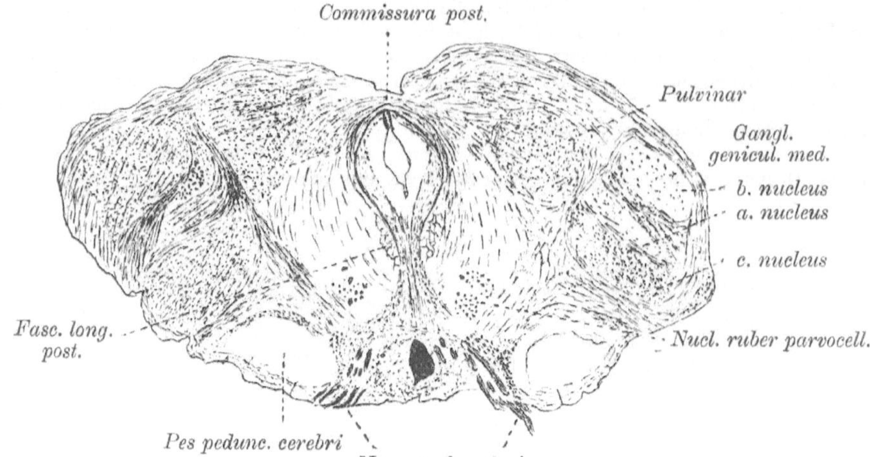

Abb. 79. Kaninchen S. Schnitt 68.

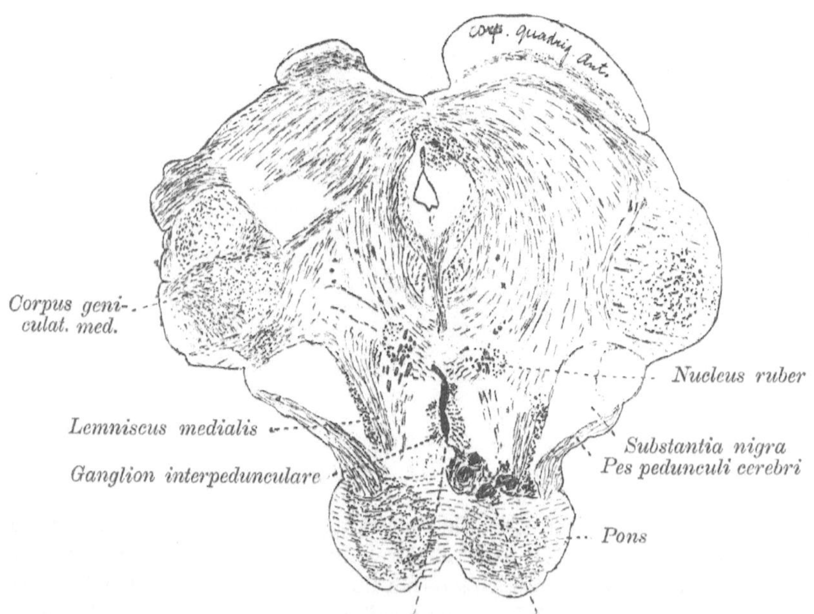

Abb. 80. Kaninchen S. Schnitt 92.

nation. — Schädeldach entfernt. — Großhirnexstirpation vor den Thalami. — $3^{1}/_{2}$ mm tiefer Einstich in die Medianlinie der ventralen Mittelhirnoberfläche zwischen den Nervi oculomotorii. — Schluß der Narkose.
— Hautnaht.

2 Uhr 45: Schluß der Operation. Maximale Starre. Spontane, regelmäßige Atmung. Kornealreflex +.

Beim Hang mit dem Kopf nach unten ist der Kopf um 90° nach links gedreht. In linker Seitenlage in die Luft gehalten, hängt der Kopf mit dem Schädeldach nach unten; in rechter Seitenlage in die Luft gehalten, wird auch der Kopf in Seitenlage gehalten. Das Tier liegt immer steif auf der linken Seite auf dem Tisch, ohne jeden Versuch sich aufzurichten.

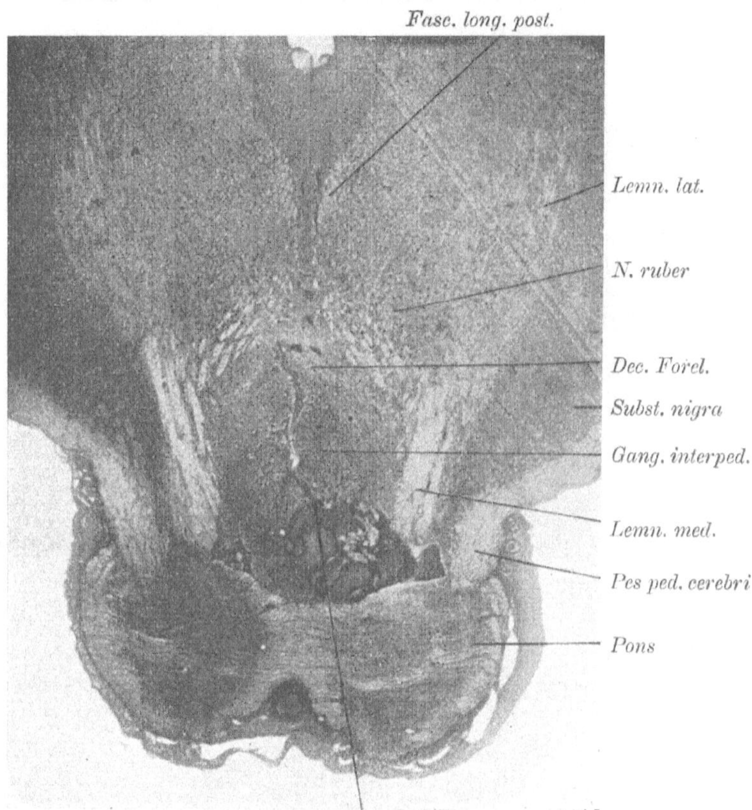

Abb. 81. Kaninchen S. Schnitt 92.

Starre +, maximal stark. Labyrinthstellreflexe —. Körperstellreflexe auf den Körper —, die Körperstellreflexe auf den Kopf können durch die starke Kopfdrehung nicht untersucht werden. In linker Seitenlage auf dem Tisch wird der Kopf nicht aufgerichtet.

3 Uhr 10: Liegt immer völlig starr auf der linken Seite. Beim Hang mit dem Kopf nach unten ist der Kopf jetzt nur um 45° zum Becken nach links gedreht. Labyrinthstellreflexe —. Körperstellreflexe auf den Körper —. Starre +, stark. Leichtes Lungenödem.

6 Uhr: Reflexe wie bisher. Zustand des Tieres verschlechtert sich, wird deshalb durch Verblutung getötet.

Mikroskopische Untersuchung: Der Schnitt 68 (Abb. 79) verläuft oral von den Corpora quadrigemina. Er enthält die Commissura posterior und die kleinzelligen roten Kerne. Zwischen den Okulomotoriuswurzeln befindet sich im Ganglion interpedunculare eine Blutung.

      Das Zentrum für die normale Muskeltonusverteilung.

Schnitt 92 (Abb. 80 und 81), 24 Schnitte weiter kaudal, geht durch den Vorderrand der Corpora quadrigemina anteriora, durch die großzelligen roten Kerne und durch den vorderen Ponsrand. In diesem Schnitt ist ein Stichkanal zu sehen, der mitten durch das Ganglion interpedunculare und dann quer durch die Forelsche Kreuzung verläuft. Der Stich spaltet die Kreuzung vollständig.

Auch in Schnitt 102 (Abb. 82), der noch durch den Vorderteil der Okulomotoriuskerne geht, ist die Forelsche Kreuzung ganz gespalten.

In Schnitt 111 (Abb. 83) und Schnitt 117 (Abb. 84), welche kaudal von den roten

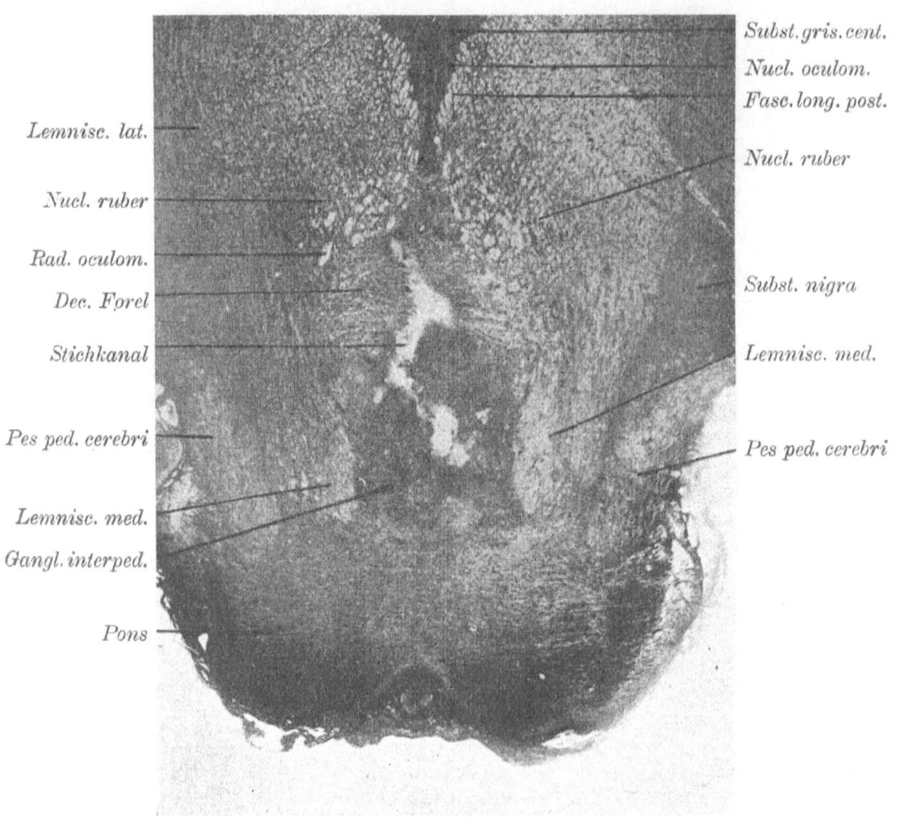

Abb. 82. Kaninchen S. Schnitt 102.

Kernen liegen, wird auch der distale Teil der Forelschen Kreuzung durchtrennt. Der Stichkanal reicht bis an die Meynertsche Kreuzung, läßt diese aber unversehrt. Die Schnitte 111 und 117 gehen durch die Okulomotoriuskerne und ventral durch den Pons und die Bracchia pontis.

Der Schnitt 128 (Abb. 85) verläuft durch den distalen Teil der Corpora quadrigemina anteriora, durch den oralen Teil der Corpora quadrigemina posteriora und durch die Trochleariskerne. Ventral von diesen ist die Decussatio bracchii conjunctivi cerebelli sichtbar. Der Stichkanal ist immer noch vorhanden, er reicht bis dicht an die Decussatio bracchii conjunctivi cerebelli (Wernekinksche Kommissur), aber läßt diese so gut wie unverletzt.

Schnitt 138 (Abb. 86) enthält schließlich das kaudale Ende der Stichwunde. Es liegt gerade zwischen den am meisten kaudal gelegenen Fasern aus der Wernekinkschen Kommissur der einen Seite. Der gleichseitige Fasciculus longitudinalis posterior ist etwas verletzt.

Bei dem Kaninchen S. war also durch den Stich in das ventrale Mittelhirn die Forelsche Kreuzung völlig gespalten worden. Danach trat Starre auf, die Labyrinthstellreflexe und die Körperstellreflexe verschwanden.

Nach der mikroskopischen Hirnuntersuchung der sechs Thalamuskaninchen mit Stichverletzung des ventralen Mittelhirns zwischen den Nervi oculomotorii können wir also zusammenfassend sagen:

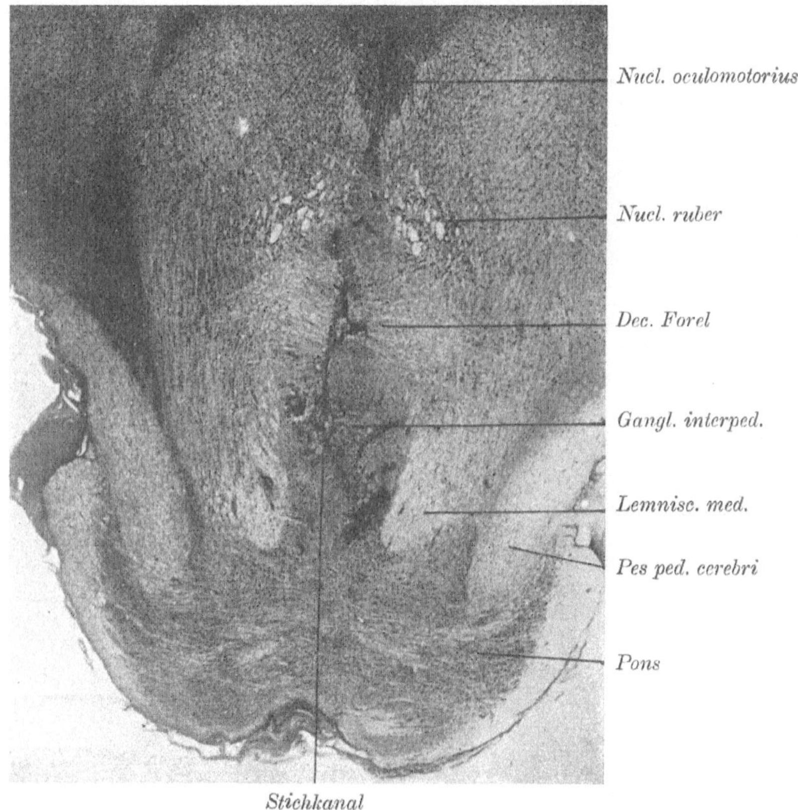

Abb. 83. Kaninchen S. Schnitt 111.

1. Bei den Kaninchen (G., H., I.), die nach dem Einstich einen normalen Muskeltonus, intakte Labyrinthstellreflexe und Körperstellreflexe auf den Körper (letztere waren bei Kaninchen G. nicht deutlich vorhanden) behielten, war die Forelsche Kreuzung nicht gespalten. Die Stichverletzung reichte immer nur bis dicht an die Kreuzung heran.

2. Bei den Kaninchen (B., Q., S.), die nach dem Stich Streckstarre und Verlust der Labyrinthstellreflexe und Körperstellreflexe auf den Körper zeigten, war die Forelsche Kreuzung jedesmal gespalten.

Weiterhin wurde das Gehirn von zwei Katzen mikroskopisch untersucht, bei denen derselbe Eingriff vorgenommen worden war. In beiden Fällen wurde das Großhirn vor dem ventralen Einstich nicht exstirpiert.

Katze Schwarzweiß.

18. Jan. 1923: Äthernarkose. — Karotiden temporär unterbunden. — Trepanation. — Schädeldach über die Hälfte weggenommen. Linke Großhirnhemisphäre freigelegt und etwas emporgehoben. — Einführung eines rechtwinklig umgebogenen Messerchens entlang der Schädelbasis zwischen die Nervi oculomotorii und Einstich in die Medianlinie der ventralen Mittelhirn-

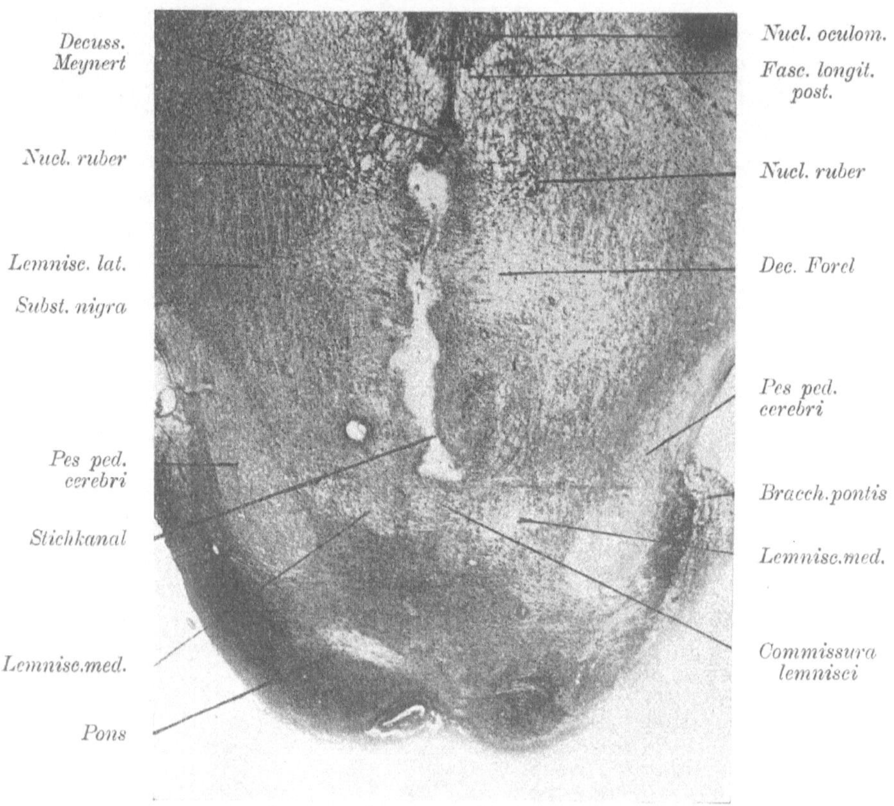

Abb. 84. Kaninchen S. Schnitt 117.

oberfläche. — Großhirnhemisphäre zurückgelegt. — Schluß der Narkose. — Hautnaht.

11 Uhr 45: Schluß der Operation. Spontane, regelmäßige Atmung. Kornealreflexe vorhanden. Pupillen maximal eng, wie ein kleiner, feiner Strich. Das Tier ist steif, liegt in Seitenlage ohne jeden Versuch, sich aufzurichten.

12 Uhr: Liegt immer starr auf der Seite. Die Katze versucht nicht, sich aufzurichten. Das Tier zeigt, in die Luft gehalten, keine Labyrinthstellreflexe.

5 Uhr 30: Fortdauernd kräftige Starre. Pupillen dauernd eng. Labyrinthstellreflexe —. Körperstellreflexe —.

19. Jan. 1923: Starke Schwellung der Konjunktiva des linken Auges (bei der Operation Eröffnung des linken Sinus frontalis). Temperatur rektal 36°. Vorder-

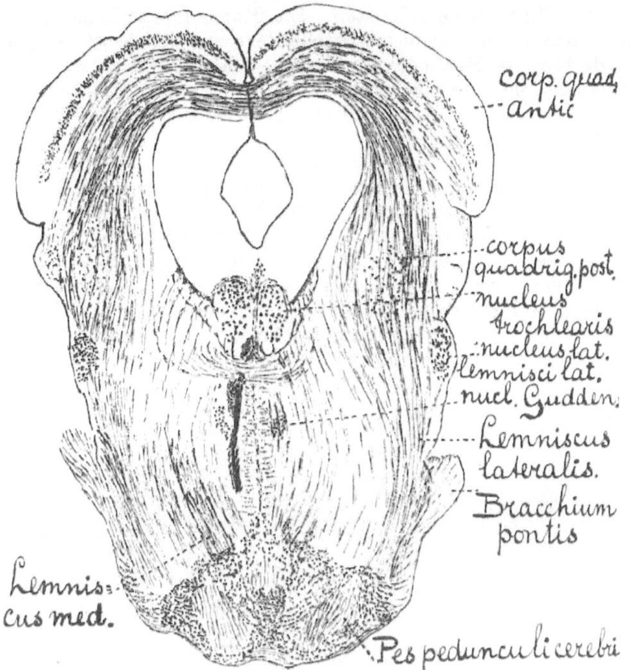

Abb. 85. Kaninchen S. Schnitt 128.

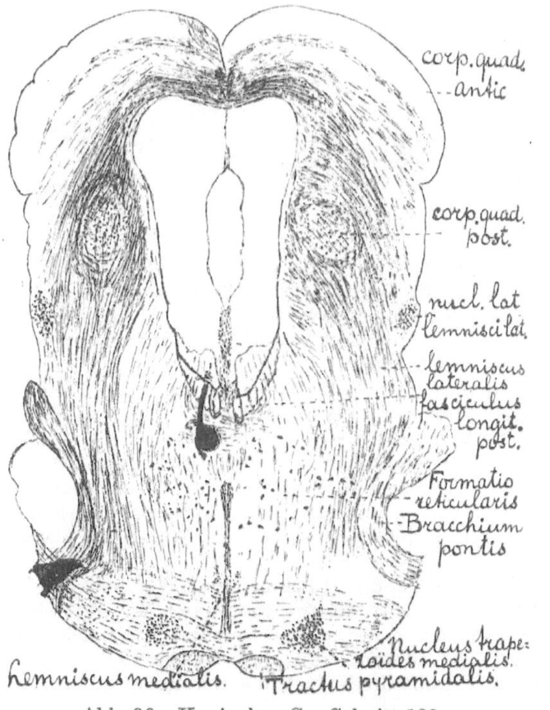

Abb. 86. Kaninchen S. Schnitt 138.

und Hinterbeine sehr steif. Die Katze macht keinerlei Versuche, sich aufzurichten. Keine Halsstellreflexe auf den Vorderkörper. Bei Kopfdrehung in Rückenlage schwache Halsstellreflexe auf das Becken. Liftreaktion +. Sprungbereitschaft? Kopfdrehreaktionen und Nachreaktionen +. Bei Kopfdrehungen deutliche vertikale und rotatorische Augendrehreaktionen.

20. Jan. 1923
morgens: Liegt dauernd auf der Seite. Läßt man das Tier ruhig liegen, dann ist die Starre nicht sehr kräftig. Bei Berührungen aber werden sofort die Vorder- und Hinterbeine, der Nacken, der Rücken und Schwanz stark gestreckt. Ist der Kopf maximal hintenübergestreckt, dann werden die Hinterbeine angezogen gehalten. Hält man den Kopf etwas vornüber, dann werden auch die Hinterbeine gestreckt.

Keine Spur von Labyrinthstellreflexen, von Körperstellreflexen auf den Körper und den Kopf und von Halsstellreflexen auf den Vorderkörper.

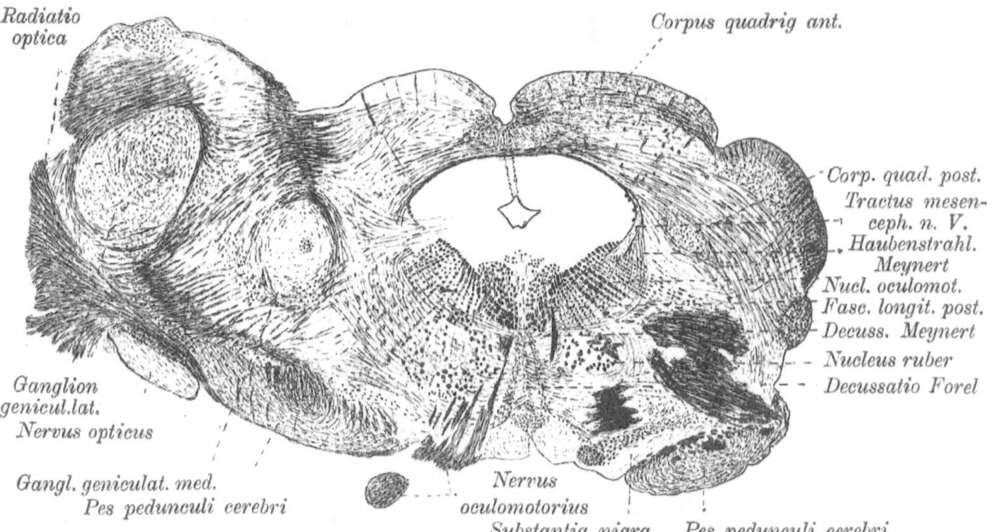

Abb. 87. Katze Schwarzweiß. Serie 11, Schnitt 3.

Temperatur 34,5° C. Beide Pupillen eng. Kompensatorische und rotatorische Augenreaktionen nicht deutlich.

abends 8 Uhr: Um 5 Uhr künstlich gefüttert. Um 8 Uhr tot aufgefunden. Hat alle Milch ausgebrochen. Maul und Trachea (Sektion) stecken voll Käseklümpchen. Tier vermutlich erstickt.

Zusammenfassend zeigte das Tier also: Starre +. Labyrinthstellreflexe —. Körperstellreflexe auf den Körper —.

Mikroskopische Untersuchung: Der Schnitt 3, Serie 11 (Abb. 87), geht durch die Corpora quadrigemina anteriora, durch die Okulomotoriuskerne, durch die großzelligen roten Kerne und enthält auf der einen Seite die ganze Okulomotoriuswurzel vom Kern bis zum Übergang in den Nerv. Ein Stichkanal ist noch nicht vorhanden. Einseitig befinden sich große Blutungen in der Formatio reticularis und eine kleine Blutung in dem roten Kern.

. Der Schnitt 1, Serie 13 (Abb. 88), 10 Schnitte = 350 μ, weiter kaudal, enthält noch keinen eigentlichen Stichkanal. Der Schnitt geht durch die großzelligen roten Kerne. Der eine ist durch eine Blutung in den Kern unerkennbar. Am medialen Rande des andern roten Kerns liegt eine zweite Blutung. Sie verdeckt die Fasern aus diesem Kern zur Forelschen Kreuzung und größtenteils auch die Kreuzung selbst.

Schnitt 1, Serie 14 (Abb. 89), noch 6 Schnitte weiter kaudal, 210 μ, geht durch den kaudalen Teil der Corpora quadrigemina anteriora, durch die Okulomotoriuskerne, durch das Ganglion interpedunculare und einseitig durch den vorderen Ponsrand. Der Schnitt

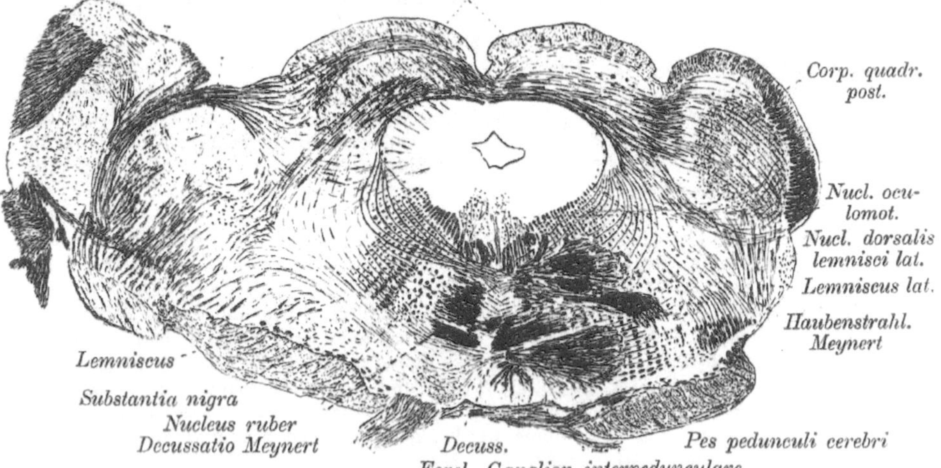

Abb. 88. Katze Schwarzweiß. Serie 13, Schnitt 1.

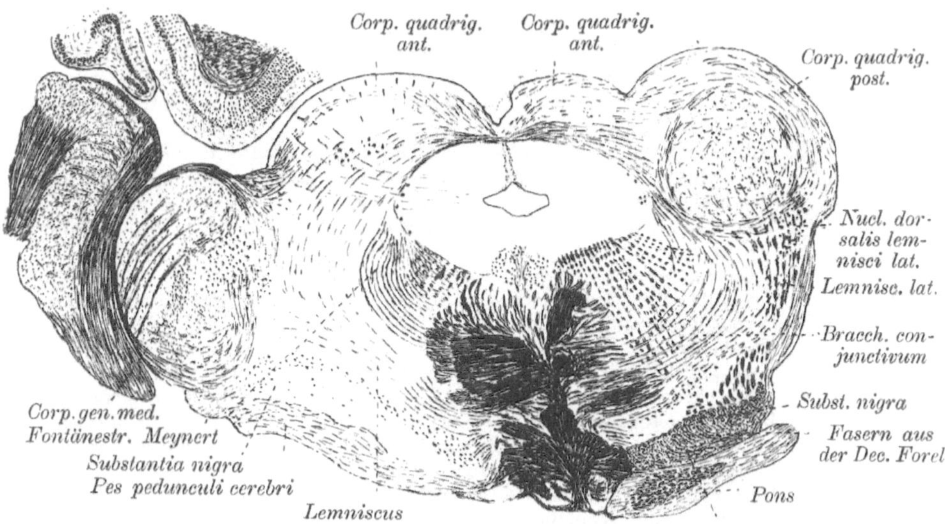

Abb. 89. Katze Schwarzweiß. Serie 14, Schnitt 1.

zeigt einen Stichkanal genau in der Mittellinie des Mittelhirns, umgeben von Blutungen, welche die roten Kerne, die Tractus rubro-spinales und die Forelsche Kreuzung verdecken.

Bei der Katze Schwarzweiß war der Stich also durch die Forelsche Kreuzung gegangen. Das Tier zeigte Starre und Verlust der Labyrinthstellreflexe und der Körperstellreflexe auf den Körper.

Die Pedes pedunculi cerebri und die Substantia nigra waren beiderseits nahezu frei von Blutungen geblieben.

Weiterhin wurde das Gehirn der Katze Mediana untersucht. Das Tier bot nach dem ventralen Einstich folgende sehr merkwürdige Erscheinungen.

Katze Mediana.

6. April 1923: Äthernarkose. — Karotiden temporär unterbunden. — Trepanation. — Schädeldach entfernt. — Linke Großhirnhemisphäre freigelegt und etwas emporgehoben. — Rechtwinklig umgebogenes Messerchen entlang der Schädelbasis zwischen die Nervi oculomotorii eingeführt; Einstich in die ventrale Mittelhirnwand. — Großhirn reponiert. — Hautnaht. — Schluß der Narkose.

10 Uhr: Schluß der Operation.

10 Uhr 30: Liegt, ohne jeden Versuch sich aufzurichten, auf der Seite. Sehr kräftige Starre. Regelmäßige Atmung. Kornealreflexe vorhanden. Linke Pupille maximal erweitert, rechte mittelweit.

11 Uhr 30: Der Hinterkörper liegt auf der rechten Seite, Kopf und Vorderkörper sind aufgerichtet. Der Kopf ist stark nach links gewendet, der Rumpf konkav nach links gebogen, so daß die Schnauze zum Hinterkörper hingerichtet ist. Das Tier ist sehr unruhig und macht dauernd Kreisbewegungen nach links. Der Hinterkörper bleibt dabei immer auf der rechten Seite liegen. Alle vier Beine werden gestreckt gehalten und haben deutlich erhöhten Strecktonus.

Auch aus linker Seitenlage richtet das Tier beim Schütteln Kopf und Vorderkörper auf.

Bei Hängelage in der Luft mit Kopf nach unten wird der Kopf um 90° nach links zum Becken gedreht gehalten.

Hält man das Tier (ohne Kopfkappe) in rechter Seitenlage in die Luft, so wird der Kopf in die Normalstellung aufgerichtet, zugleich aber stark nach links gewendet. In linker Seitenlage wird der Kopf, durch Drehung nach rechts, auch gerade gestellt.

Mit seitlich fixiertem Kopf auf den Tisch gelegt, richtet das Tier aus keiner Seitenlage den Hinterkörper auf. Das rechte Auge zeigt spontanen horizontalen Nystagmus.

7. April 1923: Das Tier ist sehr unruhig und kriecht immer nach links herum. Dabei liegt der Hinterkörper in rechter Seitenlage, und der Kopf ist stark nach links gewendet. Auch liegt das Tier oft mit dem Kopf nach vorn, platt auf der Unterlage. Die Vorderbeine sind dann auf der Unterlage nach vorn gestreckt, zwischen ihnen ruht der Kopf.

In Rückenlage zeigt das Tier stark erhöhten Strecktonus aller vier Gliedmaßen, ebenso in linker Seitenlage bei seitlich fixiertem Kopf. Der Strecktonus ist in rechter Seitenlage mit seitlich fixiertem Kopf schwächer.

Die Körperstellreflexe auf den Körper sind in keiner Seitenlage nachweisbar.

In Rückenlage oder linker Seitenlage in die Luft gehalten (ohne Kopfkappe), beschreibt der Kopf fortdauernd Zirkeltouren.

Hält man das Tier mit verschlossenen Augen (Kopfkappe) in die Luft, so hängt der Kopf bei Rückenlage des Tieres in rechter Seitenlage, bei rechter Seitenlage, durch Drehung nach links, in Normalstellung, ist aber gleichzeitig nach links gewendet. Bei linker Seitenlage ist der Kopf 90° nach links gedreht, so daß das Schädeldach nach unten hängt.

Im Hang mit dem Kopf nach unten zeigt der Kopf eine Grunddrehung von 110° nach links.

Bei verschlossenen Augen sind also keine Labyrinthstellreflexe nachweisbar. Ob das Aufrichten des Kopfes aus rechter Seitenlage durch die Grunddrehung zustande kommt oder durch Stellreflexe, ist nicht zu entscheiden.

Legt man das Tier nur mit dem Hinterkörper in linker Seitenlage auf den Tisch, so bleibt der Kopf mit dem Schädeldach
nach unten hängen, auch dann, wenn man das Tier schüttelt
oder die Sohlen der Pfoten mit der Unterlage in Berührung
bringt. Körperstellreflexe auf den Kopf fehlen also in linker
Seitenlage. Zieht man aber das Tier so weit auf den Tisch,
daß der größte Teil des Halses auf dem Tisch liegt, dann richtet
das Tier den Kopf sofort auf. Dasselbe erfolgt, wenn man in
linker Seitenlage in der Luft die linke Seite des Kopfes sanft
streichelt. Das Tier hat also Kopfstellreflexe auf den Kopf.

Kopfdrehreaktionen und Nachreaktionen +. Liftreaktion +. Sprungbereitschaft ?.

Links ist die Pupille maximal weit und lichtstarr. Das linke Auge hat
weder vertikale kompensatorische Augenabweichungen, noch vertikale
Drehreaktionen.

Das rechte Auge hat eine gut reagierende Pupille. Dieses Auge hat alle
vertikale Reaktionen, sowohl die kompensatorischen wie die Drehreaktionen und Drehnystagmus.

9. April 1923: Der Hinterkörper liegt stets in rechter Seitenlage. Das Tier kriecht immer
rund. Der Muskeltonus der Hinterbeine ist noch deutlich erhöht.

Hält man das Tier mit verschlossenen Augen in die Luft, so hängt der Kopf
bei rechter Seitenlage in Seitenlage, mit der Schnauze gerade nach unten;
bei linker Seitenlage in Rückenlage, mit der Schnauze gerade nach unten.
Bei Rückenlage hängt der Kopf in rechter Seitenlage.

Hält man das Tier in linker Seitenlage in die Luft und legt dann den Rumpf
des Tieres auf eine Unterlage, so bleibt der Kopf nach links gedreht und
mit nach unten gerichteter Schnauze hängen.

Legt man allein den Kopf (mit Kopfkappe) auf eine Unterlage oder streichelt
man die linke Kopfseite des in linker Seitenlage in die Luft gehaltenen
Tieres, dann wird der Kopf sofort in die Normalstellung gebracht.

Körperstellreflexe auf den Körper aus rechter Seitenlage —, aus linker
Seitenlage ? (beim Schütteln scheint das Tier zu versuchen, den Körper
aufzurichten. Das gelingt aber nicht. Es ist nicht festzustellen, ob diese
Versuche durch die Grunddrehung, durch die Drehung der Wirbelsäule
bedingt sind oder durch Stellreflexe).

Liftreaktion +. Sprungbereitschaft +.

Auf dem linken Auge keine Labyrinthreaktionen, am rechten Auge vertikale und rotatorische kompensatorische Augenstellungen und Drehreaktionen, ebenso horizontale Drehreaktionen. Das rechte Auge zeigt bei
Linksdrehung deutliche horizontale Drehreaktion und Drehnystagmus,
aber keinen deutlichen Drehnachnystagmus, bei Rechtsdrehung sind die
horizontalen Drehreaktionen und Drehnystagmus nicht deutlich, dagegen
der Drehnachnystagmus sehr stark.

15. April: Tier liegt immer noch mit dem Hinterkörper auf der rechten Seite. Kopf
über 90° nach rechts gewendet. Tier noch immer unruhig, macht Kreisbewegungen nach links.

Die Hinterbeine haben noch deutlich erhöhten Strecktonus. An den Vorderbeinen ist dieser weniger deutlich. In Rückenlage macht das Tier starke
Abwehr- und Laufbewegungen. Dadurch ist, wie in den vorhergehenden
Tagen, der Muskeltonus bei dieser Lage sehr schwierig zu prüfen.

Mit Kopfkappe in Seitenlage in die Luft gehalten, dreht das Tier aus beiden
Seitenlagen zuweilen den Kopf etwas gegen die Normalstellung. Im
Hang mit dem Kopf nach unten ist der Kopf noch immer, aber weniger
stark, nach links gedreht.

Körperstellreflexe auf den Körper aus rechter Seitenlage —, aus linker
Seitenlage + (durch Stellreflex oder durch die Drehung von Kopf und
Becken zueinander?).

> In linker Seitenlage, mit seitlich fixiertem Kopf, auf eine Unterlage gelegt, versucht das Tier deutlich, den Körper aufzurichten. Der Körper fällt aber immer wieder zurück.
>
> Halsstellreflexe +.

16. April: Tier hat starke Durchfälle, ist sehr schwach. Tier getötet.

Die Katze Mediana zeigte also während der neun Untersuchungstage sowohl Störungen der Muskeltonusverteilung wie der Stellfunktion, obwohl das Großhirn intakt war und das Tier optische Stellreflexe besaß.

Was die abnorme Muskeltonusverteilung anbetrifft, so war bis zum Tode der Strecktonus der Hinterbeine deutlich verstärkt, obwohl das Tier keine typische Enthirnungsstarre zeigte.

Bezüglich der Veränderungen der Stellfunktion zeigte es folgende Störungen:

I. Das Tier war nicht imstande, den Hinterkörper aufzurichten. Der Hinterkörper lag stets in rechter Seitenlage.

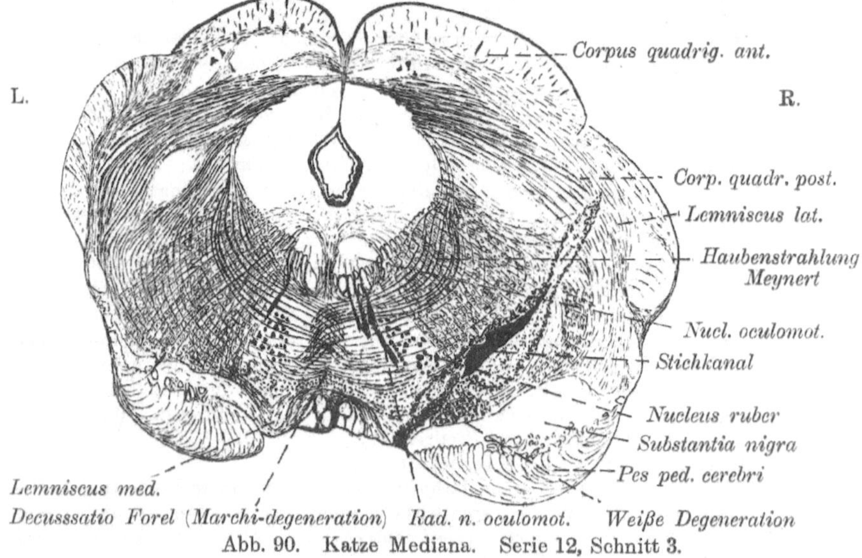

Abb. 90. Katze Mediana. Serie 12, Schnitt 3.

II. Der Körperstellreflex auf den Körper aus rechter Seitenlage war nicht nachweisbar.

III. Labyrinthstellreflexe waren nur schwach nachweisbar, wenn das Tier in linker Seitenlage in die Luft gehalten wurde (durch die Grunddrehung des Kopfes ließ sich der Reflex in rechter Seitenlage in der Luft nicht prüfen).

Mikroskopische Untersuchung: Das Gehirn wurde nach der Marchischen Methode behandelt und dann in Serienschnitte zerlegt.

In Schnitt 3, Serie 12 (Abb. 90), der durch die Okulomotoriuskerne, durch die roten Kerne und kaudal von den Ursprungsstellen der Nervi oculomotorii verläuft, ist der Stichkanal in einiger Ausdehnung sichtbar. Er liegt umgeben von einer Zone weißer Degeneration entlang dem ventro-lateralen Rande des roten Kerns der einen Seite. Ein Teil der aus diesem Kern austretenden Fasern ist dadurch zerstört. Der Stichkanal geht gerade durch den Anfang des Tractus rubro-spinalis derselben Seite, der von Fasern aus dem roten Kern der anderen Seite gebildet wird.

Im ventralen Teile der Forelschen Kreuzung erkennt man Fasern mit Marchidegeneration. (Zwischen beiden roten Kernen liegt in diesem Schnitt ein Bezirk, in den die Osmiumsäure nicht eingedrungen ist, so daß der dorsale Teil der Decussatio Forel ungefärbt ist.)

Schnitt 1, Serie 13 (Abb. 91), in dem die kaudalen Pole der Okulomotoriuskerne und die roten Kerne erscheinen, zeigt den Stichkanal in seiner ganzen Ausdehnung. Auch nun verläuft der Kanal durch den Anfang des Tractus rubro-spinalis der einen Seite (gebildet durch efferente Fasern aus dem roten Kern der anderen Seite) und durch den ventro-

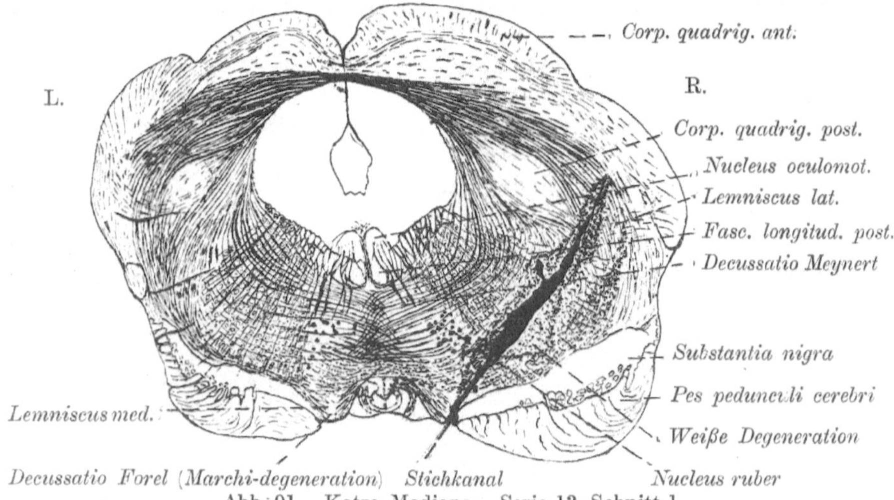

Abb. 91. Katze Mediana. Serie 13, Schnitt 1.

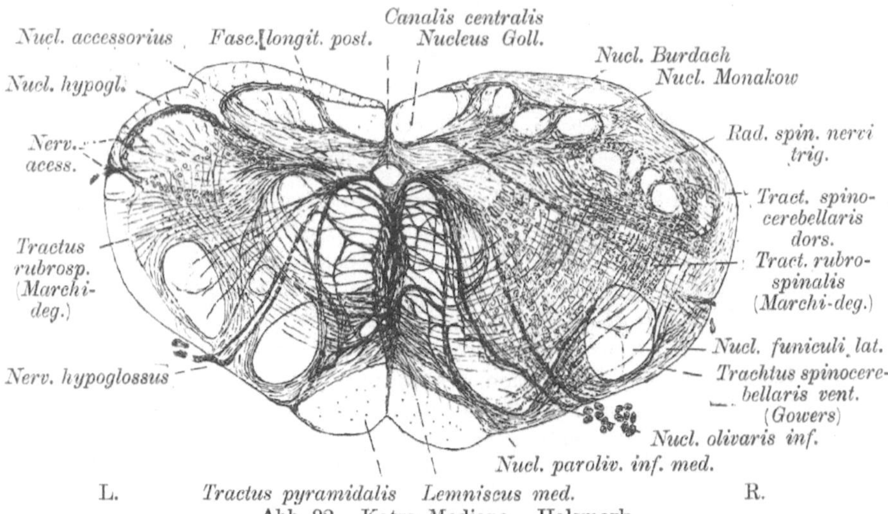

Abb. 92. Katze Mediana. Halsmark.

lateralen Rand des roten Kerns derselben Seite. Im ventralen Teil der Forelschen Kreuzung liegen wieder degenerierte Fasern gerade dorsal vom Ganglion interpedunculare (der Teil des Schnittes, der den Dorsalteil der Forelschen Kreuzung und die Meynertsche Kreuzung enthält, ist wieder ungefärbt).

Übereinstimmend mit der Läsion im Mittelhirn zeigen Schnitte durch das Halsmark eine starke Degeneration des Tractus rubro-spinalis der einen Seite und eine leichte Degeneration im Tractus der anderen Seite (Abb. 92).

Zusammenfassend ergeben die Beobachtungen nach Einstich in die ventrale Mittelhirnoberfläche:

Bei allen Tieren, (Kaninchen G., H., I.), welche eine völlig normale Muskeltonusverteilung, Labyrinthstellreflexe und Körperstellreflexe auf den Körper (letztere fehlten bei Kaninchen G.), behielten, war der Stich gerade bis an die Forelsche Kreuzung gegangen, hatte aber diese Kreuzung und die roten Kerne mit den rubrospinalen Bahnen nicht zerstört.

Bei allen Tieren, die nach dem Einstich in die ventrale Mittelhirnoberfläche Starre und Verlust der Labyrinthstellreflexe und der Körperstellreflexe auf den Körper zeigten, hatte der Stich die Forelsche Kreuzung durchtrennt (Kaninchen B., Q., S., Katze Schwarzweiß).

Bei einem Tier, das Störungen der Muskeltonusverteilung, der Labyrinthstellreflexe und der Körperstellreflexe auf den Körper

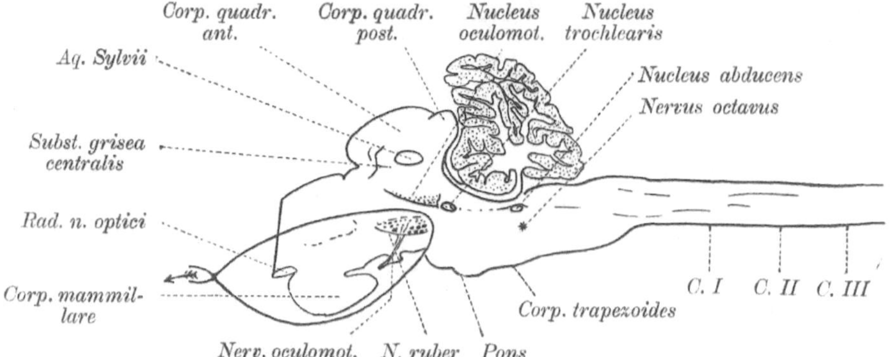

Abb. 93.   Längsschnitt durch das Gehirn eines Thalamuskaninchens.

aufwies, hatte der Stich die Tractus rubro-spinales verletzt, aber nicht völlig durchtrennt. Es bestand keine völlige Enthirnungsstarre. Auch waren die Labyrinthstellreflexe nicht völlig aufgehoben, und die Körperstellreflexe auf den Körper fehlten nur aus rechter Seitenlage (Katze „Mediana").

Alle diese Ergebnisse wiesen darauf hin, daß die roten Kerne und die rubrospinalen Bahnen bei der Regulation der normalen Muskeltonusverteilung und bei dem Zustandekommen der Labyrinthstellreflexe und der Körperstellreflexe auf den Körper eine Rolle spielen.

Da hierdurch die Annahme einer besonderen Bedeutung der roten Kerne für Muskeltonus, Labyrinthstellreflexe und Körperstellreflexe auf den Körper wesentlich gestützt wurde, wurde versucht, die Forelsche Kreuzung noch auf andere Weise zu spalten. Beim

Kaninchen Aa

wurde deshalb unter künstlicher Atmung das Großhirn vor den Thalami exstirpiert. Darauf wurde eine feine, gebogene Nadel mit dünnem Seidenfaden genau in die Mittellinie, zwischen die beiden Thalami, in die Schnittfläche eingestochen und in der Sagittalebene so weiter geführt, daß die Nadel zuerst etwas dorsal ging und schließlich dicht vor dem vorderen Ponsrand in der Medianlinie der ventralen Mittelhirnoberfläche wieder zum Vorschein kam (Abb. 93).

Beabsichtigt war dabei, einen Faden um die Forelsche Kreuzung zu legen, ohne die Kreuzung zu verletzen.

Die Enden des Fadens wurden jetzt zusammengeknüpft und das Tier nach Aufwachen aus der Narkose untersucht.

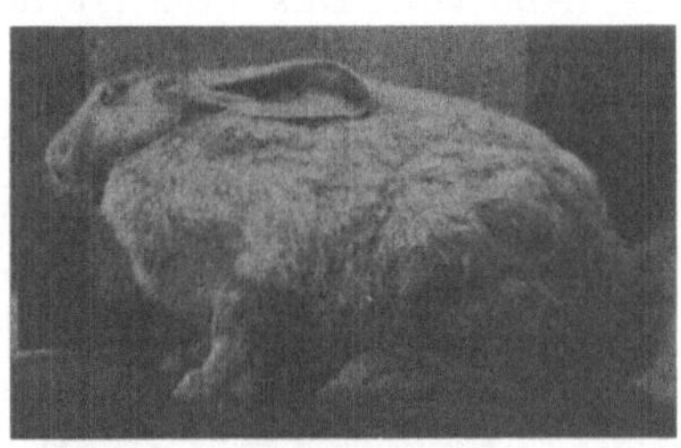 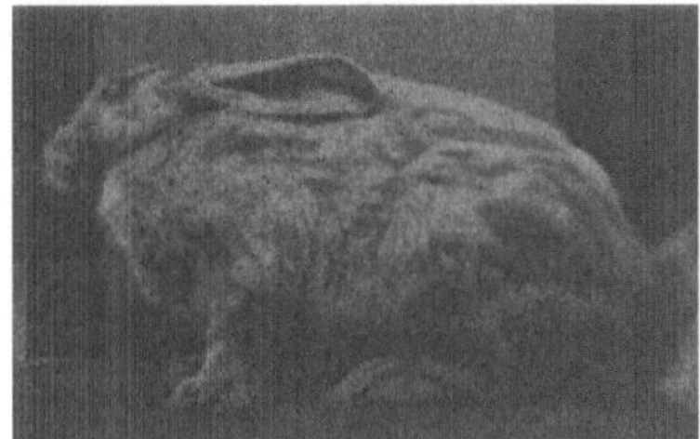

Abb. 94. Kaninchen Aa mit eingelegtem Faden. Von der Seite gesehen.

13. Nov. 1922:

10 Uhr 30: Schluß der Operation. Das Tier atmet regelmäßig. Die Kornealreflexe sind vorhanden.

11 Uhr: Das Tier ist nicht starr. Beim Kneifen und Hin- und Herschütteln versucht sich das Tier aus beiden Seitenlagen aufzurichten. Beim Hang in der Luft mit dem Kopf nach unten ist der Kopf etwas nach links gedreht (10—20°).

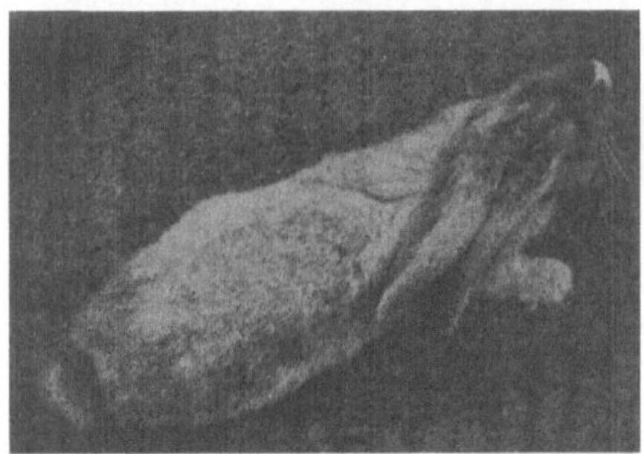 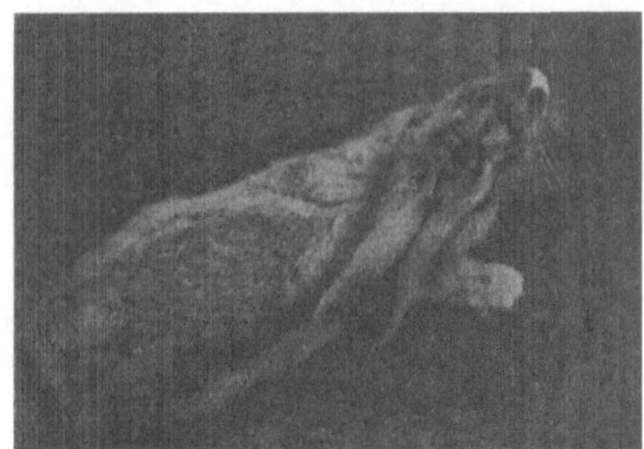

Abb. 95. Kaninchen Aa mit eingelegtem Faden.
Von oben gesehen (auf dem Kopfe ist die Hautnaht sichtbar).

Labyrinthstellreflexe bei beiden Seitenlagen in der Luft schwach +. Körperstellreflexe auf den Körper aus linker Seitenlage +, aus rechter Seitenlage —.

Das linke Auge ist etwas nach unten abgewichen. Die vertikale kompensatorische Augendeviation und die vertikalen Drehreaktionen sind sehr schwach, die anderen Drehreaktionen sind an diesem Auge deutlich vorhanden. Am rechten Auge sind alle Reaktionen anwesend.

11 Uhr 20: Das Tier sitzt ganz wie ein normales Kaninchen mit einem normalen Muskeltonus (Abb. 94 und 95), auch läuft es ganz normal ohne umzufallen.

Labyrinthstellreflexe +. Körperstellreflexe auf den Körper +.
In die Luft gehalten, bringt das Tier aus beiden Seitenlagen den Kopf in die Normalstellung. Auf einer Unterlage setzt es aus beiden Seitenlagen mit seitlich fixiertem Kopf den Hinterkörper sofort auf.

Die Hautnaht wird nun wieder geöffnet und der Faden etwas in oraler Richtung (s. Pfeilrichtung der Abb. 93) angezogen, in der Absicht, den Faden durch die Forelsche Kreuzung zu ziehen.

Das Ergebnis zeigt die folgende Aufnahme (Abb. 96). Das Tier ist mit einmal maximal starr geworden und liegt fortwährend auf der Seite.

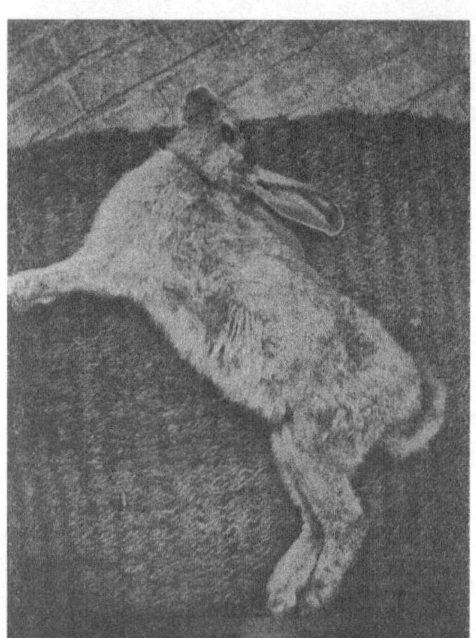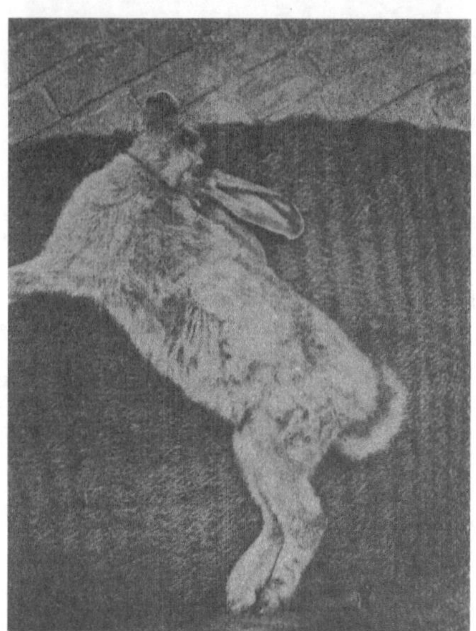

Abb. 96. Kaninchen Aa mit angezogenem Faden. Von oben gesehen.

12 Uhr 20: Fortdauernd maximale Starre. Das Tier liegt dauernd, ohne Versuch sich aufzurichten, auf der Seite.

1 Uhr 30: Maximale Starre.
Labyrinthstellreflexe aus beiden Seitenlagen —. Körperstellreflexe auf den Kopf —, auf den Körper —. Halsstellreflexe auf den Hinterkörper +. Liftreaktion +. Sprungbereitschaft —. Kopfdrehreaktionen und Nachreaktionen +.
Die verschiedenen Augenreaktionen, besonders die vertikalen, sind nur noch schwach angedeutet.

3 Uhr: Maximale Starre.
Labyrinthstellreflexe und Körperstellreflexe auf den Körper fehlen dauernd. Die kompensatorischen Augenabweichungen sind zweifelhaft.

4 Uhr: Zustand unverändert. Tier getötet.

Auch in diesem Falle entsprachen die Beobachtungen hinsichtlich den Funktionen der roten Kerne ganz den Erwartungen.

Noch auf andere Weise wurde versucht, die Forelsche Kreuzung zu spalten; und zwar durch Einstich eines schmalen Messerchens in die mediane, sagittale

Ebene des Mittelhirns, jetzt aber von der dorsalen Mittelhirnoberfläche aus zwischen die Corpora quadrigemina anteriora.

So wurde sowohl bei Tieren mit intaktem Großhirn (nach Wegnahme des Schädeldachs wurden beide Hinterhauptslappen auseinander gehalten) wie auch nach vorhergehender Großhirnexstirpation verfahren. Die Messerschneide wurde auch hierbei teilweise mit einem Faden umwickelt und dabei 6, 7, 8 oder 9 mm freigelassen.

Die Erscheinungen nach diesem dorsalen Stich waren nicht so gleichmäßig wie nach dem ventralen Stich; d. h. nach einem Stich von 6 mm blieben der Muskeltonus, die Labyrinthstellreflexe und Körperstellreflexe auf den Körper nicht immer normal; und umgekehrt trat nach einem Stiche von 8 mm nicht immer Starre mit Verlust der Stellreflexe auf, obwohl die Forelsche Kreuzung ± 7 mm unter der dorsalen Mittelhirnoberfläche liegt (s. Abb. 50).

Das Ausbleiben einer Starre nach einem Stich von 8 mm ist nicht sehr verwunderlich, da es sehr schwierig ist, in diesem Abstand gerade die Forelsche Kreuzung zu treffen und Abweichungen von der Medianlinie zu vermeiden.

Das Auftreten von Starre nach einem Stich von 6 mm Tiefe ist wahrscheinlich durch eine Blutung oder durch Austritt von Liquor cerebro-spinalis bedingt, da ein dorsaler Stich in der Medianebene gerade durch den Aquaeductus Sylvii geht. Nur die mikroskopische Untersuchung konnte hier Aufklärung bringen.

Das Kaninchen D. zeigte nach einem dorsalen Stich von 6 mm, im Gegensatz zu den anderen Kaninchen mit gleicher Stichtiefe, Starre und Verlust der Labyrinthstellreflexe und Körperstellreflexe auf den Körper. Bei ihm fand sich eine ausgebreitete Blutung, die den ganzen Aquaeductus Sylvii stark ausgeweitet hatte und den ganzen ventralen Teil des Mittelhirns mit roten Kernen und Forelscher Kreuzung bis an das Ganglion interpedunculare einnahm.

Demgegenüber hatte das Kaninchen Z. nach einem Einstich mit 8 mm freigelassener Messerklinge einen völlig normalen Muskeltonus und völlig normale Stellfunktion. Die mikroskopische Untersuchung zeigte aber, daß der Stich nicht 8 mm tief in das Mittelhirn eingedrungen war.

Kaninchen Z.

1. Nov. 1922: Äthernarkose. — Tracheotomie. — Künstliche Atmung mit Ätherluftgemisch. — Karotiden unterbunden. — Vagi intakt gelassen. — Großhirn vor den Thalami exstirpiert. — Messerchen von 8 mm Länge zwischen den Corpora quadrigemina anteriora in die mediane sagittale Ebene des Mittelhirns in Richtung auf die Austrittsstellen der Nervi oculomotorii eingestoßen. Darauf Auf- und Abbewegung der Messerspitze in der Medianebene, um eventuell die Forelsche Kreuzung ganz zu spalten. Zurück ziehen des Messers. — Hautnaht. — Schluß der Narkose.

3 Uhr 45: Schluß der Operation. Spontane regelmäßige Atmung. Kornealreflexe vorhanden. Keine Spur von Starre.

4 Uhr 10: Das Tier sitzt völlig normal, in normaler Haltung. Läuft und springt nach Reizung wie ein gewöhnliches Thalamuskaninchen mit völlig normaler Muskeltonusverteilung. Richtet sich aus Seitenlage auf dem Tisch sofort auf. Auch der Hinterkörper wird, bei in Seitenlage fixiertem Kopf, aufgerichtet. In die Luft gehalten, behält der Kopf stets seine Normalstellung, wie man auch den Körper halten mag.

Starre —. Labyrinthstellreflexe +, auch bei Rückenlage in der Luft. Körperstellreflexe auf den Kopf ?. Körperstellreflexe auf den Körper +.

                    Das Zentrum für die normale Muskeltonusverteilung.

Halsstellreflexe +. Tonische Halsreflexe +. Tonische Labyrinthreflexe +, schwach sichtbar bei Kopfdrehung des auf einer Seite liegenden Tieres. Liftreaktion +. Sprungbereitschaft +. Kopfdrehreaktionen und Nachreaktionen +. Kompensatorische Augenstellungen, alle + (die Augenreaktionen wurden zur Vermeidung von Blutungen nur sehr flüchtig untersucht). Augendrehreaktionen, alle +.

Die Augen haben keine Deviation.

4 Uhr 30: Da der Muskeltonus und die Stellreflexe völlig normal sind, wird das Tier durch Verbluten getötet.

Mikroskopische Untersuchung: Schnitt 159 (Abb. 97) geht durch die Corpora quadrigemina anteriora, vor den Okulomotoriuskernen, durch die kleinzelligen roten Kerne und durch den kaudalen Teil des Corpus mammillare. In diesem Schnitt ist der Stichkanal in einiger Ausdehnung sichtbar. Er geht durch den Aquaeductus Sylvii, weicht

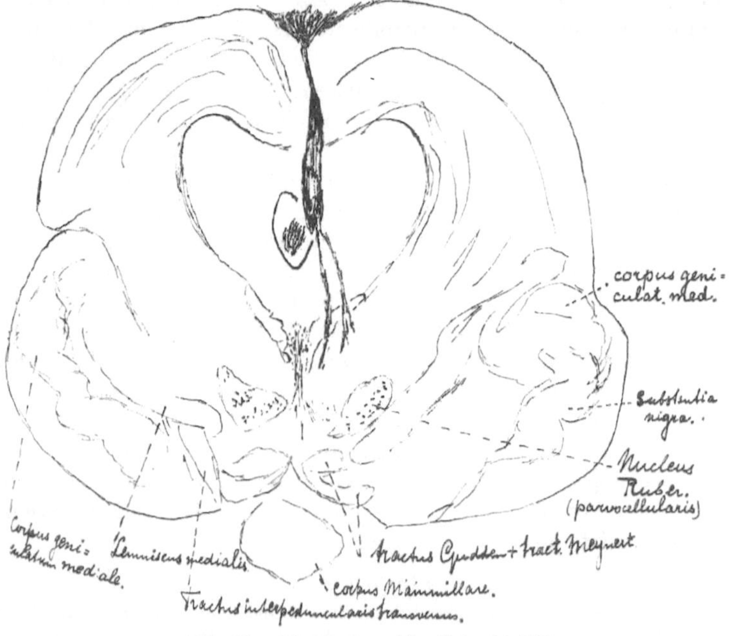

Abb. 97. Kaninchen Z. Schnitt 159.

dann seitlich etwas ab und läuft einseitig durch den Fasciculus longitudinalis posterior. Die beiden kleinzelligen roten Kerne und das dazwischenliegende Gebiet sind völlig unbeschädigt.

Der mehr kaudal gelegene Schnitt 147 (Abb. 98) enthält die Okulomotoriuskerne, den oralen Teil der großzelligen roten Kerne und beiderseits die Okulomotoriuswurzeln in fast vollständiger Ausdehnung. Der Stichkanal verläuft wieder durch den Aquaeductus Sylvii, dann auf der einen Seite lateral vom Okulomotoriuskern und von dem Fasciculus longitudinalis posterior, ferner quer durch die Meynertsche fontäneartige Haubenstrahlung und endigt medio-dorsal von dem roten Kern. Die roten Kerne, die Okulomotoriuskerne und die Okulomotoriuswurzeln sind ebenso wie das Gebiet zwischen den beiden roten Kernen intakt.

In Schnitt 122 (Abb. 99) hat der Stichkanal seine größte Länge. Dieser Schnitt geht durch den kaudalen Teil der Okulomotoriuskerne, durch die großzelligen roten Kerne und durch das Ganglion interpedunculare. Der Stichkanal verläuft durch den lateralen Rand des einen Okulomotoriuskernes, dann durch den Fasciculus longitudinalis posterior,

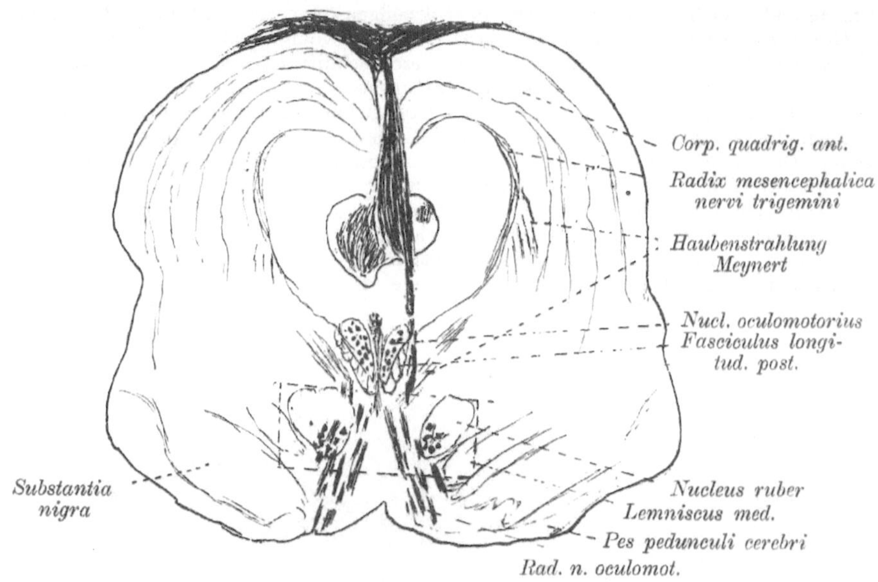

Abb. 98. Kaninchen Z. Schnitt 147.

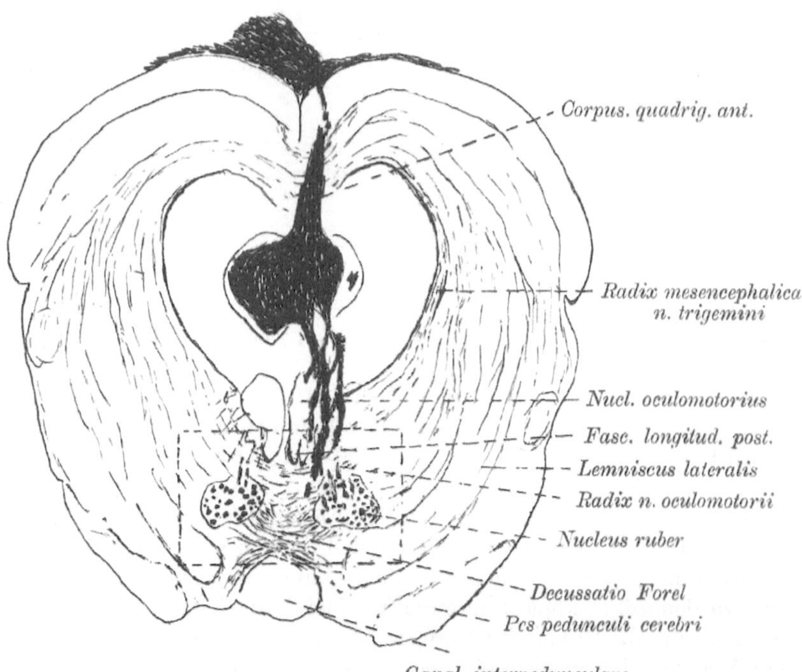

Abb. 99. Kaninchen Z. Schnitt 122.

durch die Meynertsche fontäneartige Haubenstrahlung, ganz nahe der Meynertschen Kreuzung und erreicht zwischen den beiden großzelligen roten Kernen beinahe die Forelsche Kreuzung. Diese und die roten Kerne sind aber völlig intakt geblieben.

Dasselbe ist auf dem Mikrophotogramm dieses Schnittes (Abb. 100) wiedergegeben.

Schnitt 109 (Abb. 101) geht durch die am meisten kaudal gelegenen großen Zellen der roten Kerne und durch die am meisten kaudal laufenden Fasern der Forelschen Kreuzung. Der Stichkanal läßt die genannten Kerne und Kreuzung auch hier völlig unversehrt. Der Stichkanal geht genau durch den Trochleariskern der einen Seite.

Schnitt 87 (Abb. 102) geht schließlich durch den kaudalen Teil der Corpora quadrigemina anteriora, durch den oralen Teil der Corpora quadrigemina posteriora, durch die Trochleariskerne, durch die Decussatio bracchii conjunctivi cerebelli und durch den oralen Ponsrand. Der Stichkanal ist noch sichtbar, er verletzt noch den Trochleariskern der einen Seite, läßt aber die Decussatio unversehrt.

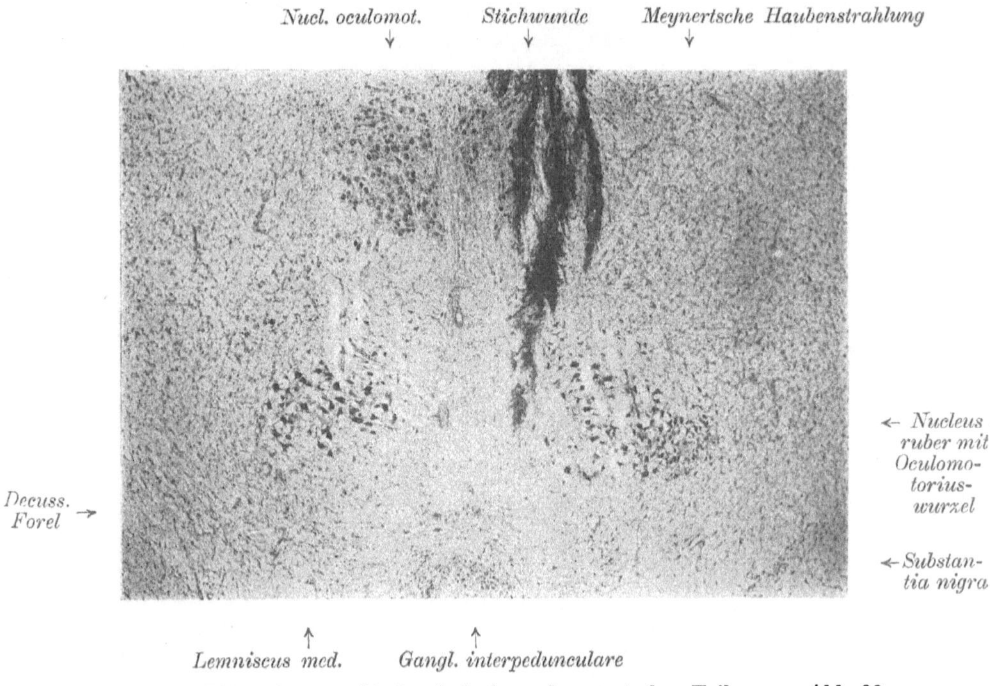

Abb. 100. Mikrophotographische Aufnahme des ventralen Teiles von Abb. 99.

Nach einem Stich in den Dorsalteil der medianen, sagittalen Mittelhirnebene bis an die Forelsche Kreuzung, welcher diese Kreuzung und die roten Kerne nicht verletzt, können beim Kaninchen ein normaler Muskeltonus, intakte Labyrinthstellreflexe und intakte Körperstellreflexe auf den Körper noch fortbestehen.

Auch die Gehirne der anderen Kaninchen, welche nach einem dorsalen Stich in die Medianlinie normale Muskeltonusverteilung und normale Stellfunktion behielten, wurden mikroskopisch untersucht. Bei diesen Tieren waren ebenfalls die roten Kerne und die Forelsche Kreuzung durch den Stich nicht verletzt worden. Da der Stichkanal weniger weit ventral reichte, erübrigt es sich, die mikroskopischen Untersuchungen alle mitzuteilen.

Dagegen sind die folgenden Kaninchen noch von Bedeutung; bei ihnen wurde ein Einstich in jedes der zwei Corpora quadrigemina anteriora ausgeführt. Die Kaninchen verhielten sich danach völlig normal.

Bei diesen Tieren ging, wie aus folgenden Versuchsberichten hervorgeht, der Stichkanal lateral von den roten Kernen, von der Forelschen Kreuzung und von den rubro-spinalen Bahnen.

Kaninchen N. R. dors. I.

31. März 1924: Äthernarkose. — Trepanation. — Fortnahme des Schädeldachs in einem Dreieck dicht vor dem Sinus transversus mit dem Sinus als Basis. Dura eröffnet. Lobi occipitales stumpf auseinander gehalten und teilweise entfernt, so daß die Corpora quadrigemina anteriora gut sichtbar sind. Einstich in jedes der Corpora quadrigemina anteriora ventralwärts bis auf den Knochen. Blutstillung. — Hautnaht. — Schluß der Narkose.

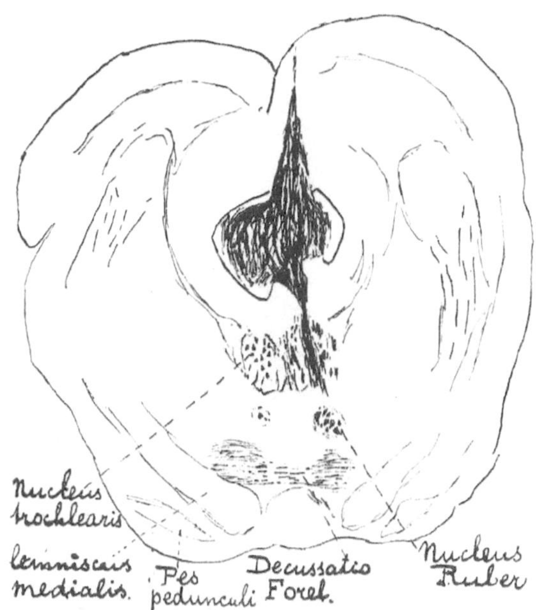

Abb. 101.   Kaninchen Z.   Schnitt 109.

11 Uhr 30: Schluß der Operation. Tier auf die linke Seite in den Käfig gelegt.

12 Uhr 30: Das Tier liegt mit dem Hinterkörper auf der linken Seite im Käfig. Der Kopf steht in normaler, aufrechter Stellung. Keine Spur von Starre.

2 Uhr: Das Tier versucht zuweilen sich aufzurichten. Es gelingt oft, aber nur für kurze Zeit. Es fällt immer wieder auf die rechte Seite zurück, worauf es seine Versuche wiederholt. Schließlich bleibt es erschöpft auf der rechten Seite liegen. Es kann noch nicht aufrecht stehen bleiben.

1. April: Das Tier liegt noch meist auf der rechten Seite. Ab und zu setzt es sich aber auf und bleibt so geraume Zeit. Es stützt sich dabei manchmal mit der rechten Seite gegen die Käfigwand.

Liegt das Tier auf der rechten Seite, so sind die vier Beine gestreckt. Ein Unterschied im Tonus der linken und rechten Beine besteht dann nicht. Die Beine sind nicht steif. Schüttelt man das Tier etwas, dann richtet es den Kopf auf, und die Streckstellung der Beine verschwindet.

Das Zentrum für die normale Muskeltonusverteilung.

Legt man das Tier auf die linke Seite und hält den Kopf in linker Seitenlage fest, dann sind die vier Beine an den Körper angezogen und gebeugt. Läßt man den Kopf los, dann richten sich Kopf und Körper
auf, das Tier rollt dann aber über den Bauch auf die rechte Seite.
Aus rechter Seitenlage kann das Tier sich aufrichten und stehen bleiben.

Hält man das Tier am Becken in die Luft, mit dem Kopf nach unten,
dann ist der Kopf um 90° zum Becken nach rechts gedreht; in linker
Seitenlage steht der Kopf völlig gerade wie bei einem normalen Tier;
in rechter Seitenlage steht der Kopf ebenfalls gerade, aber etwas nach
rechts gewendet.

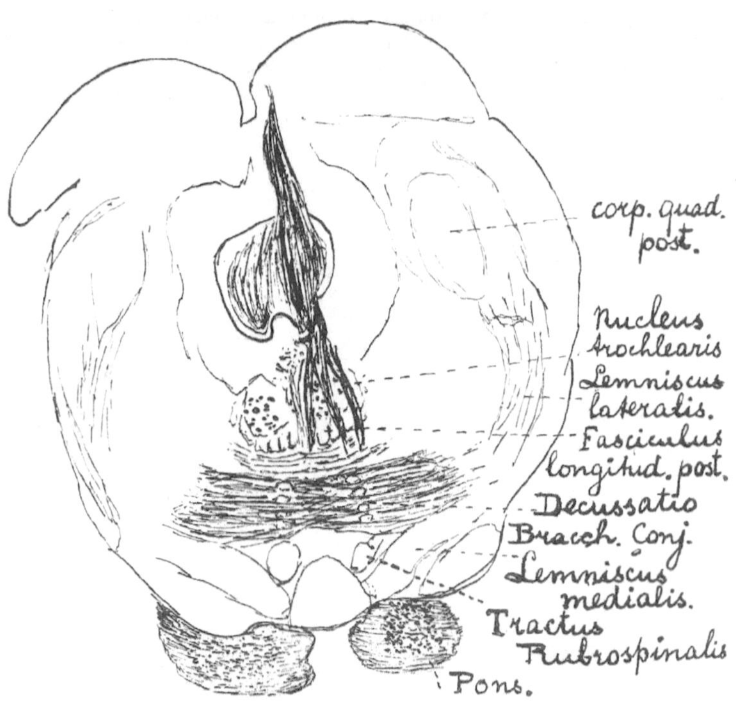

Abb. 102. Kaninchen Z. Schnitt 87.

Legt man das Tier mit seitlich fixiertem Kopf seitlich auf eine Unterlage,
dann richtet sich aus rechter Seitenlage der Körper nicht auf. Wohl
aber richtet sich der Körper aus linker Seitenlage auf und rollt dann
auf die rechte Seite.

Kopfdrehung in Rückenlage des Tieres verursacht deutliche Halsstellreflexe nach beiden Seiten. In Rückenlage des Tieres mit symmetrisch
zum Rumpf eingestelltem Kopf werden die linken Beine etwas mehr
gestreckt als die rechten, sie sind aber nicht steif.

Liftreaktion +. Sprungbereitschaft +. Kopfdrehreaktionen und -nach-
reaktionen +, stark.

In dem gerade aufrecht, symmetrisch gehaltenen Kopf steht das rechte
Auge etwas nach vorn abgewichen.

2. April: Das Tier sitzt jetzt dauernd aufrecht, oft aber mit der rechten Seite gegen
die Käfigwand gestützt. Es findet sein Futter noch nicht selbst, trinkt
aber gierig in die Schnauze gegossene Schokoladenmilch.

3. April: Das Tier sitzt jetzt dauernd völlig frei aufrecht und läuft umher. Das Laufen erfolgt völlig normal. Zuweilen macht das Tier den Eindruck, blind zu sein. Meist hält es den Kopf etwas nach links gewendet. Die Wirbelsäule ist im Brustteil meist etwas nach links konkav gekrümmt. Ab und zu langsamer Kopfnystagmus nach rechts. Hält man das Tier, am Becken festgehalten, in rechter oder linker Seitenlage in die Luft, dann bringt es den Kopf sofort in die normale, aufrechte Stellung, ebenso aus Rückenlage. Beim Hang mit dem Kopf nach unten hängt der Kopf symmetrisch zum Rumpf.

Legt man das Tier auf die Seite, mit seitlich fixiertem Kopf, auf eine Unterlage, dann richtet sich der Körper aus beiden Seitenlagen sofort auf, ohne zurückzufallen oder auf die andere Seite zu rollen.

Labyrinthstellreflexe +. Körperstellreflexe auf den Körper +. Halsstellreflexe +. Kopfdrehreaktionen und -nachreaktionen +, nach beiden

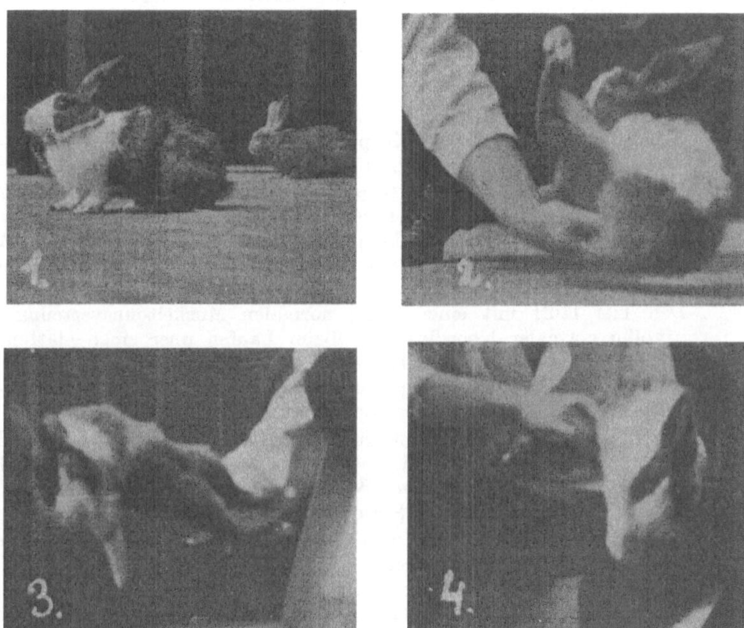

Abb. 103. Kaninchen N. R. dors. I. 1. Sitzend. 2. In Rückenlage in der Luft gehalten. 3. In rechter Seitenlage in der Luft gehalten. 4. In linker Seitenlage in der Luft gehalten.

Seiten. Kopfdrehnystagmus +, stark, und ebenfalls nach beiden Seiten. Sprungbereitschaft +. Kompensatorische Augenstellungen +, vertikale und rotatorische.

In Rückenlage des Tieres mit symmetrisch zum Rumpf gestelltem Kopf sind die vier Beine gebeugt. Die Beine zeigen keinen erhöhten Widerstand gegen passive Beug- und Streckbewegungen. Beinstellung und Muskeltonus sind beiderseits völlig gleich.

7. April: Das Tier sitzt, läuft und springt jetzt ganz wie ein normales Kaninchen. Es hat gar keine Starre. Alle Bewegungen erfolgen mit normaler Muskeltonusverteilung und normaler Koordination. Es hält zwar oft die Schnauze etwas in die Luft, schnüffelt aber auch mit der Schnauze über den Boden. Es findet selbst sein Futter, macht aber noch den Eindruck, blind zu sein.

Die Labyrinthstellreflexe sind völlig normal sowohl aus beiden Seitenlagen wie aus Rückenlage in der Luft.

Auch die Körperstellreflexe auf den Körper und die Halsstellreflexe sind völlig normal.

In Rückenlage des Tieres mit symmetrisch gehaltenem Kopf ist die Beinstellung beiderseits völlig gleich. Die Beine sind nicht abnorm gestreckt und bieten keinen erhöhten Widerstand gegen passive Beugung.

7. Mai: Tier sitzt, läuft und springt ganz wie ein normales Kaninchen. Die Kopf- und Rumpfhaltung ist völlig symmetrisch. Oft wird die Schnauze etwas, etwa 15°, über die gewöhnliche Stellung in die Luft gehalten. Ab und zu schnüffelt das Tier aber auch mit der Schnauze über den Boden. Es findet selbst sein Futter. Das Fressen und Verarbeiten von großen Kohlblättern erfolgt völlig normal. Kein spontaner Kopf- und Augennystagmus.

Labyrinthstellreflexe +, aus beiden Seitenlagen und aus Rückenlage. Aus linker Seitenlage wird der Kopf völlig in die Normalstellung gebracht. Aus rechter Seitenlage nicht ganz, oft nur 45—70° zur aufrechten Stellung hin.

Beim Hang mit dem Kopf nach unten steht der Kopf völlig symmetrisch zum Rumpf.

Körperstellreflexe auf den Körper +, aus beiden Seitenlagen. Halsstellreflexe +. Sprungbereitschaft +. Liftreaktion +. Kopfdrehreaktionen und -nachreaktionen +. Kopfdrehnystagmus +, alle Drehreaktionen sehr lebhaft und ganz gleich bei Rechts- und Linksdrehung nach beiden Richtungen. Rotatorische kompensatorische Augenstellungen +. Vertikale kompensatorische Augenstellungen, rechtes Auge +, deutlich; linkes Auge + ?.

Das Tier läuft mit einer völlig normalen Muskeltonusverteilung und völlig normaler Koordination. Beim Laufen über einen glatten Flur gleitet es nicht aus. Es läuft sowohl geradeaus wie nach rechts und links. Der Widerstand gegen seitliches Umlegen und gegen Rechts- und Linksverschiebung auf den Boden ist beiderseits gleich.

Legt man das Tier mit symmetrisch zum Rumpf gestelltem Kopf auf den Rücken, dann ist die Beinstellung beiderseits ganz gleich. Die Beine zeigen beiderseits gleichen Widerstand gegen passives Beugen und Strecken. Kein erhöhter Strecktonus. Patellarreflexe lebhaft.

28. Mai: Beim Hang in der Luft, mit dem Kopf nach unten, wird der Kopf zumeist 30—45° nach rechts gedreht.

Im übrigen gleicht es völlig einem normalen Kaninchen. Wenn es still sitzt, hält es den Kopf völlig symmetrisch. Es bewegt den Kopf frei nach rechts und links, nach vorn und hinten. Es läuft ganz normal mit normaler Koordination und normaler Muskeltonusverteilung. Es läuft geradeaus, nach rechts und nach links. Es gleitet auf dem glatten Flur nicht aus, springt mühelos über ein Hindernis, richtet sich auf den Hinterbeinen gegen die Käfigwand auf, alles ganz wie ein normales Kaninchen.

Alle Stellreflexe, Progressivreaktionen, Kopfdrehreaktionen und -nachreaktionen, Augendrehreaktionen und -nachreaktionen sind völlig normal. Das Tier findet selbst sein Futter.

6. Juni: Zustand ganz wie bisher. Die Muskeltonusverteilung, die Muskelkoordination und die einzelnen Stellreflexe sind alle ganz normal.

3. Juli: Tier sitzt, steht, läuft und springt noch immer wie ein normales Kaninchen mit normalem Muskeltonus und normaler Koordination der Bewegungen. Ab und zu trommelt es mit den Hinterbeinen. Es ist sehr lebhaft und spontan beweglich. Hält man es fest, dann macht es sehr heftige und kräftige Abwehrbewegungen. Es scheint aber blind zu sein. Im Glaskäfig läuft das Tier aufgeschreckt gegen die Glasscheibe. Auf den Tisch

gesetzt, hält es am Tischrand nicht ein, läuft weiter und fällt vom Tisch. Es fällt dabei gut auf die Beine. Es neigt dazu, die Schnauze etwas in die Luft zu halten, hält aber sonst den Kopf völlig normal und symmetrisch. Hält man das Tier ganz in Rückenlage (auch den Kopf) in die Luft und läßt es dann fallen, dann fällt es gut auf die Beine.

Hält man das Tier am Becken in die Luft mit dem Kopf nach unten, dann steht heute der Kopf völlig symmetrisch zum Rumpf.

Labyrinthstellreflexe +, sehr lebhaft, ganz wie bei einem normalen Kaninchen. Aus beiden Seitenlagen und aus Rückenlage wird der Kopf sofort aufgerichtet. Körperstellreflexe auf den Körper +, aus beiden Seitenlagen. Halsstellreflexe +, Kopfdrehung in Rückenlage des Tieres bewirkt Beckendrehung, nach beiden Seiten wie bei einem normalen Kaninchen. Sprungbereitschaft +, stark. Liftreaktion +, stark. Kopfdrehreaktionen und -nachreaktionen +. Kopfdrehnystagmus +, sehr lebhaft bei Rechts- und Linksdrehung. Horizontale Augendrehreaktionen und -nachreaktionen +. Horizontale Augendrehnystagmus +. Vertikale Augendrehreaktionen und -nachreaktionen +. Vertikale Augendrehnystagmus +. Rotatorische Augendrehreaktionen und -nachreaktionen +. Rotatorische Augendrehnystagmus +, alle Drehreaktionen, auch der Drehnachnystagmus, sind auf beiden Augen sehr lebhaft, bei Rechts- und Linksdrehung beiderseits gleich stark. Vertikale kompensatorische Augenstellungen ?, die vertikalen Augenabweichungen in Seitenlage des Kopfes sind minimal. Auf dem rechten Auge vielleicht etwas stärker als links. Rotatorische kompensatorische Augenstellungen +, deutlich.

In Rückenlage bei symmetrisch zum Rumpf gestelltem Kopf sind die Vorderbeine gestreckt, die Hinterbeine gebeugt. Die Beinstellung ist beiderseits gleich. Der Widerstand gegen passives Beugen ist nicht erhöht. Der Tonus fühlt sich bei passiven Beug- und Streckbewegungen völlig normal an. Die Kopf- und Beinstellung in Rückenlage des Tieres ist nicht immer gleich, etwas später hält das Tier alle vier Beine gebeugt, noch später in Halbstreckung.

Tonische Halsreflexe +, deutlich. Tonische Labyrinthreflexe +, beim Umlegen deutlich an den Vorderbeinen.

Die Hinterbeine haben lebhafte, gleichseitige und gekreuzte Patellarreflexe.

Durch das Gitterdach des Hans Meyer-Käfigs tritt das Tier nicht durch. Es springt sofort weg, fällt von dem 1,8 m hohen Käfig und kommt, ohne umzufallen, gut auf die Beine.

Das Tier korrigiert sofort passive, abnorme Beinstellungen. Es ist schwer, den Hinterkörper auf die Seite zu legen. Der Widerstand gegen seitliches Verschieben nach rechts und links ist beiderseits gleich.

11. Sept.: Tier sitzt, steht, läuft und springt wie ein normales Kaninchen. Es ist von einem normalen Kaninchen nicht zu unterscheiden. Es hält vielleicht infolge der Erblindung die Schnauze etwas in die Luft. Es schnüffelt aber auch oft mit der Schnauze über den Boden. Der Nacken ist nicht steif und zeigt keinen erhöhten Widerstand gegen passives Beugen. Alle Bewegungen des Tieres sind normal koordiniert. Keine Muskeltonusabweichungen. In Rückenlage des Tieres mit symmetrisch zum Rumpf gestelltem Kopf ist die Beinstellung beiderseits gleich. Der Widerstand gegen passives Beugen und Strecken ist beiderseits gleich. Keine Starre. Kein erhöhter Strecktonus, normaler Widerstand gegen passive Bewegungen. In Rückenlage des Tieres sind die Vorderbeine gebeugt, die Hinterbeine zuerst ebenfalls gebeugt, später gestreckt. Die Beinstellung ist nicht konstant. Das Tier ist sehr kräftig und lebhaft und macht jedesmal Abwehrbewegungen.

Labyrinthstellreflexe +, sehr stark aus allen Lagen in der Luft. Körperstellreflexe auf den Körper +, sehr lebhaft aus beiden Seitenlagen. Liftreaktion +. Sprungbereitschaft +.

2. Okt.:   Sitzt, steht, läuft und springt noch immer wie ein normales Kaninchen.
Es hält den Kopf ganz aufrecht. Hält man das Tier mit dem Kopf
nach unten in die Luft, dann steht der Kopf ganz symmetrisch.
Labyrinthstellreflexe +, aus beiden Seitenlagen und aus Rückenlage,
beim Hang mit dem Kopfe nach unten und oben. Körperstellreflexe
auf den Körper +, völlig normal aus beiden Seitenlagen. Halsstellreflexe +, sehr stark bei Rechts- und Linksdrehung in Rückenlage des
Tieres. Es ist sehr schwierig, durch Kopfdrehung das Tier aus der
aufrechten Stellung in Seitenlage zu bringen. Sprungbereitschaft +.

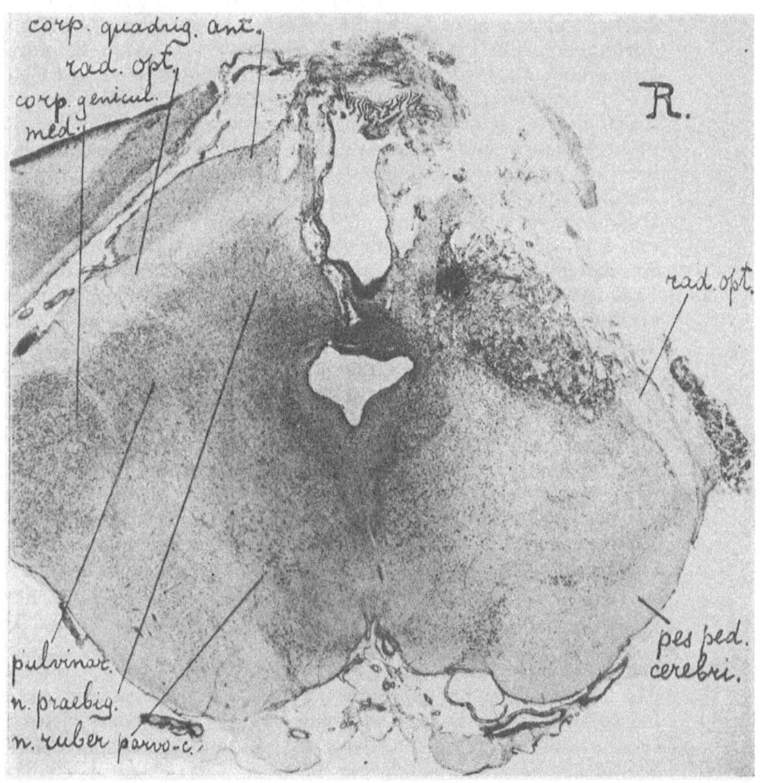

Abb. 104.   Kaninchen N. R. dors. I.   Schnitt 513.

Liftreaktion +. Kopfdrehreaktionen und -nachreaktionen +. Kopf-
drehnystagmus +, sehr lebhaft und bei Rechts- und Linksdrehung
ganz gleich.
In Rückenlage des Tieres, mit symmetrisch zum Thorax eingestelltem
Kopf, ist die Beinstellung, wie bei einem normalen Kaninchen und
beiderseits gleich. Der Muskeltonus, der Widerstand gegen passive
Bewegungen, ist ebenfalls beiderseits gleich und völlig normal. Keine
anormale Streckstellung, kein anormaler Strecktonus.
Tonische Halsreflexe +. Tonische Labyrinthreflexe ?
Im gerade aufrecht stehenden Kopf zeigen die Augen keine Abweichungen.
Die Pupillen sind gleich groß. Pupillenreaktionen auf Licht träge,
aber kräftig. Pupillenreaktionen links stärker als rechts. Vertikale

kompens. Augenstellungen? linkes Auge, obenliegend: höchstens eine
Spur nach unten, Abweichung ± 0; linkes Auge, untenliegend: Auge
etwas, aber sehr wenig, nach oben abgewichen. Rechtes Auge, obenliegend: etwas nach unten abgewichen; rechtes Auge, untenliegend: Abweichung nach oben 0 oder minimal.
Bei linker Seitenlage des Kopfes besteht also auf beiden Augen eine sehr
geringe Abweichung. Bei rechter Seitenlage ist die Abweichung 0,
jedenfalls zweifelhaft. Die übrigen Augenreaktionen sind ganz normal.

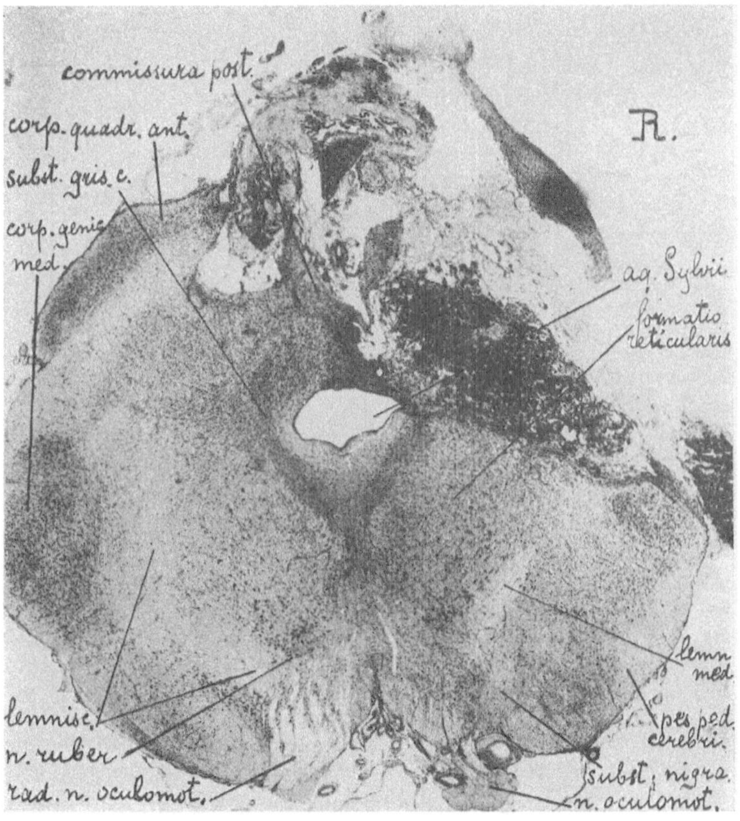

Abb. 105. Kaninchen N. R. dors. I. Schnitt 530.

21. Nov.: Das Tier läuft, springt, sitzt und steht noch immer ganz wie ein normales
Kaninchen. Alle Bewegungen erfolgen mit ganz normaler Muskeltonus-
verteilung und mit normaler Koordination. Das Tier macht den Ein-
druck der Blindheit, bietet aber sonst nichts Abnormes. Auch in
Rückenlage des Tieres mit symmetrisch zum Rumpf gestelltem Kopf und
Mundspalte 45° über die Horizontale ist der Muskeltonus völlig normal.
Ruhig sitzend hält das Tier den Kopf ganz gerade. Hält man es am
Becken in die Luft mit dem Kopf nach unten, dann steht der Kopf
ebenfalls symmetrisch zum Becken.
Labyrinthstellreflexe +, ganz normal aus beiden Seitenlagen und aus
Rückenlage. Körperstellreflexe auf den Körper +, aus beiden Seiten-

lagen mit seitlich fixiertem Kopf ganz normal. Halsstellreflexe +, bei
Kopfdrehung in Rückenlage völlig normal. Liftreaktion +. Sprung-
bereitschaft +. Kopfdrehreaktionen und -nachreaktionen +.
Auch die einzelnen Augendrehreaktionen und kompensatorischen Augen-
stellungen verhalten sich ganz wie bei der vorigen Untersuchung.
Tier getötet.

Zusammenfassung: Kaninchen N. R. dors. I lebte fast acht Monate. Es hatte
nach einem doppelseitigen Einstich in die Corpora quadrigemina keine Starre,

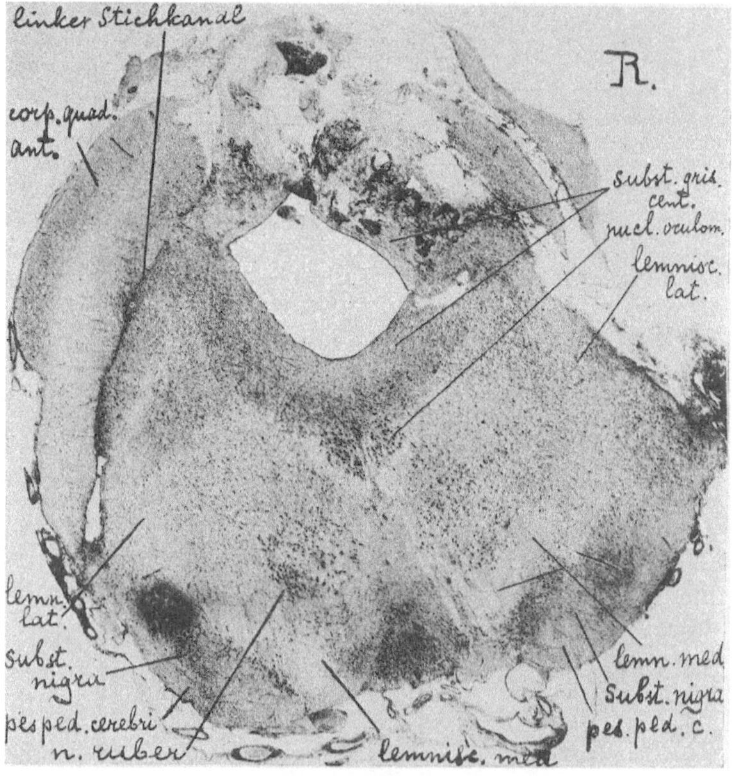

Abb. 106.   Kaninchen N. R. dors. I.   Schnitt 551.

sondern behielt eine völlig normale Muskeltonusverteilung. Drei Tage nach der
Operation hatte es eine völlig normale Stellfunktion. Alle Stellreflexe waren vorhanden. Die vertikalen kompensatorischen Augenstellungen fehlten ganz oder
fast ganz. Die vertikalen Augendrehreaktionen waren sehr lebhaft. Das Tier er-
weckte zudem den Eindruck, blind zu sein.

Während der ersten Zeit nach der Operation zeigte das Tier eine „Grunddrehung" nach rechts, die langsam weniger wurde und schließlich ganz verschwand.

Sektion: Die Großhirnoberfläche ist, beiderseits von der Mittellinie, teilweise erweicht
und resorbiert, sowohl ein Teil der Lobi parietales als auch der Lobi occipitales. Das

linke Ammonshorn liegt völlig frei. Das rechte ist großenteils erweicht. Weiter oral sieht man die ganz unbeschädigten Corpora striata liegen.

Fixation des Gehirns in 10 proz. Formalin.

Mikroskopische Untersuchung: Das Gehirn wird in Serienschnitte von 35 μ Dicke zerlegt. Die Schnitte werden teils mit Thionin, teils nach der Weygert-Palschen Methode gefärbt.

Die Schnitte enthalten Veränderungen der Großhirnrinde auf beiden Seiten und des Corpus striatum und des Thalamus opticus auf einer Seite. Wir begnügen uns hier mit der Schilderung der Veränderungen im Mittelhirn.

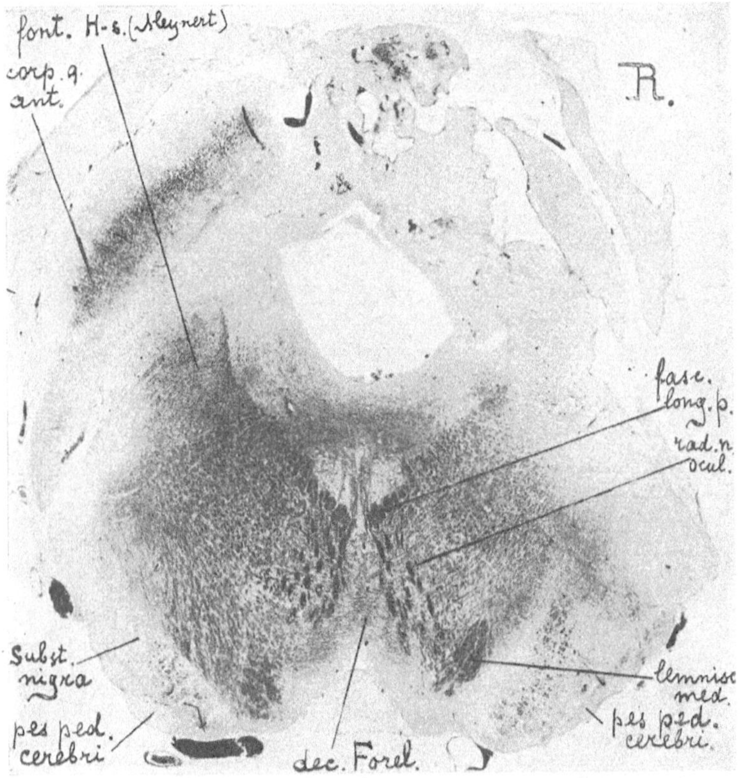

Abb. 107. Kaninchen N. R. dors. I.   Schnitt 552.

Schnitt 513 (Abb. 104) geht durch die oralen Spitzen der Corpora quadrigemina anteriora und durch die Spitze des linken kleinzelligen roten Kerns. Er liegt vor den Okulomotoriuskernen und vor dem rechten kleinzelligen roten Kern. Das rechte Corpus quadrigeminum anticum ist völlig zerstört. Die Zerstörung reicht ventral quer durch die Radiatio optica bis in das Pulvinar und in das rechte Corpus geniculatum mediale. Medialwärts ist der Nucleus praebigeminalis vernichtet. Die Zerstörung reicht weiter bis in die Commissura posteriora, greift über die Mittellinie hinüber und nimmt auch den medialen Teil des linken Corpus quadrigeminum anticum ein.

Der mehr kaudal gelegene Schnitt 530 (Abb. 105) verläuft durch die austretenden Okulomotoriusnerven. Auch hier hat der rechtsseitige Einstich das ganze rechte Corpus quadrigeminum anticum zerstört. Die Zerstörung dehnt sich ventralwärts auf das Corpus geniculatum mediale aus und geht quer durch den Lemniscus lateralis. Medialwärts verläuft sie bis in die Commissura posterior und reicht, unter Vernichtung des rechten dorsalen Teiles der Substantia grisea centralis, bis in den Aquaeductus Sylvii. In diesem Schnitt erscheint auch der Anfang des linken Stichkanales, der die mediale Hälfte des linken Corpus quadrigeminum anticum zerstört.

In den folgenden, mehr kaudal gelegenen Schnitten wird der linke Stichkanal immer länger und reicht schließlich bis zum ventrolateralen Rand. Der Schnitt 551 (Abb. 106) geht durch die Okulomotoriuskerne und durch die großzelligen roten Kerne. In ihm verläuft der linke Stichkanal gerade medial und ventral vom linken Corpus quadrigeminum anticum. Er endigt am lateralen Rande der Substantia nigra und des Pes pedunculi

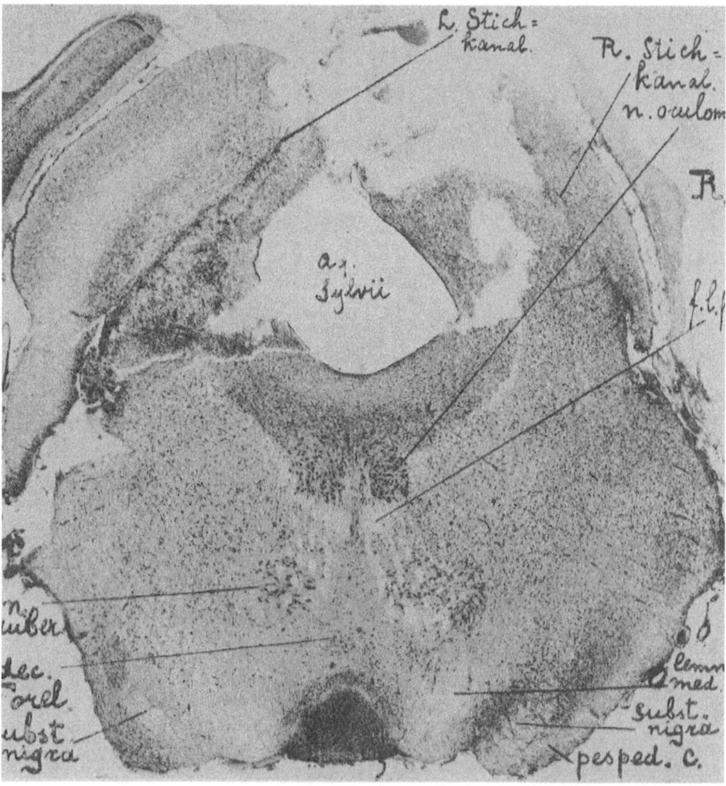

Abb. 108. Kaninchen N. R. dors. I. Schnitt 561.

cerebri. Durch die beiden Stichverletzungen zusammen sind das ganze rechte Corpus quadrigeminum anticum, der mediale Teil des linken Corpus quadrigeminum anticum, das ganze Gebiet zwischen diesen Corpora bis an den Aquaeductus Sylvii und der dorsale Teil der Substantia grisea centralis zerstört worden.

Die rechte Stichverletzung verläuft quer durch den rechten Lemniscus lateralis, der linke Stichkanal durch den lateralen Teil des linken Lemniscus lateralis.

Die Abbildung dieses Schnittes zeigt deutlich, daß die Durchschnitte durch die Hirnstiele sehr schmal sind.

Der folgende, weiter kaudal gelegene Schnitt (Abb. 107, Schnitt 552) ist nach der Weygert-Palschen Methode gefärbt. Auf seiner rechten Seite ist das ganze Gewebe lateral vom Aquaeductus Sylvii völlig marklos. Fasern des Lemniscus lateralis und der Meynertschen Haubenstrahlung sind nicht zu erkennen. Auch links fehlen Fasern vom

Lemniscus lateralis zum Corpus quadrigeminum anticum. Ein Teil der Fasern der Haubenstrahlung ist links intakt. Vom linken Corpus quadrigeminum anticum sind nur die obersten Schichten markhaltig. Im ventralen Teile sind die Fasciculi longitudinales posteriores, die Okulomotoriuswurzeln und die Lemnisci mediales stark markhaltig. Ebenso die Fasern der Forelschen Kreuzung. Die Hirnstiele sind dagegen auffallend schmal und fast marklos (infolge der Beschädigung der Großhirnrinde).

Schließlich noch ein Schnitt durch das kaudale Ende der großzelligen roten Kerne.

Die Abbildung des Schnittes 561 zeigt, daß auch hier die Mittelhirnteile lateral und dorsal vom Aquaeductus Sylvii durch die beiden Stichkanäle stark beschädigt, degeneriert und zum größten Teile resorbiert sind. Der ventrale Teil mit den roten Kernen und der Forelschen Kreuzung ist aber völlig intakt.

Bei dem Kaninchen N. R. dors. I, das nach dem Eingriff acht Monate im Leben gelassen wurde, das ganz normal saß, stand, sprang und lief, mit ganz normalem Muskeltonus und völlig normaler Koordination, das weiterhin ganz normale Stellreflexe hatte, waren die roten Kerne, die Forelsche Kreuzung und die rubro-spinalen Bahnen durch die beiden Stichverletzungen völlig intakt gelassen worden. Die Corpora quadrigemina anteriora waren dagegen größtenteils zerstört und vom Mittelhirn abgetrennt. Die beiden Lemnisci laterales und das Ursprungsgebiet der rechten fontäneartigen Haubenstrahlung von Meynert waren stark beschädigt worden. Als sekundäre Veränderungen waren u. a. die Hirnstiele schmal und arm an markhaltigen Fasern.

Das zweite Kaninchen, bei dem zwei Stiche in die dorsale Oberfläche des Mittelhirns angelegt wurden, ist:

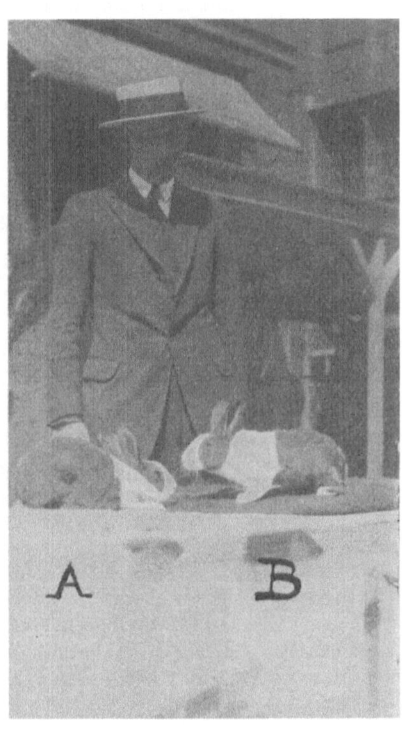

Abb. 109. A labyrinthloses Kaninchen. B Kaninchen R. K. dors. III.

Kaninchen R. K. dors. III.

2. April 1924: Äthernarkose. — Karotiden temporär abgeklemmt. — Trepanation.— Schädeldach in einem Dreieck vor dem Sinus transversus entfernt. — Okzipitallappen stumpf bis zum Sichtbarwerden der Corpora quadrigemina anteriora auseinander gehalten. Einstich in jedes einzelne dieser Corpora, ventralwärts bis auf den Knochen. Reposition der Okzipitallappen. Hautnaht —. Schluß der Narkose —. Abnahme der Karotidenklemmen.

10 Uhr: Schluß der Operation. Das Tier zeigt keine Starre.

11 Uhr: Das Tier sitzt im Käfig aufrecht mit völlig normaler Muskeltonusverteilung. Es läuft und springt mit völlig normalen Bewegungen, mit normaler Koordination und mit normaler Muskeltonusverteilung.

5. April: Das Tier sitzt, steht, läuft und springt noch immer wie ein völlig normales
             Kaninchen. Oft hält es den Kopf etwas nach links gewendet. Der Kopf
             wird völlig frei nach vorn, nach hinten, nach rechts und links bewegt.
             Das Tier läuft mit Vorliebe nach links. Infolgedessen hatte sich am
             vorhergehenden Tage das linke Hinterbein im Stroh verwickelt und
             war stark geschnürt worden. Das Tier bewegt dieses Bein ungeschickt
             und macht nun nur Kreisbewegungen nach rechts. Das linke Hinter-
             bein bleibt dabei auf derselben Stelle. Auch steht das linke Hinter-
             bein nun oft etwas nach innen rotiert.
         Es fehlt jede Spur von Hypertonie.
         Labyrinthstellreflexe +, der Kopf wird bei jeder Lage des Tieres in der
             Luft in die normale, aufrechte Stellung gebracht. Hängt man das Tier,
             am Becken festgehalten, mit dem Kopf nach unten in die Luft, dann
             wird der Kopf zumeist symmetrisch zum Becken gehalten, zuweilen ist
             er aber um 30° nach links gedreht. Körperstellreflexe auf den Körper +,
             aus beiden Seitenlagen richtet sich bei seitlich fixiertem Kopf der Körper

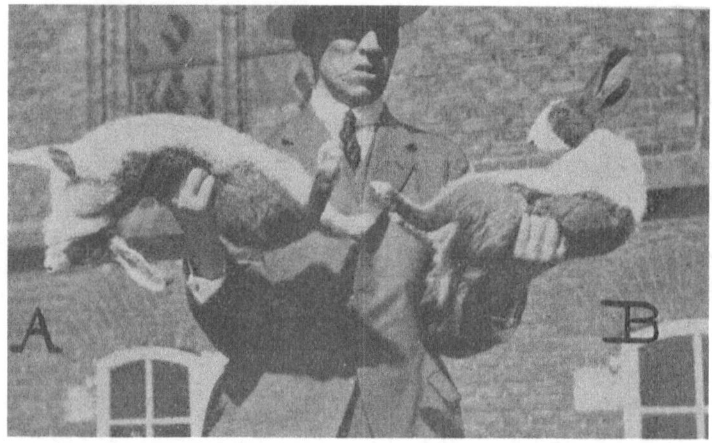

Abb. 110. Dieselben Tiere in Rückenlage in die Luft gehalten.
Kaninchen R. K. dors. III (B) hat durch ventrale Beugung den Kopf in Normalstellung
gebracht, das labyrintlose Kaninchen (A) nicht. Siehe auch die Abbildung derselben Tiere
auf Abb. 1 und 3.

         sofort auf. Halsstellreflexe +. Sprungbereitschaft +. Liftreaktion +.
             Kopfdrehreaktionen und -nachreaktionen +. Kopfdrehnystagmus +,
             alle diese Reaktionen sehr lebhaft, sowohl bei Rechts- wie bei Links-
             drehung, völlig symmetrisch. Kompensatorische Augenstellungen +,
             vertikale und rotatorische. Horizontale Augendrehreaktionen und -nach-
             reaktionen +. Horizontale Augendrehnystagmus und -nachnystagmus +,
             auf beiden Augen, bei Rechts- und Linksdrehung. Augenabweichungen
             bestehen nicht. Pupillen gleich groß.
         Legt man das Tier mit symmetrisch zum Rumpf eingestelltem Kopf auf
             den Rücken, dann hält es alle vier Beine gebeugt. Die Beine haben
             beiderseits die gleiche Stellung. Zuweilen ist das eine Vorderbein etwas
             mehr gestreckt als das andere. Das wechselt zwischen rechts und links.
             Der Tonus der Extremitätenmuskeln ist beiderseits gleich. Von einer
             Erhöhung des Strecktonus ist keine Rede. Der Widerstand gegen passive
             Beug- und Streckbewegungen bietet nichts Abnormes. Das Tier findet
             selbst sein Futter.

10. April: Das Tier ist von einem normalen Kaninchen nicht zu unterscheiden, Kopf- und Beinstellungen sind ganz normal. Der Kopf steht gerade und symmetrisch. Das Tier sitzt, steht, läuft und springt ganz wie ein normales Kaninchen mit normaler Muskeltonusverteilung und normaler Koordination. Es läuft geradeaus, links- und rechtsum. Es gleitet auf glattem Flur nicht aus, fällt und strauchelt nicht. Es kann sich auch auf den Hinterbeinen frei aufrichten und so, ohne zu schwanken, stehen bleiben Auch in Rückenlage hat das Tier einen völlig normalen Tonus der Extremitätenmuskeln. Bei dieser Lage sind die vier Beine gebeugt. Bei passiven Beug- und Streckbewegungen normaler Widerstand. Kein erhöhter Strecktonus.

Labyrinthstellreflexe +, aus beiden Seiten- und aus Rückenlage.

Körperstellreflexe auf den Körper +, der Körper richtet sich aus beiden Seitenlagen bei seitlich fixiertem Kopf sofort auf (siehe Abb. 4, die von diesem Tiere stammt).

7. Mai: Tier läuft völlig normal. Das Laufen bietet nichts Abnormes. Das Tier bewegt wie ein normales Kaninchen die Vorderbeine alternierend, die Hinterbeine gleichzeitig. Es gleitet auf dem glatten Flur nicht aus. Es läuft zuweilen geradeaus, zuweilen nach rechts und links, ohne eine be-

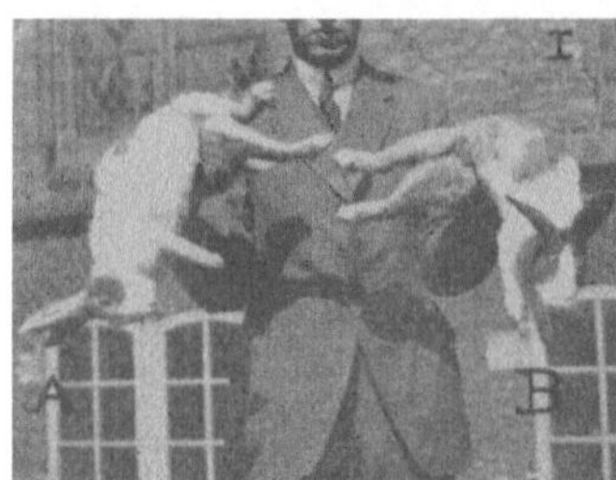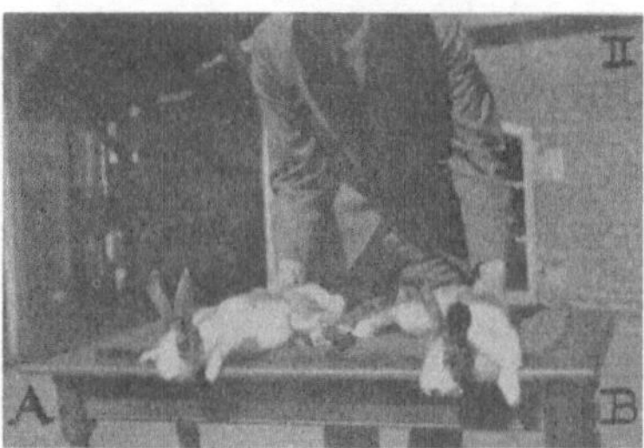

Abb. 111. Dieselben Tiere in Seitenlage in die Luft gehalten und auf einen Tisch gelegt. Das Kaninchen R. K. dors. III (B) hat immer den Kopf in Normalstellung, das labyrinthlose Kaninchen (A) nur beim Aufliegen auf einer Unterlage.

stimmte Richtung zu bevorzugen. Beim Sitzen sind Kopf- und Körperhaltung völlig normal und symmetrisch (Abb. 109). Keine Koordinationsstörungen, keine Abweichung in der Tonusverteilung. Kein Unterschied von einem normalen Kaninchen. Sucht selbst sein Futter.

Labyrinthstellreflexe +, wird der Körper am Becken in den verschiedenen Stellungen in die Luft gehalten, dann hält oder bringt das Tier den Kopf immer in die normale, aufrechte Stellung. Bei Hängelage mit dem Kopf nach unten hängt der Kopf symmetrisch zum Körper. Körperstellreflexe auf den Körper +, aus beiden Seitenlagen völlig normal. Halsstellreflexe +. Tonische Halsreflexe +, sehr deutlich.

Bei Rückenlage des Tieres völlig normaler Tonus der Extremitäten. Normaler Widerstand gegen passive Beug- und Streckbewegungen. Tonus und Beinstellung beiderseits gleich. Zuweilen etwas Strecktonus der Vorderbeine. Hinterbeine ganz gebeugt. Kein erhöhter Strecktonus.

Liftreaktion +, sehr deutlich. Sprungbereitschaft +, sehr deutlich. Kopfdrehreaktionen und -nachreaktionen +, völlig symmetrisch bei Drehung nach beiden Seiten. Im aufrecht gehaltenen Kopf stehen die Augen völlig normal. Kompensatorische Augenstellungen +, vertikale und rotatorische Reaktionen. Augendrehreaktionen und -nachreaktionen +. Augendrehnystagmus +, horizontale, vertikale und rotatorische Reaktionen, auf beiden Augen, bei Rechts- und Linksdrehung.

Passive, anormale Beinstellungen werden korrigiert. Auf dem Gitterdach des Hans Meyer-Käfigs läuft das Tier gut, ohne zwischen die Gitterstäbe durchzutreten.

6. Juni: Zustand ganz wie bisher. Kein Unterschied gegenüber einem normalen Kaninchen. Alle Stellreflexe normal vorhanden. Keine Abweichung im Muskeltonus.

17. Juni: Tier sitzt, steht, läuft und springt wie ein normales Kaninchen. Es spielt mit anderen Kaninchen und jagt gegen sie an. Es findet selbst sein Futter. Hängt man Wurzellaub an das Käfigdach, dann stellt das Tier sich auf die Hinterbeine und frißt das hoch aufgehängte Laub auf. Es

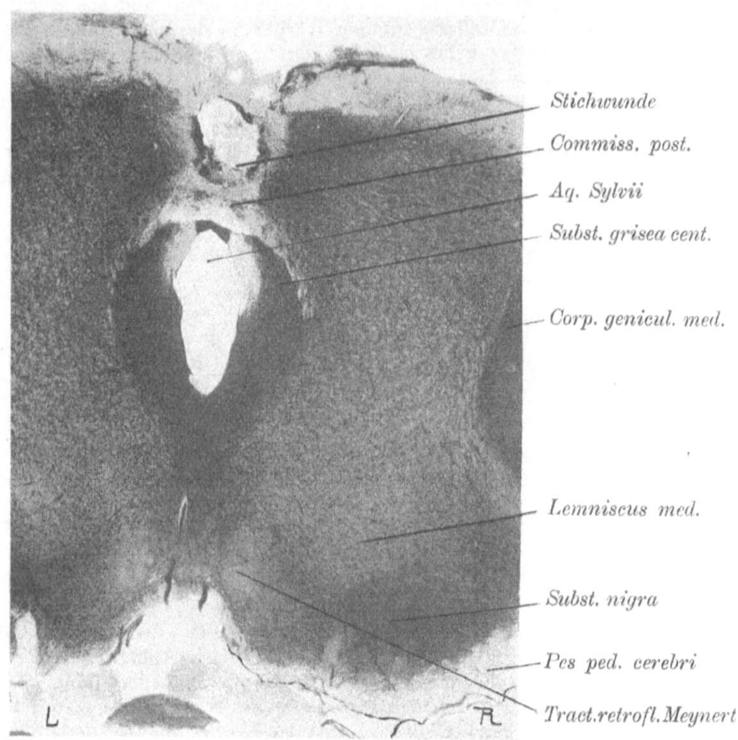

Abb. 112.   Kaninchen R. K. dors. III.   Schnitt 13.

hält sich so lange Zeit ganz aufrecht und freistehend, ohne zu fallen und zu schwanken. Es putzt sich selbst. Es setzt sich ruhig auf den Hinterkörper, um seine Schnauze zu reinigen. Alle Stellreflexe, alle Progressiv- und Drehreaktionen sind völlig normal.

3. Juli: Tier sitzt, läuft und springt noch immer mit einer normalen Koordination und normaler Muskeltonusverteilung. Es setzt sich auf seine Hinterbeine aufrecht und frißt so ruhig hoch aufgehängtes Wurzellaub auf. Es gleitet auf dem glatten Flur nicht aus. Zuweilen hält es die Hinterbeine beim Sitzen etwas breitbeinig.

Labyrinthstellreflexe +, aus beiden Seitenlagen und aus Rückenlage. Mit dem Kopf nach unten in die Luft gehalten, hält das Tier den Kopf völlig symmetrisch zum Rumpf. Körperstellreflexe auf den Körper +, ganz wie bei einem normalen Kaninchen. Halsstellreflexe +. Tonische Hals-

reflexe +. Tonische Labyrinthreflexe +, schwach, nur eben angedeutet.
Legt man das Tier auf den Rücken und hält den Kopf symmetrisch zum
Rumpf, dann ist die Beinstellung beiderseits gleich. Alle vier Beine
haben dann etwas Strecktonus, etwas Widerstand gegen passives Beugen,
ein Widerstand, der aber sicher nicht erhöht ist. Patellarreflexe lebhaft,
gleichseitig und gekreuzt, von leichtem Klonus begleitet. (Beim Vergleich mit einigen anderen normalen Kaninchen, die ebenfalls zuerst einer
Untersuchung unterzogen waren, hatten diese Tiere in Rückenlage ganz
die gleichen Patellarreflexe.) Sprungbereitschaft +. Liftreaktion +.
Kopfdrehreaktionen und -nachreaktionen +. Kopfdrehnystagmus +.

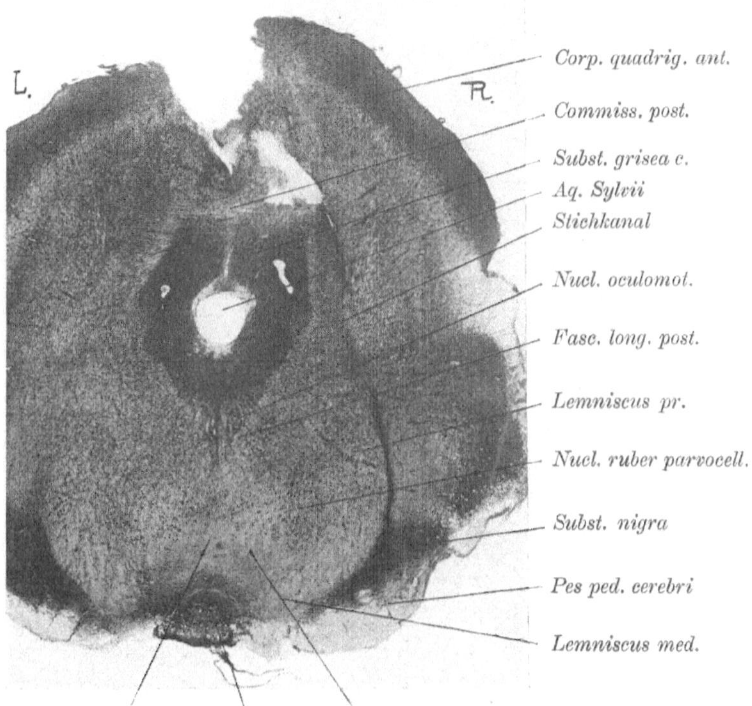

Abb. 113. Kaninchen R. K. dors. III. Schnitt 47.

Vertikale kompensatorische Augenabweichungen +. Rotatorische kompensatorische Augenabweichungen +. Augendrehreaktionen und -nach-
reaktionen +. Augendrehnystagmus +, alle Augendrehreaktionen sind
bei Rechts- und Linksdrehung auf beiden Augen völlig normal.
Auf das Gitterdach des Hans Meyer-Käfigs gesetzt, tritt das Tier zuerst
durch, zieht dann aber die durchgesteckten Beine sofort wieder zurück
und läuft dann auf dem Gitter ganz normal. Passive abnorme Beinstellungen werden sofort korrigiert. Der Hinterkörper läßt sich schwer
auf die Seite werfen. Der Widerstand des Tieres gegen seitliche Ver-
schiebungen auf einer Unterlage ist beiderseits gleich.
20. August: Tier sitzt, steht, läuft und springt noch immer ganz wie ein normales Kaninchen mit normalem Tonus und normaler Koordination ohne Ataxie.
Es läuft geradeaus, nach rechts und links, fällt und strauchelt beim

Laufen über ein sehr unebenes Terrain nicht und gleitet auf einem glatten
Flur nicht aus. Kein Zittern. Das Tier richtet sich auf den Hinterbeinen
gut auf und bleibt bequem, ohne zu schwanken, darauf sitzen. Kopf-
und Körperstellung sind beim still sitzenden Tier völlig normal und
symmetrisch. Beim Hang in der Luft mit Kopf nach unten hängt der
Kopf völlig symmetrisch zum Rumpf. In Rückenlage des Tieres mit
symmetrisch zum Thorax gestelltem Kopf und horizontaler Mundspalte
sind die Hinterbeine gebeugt und die Vorderbeine leicht gestreckt. Die
Beinstellung, der Tonus, der Widerstand gegen passive Beug- und Streckbewegungen sind beiderseits ganz gleich. Die Vorderbeine zeigen einen

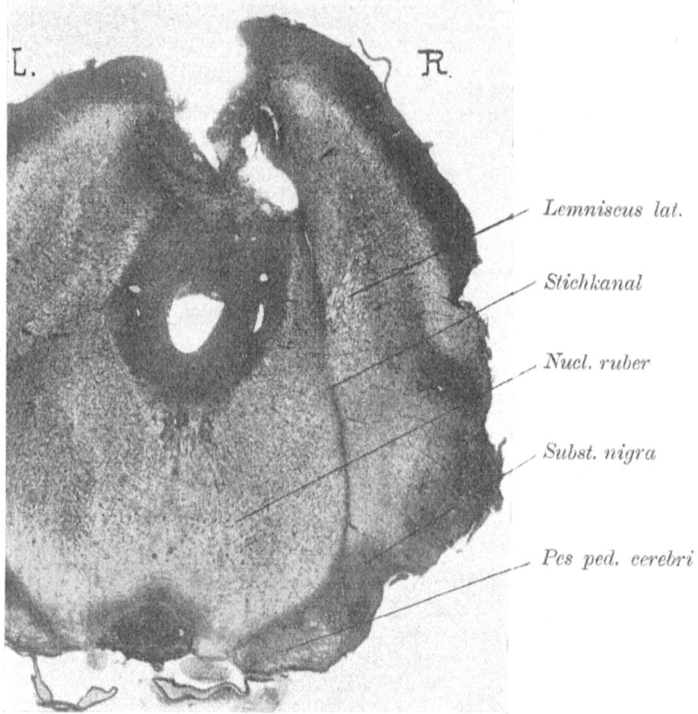

Abb. 114.   Kaninchen R. K. dors. III.   Schnitt 52.

geringen Widerstand gegen passives Beugen, die Hinterbeine nicht. Kein
erhöhter Strecktonus.

Tonische Halsreflexe +, Kopfdrehung in Rückenlage des Tieres verursacht deutliche Reaktionen der Muskeln der Hinterbeine. Tonische
Labyrinthreflexe ?, nicht deutlich. Labyrinthstellreflexe +, aus beiden
Seitenlagen und aus Rückenlage. Körperstellreflexe auf den Körper +,
aus beiden Seitenlagen völlig normal. Halsstellreflexe +, Kopfdrehung in
Rückenlage des Tieres verursacht starke Beckendrehung. Liftreation +,
stark. Sprungbereitschaft +, stark. Kopfdrehreaktionen und -nach-
reaktionen +, lebhaft mit Nystagmus. Kompensatorische Augenabweichungen +, sehr stark, sowohl die vertikalen wie die rotatorischen
Abweichungen. Augendrehreaktionen, horizontale +, lebhaft; rotatorische +, lebhaft; vertikale +, lebhaft. Augendrehnachreaktionen, horizontale +, lebhaft; rotatorische +, lebhaft; vertikale +. Augendreh-

nystagmus und -nachnystagmus, horizontale +, lebhaft; rotatorische · lebhaft; vertikale +.

Dreht man das mit der Schnauze nach oben aufgehängte Tier um seine Längsachse, dann treten nur einige träge Nystagmusschläge auf. Viel lebhafter sind der horizontale und rotatorische Nystagmus und Nachnystagmus. Alle Drehreaktionen usw. sind auf beiden Augen bei Rechts- und Linksdrehung völlig gleich.

Das Tier hat, wahrscheinlich durch den Biß eines anderen, eine Wunde am Skrotum. Aus der Wunde tritt ein nekrotisierender Testikel hervor. Das Tier sieht krank aus und will nicht fressen.

22. Aug.:   Tier frißt noch immer nicht und wird immer schwächer. Tier getötet.

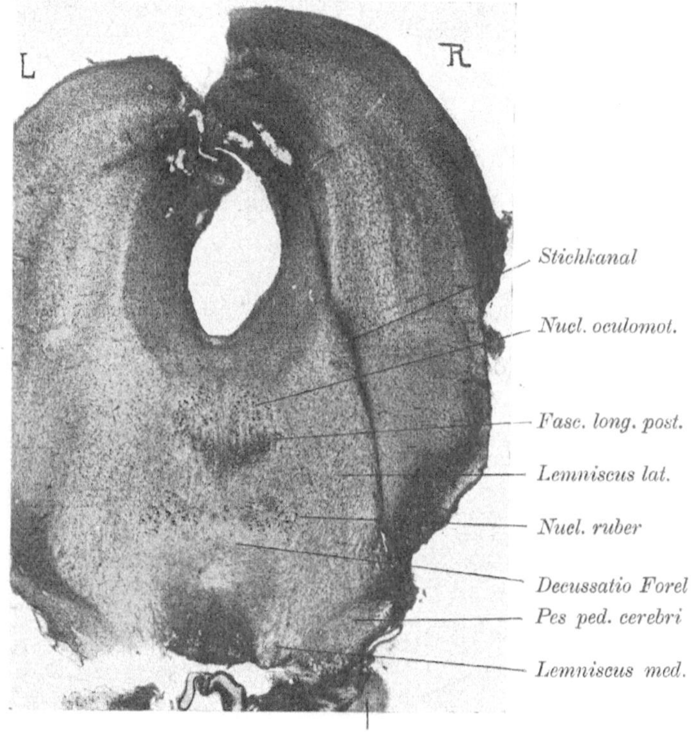

Abb. 115. Kaninchen R. K. dors. III. Schnitt 61.

Zusammenfassung: Kaninchen R. K. dors. III lebte 4 1/2 Monate nach der Operation. In den ersten drei Tagen hatte es die Neigung, den Kopf etwas nach links gewendet zu halten und mit Vorliebe nach links zu laufen. Später glich es ganz einem normalen Kaninchen mit völlig normalem Tonus und ganz normalen Stellreflexen.

Sektion: Die Meningen sind ganz normal. Die Schädelhaut ist beiderseits von der Mittellinie mit der Hirnoberfläche verklebt. Beiderseits ist ein Teil der Großhirnoberfläche erweicht, so daß ein Stück des Ammonshorns beiderseits frei liegt. Lobi occipitales ganz intakt. Gehirn in 10 proz. Formalin fixiert.

Mikroskopische Untersuchung: Das Gehirn wird in Serien geschnitten. Die Schnitte werden abwechselnd mit Thionin und nach der Weygert-Palschen Methode gefärbt. In den Schnitten durch den oralen Teil des Mittelhirns haben die Stichwunden eine kleine Zyste gerade in der Mittellinie zwischen den am meisten oral gelegenen Teilen der Corpora quadrigemina anteriora gebildet. Um die Zyste liegt eine Bindegewebszone, die fast das ganze Gebiet der Commissura posterior einnimmt (siehe Abb. 112). Der Schnitt liegt gerade oral von den Okulomotoriuskernen und den kleinzelligen roten Kernen.

In den folgenden mehr kaudal gelegenen Schnitten ist das Gebiet zwischen den Corpora quadrigemina anteriora beiderseits von der Mittellinie noch immer zerstört. Von dieser Stichwunde aus verläuft ein Stichkanal immer mehr ventralwärts durch die rechte Mittelhirnhälfte.

Der Stichkanal verläuft lateral von der Substantia grisea centralis, durchtrennt dann

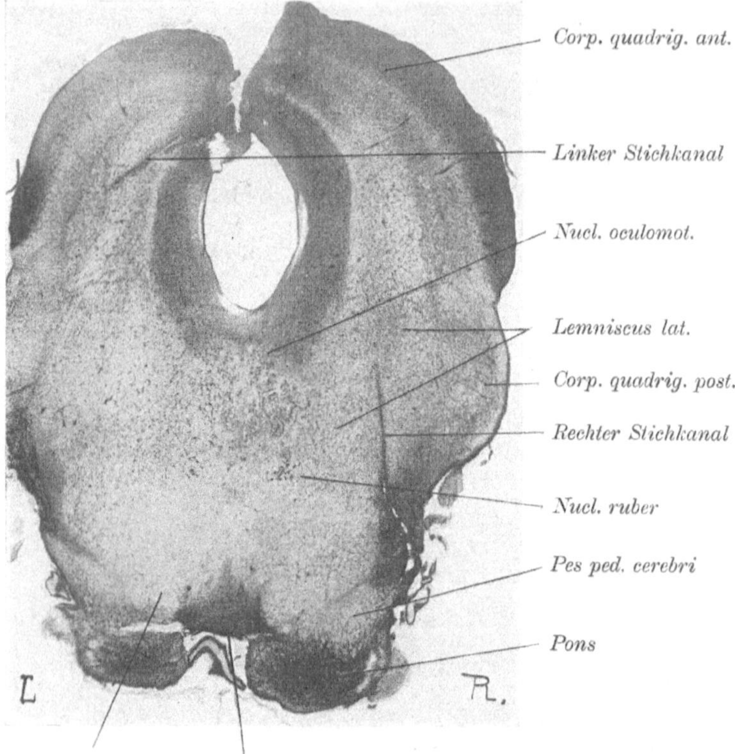

Abb. 116. Kaninchen R. K. dors. III. Schnitt 64.

den Lemniscus principalis, bleibt lateral von dem rechten kleinzelligen roten Kern und endigt in der Substantia nigra, von der er einen Teil zerstört. Der Schnitt geht durch die oralen Spitzen der Okulomotoriuskerne und durch die kleinzelligen roten Kerne (Abb. 113).

In gleicher Weise verläuft der Stichkanal in den folgenden Schnitten. Auch hier bleibt er lateral von der Substantia grisea centralis und von dem roten Kern, geht durch den Lemniscus principalis, durchtrennt jetzt aber die Substantia nigra und erreicht durch den Pes pedunculi cerebri den ventralen Schnittrand (Abb. 114, Schnitt 52).

Der Schnitt 61 geht durch die kaudalen Teile der Okulomotoriuskerne und der roten Kerne, ferner beiderseits durch den oralen Ponsrand. Der Stichkanal durchtrennt in ihm noch immer von dorsal nach ventral die ganze rechte Mittelhirnhälfte. Gleichzeitig aber erscheint in dem linken Corpus quadrigeminum anticum der Anfang eines zweiten Stichkanals (Abb. 115, Schnitt 61).

Schnitt 67 verläuft durch die am meisten kaudal gelegenen Zellen der roten Kerne. Vom rechten Stichkanal erscheint nur das ventrale Endstück, das im Corpus quadrigeminum posticum beginnt und durch den Lemniscus lateralis, lateral vom kaudalen Ende des rechten roten Kerns und durch den lateralen Teil des Pes pedunculi cerebri verläuft und am ventralen Schnittrand endigt.

Der linke Stichkanal ist länger geworden, liegt aber noch ganz im Corpus quadrigeminum anticum (Abb. 116, Schnitt 64).

Schnitt 79 liegt kaudal von den roten Kernen, geht durch die Trochleariskerne, durch die Decussatio bracchii conjunctivi und durch den Anfang der Brückenschenkel. In ihm

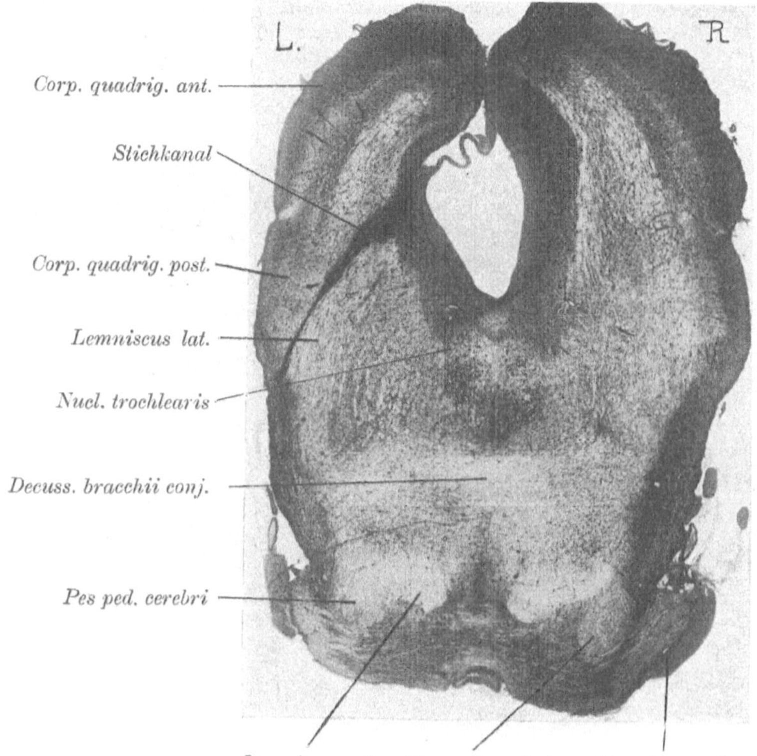

Abb. 117.   Kaninchen R. K. dors. III.   Schnitt 79.

fehlt ein rechter Stichkanal. Der linke Stichkanal ist dagegen in seinem ganzen Verlauf sichtbar. Er liegt ventral vom Corpus quadrigeminum anticum und erstreckt sich quer durch den oralen Teil des Corpus quadrigeminum posticum zum lateralen Schnittrand (Abb. 117, Schnitt 79).

Die mikroskopische Gehirnuntersuchung des Kaninchens R. K. dors. III zeigt also, daß beide Stichverletzungen des Mittelhirns die beiden roten Kerne, die Forelsche Kreuzung und beide rubrospinalen Bahnen völlig intakt gelassen haben.

Das Kaninchen saß, stand, sprang und lief mit einem ganz normalen Muskeltonus und hatte völlig normale Stellreflexe, obwohl der Lemniscus lateralis beiderseits und der Hirnstiel und die Sub-

stantia nigra rechterseits stark beschädigt waren. Nichtsdestoweniger zeigte das Tier, acht Tage nach der Operation, keine einzige
deutliche Abweichung.

Von den Kaninchen, die nach einem dorsalen Einstich Veränderungen der
Muskeltonusverteilung, der Labyrinthstellreflexe und der Körperstellreflexe
auf den Körper darboten, wurden außer dem schon erwähnten Kaninchen D.
(Seite 121) noch drei andere Kaninchen, V., X. und Grisette, untersucht.

Kaninchen V.

30. Okt. 1922: Äthernarkose. — Karotiden unterbunden. — Trepanation. — Schädeldach entfernt, — Großhirnexstirpation vor den Thalami. — 7 mm tiefer
Einstich in die mediane sagittale Ebene zwischen die kaudalen Teile

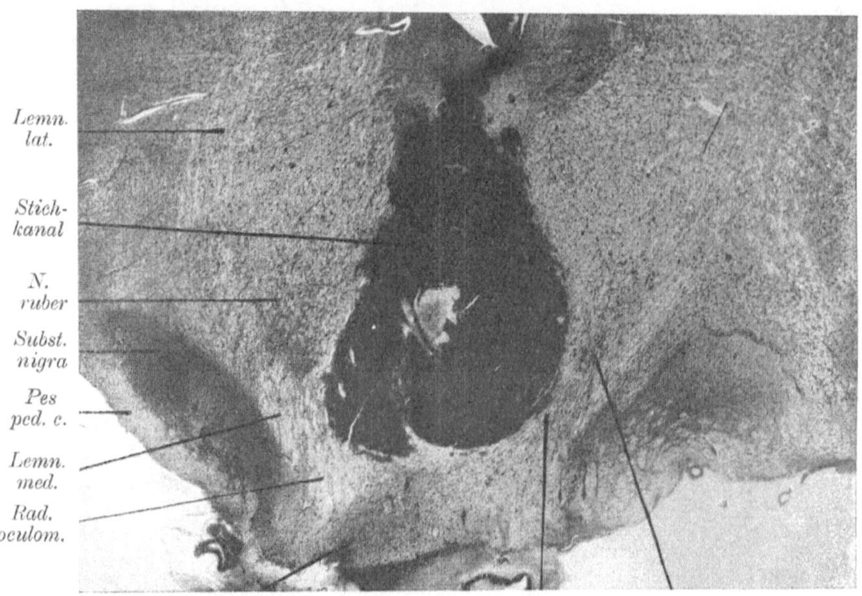

Abb. 118. Kaninchen V. Schnitt 65.

der Corpora quadrigemina anteriora in Richtung auf die Austrittsstellen der Nervi oculomotorii. — Messerspitze in dieser Ebene etwas
hin- und herbewegt und zurückgezogen. — Hautnaht. — Schluß der
Narkose.

3 Uhr 20: Schluß der Operation. Spontane, regelmäßige Atmung.

3 Uhr 50: Keine Starre. In beiden Seitenlagen in der Luft sind die Labyrinthstellreflexe schwach vorhanden. Ebenso wird auf dem Tisch der Kopf, vor
allem nach Reizen, aus beiden Seitenlagen aufgerichtet, aus rechter
mehr als aus linker.

Bei Hängelage mit dem Kopf nach unten ist der Kopf zum Becken um
30° nach links gedreht.

Die Körperstellreflexe auf den Körper sind nicht nachweisbar, wohl aber
die Halsstellreflexe auf Vorder- und Hinterkörper. Die vertikalen kom-

pensatorischen Augenstellungen, die horizontalen Augendrehreaktionen und auch die Kopfdrehreaktionen und Nachreaktionen sind vorhanden. Also: Starre —. Labyrinthstellreflexe +, abgeschwächt. Körperstellreflexe auf den Körper —.

4 Uhr 30: Das Tier zeigt jetzt eine deutliche, aber wenig kräftige Starre an allen vier Extremitäten. Die Labyrinthstellreflexe sind verschwunden.

Der Kopf wird aus rechter Seitenlage auf dem Tisch aufgerichtet, nicht aber aus linker. Es ist nicht zu entscheiden, ob dies durch die noch fortbestehende Kopfdrehung (welche sich bei Hängelage mit dem Kopf

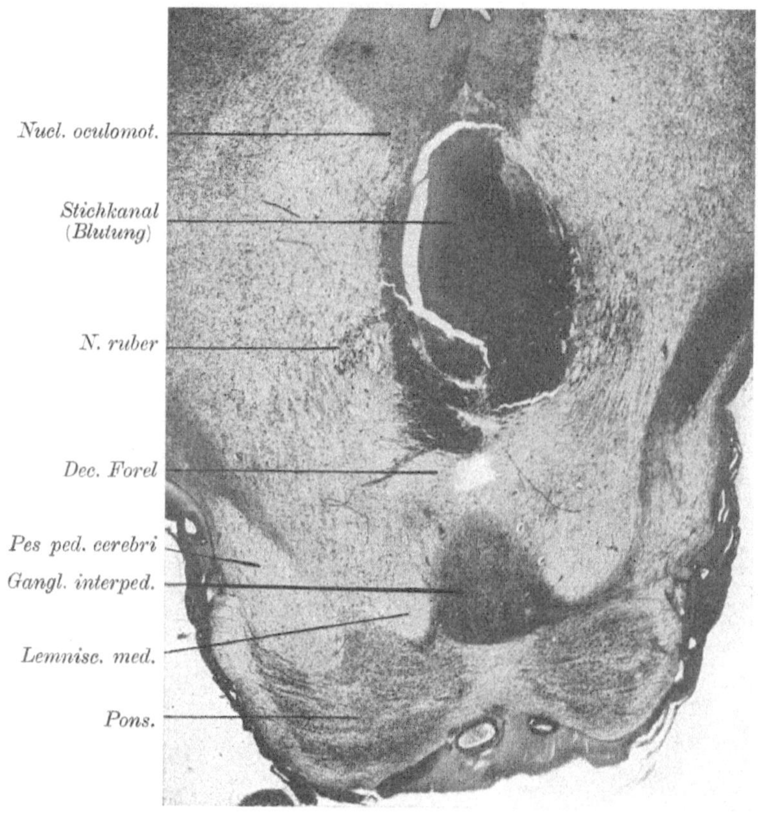

Abb. 119. Kaninchen V. Schnitt 97

nach unten zeigt) oder durch einen einseitigen Körperstellreflex auf den Kopf verursacht ist. Die Körperstellreflexe auf den Körper sind nicht mehr nachweisbar.

5 Uhr 30: Zustand unverändert, nur die Starre hat zugenommen.
Labyrinthstellreflexe —. Körperstellreflexe auf den Körper —.
6 Uhr: Zustand unverändert. Tier getötet.

Das Kaninchen V. hatte also zuerst keine Starre, wohl aber schwache Labyrinthstellreflexe. Später dagegen war Starre vorhanden, und die Labyrinthstellreflexe waren verschwunden. Die Körperstellreflexe auf den Körper fehlten dauernd.

Wenn unsere Annahme stimmt, daß die Muskeltonusverteilung und die beiden genannten Stellreflexe über die Tractus rubro-spinales reguliert werden, so mußte also hier anfangs keine oder nur eine geringe Verletzung der rubrospinalen Kreuzung vorgelegen haben, die später an Stärke zunahm (Blutungen?).

Mikroskopische Untersuchung: In Schnitt 65 (Abb. 118), der noch oral von den Corpora quadrigemina anteriora und von den Okulomotoriuskernen liegt, beginnt der Stichkanal am dorsalen Rande des Schnittes. Er verläuft genau in der Mittellinie, geht durch den Aquaeductus Sylvii und hat ventral von der Substantia grisea centralis eine

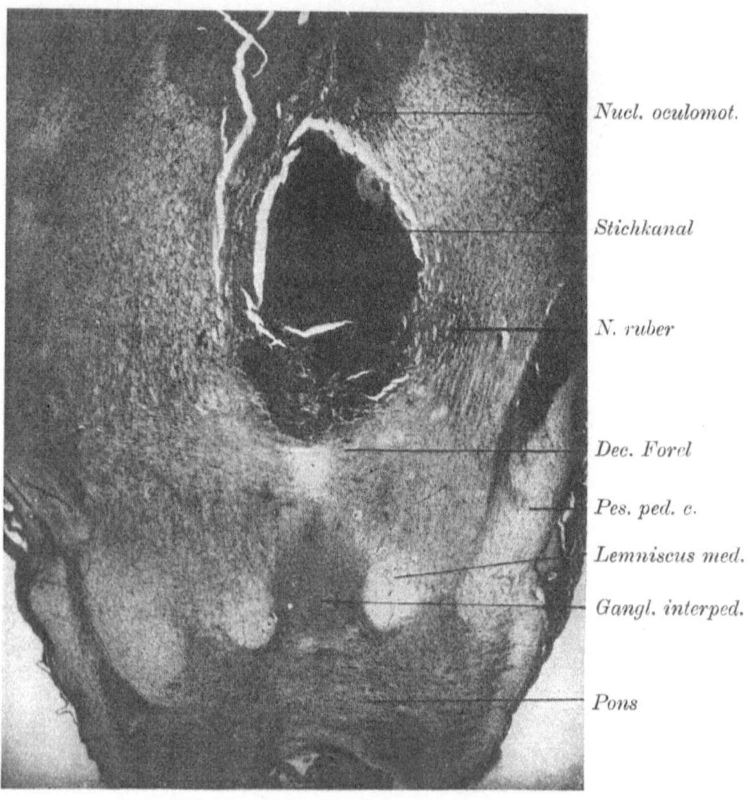

Abb. 120.   Kaninchen V.   Schnitt 104.

große Blutung verursacht. Sie liegt zwischen den kleinzelligen roten Kernen und hat das Gebiet zwischen diesen Kernen teils zerstört, teils ventralwärts verdrängt.

Schnitt 97 (Abb. 119) verläuft dorsal auf der einen Seite noch immer vor dem Vorderteil, auf der anderen Seite durch den Vorderteil des Corpus quadrigeminum anticum, ventral aber schon durch den Pons. Der Stichkanal liegt noch immer in der Mittellinie, verläuft durch den Aquaeductus Sylvii und zwischen den Okulomotoriuskernen. Auch in diesem Schnitt hat der Stich eine große Blutung verursacht. Sie nimmt das ganze Gebiet zwischen den roten Kernen ein. Die Folsche Kreuzung und die aus den roten Kernen entspringenden Fasern sind durch sie teils zerstört, teils ventral verdrängt.

Dasselbe Bild gibt der Schnitt 104 (Abb. 120), der durch die kaudalen Zellen der roten Kerne geht.

Auch hier ist ein großer Teil der aus den roten Kernen kommenden und zur Forelschen Kreuzung ziehenden Fasern teils zerstört, teils verdrängt.

Das Kaninchen V hatte also zuerst eine normale Muskeltonusverteilung behalten, die Labyrinthstellreflexe waren abgeschwächt. Später trat Starre auf, die Labyrinthstellreflexe verschwanden. Die Körperstellreflexe auf den Körper fehlten dauernd. Wie die mikroskopische Untersuchung zeigte, hatte eine Blutung zwischen die beiden roten Kerne stattgefunden. Die aus diesen Kernen entspringenden und zur Forelschen Kreuzung ziehenden Fasern waren dadurch teils zerstört, teils ventral- und lateralwärts verdrängt worden.

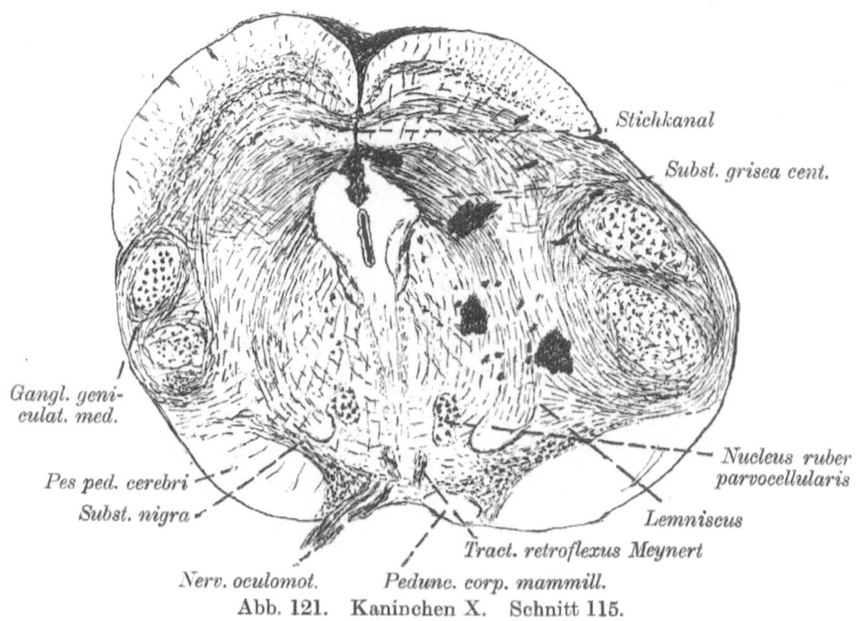

Abb. 121. Kaninchen X. Schnitt 115.

Das zweite Kaninchen, das nach einem dorsalen Stich die normale Muskeltonusverteilung, die Labyrinthstellreflexe und die Körperstellreflexe auf den Körper verlor, war

Kaninchen X.

1. Nov. 1922: Äthernarkose. — Tracheotomie. — Künstliche Atmung mit Ätherluftgemisch. — Karotiden unterbunden. — Vagi intakt. — Trepanation. — Schädeldach entfernt. — Großhirnexstirpation vor den Thalami. — 8 mm tiefer Einstich zwischen die kaudalen Teile der Corpora quadrigemina anteriora in der medianen, sagittalen Ebene des Mittelhirns. Messerspitze in dieser Ebene etwas hin- und herbewegt und zurückgezogen. — Hautnaht. — Schluß der Narkose.

3 Uhr: Schluß der Operation. Spontane Atmung.

3 Uhr 30: Kräftige Starre. In die Luft gehalten, sind weder bei Rückenlage noch in beiden Seitenlagen Versuche, den Kopf aufzurichten, erkennbar. Auf eine Unterlage gelegt, wird der Hinterkörper nicht aufgerichtet. Wohl versucht das Tier dann den Kopf aus beiden Seitenlagen aufzurichten. Dies gelingt zuweilen bis 45°, dann aber fällt der Kopf wieder zurück.

Bei Hängelage mit dem Kopf nach unten ist der Kopf zum Becken um
45° nach links gedreht, also:

Starre +. Labyrinthstellreflexe —. Körperstellreflexe auf den Kopf +
Körperstellreflex auf den Körper —. Halsstellreflexe + (bei Kopf-
drehung in Rückenlage). Alle kompensatorischen Augenreaktionen +.
Alle Augendrehreaktionen +. Liftreaktion —.

4 Uhr 30: Liegt fortdauernd sehr steif auf der linken Seite ohne Versuch sich aufzurichten. Beim Hin- und Herschütteln des Tieres wird der Kopf aufgerichtet.

Die Starre von Nacken, Vorder- und Hinterbeinen ist sehr kräftig. Legt
man das Tier auf die rechte Seite, dann wird die Starre schwächer, vor
allem am Nacken und in den Vorderbeinen, auch dann, wenn der Kopf

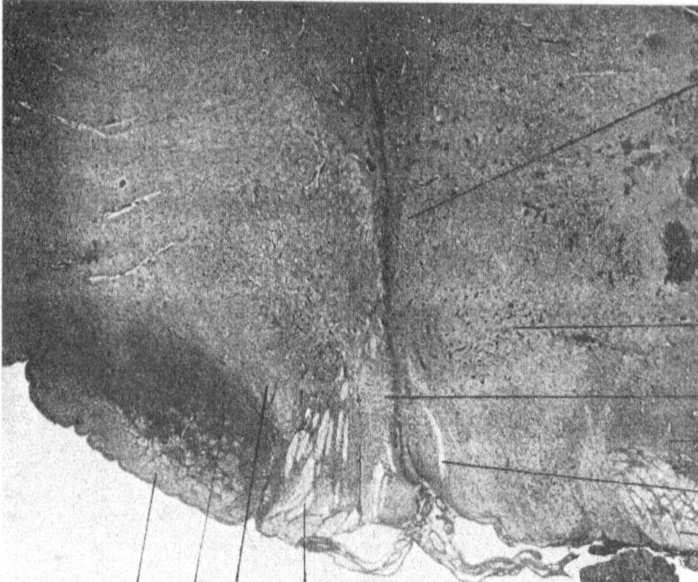

Abb. 122. Kaninchen X. Schnitt 122.

in Seitenlage fixiert bleibt. Legt man das Tier auf die linke Seite zurück,
dann wird die Starre wieder maximal. Legt man ein Brett auf die rechte
Seite, so wird die Starre wieder schwächer. Bei Druck auf die rechte
Seite scheint also ein hemmender Einfluß auf den Streckmuskeltonus
ausgeübt zu werden.

Bringt man das Tier aus Bauchlage- oder aus rechter Seitenlage in Rückenlage, dann werden zuerst die linken Beine, dann die rechten und schließlich das ganze Tier maximal steif. Hierbei wurde der Kopf symmetrisch
zum Thorax gehalten. Bei Hängelage mit dem Kopf nach unten wird
der Kopf abwechselnd 45—70° zum Becken nach links gedreht und oft
auch etwas nach links gewendet.

In die Luft gehalten, lassen sich Labyrinthstellreflexe nicht nachweisen.
Bei Seitenlage des Rumpfs hängt auch der Kopf in Seitenlage; in linker
Seitenlage hängt der Kopf zuweilen etwas herab, mit dem Schädeldach
nach unten.

Auf eine Unterlage gelegt, richtet sich der Kopf aus rechter Seitenlage sofort, aus linker Seitenlage erst nach Schütteln des Tieres auf. Der Körper richtet sich nicht auf.

Kopfdrehung bei Rückenlage des Tieres bewirkt Beckendrehungen. Der Vorderkörper folgt dem Kopf, wenn er aus Seitenlage in Normalstellung gebracht wird. Der Vorderkörper richtet sich dann aber nicht völlig auf, am meisten noch aus rechter Seitenlage, also:

Starre +. Labyrinthstellreflexe —. Körperstellreflexe auf den Körper —, Körperstellreflexe auf den Kopf +. Halsstellreflexe +.

Alle Augenreaktionen +. Liftreaktion +, stark. Sprungbereitschaft —. Kopfdrehreaktionen und Nachreaktionen +. Tonische Halsreflexe +. Tonische Labyrinthreflexe +.

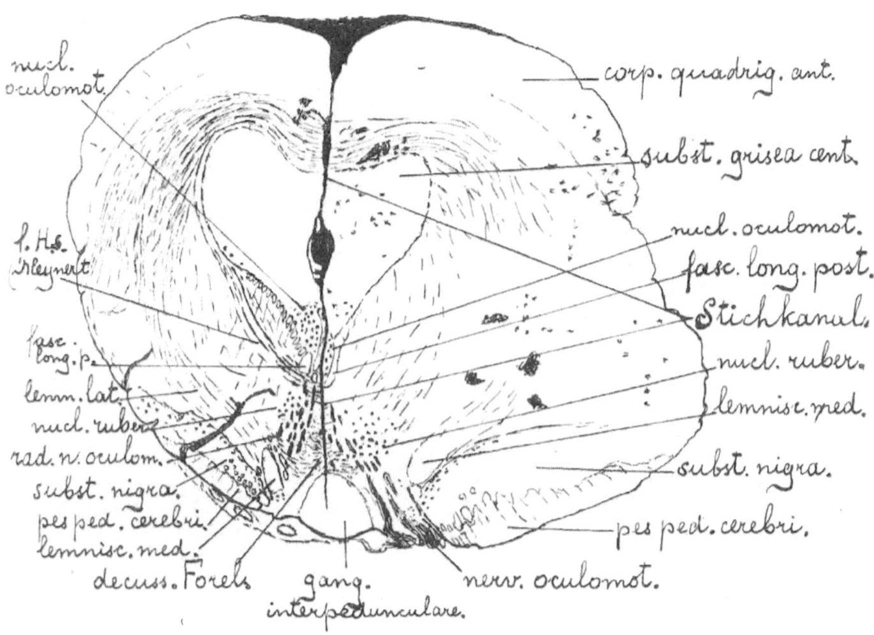

Abb. 123. Kaninchen X. Schnitt 130.

5 Uhr 15:   In allen Lagen maximale Starre.
Körperstellreflexe auf den Kopf nicht mehr nachweisbar. Auch die Kopfdrehung nach links bei Hängelage mit dem Kopf nach unten ist jetzt geringer.

6 Uhr: Zustand unverändert, nur die Augenreaktionen sind jetzt auch schwächer geworden. Das Tier getötet.

Kaninchen X zeigte also Starre und Verlust der Labyrinthstellreflexe und der Körperstellreflexe auf den Körper.

Dagegen waren die Körperstellreflexe auf den Kopf, besonders aus rechter Seitenlage vorhanden. Es ließ sich nicht entscheiden, ob das Stärkersein dieser Reflexe aus rechter Seitenlage nur scheinbar und durch die Kopfdrehung verursacht war, oder ob wirklich die Körperstellreflexe auf den Kopf bei dieser Seitenlage kräftiger vorhanden waren. Auch zeigte sich, daß ein Druck auf die rechte Seite den Streckmuskeltonus von Nacken und Vorderbeinen verminderte.

Mikroskopische Untersuchung: Der Schnitt 105 enthält zuerst deutlich Zellen der kleinzelligen roten Kerne.

In Schnitt 114 und 115 (Abb. 121) ist der Stichkanal deutlich. Er beginnt zwischen den Corpora quadrigemina anteriora genau in der Mittellinie und endigt im Dorsalteil der Substantia grisea centralis. Der Schnitt verläuft durch den Vorderteil der Corpora quadrigemina anteriora, durch die Corpora geniculata medialia, durch die kleinzelligen roten Kerne und ventral auf der einen Seite durch den Ursprung des Nervus oculomotorius, auf der anderen Seite durch den Pedunculus corporis mammillaris.

Schnitt 122 (Abb. 122) liegt noch vor den Okulomotoriuskernen und geht auf der einen Seite durch den Übergang der Okulomotoriuswurzel in den Nerv. Der Stichkanal verläuft genau in der Medianlinie durch die Substantia grisea centralis zwischen den beiden Fasciculi longitudinales posteriores, zwischen den beiden noch größtenteils kleinzelligen roten Kernen, durch die Forelsche Kreuzung und erreicht zwischen den Okulomotoriuswurzeln beinahe den ventralen Schnittrand.

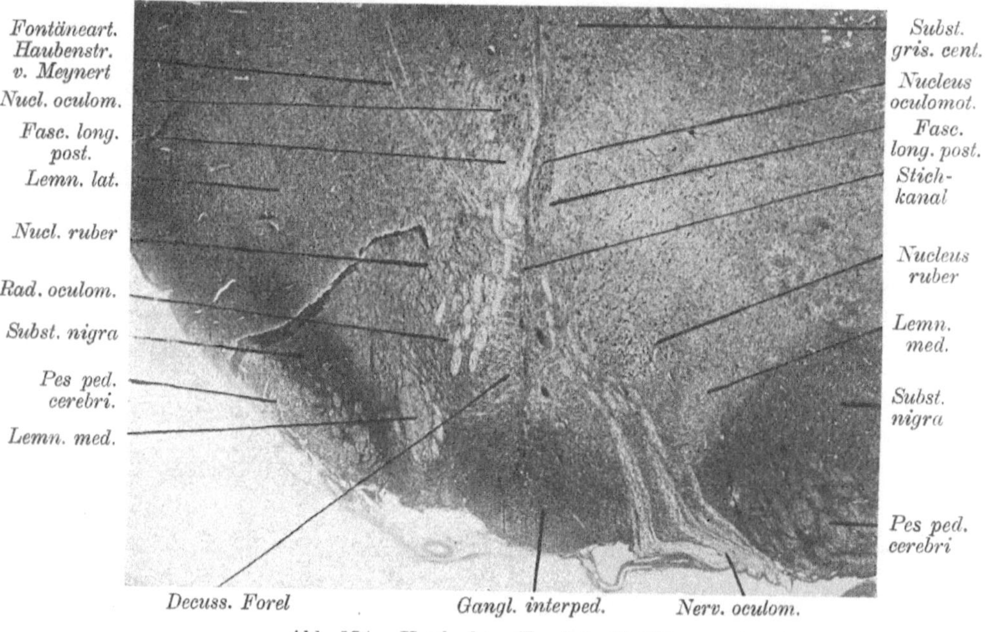

Abb. 124. Kaninchen X. Schnitt 130.

In Schnitt 130 (Abb. 123) erscheinen die Spitzen der Okulomotoriuskerne und der Übergang der Okulomotoriuswurzel in den Nerven der anderen Seite. Der Stichkanal verläuft immer noch genau in der Medianlinie zwischen den Corpora quadrigemina anteriora durch den Aquaeductus Sylvii, zwischen beiden Okulomotoriuskernen und beiden Fasciculi longitudinales posteriores, weiterhin zwischen beiden roten Kernen und durch die Forelsche Kreuzung, um schließlich im Ganglion interpedunculare zu endigen.

Das Mikrophotogramm (Abb. 124) gibt dieselben Verhältnisse wieder.

Schnitt 146 (Abb. 125) geht auf der einen Seite durch den am meisten kaudal gelegenen Teil der Okulomotorius- und der roten Kerne, auf der anderen Seite durch den Trochleariskern und den am meisten oral gelegenen Teil des Pons. Der rote Kern ist auf dieser Seite schon verschwunden. Der Stichkanal liegt immer noch in der Medianlinie zwischen Okulomotorius- und Trochleariskern und zwischen den Fasciculi longitudinales posteriores. Auch hier durchtrennt der Stichkanal noch die Forelsche Kreuzung (Kaudalteil) und endigt im Ganglion interpedunculare.

In Schnitt 182, Serie 19 (Abb. 126), der die Trochleariskerne und auf einer Seite den Guddenschen Kern und einen Brückenschenkel enthält, durchtrennt der Stichkanal auch die Decussatio bracchii conjunctivi cerebelli (Wernekink).

Beim Kaninchen X. trat nach einem Einstich in die dorsale Mittelhirnoberfläche Starre auf; die Labyrinthstellreflexe und die Körperstellreflexe auf den Körper verschwanden. Nach der mikroskopischen Untersuchung war bei ihm die Forelsche Kreuzung gerade in der medianen Mittelhirnebene völlig gespalten worden.

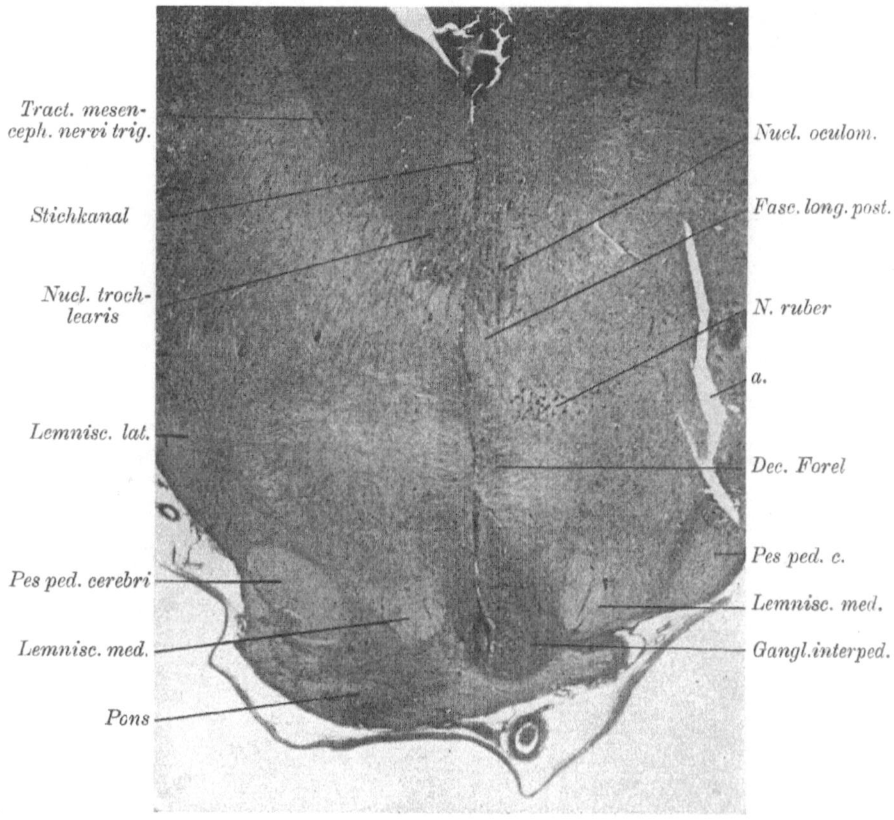

a = Einkerbung um links und rechts zu unterscheiden.
Abb. 125.   Kaninchen X.   Schnitt 146.

Das dritte Kaninchen mit Veränderung des Muskeltonus und der Labyrinthstellreflexe und Körperstellreflexe auf den Körper nach dorsalem Einstich war

Kaninchen Grisette.

7. Dez. 1922: Äthernarkose. — Trepanation. — Schädeldach in Dreieckform vor dem Sinus transversus entfernt. Der Sinus transversus wurde geschont. Spaltung der Dura, beide Hinterhauptslappen vorsichtig stumpf auseinander gedrängt, bis die Corpora quadrigemina anteriora sichtbar wurden. Einstich mit feinem Messerchen in die mediane, sagittale Mittel-

hirnebene zwischen die kaudalen Teile der Corpora quadrigemina anteriora. Messerchen etwas hin- und herbewegt und zurückgezogen. —
Hautnaht. — Schluß der Narkose.

5 Uhr 30: Schluß der Operation. Spontane, regelmäßige Atmung. Kornealreflexe +.
Horizontaler Nystagmus der Augen.

6 Uhr: Tier liegt auf der linken Seite. Nacken etwas retrahiert. Hinterbeine ge-
streckt, mit erhöhtem Strecktonus. Aus rechter Seitenlage auf einer
Unterlage versucht das Tier, Kopf und Körper aufzurichten. In dieser
Seitenlage zeigt das linke Auge eine starke Abweichung nach unten.
Auf dem rechten Auge ist bei linker Seitenlage eine Abweichung nicht
vorhanden.

Das Tier wird nicht weiter untersucht und in Ruhe gelassen.

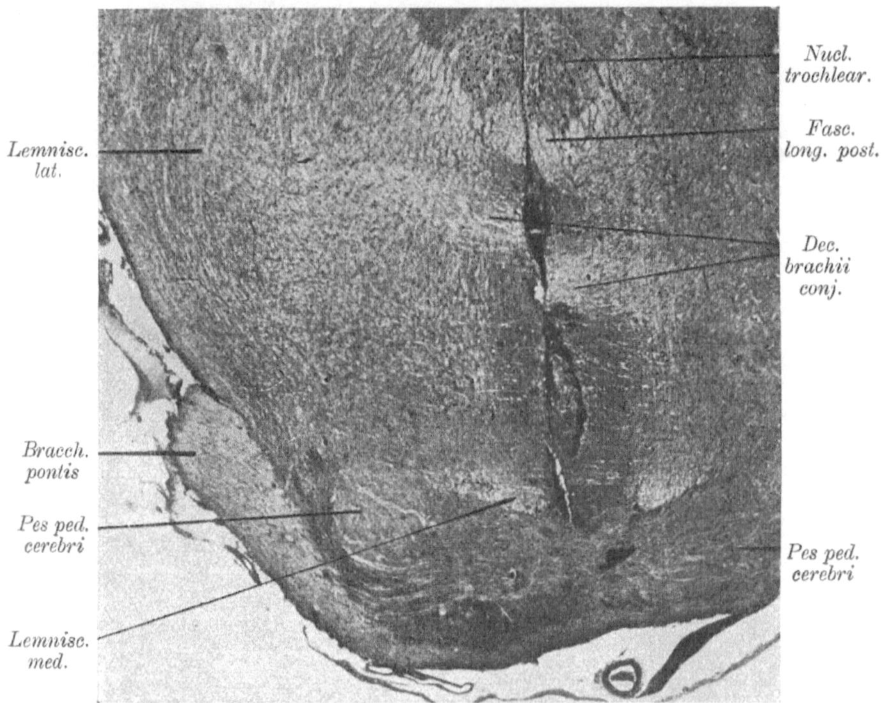

Abb. 126.   Kaninchen X.   Schnitt 182.

8. Dez.: Das Tier liegt immer auf der linken Seite mit etwas hintenüber
gestrecktem Nacken. Der Strecktonus der Hinterbeine ist
deutlich erhöht. In rechter Seitenlage richtet das Tier Kopf und
Vorderkörper auf, rollt über den Bauch auf die linke Seite und bleibt
so liegen, mit dem Kopf auf der Unterlage ruhend. In rechter Seitenlage
mit seitlich fixiertem Kopf richtet sich der Hinterkörper auf und rollt
auf die linke Seite, obwohl der Kopf in rechter Seitenlage verbleibt.
Bei Hängelage mit dem Kopf nach unten wird das Tier sehr unruhig
und wild. Nachdem es sich schließlich beruhigt hat, hält es den Kopf
ungefähr 135° zum Becken nach links gedreht.
In die Luft gehalten, in aufrechter Stellung: Kopf 90° nach links gedreht;
mit dem Kopf nach oben, hängend: Kopf in linker Seitenlage; hängend,

mit dem Kopf nach unten: macht mit dem Kopf Zirkeltouren, schließlich Kopf um 135° zum Becken nach links gedreht (Grunddrehung); in linker Seitenlage: läßt den Kopf hängen mit Schädeldach nach unten gerichtet; in rechter Seitenlage: hält den Kopf aufrecht und 45° nach links gewendet; in Rückenlage: läßt den Kopf hintenüber hängen mit Schädeldach nach unten oder dreht den Kopf so weit nach links, daß er rechte Seitenlage bekommt.

Die Kopfstellungen entsprechen also bei allen Lagen der Grunddrehung. Deutliche Labyrinthstellreflexe sind nicht nachweisbar, besonders nicht bei Haltung des Tieres in linker Seitenlage in die Luft.

Sprungbereitschaft —. Liftreaktion +, zweifelhaft. Kopfdrehreaktionen und Nachreaktionen +, nach beiden Richtungen, nur die Kopfdrehnachreaktion nach rechts ist nicht deutlich.

Das rechte Auge steht bei linker Seitenlage des Kopfes in der Mitte der Augenhöhle. Wird der Kopf in rechte Seitenlage gebracht, dann weicht das Auge nach oben ab. Rechte Pupille weit.

Das linke Auge ist bei rechter Seitenlage des Tieres nach unten abgewichen. Es steht in der Mitte der Augenhöhle bei linker Seitenlage, die Pupille ist enger als rechts.

	R. Auge	L. Auge
Vertikale kompensatorische Augenstellungen nach oben	+	—
nach unten	—	+
Rotatorische kompensatorische Augenstellungen	+	+
Vertikale Augendrehreaktionen nach oben	?	+
nach unten	+	+
Rotatorische Augendrehreaktionen		+, sehr stark
Horizontale Augendrehreaktionen		+, sehr stark

9. Dez.: Das Tier frißt noch nicht spontan, wird noch immer mit Milch gefüttert, frißt aber in den Mund gesteckte Kohlblätter.

10. Dez.: **Es liegt fortwährend auf der linken Seite ohne Versuch sich aufzurichten. Die Hinterbeine haben verstärkten Strecktonus, der Kopf wird dauernd etwas hintenüber gehalten. Die Vorderbeine sind nicht deutlich steif.**

Auf einer Unterlage rollt das Tier aus rechter Seitenlage über den Bauch sofort auf die linke Seite. Zuweilen folgen einige Rollbewegungen nach links.

Das Tier in die Luft gehalten, in linker Seitenlage: läßt den Kopf, mit Schädeldach unten, nach abwärts, also in Rückenlage hängen; in rechter Seitenlage: hält den Kopf aufrecht und gleichzeitig um 45° nach links gewendet; hängend mit dem Kopf nach unten: hält den Kopf um 135° zum Becken nach links gedreht.

Setzt man das Tier, auch den Kopf, in seine normale Stellung, dann hat das linke Auge eine deutliche Deviation nasalwärts, nach vorn und unten. Das rechte Auge hat dabei keine deutliche Deviation. Bei rechter Seitenlage des Kopfes zeigt das linke Auge einen vertikalen Nystagmus. Zuweilen wird das Tier in linker Seitenlage anfallsweise unruhig. Dabei geht der Kopf hin und her, bald nach links, so daß das Schädeldach auf der Unterlage ruht, bald nach rechts.

11. Dez.: Das Tier frißt ab und zu spontan. Es liegt noch immer unverändert auf der linken Seite ohne sich aufzurichten. Der Kopf wird immer etwas hintenüber gehalten. Der Strecktonus der Hinterbeine ist deutlich verstärkt. Das Tier hat aber keine vollständige Enthirnungsstarre.

Wird der Körper in die Luft gehalten, hängend mit dem Kopf nach unten, dann ist der Kopf zum Becken um 135° nach links gedreht und gleichzeitig 30° nach links gewendet. In dieser Haltung ist das Tier sehr unruhig und zeigt zeitweise Rollen des Kopfes nach rechts. In normaler, aufrechter Stellung in der Luft ist der Kopf zum Thorax 90°

nach links gedreht und gewendet, die Schnauze hängt ganz nach unten. In rechter Seitenlage, dann hängt der Kopf in rechter Seitenlage, zuweilen wird er etwas aufgerichtet und gleichzeitig 60° nach links gewendet. In linker Seitenlage, dann hängt der Kopf in Rückenlage. In Rückenlage, so hängt der Kopf 90° nach links gedreht. Das Tier ist dann nicht unruhig, sondern hält den Kopf ruhig in rechter Seitenlage. Hängend mit dem Kopf nach oben, so wird der Kopf in linker Seitenlage gehalten. Man bemerkt bei dieser Untersuchung also nichts von Labyrinthstellreflexen. Bei allen Haltungen des Tieres in der Luft wird der Kopf immer so gehalten, wie es der Grunddrehung des Kopfes von 90—135° zum Becken nach links entspricht. Die aufrechte Stellung des Kopfes bei rechter Seitenlage wird wahrscheinlich nur durch diese Drehung verursacht. Bei linker Seitenlage in der Luft fehlt jedenfalls jede Andeutung eines Bestrebens, den Kopf aufzurichten.

Wird das Tier in Rückenlage gebracht, der Thorax in Rückenlage fixiert und der Kopf zum Thorax symmetrisch gestellt, dann bleibt eine Drehung des Beckens von 30° bestehen.

Legt man das Tier in rechter Seitenlage auf den Tisch und fixiert den Kopf in rechter Seitenlage, dann richtet sich der Vorderkörper auf, und der Hinterkörper rollt über den Bauch auf die linke Seite. In dieser Stellung wird das rechte Vorderbein stark gestreckt und abduziert, das linke gebeugt.

In linker Seitenlage richtet das Tier weder den Kopf noch den Vorder- und Hinterkörper auf, auch dann nicht, wenn man es in das linke Vorderbein kneift. Hält man den Körper des Tieres erst in normaler Stellung in die Luft und dann auf dem Tisch, dann verändert sich die Kopfstellung nicht.

Wie bei der Untersuchung an den vorigen Tagen war also auch diesmal der Körperstellreflex auf den Körper aus linker Seitenlage nicht nachweisbar. Aus rechter Seitenlage wurde der Hinterkörper aufgerichtet und fiel dann auf die linke Seite, auch dann, wenn der Kopf in rechter Seitenlage fixiert blieb.

Ebensowenig konnte ein Körperstellreflex auf den Kopf bei linker Seitenlage nachgewiesen werden. Es ließ sich nicht mit Sicherheit feststellen, ob das Aufrichten des Kopfes aus rechter Seitenlage allein infolge der Kopfdrehung stattfand, oder ob dabei auch Stellreflexe auf den Kopf mitwirkten.

Faßt man das Tier an der Mitte der Wirbelsäule und setzt es mit seinen vier Beinen auf den Tisch, dann liegt der Hinterkörper auf der rechten Seite. Die hintere Thoraxöffnung ist nach rechts, die vordere nach links gedreht (45°). Der Kopf liegt auf der linken Seite. Das rechte Vorderbein ist dabei abduziert und gestreckt, das linke gebeugt, also genau wie vorhin bei in rechter Seitenlage fixiertem Kopf. Die Tonusverteilung entspricht den tonischen Halsreflexen. Läßt man das Tier jetzt los, dann richtet es etwas den Kopf auf. Gleichzeitig schlägt das Becken nach links um und das Tier rollt auf die linke Seite.

In Rückenlage, mit zum Thorax symmetrisch gestelltem Kopfe, ist das rechte Vorder- und Hinterbein deutlich stärker gestreckt. Der Strecktonus ist deutlich kräftiger als links.

Die Halsstellreflexe sind bei Kopfdrehung in Rückenlage deutlich vorhanden.

Kopfdrehreaktionen und Nachreaktionen +. Sprungbereitschaft +. Liftreaktion —, ist durch die starke Kopfdrehung schwer zu prüfen.

Das linke Auge ist sowohl bei Normalstellung wie bei rechter Seitenlage des Kopfes stark nach unten abgewichen. In linker Seitenlage des Kopfes ist diese Abweichung minimal.

Das rechte Auge ist bei Normalstellung des Kopfes nach oben abgewichen. Bei rechter Seitenlage des Kopfes ist diese Abweichung maximal, bei linker Seitenlage minimal. Die Deviation bei Normalstellung des Kopfes ist auf dem rechten Auge wesentlich geringer als links.

Kompensatorische Augenstellungen +. Augendrehreaktionen und Nachreaktionen +, in allen Richtungen auf beiden Augen. Augendrehnystagmus und Nachnystagmus nicht vorhanden.

Das Kaninchen hört und schreckt bei Geräuschen. Es sieht auch. Zuweilen versucht es, aus linker Seitenlage den Kopf an ein vorgehaltenes Kohlblatt heranzubringen. Ab und zu schüttelt es den Kopf kräftig hin und her.

13. Dez.: Das Tier liegt, wie am vorigen Tage, auf der linken Seite, ohne sich aufzurichten. Der Muskeltonus ist wie am 11. Dezember. Die Hinterpfoten werden mit verstärktem Strecktonus gestreckt gehalten, der Nacken ist etwas hintenüber gestreckt.

Kneift man das Tier in den Schwanz oder reizt es auf andere Weise, dann bewegt es heftig den Kopf. Der Kopf wird dabei von der Unterlage aufgerichtet und gleichzeitig nach links gedreht. Dann fällt er zurück und kommt mit dem Schädeldach auf die Unterlage zu liegen. Die Beine sind jetzt alle vier gleichzeitig maximal gestreckt. Das Tier macht Laufbewegungen, rollt schließlich über den Rücken auf die rechte Seite, von dieser wieder sofort über den Bauch auf die linke Seite und bleibt dann ruhig liegen.

Hält man das Tier in die Luft, hängend mit dem Kopf nach unten, so wird das Tier sehr unruhig und macht Rollbewegungen mit dem Kopf. Schließlich ermüdet, läßt es den Kopf zum Becken um 135° nach links gedreht und gleichzeitig 45° nach links gewendet hängen. Hängt das Tier mit dem Kopf oben in der Luft, so hängt der Kopf in linker Seitenlage; bei linker Seitenlage des Körpers in der Luft hängt der Kopf mit herabhängendem Schädeldach, also 90° nach links gedreht; bei rechter Seitenlage des Körpers in der Luft steht der Kopf gerade. Mit der Schnauze vertikal nach unten in der Luft hängend, ist der Kopf also 90° nach links gedreht und gleichzeitig nach links gewendet. Bei Rückenlage des Körpers in der Luft hängt der Kopf beinahe in rechter Seitenlage. Das Schädeldach hängt etwas nach unten. Auch jetzt wieder ist der Kopf also 90° nach links gedreht. In dieser Lage zeigt das Tier keine Reizerscheinungen, ist völlig ruhig. Die Kopfstellungen bei den verschiedenen Rumpfhaltungen in der Luft entsprechen also ganz den Beobachtungen der vorigen Tage und werden nur durch die Kopfdrehung bestimmt. Ein Einfluß von Labyrinthstellreflexen auf die Kopfstellung ist nicht nachzuweisen.

In linker Seitenlage auf einer Unterlage macht das Tier keinen Versuch, den Körper aufzurichten, auch dann nicht, wenn es gereizt wird. Legt man es in rechter Seitenlage auf eine Unterlage mit rechtsseitig fixiertem Kopf, dann rollt der Hinterkörper sofort über den Bauch auf die linke Seite.

Die Halsstellreflexe auf das Becken (bei Kopfdrehungen in Rückenlage) sind schwach vorhanden.

Die tonischen Halsreflexe und tonischen Labyrinthreflexe sind deutlich nachweisbar.

Ebenso die Kopfdrehreaktionen und Nachreaktionen. Beim Drehen nach rechts sind die Nachreaktionen schwach. Auch die Sprungbereitschaft scheint vorhanden zu sein. Da das Tier aber beim Hängen mit dem Kopf nach unten unruhig wird, ist es schwer zu entscheiden, ob die typische Reaktion auftritt.

Die Augendeviation ist noch vorhanden. Kompensatorische Augenreaktionen und Augendrehreaktionen sind deutlich. Kein deutlicher Drehnystagmus und Drehnachnystagmus. Bisweilen nur schwacher und zweifelhafter Drehnystagmus.

14. Dez.: Zustand unverändert, wie bisher. Atmung beschleunigt.

15. Dez.: Das Tier sieht ängstlich aus, es bewegt den Kopf in verschiedenen Richtungen hin und her. Es liegt fortdauernd auf der linken Seite, ohne sich aufzurichten. Auch der Kopf wird nicht aufgerichtet. Zuweilen wendet es etwas die Schnauze nach rechts. Hebt man das Tier auf, dann macht es heftige Abwehrbewegungen. Die Atmung ist beschleunigt. Das Tier macht einen kranken Eindruck.

Der Tonus der Streckmuskeln der Hinterbeine ist deutlich verstärkt. Legt man das Tier auf die rechte Seite und hält den Kopf in dieser Lage fixiert, dann rollt auch jetzt wieder der Hinterkörper über den Bauch auf die linke Seite.

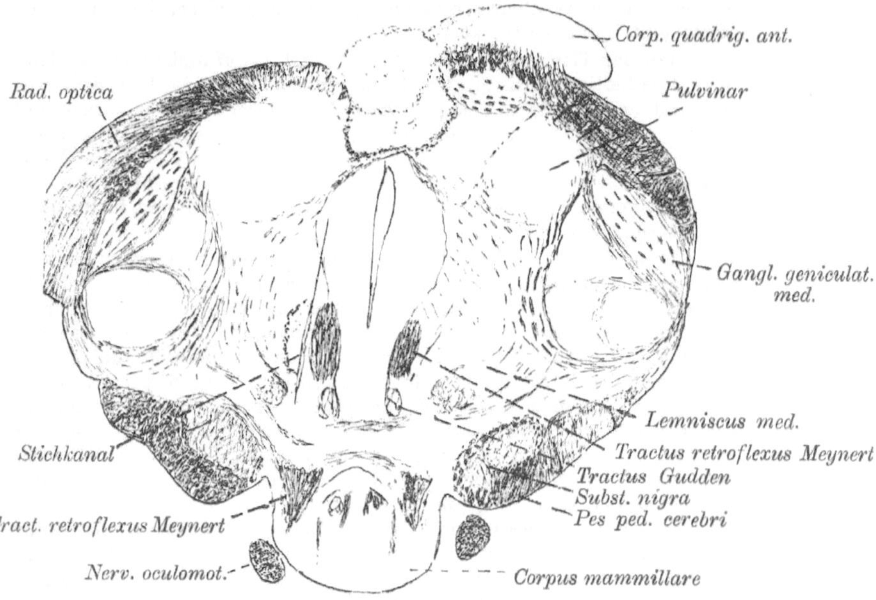

Abb. 127.   Kaninchen Grisette.   Schnitt 7.

16. Dez. vm.: Das Tier ist sehr kurzatmig.

nachm.: Der Zustand verschlechtert sich schnell, daher das Tier getötet.

Sektion: Meningen und Hirnoberfläche normal, ohne Entzündungserscheinungen, ohne Erweichungsherde. Die linke Pleurahöhle enthält etwas Flüssigkeit, die Pleura ist mit weißen Belegen bedeckt. Die linke Lunge ist in ganzer Ausdehnung entzündet, stark infiltriert, bei Druck quillt aus den Bronchien Eiter. Auch die rechte Lunge ist, in geringerer Ausdehnung, entzündet.

Wir sahen also, daß Kaninchen Grisette nach einem Einstich in die dorsale Mittelhirnoberfläche, bei intaktem Großhirn, neun Tage lang nach der Operation ohne jeden Versuch, sich aufzurichten, auf der linken Seite lag. Während dieser Zeit war auch die Muskeltonusverteilung anormal. Auch zeigte das Tier eine Drehung des Kopfes nach links (Grunddrehung 90—135° nach links). Es ist die Frage, ob die Drehung des Kopfes das Unvermögen den Körper aufzurichten, zur Folge hatte. Nach einseitiger Labyrinthexstirpation haben Kaninchen oft eine gleich starke, ja zuweilen noch stärkere, Kopfdrehung als das Kaninchen

Grisette. Sie laufen aber denselben oder den folgenden Tag wieder umher und vermögen, den Körper wieder völlig in die Normalstellung zu bringen. Unter Berücksichtigung dieser Tatsachen muß man annehmen, daß bei dem Kaninchen Grisette eine weit größere Störung der Stellfunktion bestanden hat.

Die Untersuchung ergab denn auch folgende Störungen der Stellreflexe:

I. Wurde das Tier in die Luft gehalten, so nahm der Kopf immer die Stellung zum Rumpf ein, die der Kopfdrehung entsprach. Einen Einfluß von Labyrinthstellreflexen auf die Kopfstellung war nicht nachzuweisen. Wurde das Tier in linker Seitenlage in die Luft gehalten oder in dieser Seitenlage auf eine Unterlage gelegt, so fehlte jeder Versuch, den Kopf in die Normalstellung zu bringen.

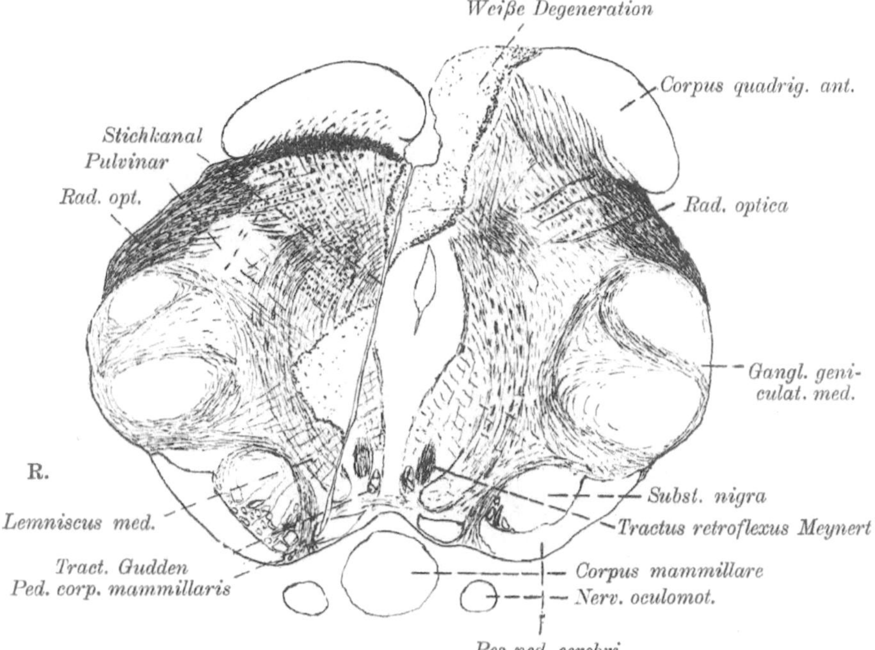

Abb. 128. Kaninchen Grisette. Schnitt 19.

II. Ein Körperstellreflex auf den Körper fehlte, wenn sich das Tier in linker Seitenlage auf einer Unterlage befand. (Wurde das Tier in rechte Seitenlage gebracht und der Kopf in dieser Lage fixiert gehalten, so rollte der Hinterkörper auf die linke Seite. Es ließ sich nicht entscheiden, ob dies durch einen einseitigen Körperstellreflex auf den Körper bewirkt wurde, oder ob die Drehung der Wirbelsäule hierbei eine Rolle spielte.)

III. Der Körperstellreflex auf den Kopf fehlte ebenfalls aus linker Seitenlage, war jedenfalls nicht imstande, die Kopfdrehung zu überwinden.

Die Veränderungen des Muskeltonus waren folgende: Der Nacken wurde stets retrahiert gehalten. Bei linker Seitenlage des Kaninchens waren die Hinterbeine gestreckt und steif. Bei Rückenlage mit symmetrisch zum Thorax gestelltem Kopf wurden die Hinterbeine anormal gestreckt gehalten. Dabei zeigten die rechten Beine deutlich einen stärkeren Strecktonus als die linken.

Das Kaninchen Grisette hatte also Störungen in den Labyrinthstellreflexen,
in den Körperstellreflexen auf den Körper und in dem Mechanismus, der die
normale Muskeltonusverteilung gewährleistet.

Mikroskopische Untersuchung: Schnitt 7 (Abb. 127) enthält ein kleines Stück
des Stichkanals. Dieser Schnitt verläuft auf der einen Seite vor, auf der anderen Seite
durch den Vorderteil des Corpus quadrigeminum anticum, beiderseits durch das Ganglion
geniculatum mediale und ventral durch das Corpus mammillare. Der Stich hat dorsal
von der Substantia grisea centralis das Gebiet seitlich der Medianlinie zur Degeneration
gebracht. Der Stichkanal selbst liegt in diesem Schnitt lateral von dem Tractus retroflexus (Meynert) der einen Seite.

Schnitt 19 (Abb. 128) geht durch den Vorderteil der Corpora quadrigemina anteriora
und durch den Kaudalteil des Corpus mammillare. Der Stichkanal durchzieht die eine

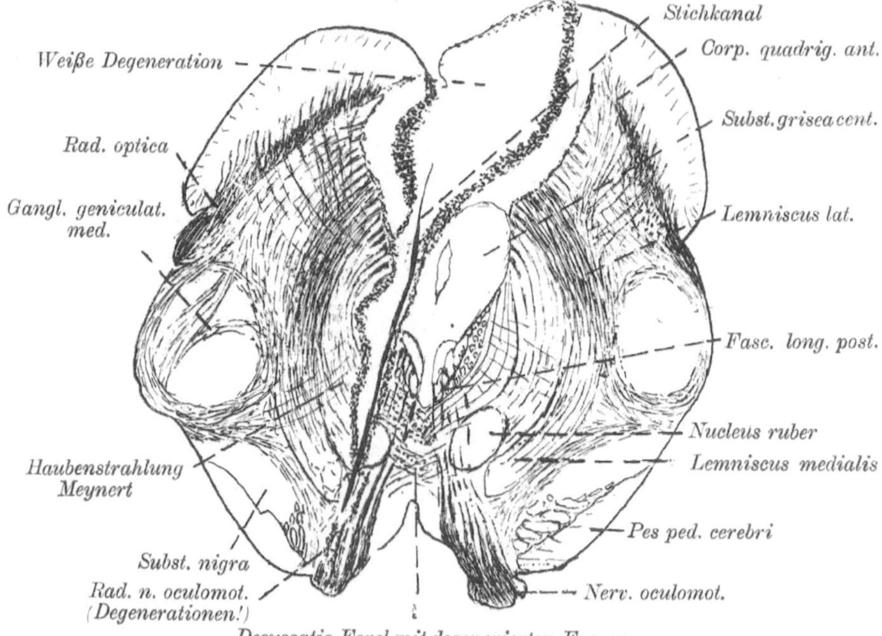

Abb. 129. Kaninchen Grisette. Schnitt 43.

Hälfte des Querschnittes beinahe vollständig von dorsal nach ventral. Er verläuft entlang
dem lateralen Rand der Substantia grisea centralis, noch immer lateral von dem Tractus
retroflexus Meynert, dann durch den medialen Teil des Lemniscus medialis. Er endigt im
Pedunculus corporis mammillaris, medial von dem Pes pedunculi cerebri und der Substantia nigra.

In den Schnitten 25—36 ist noch immer das Gebiet zwischen den Corpora quadrigemina anteriora weiß degeneriert. Der Stichkanal liegt noch immer in derselben Hälfte
des Mittelhirns wie in den vorigen Schnitten und durchtrennt zuerst einseitig die Fasern
der Commissura posterior. Dann verläuft er entlang dem lateralen Rand der Substantia
grisea centralis, weiter durch den lateralen Rand des kleinzelligen roten Kernes, und durch
den Medialteil des Lemniscus medialis. Er endigt zwischen dem Tractus retroflexus
Meynert und der Substantia nigra.

Schnitt 43 (Abb. 129) enthält beiderseits die Okulomotoriuswurzeln in ihrer ganzen
Länge von den Okulomotoriuskernen bis zum Übergang in die Nerven. Der Stichkanal

beginnt auch hier zwischen den beiden Corpora quadrigemina anteriora und ist hier von einer ausgebreiteten Zone weißer Degeneration umgeben. Er verläuft dann durch die eine Hälfte der Substantia grisea centralis, weiter durch den lateralen Teil des Fasciculus longitudinalis posterior derselben Seite, durch die Fasern der fontäneartigen Haubenstrahlung von Meynert, dicht lateral von ihrem Übergang in die Meynertsche Kreuzung. Weiter geht er durch die Mitte des großzelligen roten Kernes und endigt zwischen den lateralen Bündeln der Okulomotoriuswurzel. Die lateralen Bündel dieser Okulomotoriuswurzel und der ganze laterale Teil des verletzten roten Kernes sind degeneriert. Von dem medialen Teil dieses Kernes gehen Fasern zur Forelschen Kreuzung. In mehreren dieser Fasern sind die schwarzen Körner der Marchi-Degeneration zu sehen.

In Schnitt 66 (Abb. 130) liegt der Stichkanal auch noch in der einen Hälfte der Substantia grisea centralis. Mehr ventral geht er weiter durch den Tractus Deiters ascendens, durch die fontäneartige Haubenstrahlung von Meynert und durch den großzelligen roten Kern, dessen lateralen Teil er völlig zerstört. Noch weiter ventral durchtrennt der

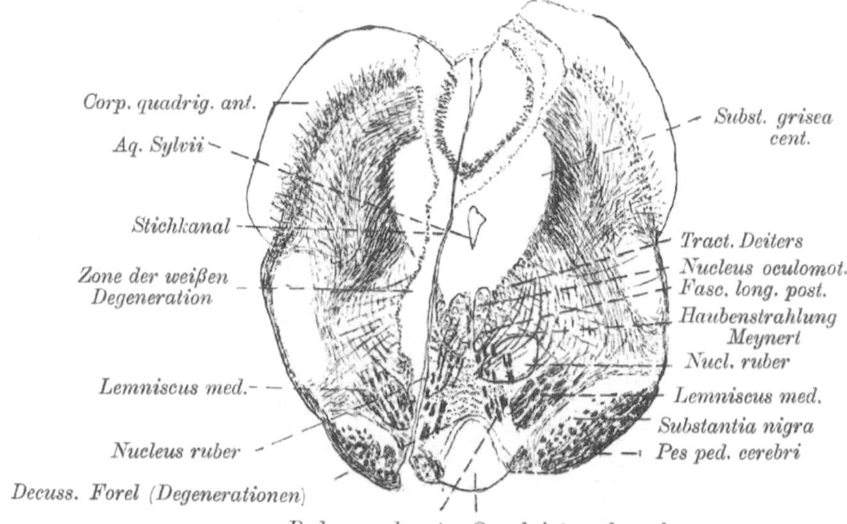

Abb. 130.   Kaninchen Grisette.   Schnitt 66.

Stichkanal die austretenden Fasern der Forelschen Kreuzung aus dem kontralateralen Kern. Schließlich geht er durch den medialen Teil der Substantia nigra und des Pes pedunculi cerebri und durch den ventralen Rand des Querschnittes.

In diesem Schnitt, der durch den kaudalen Teil der Okulomotoriuskerne und durch das Ganglion interpedunculare verläuft, sind zahlreiche degenerierte Fasern in der Forelschen Kreuzung vorhanden.

Der Schnitt 91 (Abb. 131) geht durch die Okulomotoriuskerne und enthält ventral den oralen Ponsrand. Der Stichkanal durchschneidet die eine Hälfte des Querschnittes vollständig von dorsal nach ventral. Er verläuft dabei dicht lateral von dem Aquaeductus Sylvii und dem Nucleus oculomotorius. Er geht dann wieder durch den Fasciculus longitudinalis posterior und die Meynertsche fontäneartige Haubenstrahlung und zerstört die laterale Seite des Kaudalteiles des großzelligen roten Kernes. Weiterhin durchschneidet er die aus der Forelschen Kreuzung austretenden Fasern des kontralateralen roten Kernes. Medial von dem Pes pedunculi cerebri erreicht er den ventralen Rand des Querschnittes. In der Forelschen Kreuzung liegen auch hier zahlreiche degenerierte Fasern. Lateral vom Stichkanal sind auch die aus der Forelschen Kreuzung austretenden und durchschnittenen Fasern degeneriert.

Dieselben Verhältnisse zeigt das Mikrophotogramm von Schnitt 93 (Abb. 132). Es zeigt die degenerierten Fasern der Forelschen Kreuzung.

Auf den weiter kaudal folgenden Schnitten verlaufen die beiden Tractus rubro-spinales und die Fasciculi praedorsales degeneriert kaudalwärts. Der Tractus rubro-spinalis und der Fasciculus praedorsalis sind auf der Seite des Einstichs am stärksten degeneriert.

Auch auf einem Schnitt durch das Halsmark (Abb. 133) sind beide Tractus rubro-spinales degeneriert, auf der einen Seite deutlich stärker als auf der anderen. Auch in den Tractus dorsales sind, vor allem auf einer Seite, Degenerationen vorhanden. Sie sind dadurch verursacht, daß der Stich der Meynertschen Kreuzung entlang ging.

Dieselben Verhältnisse zeigt das Mikrophotogramm (Abb. 134) eines Schnittes gerade durch die Kreuzung der Pyramidenbahnen. Auch hier sind beide rubro-spinalen Bahnen, auf der einen Seite mehr als auf der anderen, deutlich degeneriert. Ebenso sind noch Degenerationen in dem einen Tractus dorsalis vorhanden.

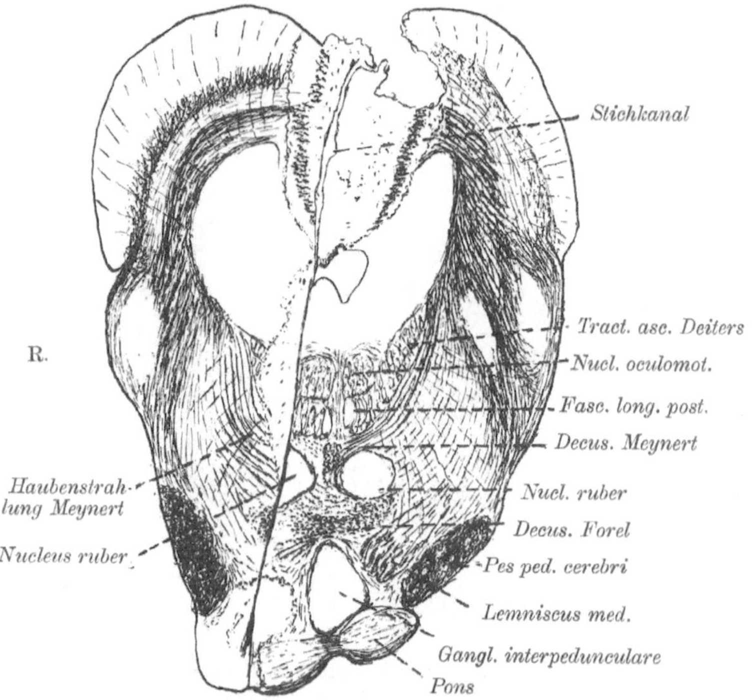

Abb. 131.   Kaninchen Grisette.   Schnitt 91.

Bei dem Kaninchen Grisette wurde also durch den Einstich der eine rote Kern sehr beschädigt, der ganze laterale Teil des großzelligen Kernes zerstört. Ebenso wurde ein Teil der Fasern aus dem anderen roten Kern nach ihrem Durchtritt durch die Forelsche Kreuzung durchtrennt.

Sowohl die Erscheinungen wie die Art der Verletzung entsprachen weitgehend denen bei der Katze Mediana. Bei beiden war einseitig der rote Kern beschädigt, bei der Katze Mediana weniger als beim Kaninchen Grisette. Bei beiden waren einseitig Fasern aus dem anderen roten Kern auf dem Weg von der Kreuzung zu dem Tractus rubro-spinalis durchtrennt worden.

Das Kaninchen Grisette zeigte nach der Verletzung folgenden Befund:

I. Abnorme Muskeltonusverteilung. In linker Seitenlage des Tieres war besonders der Strecktonus der Muskulatur von Nacken und Hinterbeinen verstärkt. Bei Rückenlage des Tieres mit symmetrisch zum Thorax gestelltem Kopf war der Strecktonus der Extremitätenmuskulatur rechts stärker als links.

II. Die Labyrinthstellreflexe waren nicht nachweisbar.

III. Einseitiger Ausfall der Körperstellreflexe auf den Körper; d. h. diese Reflexe fehlten bei linker Seitenlage. Bei rechter Seitenlage mit rechtsseitig fixiertem Kopf ging der Körper durch die aufrechte Stellung, also über den Bauch,

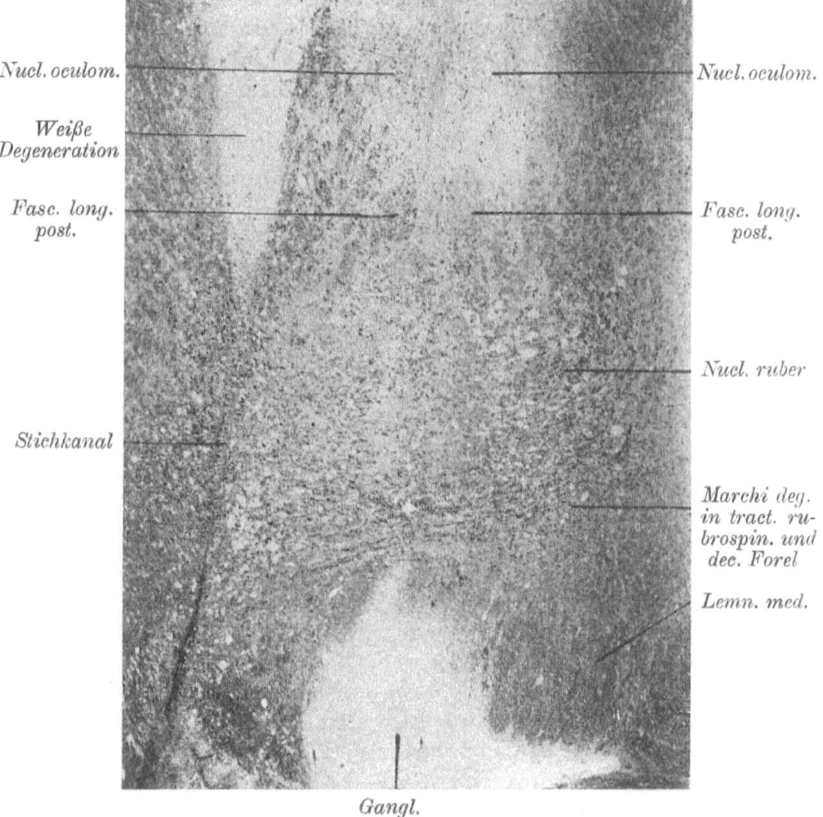

Abb. 132. Kaninchen Grisette. Schnitt 91.

in die linke Seitenlage über. (Es ist nicht zu entscheiden, ob dies durch asymmetrische, einseitige Körperstellreflexe oder durch die Drehung des Kopfes zum Becken bewirkt wurde.)

Die Folge dieser Störungen war, daß das Kaninchen während der neun Tage, die es lebte, ohne jeglichen Versuch sich aufzusetzen, auf der linken Seite lag. Auch durch Reize, wie durch Kneifen in den Schwanz oder in die Pfoten, war es nicht zum Aufsitzen zu veranlassen. Dies tun Kaninchen, nach einseitiger Labyrinthexstirpation schon am gleichen oder folgenden Tage, obwohl durch die Labyrinthexstirpation eine gleich starke Kopfdrehung hervorgerufen wird. Bei der Katze Mediana schienen die Labyrinthstellreflexe wahrscheinlich infolge der geringeren Verletzung des roten Kerns nicht völlig aufgehoben zu sein. Leider ist nicht sicher bekannt, in welcher Mittelhirnhälfte bei Kaninchen Grisette und Katze Mediana die Stichwunden lagen.

Bezüglich der Degenerationen der Tractus praedorsales sei daran erinnert, daß bei dem Kaninchen Mata Biroe das Mittelhirndach, also die Ursprungsstätte dieser Traktus, abgeschnitten war. Es blieben danach der Muskeltonus, die Labyrinthstellreflexe und die Körperstellreflexe auf den Körper normal erhalten. Die Fasern der praedorsalen Bündel reichen im Rückenmark nicht weiter hinab als kaudal von der Halsmarkanschwellung. Es ist also kaum möglich, einen Einfluß auf den Muskeltonus der Hinterbeine und auf das Aufrichten des Hinterkörpers diesen Bahnen entlang anzunehmen.

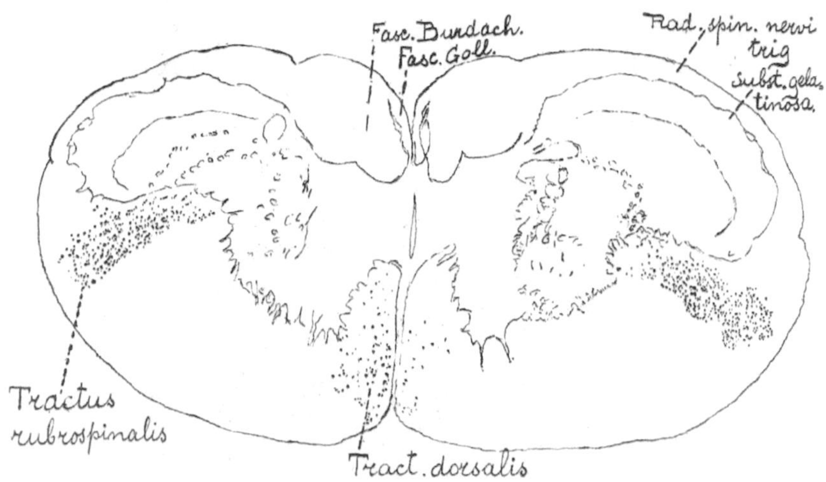

Abb. 133.   Kaninchen Grisette.   Schnitt durch das Halsmark.

Wir beobachteten also bei den Kaninchen Z., N. R. dors. I, R. K. dors. III, V., X. und Grisette, denen Stiche in die dorsale Oberfläche des Mittelhirns beigebracht waren, und ebenso bei den Tieren mit einem Einstich in die ventrale Wand des Mittelhirns:

I. Die Muskeltonusverteilung, die Labyrinthstellreflexe und die Körperstellreflexe auf den Körper blieben normal nach einem Einstich in die Medianebene, der bis an die Forelsche Kreuzung reichte, aber die Kreuzung und die roten Kerne unverletzt ließ (Kaninchen Z.).

II. Dasselbe war der Fall nach Stichen, welche lateral von den roten Kernen, von der Forelschen Kreuzung und von den Tractus rubro-spinales gegangen waren, ohne diese Kerne und Faserbündel zu lädieren (Kaninchen N. R. dors. I und Kaninchen R. K. dors. III).

III. Der Tonus der Streckmuskeln von Nacken und Extremitäten war verstärkt, die Labyrinthreflexe und die Körperstellreflexe auf den Körper waren verschwunden, wenn der Stich die Forelsche Kreuzung gespalten hatte (Kaninchen X.).

IV. Die Regulierung der normalen Muskeltonusverteilung war
stark gestört, die Labyrinthstellreflexe und die Körperstellreflexe
auf den Körper zeigten starke Veränderungen nach einem Stich, der
einseitig den roten Kern verletzt und gleichzeitig auf derselben Seite
efferente Fasern aus dem andern roten Kern nach Durchtritt durch
die Forelsche Kreuzung durchtrennt hatte (Kaninchen Grisette).

Weiterhin wurde versucht, die roten Kerne durch Einstich in die Seitenflächen des Mittelhirns zu zerstören. Es wurden gleichzeitig zwei Stiche
angebracht, einer in die linke, und einer in die rechte Seitenfläche. Dazu wurde ein
Messerchen in der Höhe der Austrittsstellen der Nervi oculomotorii, dorsal von
dem Pes pedunculi cerebri, von der einen Seite 4 mm tief in bitemporaler
Richtung nach innen eingestoßen. Darauf wurde die Messerspitze parallel zu

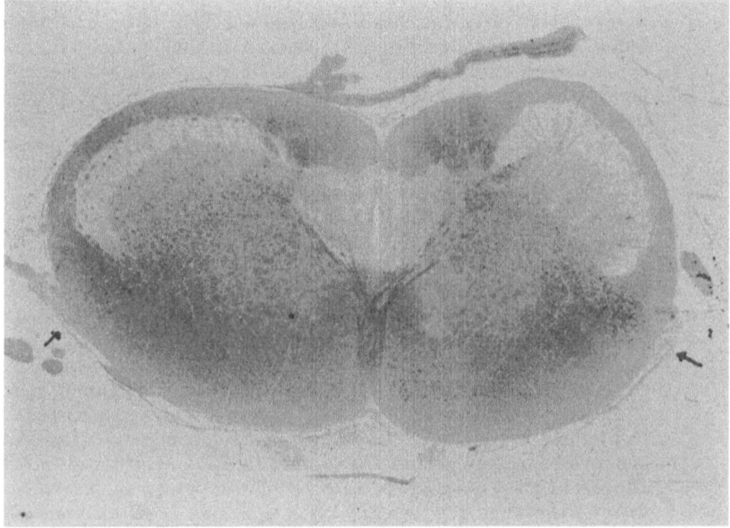

Abb. 134.　Kaninchen Grisette.　Schnitt durch die Pyramidenkreuzung.

den Hirnstielen etwas hin- und herbewegt, um den roten Kern in seiner ganzen
Ausdehnung zu zerstören. In derselben Weise wurde dann auf der anderen Seite
vorgegangen. Bei einigen Tieren wurden die Einstiche nach vorausgegangener
Großhirnexstirpation angebracht, bei anderen blieb das Großhirn intakt. Zu
diesen Versuchen wurden Katzen und Kaninchen benutzt.

Die mikroskopische Gehirnuntersuchung dieser Tiere, die nach diesem Eingriff starr waren, zeigte, daß durch die doppelseitigen Stiche so große Verletzungen
und so ausgebreitete Blutungen hervorgerufen worden waren, daß die Beobachtungen für die Beurteilung der Funktion der roten Kerne wertlos waren. Deshalb wurde weiterhin versucht, mit einem einzigen Stich die roten Kerne und die
Forelsche Kreuzung zu zerstören. Sowohl nach einseitigem wie nach doppelseitigem Einstich behielten einige Tiere eine normale Muskeltonusverteilung
und mehr oder weniger intakte Stellfunktion. Andere blieben starr in Seitenlage
liegen, ohne jeden Versuch sich aufzurichten.

11*

Es folgen nun die Beobachtungen bei der ersten Tiergruppe. Die bei ihnen mikroskopisch nachgewiesenen zerstörten Hirngebiete sind also für die Instandhaltung eines normalen Muskeltonus und für das Auftreten der Stellreflexe nicht notwendig.

Eine normale Muskeltonusverteilung nach doppelseitigem Einstich wurde beobachtet bei:

Kaninchen M.

20. Okt. 1922: Äthernarkose. — Tracheotomie. — Künstliche Atmung mit Ätherluftgemisch. — Karotiden unterbunden. — Vagi intakt. — Trepanation. — Schädeldach entfernt. — Großhirnexstirpation dicht vor den Thalami. — Beiderseits 4 mm tiefer Einstich von der Seite in das Mittelhirn mit der Absicht, die roten Kerne zu zerstören. — Hautnaht. — Schluß der Narkose.

3 Uhr: Schluß der Operation.

4 Uhr: Das Tier hat gar keine Starre. In die Luft gehalten, zeigt es bei linker und rechter Seitenlage, bei Hängelage mit Kopf oben und unten, deutliche Labyrinthstellreflexe; beim Hang mit Kopf unten hängt der Kopf symmetrisch zum Thorax. Auf dem Tisch werden aus beiden Seitenlagen Kopf und Vorderkörper aufgerichtet. Auch versucht das Tier, den Hinterkörper aufzurichten, was nicht gelingt. Die Körperstellreflexe auf den Körper sind nicht nachweisbar. Die Halsstellreflexe sind sowohl auf den Vorderkörper als auch bei Kopfdrehung in Rückenlage des Tieres, auf den Hinterkörper vorhanden. Also:
Starre —. Labyrinthstellreflexe +. Körperstellreflexe auf den Kopf ?, Körperstellreflexe auf den Körper —. Halsstellreflexe +.
Kopfdrehreaktionen und Nachreaktionen +. Liftreaktion —.
Pupillen rund, beiderseits gleich und mittelweit.
Vertikale kompensatorische Augenstellungen und die vertikalen Augendrehreaktionen fehlen auf beiden Augen.
Was die rotatorischen kompensatorischen Augenreaktionen betrifft, so ist allein auf dem rechten Auge eine schwache Abweichung, mit oberem Pol nach vorn und nach hinten, beim Hängen mit dem Kopf nach oben bzw. unten erkennbar. Das linke Auge zeigt keine rotatorischen kompensatorischen Augenabweichungen. Beide Augen lassen rotatorische Drehreaktionen und rotatorischen Drehnystagmus erkennen. Von den horizontalen Augendrehreaktionen ist nur die Reaktion nach hinten vorhanden. Nach langem Drehen tritt auch Nachnystagmus nach hinten auf. Eine horizontale Drehreaktion nach vorn und Drehnachnystagmus nach vorn fehlen auf dem linken und rechten Auge.

5 Uhr: Zustand ganz unverändert. Labyrinthstellreflexe vorhanden. Nacken und Vorderbeine haben normalen Muskeltonus; die Hinterbeine vielleicht etwas erhöhten Strecktonus. Die Körperstellreflexe auf den Körper und die Liftreaktion fehlen noch immer.

11 Uhr 15 nm.: Starre fehlt absolut. Zustand unverändert.
Tonische Labyrinthreflexe — ?. Tonische Halsreflexe +.
Das Tier durch Verbluten getötet.

Mikroskopische Untersuchung: Von dem Hirnstamm werden 277 Schnitte von 30 μ Dicke gemacht.

Schnitt 96 (Abb. 135) geht durch den vorderen Teil der Corpora quadrigemina anteriora, durch die Okulomotoriuskerne und durch die kleinzelligen roten Kerne. Auf der einen Seite liegt lateral vom Lemniscus lateralis eine kleine Verletzung, der Lemniscus medialis der anderen Seite enthält kleine Blutungen.

Schnitt 114 (Abb. 136) enthält die großzelligen roten Kerne und ventral den Übergang der Okulomotoriuswurzeln in die Nerven. Beiderseits liegen lateral von den roten Kernen kleine Verletzungen. Auf der einen Seite ist die Verletzung von einem Kranz von Blutungen umgeben, die bis in den ventro-lateralen Rand des einen roten Kernes reichen.

Fast dieselben Verhältnisse zeigt der mehr kaudal gelegene Schnitt 130 (Abb. 137).
Auch hier an beiden Seiten eine kleine Verletzung. Auf der einen Seite ist die Verletzung

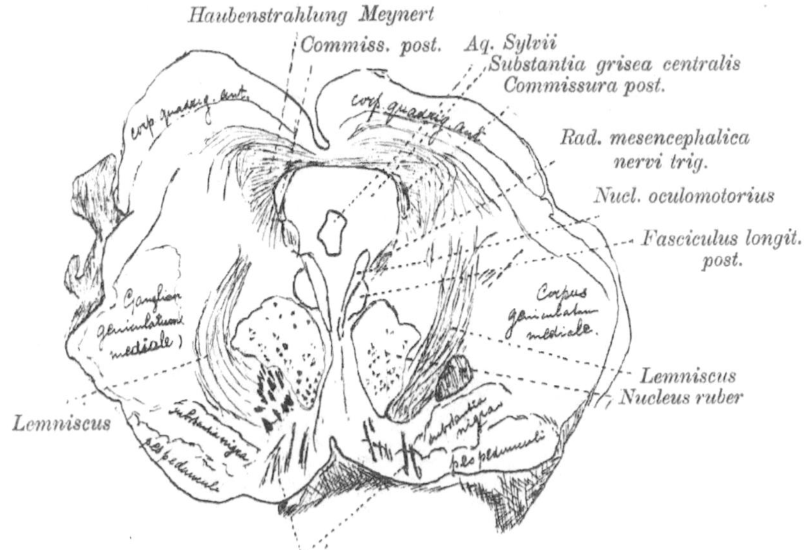

Abb. 135. Kaninchen M. Schnitt 96.

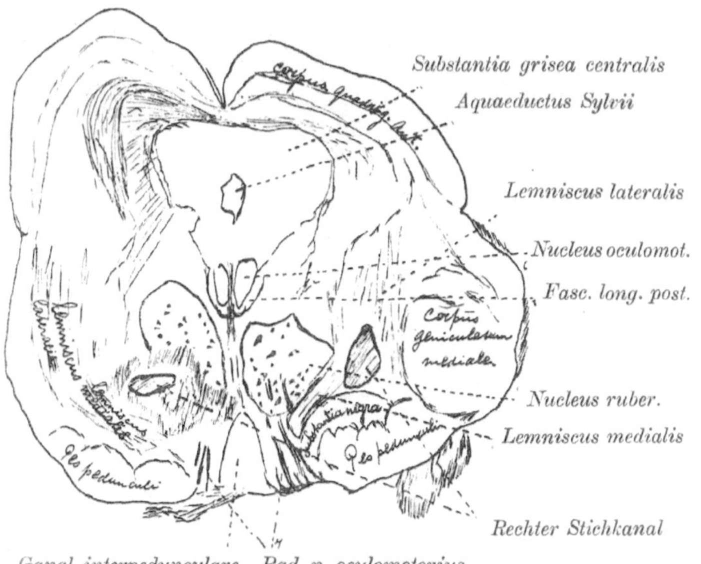

Abb. 136. Kaninchen M. Schnitt 114.

von kleinen Blutungen umgeben. Die Blutungen reichen in den ventro-lateralen Teil des
großzelligen roten Kernes hinein.

In Schnitt 138 (Abb. 138) sind die Verletzungen weit größer. Rechts liegt immer noch eine Verletzung, lateral vom roten Kern. Links sind jetzt zwei Läsionen vorhanden, die eine durch den rechten, die andere durch den linken Stich verursacht, was die folgenden

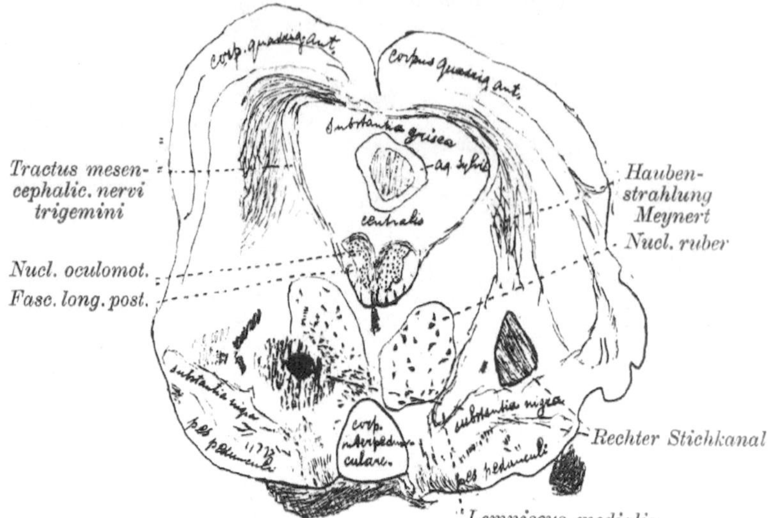

Abb. 137.   Kaninchen M.   Schnitt 130.

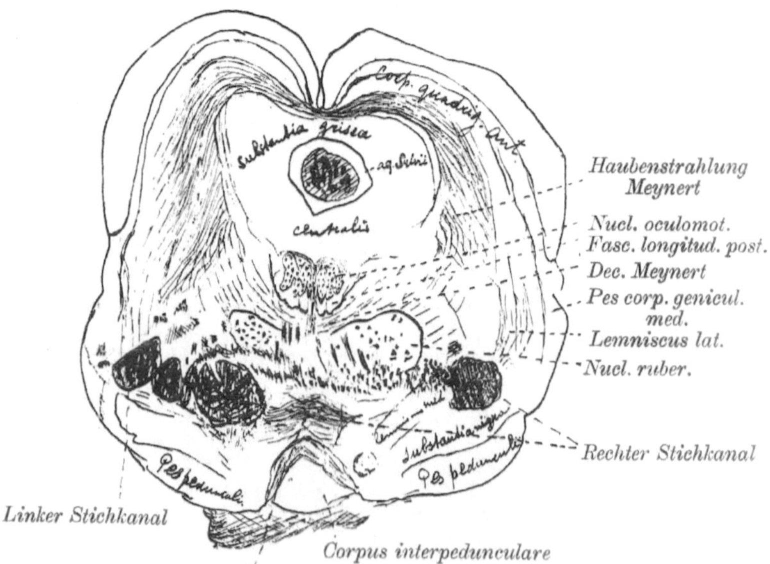

Abb. 138.   Kaninchen M.   Schnitt 138.

Schnitte beweisen. Die Verletzungen liegen ganz außerhalb der roten Kerne. Zwischen den Verletzungen liegt von rechts nach links ein Streifen kleiner Blutungen. Dieser Streifen geht durch den ventralen Rand der roten Kerne und durch den dorsalen Teil der Forelschen Kreuzung. Schnitt 138 verläuft durch den kaudalen Teil der großzelligen roten Kerne.

In Schnitt 151 sind keine Zellen der roten Kerne mehr sichtbar. Der Schnitt 167 (Abb. 139) geht durch den Übergang der Okulomotoriuskerne in die Trochleariskerne und durch den Vorderrand des Pons. Er enthält beide Stichkanäle, die dorsal von der Forelschen Kreuzung und kaudal von den roten Kernen verlaufen.

Der Schnitt 189 (Abb. 140) enthält nur noch den rechten Stichkanal. Er verläuft durch den zum Corpus quadrigeminum posticum hinziehenden Lemniscus lateralis, dann durch die Decussatio Meynert und endigt in der fontäneartigen Haubenstrahlung der anderen Seite. Der linke Stichkanal ist verschwunden. Man sieht nur noch durch ihn verursachte Blutungen im linken Fasciculus longitudinalis posterior, im linken Tractus Deiters ascendens und im Trochleariskern. Schnitt 189 geht dorsal durch den kaudalen Teil der Corpora quadrigemina anteriora und ventral durch den vorderen Teil der Brückenschenkel.

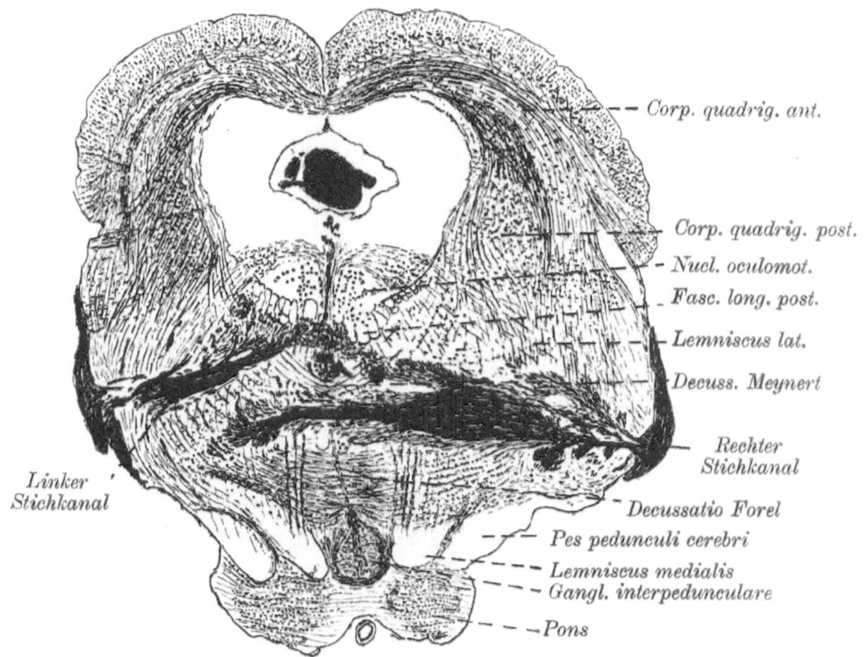

Abb. 139. Kaninchen M. Schnitt 167.

Der Schnitt 216 (Abb. 141) enthält nur Blutungen in den beiden Fasciculi longitudinales posteriores, in den Trochleariskernen und beiderseits in der Formatio reticularis.

An gleicher Stelle lokalisierte Blutungen enthält der Schnitt 227 (Abb. 142). Sie sind hier nur kleiner und geringer an Umfang. Der Schnitt verläuft durch den kaudalen Rand der Corpora quadrigemina anteriora, durch die Corpora quadrigemina posteriora, durch die Trochleariskerne, die Guddenschen Kerne, durch die Decussatio bracchii conjunctivi cerebelli und ventral durch die kaudale Ponshälfte. Die Decussatio bracchii conjunctivi cerebelli ist fast unverletzt geblieben.

Die mikroskopische Untersuchung ergab also beim Kaninchen M., daß die beiden Stichkanäle kaudal von den roten Kernen und dorsal von der Forelschen Kreuzung lagen, daß sie weder die Kerne noch die Kreuzung zerstört hatten. Das Kaninchen zeigte nach dem doppelseitigen Einstich normalen Muskeltonus und intakte Labyrinthstellreflexe.

Die Einstiche hatten leichte Blutungen in die ventralen Teile beider roter
Kerne und zwischen die aus ihnen austretenden Fasern verursacht. Ob diese
Blutungen das Fehlen der Körperstellreflexe auf den Körper verursachten oder
Verletzungen an anderen Stellen hierfür veranwortlich waren, läßt sich nicht
entscheiden. Auch die Decussatio bracchii conjunctivi cerebelli war so gut wie
nicht verletzt (Abb. 141 u. 142). Von ihr aus verlaufen aber Fasern ventral-
und oralwärts zu den roten Kernen. Die Stichkanäle liegen gerade zwischen
dieser Kreuzung und den roten Kernen und verlaufen also durch die aus der

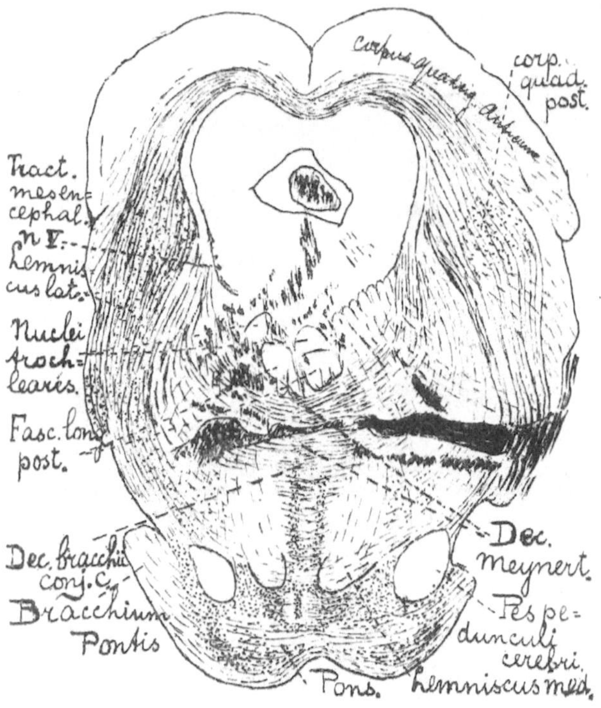

Abb. 140. Kaninchen M. Schnitt 189.

Decussatio bracchii conjunctivi cerebelli austretenden Fasern, bevor sie die
roten Kerne erreicht haben.

Ein Kaninchen, das nach einem einzigen seitlichen Stich ins Mittelhirn, bei
intaktem Großhirn, während 23 Tagen immer eine normale Muskeltonusverteilung und normale Stellfunktion behielt, war

Kaninchen R. F.

26. Febr. 1923:   Äthernarkose. Karotiden temporär unterbunden. Schädeldach links bis
                   zur Hälfte weggenommen. Großhirn lateral etwas emporgehoben und
                   Einstich von links in das Mittelhirn dorsal von den Hirnstielen und
                   kaudal von den Ursprungsstellen der Nervi oculomotorii. Großhirn
                   zurückgelegt. Hautnaht. Schluß der Narkose.

10 Uhr: Schluß der Operation.

3 Uhr: Das Tier sitzt, läuft und springt ganz wie ein normales Kaninchen, mit normaler Muskeltonusverteilung und normaler Koordination. Man merkt an dem Tier absolut nichts besonderes. Frißt schon zugeworfene Kohlblätter. Wird vorläufig in Ruhe gelassen.

27. u. 28. Febr.: Zustand ganz unverändert. Gleicht völlig einem normalen Kaninchen. Hält nur den Kopf etwas nach rechts gewendet und scheint mit Vorliebe im Kreise nach rechts zu laufen, läuft aber auch oft geradeaus.

1. März: Sitzt, steht und läuft noch immer wie ein normales Kaninchen. Läuft sehr gut geradeaus, hält aber oft den Kopf 15° nach rechts gedreht. Die Muskeltonusverteilung ist völlig normal. Die Labyrinthstellreflexe sind bei allen Haltungen in der Luft ganz wie bei einem normalen

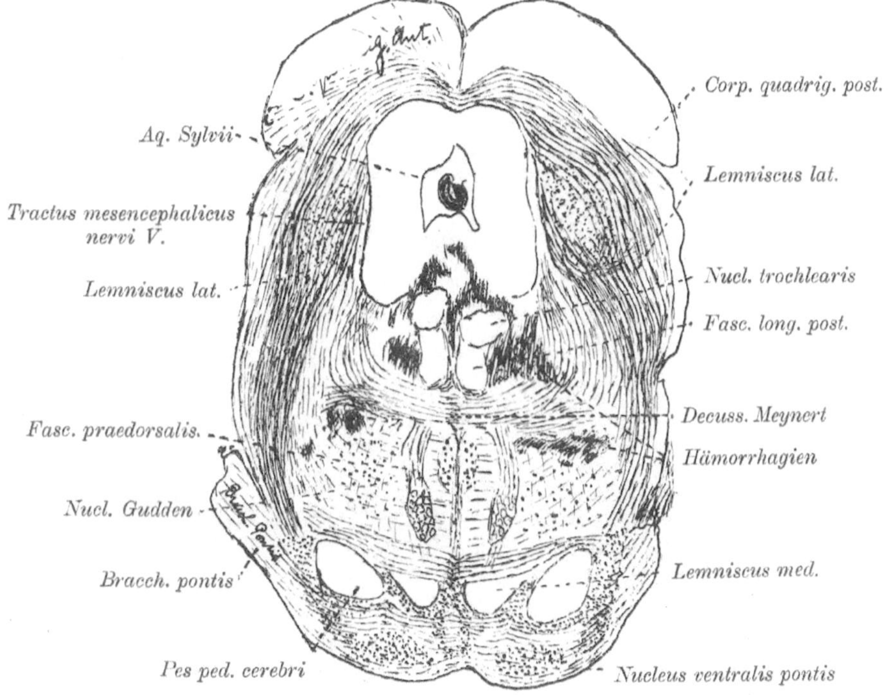

Abb. 141.   Kaninchen M.   Schnitt 216.

Kaninchen. Auch beim Aufliegen auf einer Unterlage mit seitlich fixiertem Kopf sind die Körperstellreflexe auf den Körper sehr stark ausgeprägt.

3. März: Ist von einem normalen Kaninchen nicht zu unterscheiden, nur hält es den Kopf etwas nach rechts.

Starre —, keine Spur. Labyrinthstellreflexe +. Körperstellreflexe auf den Kopf ?, sind nicht zu prüfen. Körperstellreflexe auf den Körper +, Halsstellreflexe +.

Alle Stellreflexe verhalten sich ganz wie bei einem normalen Kaninchen. Beim Hang mit dem Kopf nach unten ist der Kopf 5° zum Becken nach rechts gedeht.

Keine Augendeviation. Deutliche vertikale und rotatorische kompensatorische Augenstellungen. Wie an den vorigen Tagen auch heute keine vertikalen Drehreaktionen. Die rotatorischen und horizontalen

Drehreaktionen mit Nachreaktionen, Nystagmus und Nachnystagmus auf beiden Augen vorhanden.

Liftreaktion +. Sprungbereitschaft +. Kopfdrehreaktionen und Nachreaktionen +.

6. u. 7. März: Läuft noch immer ganz wie ein normales Kaninchen. Frißt spontan, hört, schrickt vor Geräuschen, sucht sich selbst Futter, hält aber noch immer den Kopf etwas nach rechts gedreht. Springt gut über Hindernisse. Bewegt die Ohren spontan und reflektorisch, ganz wie ein normales Kaninchen. Im Hang, mit dem Kopf unten, wird der Kopf aber 60°, zuweilen 90°, nach rechts gedreht gehalten. Wird das Tier in Seitenlage in die Luft gehalten, dann richtet es den Kopf aus beiden Seitenlagen sofort auf, ebenso, wenn es in Rückenlage in die Luft

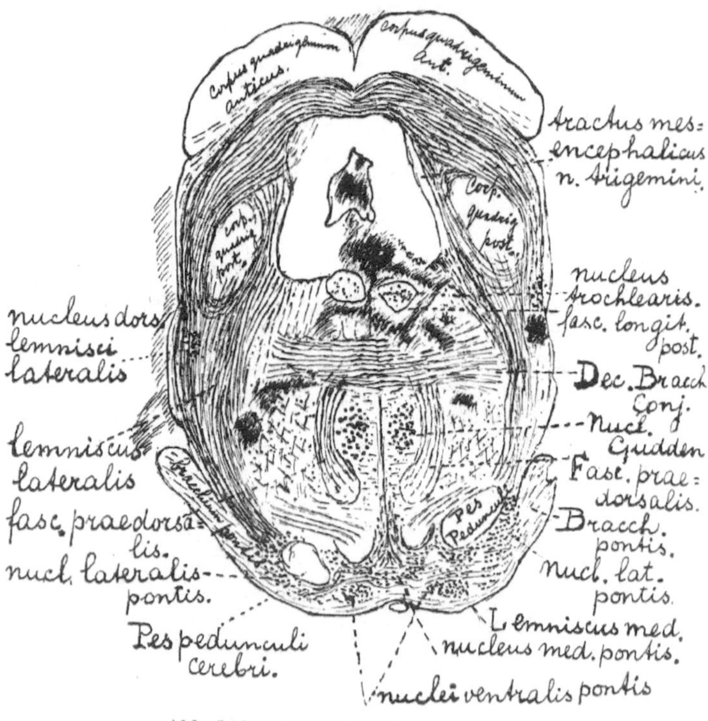

Abb. 142.   Kaninchen M.   Schnitt 227.

gehalten wird. Meistens erfolgt das Aufrichten des Kopfes bei dieser letzteren Haltung durch ventrale Beugung, zuweilen aber auch durch Kopfdrehung um 150° nach rechts. Im letzten Falle also nicht ganz bis zur Normalstellung.

Auf eine Unterlage gelegt, richtet sich der Körper aus beiden Seitenlagen, bei seitlich fixiertem Kopfe, sofort auf. Passive Kopfdrehungen in Rückenlage des Tieres verursachen starke Beckendrehungen.

Der Muskeltonus ist normal. Auch in Rückenlage ist keine Spur Starre nachweisbar. Der Einfluß der tonischen Labyrinthreflexe und der tonischen Halsreflexe ist nicht deutlich.

Die Liftreaktion schwach, die Sprungbereitschaft sehr kräftig. Kopfdrehreaktionen und Nachreaktionen sind deutlich. Sowohl bei der Drehreaktion wie bei der Nachreaktion ist die Abweichung nach rechts viel stärker als nach links.

Bei normaler, aufrechter, symmetrischer Kopfstellung scheint das rechte Auge etwas nach unten und vorn, das linke Auge etwas nach oben abzuweichen.

Das linke Auge hat alle kompensatorischen Augenstellungen, alle Augendrehreaktionen und Nachreaktionen und auch Augendrehnachnystagmus nach allen Richtungen. Das rechte Auge hat wohl starke kompensatorische vertikale und rotatorische Augenabweichungen, aber keine vertikalen und rotatorischen Augendrehreaktionen. Die horizontalen Drehreaktionen mit Nachreaktionen und Nachnystagmus sind deutlich.

8. März: Alles genau wie bisher.

Auf einer Drehscheibe hängend, mit Kopf oben, zeigt das linke Auge: schwache vertikale Augendrehreaktionen mit schwachem Nachnystagmus, das rechte Auge: keine vertikalen Augendrehreaktionen.

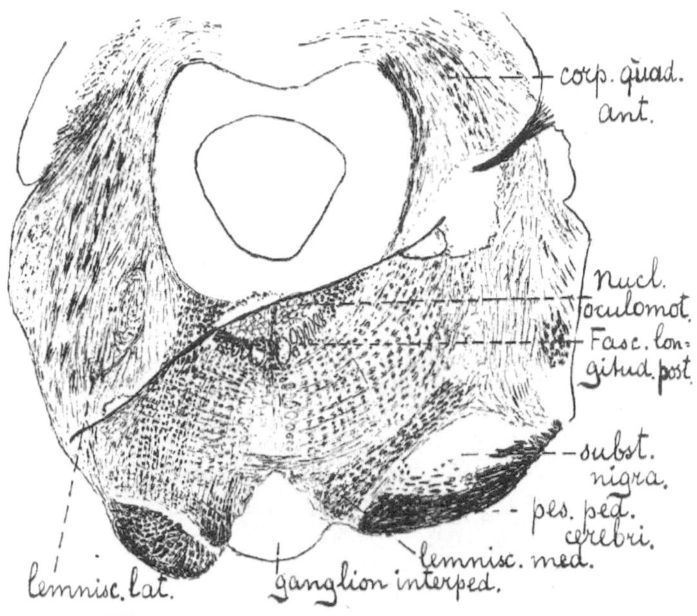

Abb. 143. Kaninchen R. F. Serie 14, Schnitt 5.

19. März: Zustand ganz unverändert. Die Deviation auf dem rechten Auge ist immer stärker geworden. Bei Normalstellung des Kopfes hat das rechte Auge jetzt maximale Deviation nach unten vorn, so daß nur noch etwas von dem Augapfel zu sehen ist. Das linke Auge scheint nicht abgewichen zu sein. Der Kopf wird nun immer in Normalstellung gehalten. Jegliche Starre fehlt. Alle Stellreflexe sind normal vorhanden.

Auf dem linken Auge sind alle kompensatorischen Augenreaktionen, Dreh- und Nystagmusreaktionen völlig normal vorhanden. Man könnte fast sagen, sie sind überempfindlich vorhanden.

Das rechte Auge hat auch alle rotatorischen und horizontalen Reaktionen und ebenso die vertikalen kompensatorischen Abweichungen.

Untersucht man auf vertikale Augendrehreaktionen, indem man das Tier, mit Kopf oben in der Luft hängend, dreht, dann fehlen diese Reaktionen. Dreht man aber das Tier mit nach unten hängendem Kopf rund, dann zeigt das rechte Auge eine deutliche vertikale Drehreaktion und Nachreaktion mit Nystagmus und Nachnystagmus.

21. März: Das Tier verhält sich, abgesehen von der Augendeviation, noch immer
        ganz wie ein normales Kaninchen mit regelrechter Muskeltonusver-
        teilung und Stellfunktion.
        Das Tier durch Verbluten getötet.

Mikroskopische Hirnuntersuchung: Das Gehirn wird nach der Marchi-
Methode behandelt und dann in Serienschnitte zerlegt.

Die neun Schnitte der Serie 9 und 10, die durch die Spitzen der Okulomotoriuskerne
und durch den Übergang der Okulomotoriuswurzeln in die Nerven gehen, enthalten noch
keinen Stichkanal. Im lateralen Teile der rechten Okulomotoriuswurzel liegen zahlreiche
degenerierte Fasern, von der linken Okulomotoriuswurzel sind die medialen Bündel am
meisten degeneriert. (Weiterhin wird in diesem Bericht von rechts und links gesprochen,
was wahrscheinlich mit rechter und linker Mittelhirnhälfte des Kaninchens übereinstimmt.

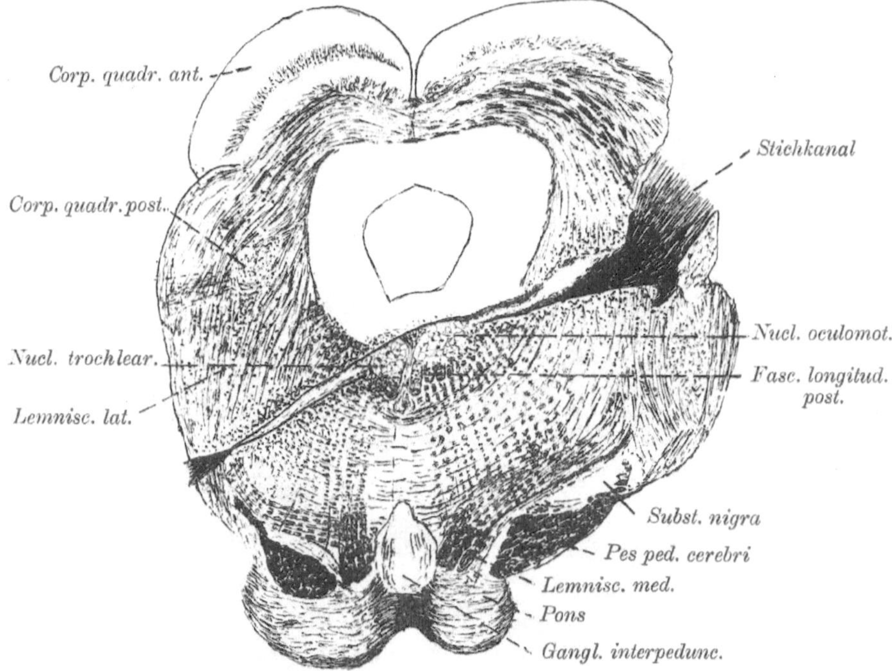

Abb. 144.   Kaninchen R. F.   Serie 16, Schnitt 2.

Sicher ist es aber nicht.) Der rechte Fasciculus longitudinalis posterior enthält in dem
dicht lateral vom Okulomotoriuskern liegenden Teil degenerierte Fasern. Um den dorsalen
Rand der Okulomotoriuskerne herum und spärlich im Kern selbst liegen schwarze Körner
der Marchi-Degeneration. Links zeigt der laterale Teil des Fasciculus longitudinalis
posterior wie der Tractus Deiters ascendens degenerative Veränderungen.

Die vier Schnitte der Serie 11 gehen links noch durch den Übergang der Okulomotoriuswurzel in den Nerv, rechts aber schon kaudal davon. Beiderseits durchzieht die Okulomotoriuswurzel den roten Kern. Die Schnitte enthalten noch keinen Stichkanal. Der
rechte Fasciculus longitudinalis enthält zahlreiche degenerierte Fasern, namentlich die
dem Okulomotoriuskern lateral und ventro-lateral anliegenden Teile. Auch der linke
Fasciculus longitudinalis posterior hat im lateralen Teil degenerierte Fasern. Die Okulomotoriuskerne enthalten, besonders rechts, schwarze Marchi-Körner.

In den acht Schnitten der Serie 12 und 13 erscheint zum erstenmal ein Stichkanal.
Er wird auf den folgenden Schnitten immer länger. Er liegt dorsal vom linken Okulomotoriuskern und in dem dorsalen Rand des rechten Okulomotoriuskernes. Links im

Schnitt befindet sich noch der Übergang der Okulomotoriuswurzel in den Nerv. In den fünf Schnitten der Serie 14 ist der Stichkanal schon wesentlich länger. Er überschreitet beiderseits das Gebiet der Substantia grisea centralis. In dem letzten dieser Schnitte verläuft er fast quer durch den Durchschnitt (Abb. 143).

Der Stichkanal verläuft dabei entlang dem ventralen Rand des linken Corpus quadrigeminum anticum, durch den linken Tractus Deiters ascendens, der ebenso wie der Lateralteil des linken Fasciculus longitudinalis posterior stark degeneriert ist. Ferner geht er entlang dem dorsalen Rand des linken Okulomotoriuskernes, durch den dorsalen Teil des rechten Okulomotoriuskernes und erreicht ventral von dem rechten Corpus quadrigeminum posticum durch den Lemniscus lateralis fast den lateralen Rand des Schnittes.

Nahezu dieselben Verhältnisse zeigen die folgenden, mehr kaudal gelegenen Schnitte, auch Schnitt 2, Serie 16 (Abb. 144). Dieser Schnitt geht links durch das kaudale Ende

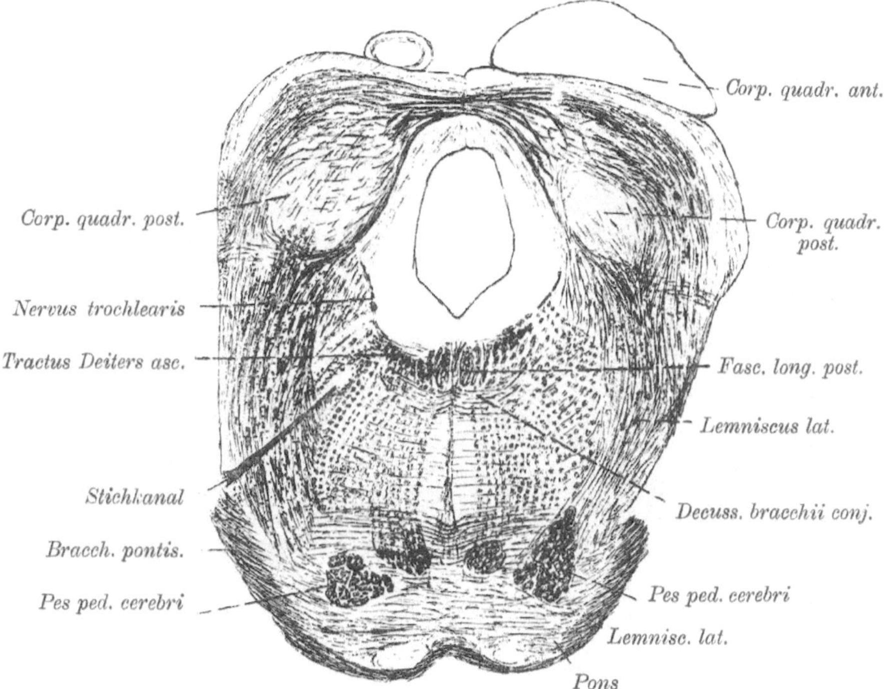

Abb. 145. Kaninchen R. F. Serie 19, Schnitt 6.

des Okulomotoriuskernes, rechts ist schon der Trochleariskern sichtbar. Der Stichkanal verläuft quer durch den ganzen Schnitt, links durch das Corpus quadrigeminum posticum, rechts ventral davon. Er liegt gerade im dorsalen Teil der Augenmuskelkerne und geht quer durch die Fasern des rechten Lemniscus lateralis. Außer den degenerierten Fasern in dem linken Tractus Deiters ascendens und in den beiden Fasciculi longitudinales posteriores ist der Teil des rechten Lemniscus lateralis, der zum Corpus quadrigeminum posticum zieht, völlig degeneriert. Auch in den Augenmuskelkernen liegen einige schwarze Körner der Marchi-Degeneration.

In den folgenden mehr kaudal gelegenen Schnitten verläuft der Stichkanal immer entlang dem dorsalen Rand der Trochleariskerne. Die linke Hälfte des Stichkanals verschwindet immer mehr.

Schnitt 6, Serie 19 (Abb. 145) enthält nur noch den rechten lateralen Teil des Stichkanals. Er durchtrennt den rechten Lemniscus lateralis ventral vom Corpus quadrigeminum posticum. Dieser Schnitt verläuft durch das kaudale Ende der Corpora quadri-

gemina anteriora, durch die Corpora quadrigemina posteriora, kaudal von den Trochleariskernen, durch die Trochleariswurzeln und durch den oralen Teil der Brückenschenkel.
Der Teil des rechten Lemniscus lateralis, der zum Corpus quadrigeminum posticum zieht,
ist wieder völlig degeneriert. Auch die übrigen Teile der beiden Lemnisci laterales und
der rechte Fasciculus longitudinalis posterior enthalten zahlreiche degenerierte Fasern.

    Abb. 146 stellt einen Schnitt durch das Rückenmark dar. Er zeigt Degenerationen
im Fasciculus longitudinalis posterior und im Fasciculus praedorsalis. Letztere sind hauptsächlich einseitig und nur gering.

    **Das Kaninchen R. F. hatte also nach einem seitlichen Stich in
das Mittelhirn eine normale Muskeltonusverteilung und normale
Labyrinthstellreflexe und Körperstellreflexe auf den Körper be-**

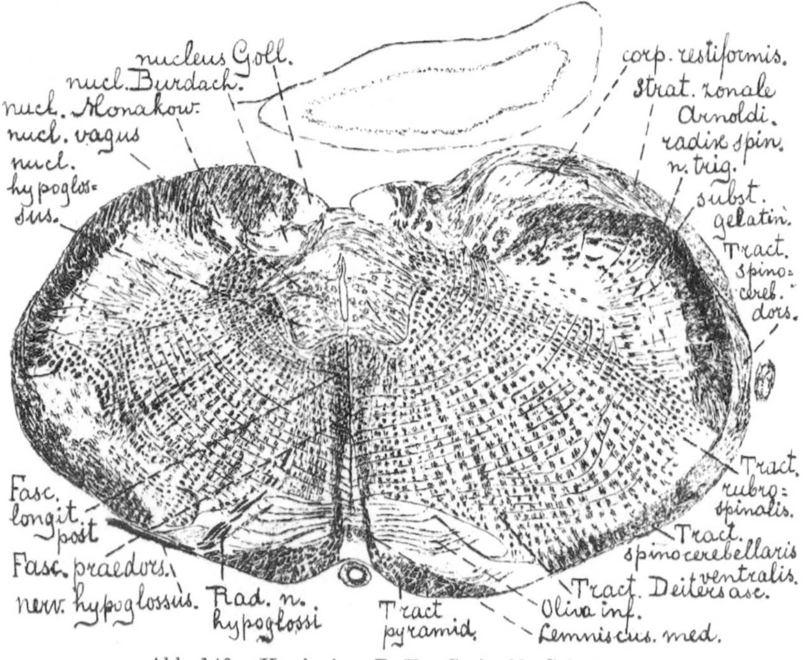

Abb. 146.   Kaninchen R. F.   Serie 39, Schnitt 2.

**halten. Der Stich verlief quer durch das Mittelhirn, ohne dabei die
roten Kerne und die Tractus rubro-spinales zu verletzen.**

    Die Beobachtungen bei diesem Kaninchen sind deshalb so merkwürdig,
weil der Lemniscus lateralis auf der einen Seite zum größten Teil, auch kaudal
von den roten Kernen, durchtrennt war, und die Faserbündel zum Corpus quadrigeminum posticum und auch zahlreiche Bündel zum Corpus quadrigeminum
anticum degeneriert waren. Trotzdem traten keine Störungen der Muskeltonusverteilung und der Stellfunktion ein.

    Weiterhin waren noch auf der einen Seite der Okulomotoriuskern, auf der
anderen Seite das Corpus quadrigeminum posticum, der Lemniscus lateralis
und der Tractus Deiters ascendens beschädigt; ferner die beiden fontäneartigen
Haubenstrahlungen von Meynert, und Teile beider Fasciculi longitudinales
posteriores. Beiderseits war nur der laterale Teil dieser letzten Fasciculi un-

mittelbar durch den Stich verletzt. Der mediale Teil enthielt aber auch leichte Degenerationserscheinungen.

Sehr eigenartig war bei dem Kaninchen R. F. auch das Verhalten der vertikalen Augendrehreaktionen des rechten Auges. Drehte man das Tier um seine Längsachse mit vertikal nach oben gerichteter Schnauze hängend, so fehlten diese Reaktionen. Sie waren dagegen sehr deutlich, wenn man das Tier mit der Schnauze nach unten hängend drehte.

Ein anderes Kaninchen, bei dem nach einseitigem Stich in das Mittelhirn, bei sonst intaktem Hirn, keine Starre auftrat und Labyrinthstellreflexe Körperstellreflexe vorhanden waren, war

Kaninchen R. P.

24. Febr. 1923: Äthernarkose. — Karotiden temporär unterbunden. — Trepanation. — Schädeldach links entfernt. — Linke Großhirnhemisphäre etwas emporgehoben. — Seitlicher Einstich in das Mittelhirn dorsal von dem Pes pedunculi cerebri. — Großhirn reponiert. — Hautnaht. — Schluß der Narkose.

10 Uhr: Schluß der Operation. Atmung und Herztätigkeit gut.

11 Uhr: Sitzt wie ein normales Kaninchen. Läuft und springt rund. Zeigt keine Abweichungen. Wird in Ruhe gelassen.

26. Febr.: Läuft und springt in seinem Käfig wie ein normales Kaninchen. Hat sein rechtes Hinterbein im Stroh verwickelt. Das Bein wurde am Morgen stark umschnürt gefunden.

28. Febr.: Ist sehr unruhig gewesen, hat überall angestoßen. Die Konjunktiven sind beiderseits geschwollen und haben Blutungen.

Der Kopf ruht stets mit der Schnauze auf der Unterlage. Reizt man das Tier, so hebt es den Kopf wohl auf, läßt ihn aber gleich wieder vornüber fallen.

Legt man den Kopf hintenüber, dann bringt das Tier den Kopf oft nicht wieder zurück. Zuweilen geht der Kopf immer mehr hintenüber, bis schließlich das ganze Tier hintenüber rollt. Dabei erkennt man deutlich den Einfluß der tonischen Halsreflexe auf die Gliedmaßen. Das rechte Hinterbein zeigt beim Laufen Lähmungserscheinungen. Es wird etwas nachgeschleppt, zuweilen auch beim Laufen hochgezogen. Die Hinterbeine haben alle spinalen Reflexe. Das Tier zieht stark mit diesen Beinen, wenn man es daran festhält.

1. März: Augenlider stark angeschwollen. Läßt den Kopf noch vornüberhängen. Beim Laufen ist eine Parese nicht mehr vorhanden. Läuft und springt normal rund. Findet selbst sein Futter. Scheint wenig Bewegungsdrang zu haben. Keine Spur von Starre. In die Luft gehalten, richtet es den Kopf aus beiden Seitenlagen bis in die Normalstellung auf.

Auf dem Tisch liegend, mit seitlich fixiertem Kopf, macht es keine Anstalten, den Körper aufzurichten.

2. März: Rechtes Hinterbein scheint beim Laufen wieder etwas paretisch zu sein. Das Bein wird oft verkehrt gesetzt.

4. März: Rechtes Hinterbein schleppt noch. Läßt den Kopf noch oft vornüber auf die Unterlage sinken und hebt ihn erst auf, wenn es laufen will.

Beim Laufen über den glatten Flur gleiten die Vorderbeine oft aus.

Keine Spur von Starre. Bei Rückenlage des Tieres mit symmetrisch zum Thorax gestelltem Kopf haben alle vier Gliedmaßen normalen Tonus. Das Ellenbogengelenk der rechten Vorderpfote fühlt sich etwas schlaff an und scheint etwas geschwollen zu sein. In die Luft gehalten, wird der Kopf aus beiden Seitenlagen aufgerichtet. Auf eine Unterlage gelegt, richtet sich, auch bei seitlich fixiertem Kopf, der Körper auf.

Starre —. Labyrinthstellreflexe +. Körperstellreflexe auf den Körper +. Vertikale kompensatorische Augenstellungen —. Vertikale Augendreh-reaktionen +, schwach. Vertikale Augendrehnachreaktionen +, schwach. Vertikaler Augendrehnystagmus und -nachnystagmus —.

7. März:　Augen meist geschlossen. Findet aber selbst sein Futter. Läuft wenig, aber gut, doch immer etwas eigenartig mit dem rechten Hinterbein. Keine Spur von Starre.

Läßt man das Tier mit dem Kopf nach unten hängen, so hängt der Kopf zuweilen richtig, zuweilen etwas nach links gedreht und gewendet. In die Luft gehalten, wird der Kopf aus beiden Seitenlagen und aus Rücken-lage aufgerichtet und in den Normalstand gebracht.

Labyrinthstellreflexe +, bei Rückenlage in der Luft +, bei linker Seiten-lage in der Luft +, bei rechter Seitenlage in der Luft +.

Körperstellreflexe auf den Körper +, auf einer Unterlage wird, auch bei seitlich fixiertem Kopf, der Körper aus beiden Seitenlagen aufgerichtet.

Halsstellreflexe +. Kopfdrehen in Rückenlage des Tieres veranlaßt deut-liche, aber schwache Beckendrehungen.

Tonische Halsreflexe +, bei Kopfwendung in Rückenlage. Tonische Laby-rinthreflexe ?, nicht nachweisbar. Liftreaktion +, stark. Sprungbereit-schaft +, schwach. Kopfdrehreaktionen und -nachreaktionen +. Verti-kale kompensatorische Augenstellungen links —, rechts —. Vertikale Augendrehreaktionen +, schwach, links und rechts.

8. März:　Läuft wie normal. Hält den Kopf aufrecht. Frißt ohne Hilfe. Scheint schlecht zu sehen.

Linkes Auge: Vertikale kompensatorische Augenstellungen + ?, nur ge-ringe Deviationen. Vertikale Augendrehreaktionen und Nachreaktionen +, schwach. Vertikale Augendrehnystagmus und -nachnystagmus —.

Rechtes Auge: Vertikale kompensatorische Augenstellungen —. Verti-kale Augendrehreaktionen und -nachreaktionen +, schwach. Vertikaler Augendrehnystagmus und -nachnystagmus —. Horizontale Augendreh-reaktionen und -nachreaktionen +. Horizontale Augendrehnystagmus +.

20. März:　Kann den Kopf gut bewegen. Läßt aber noch oft den Kopf mit der Schnauze auf der Unterlage ruhen. Fällt schnell um. Läuft in seinem Käfig gut, aber mühsam auf einer glatten Unterlage. Die Beine, besonders die Vorderbeine, gleiten fortwährend aus. Absolut keine Starre. Die Pfoten machen kräftige Abwehrbewegungen, auch das rechte Hinterbein, wenn man es festhält. Alle spinalen Reflexe vor-handen, auch am rechten Hinterbein. Dieses Bein wird beim Laufen etwas ungeschickt gebraucht.

Labyrinthstellreflexe +, auch bei Rückenlage in der Luft.

Körperstellreflexe auf den Körper +.

Halsstellreflexe +. Kopfdrehungen in Rückenlage bewirken nur schwache Beckendrehungen.

Tonische Halsreflexe +, schwach bei Kopfwendungen in Rückenlage.

Tonische Labyrinthreflexe ?. Sprungbereitschaft +, stark. Liftreak-tion +, schwach. Kopfdrehreaktionen und -nachreaktionen +.

Rechtes Auge: Vertikale kompensatorische Augenstellungen +. Rota-torische kompensatorische Augenstellungen +. Augendrehreaktionen und -nachreaktionen, vertikale +, bei Drehung um die Längsachse mit Kopf nach unten; rotatorische +; horizontale +. Augendrehnystagmus und -nachnystagmus, vertikaler +, bei Drehung um die Längsachse mit Kopf nach unten; rotatorischer +; horizontaler +.

Linkes Auge: Vertikale kompensatorische Augenstellungen ?, das linke Auge ist bei rechter Seitenlage des Kopfes nicht deutlich nach unten abgewichen. Rotatorische kompensatorische Augenstellungen +. Augen-drehreaktionen und -nachreaktionen, vertikale +, bei Drehung um die Längsachse mit dem Kopf nach unten; rotatorische +; horizontale +.

Fontäneart. Haubenstr. Meynert   Aq. Sylvii   Subst. gris. cent.

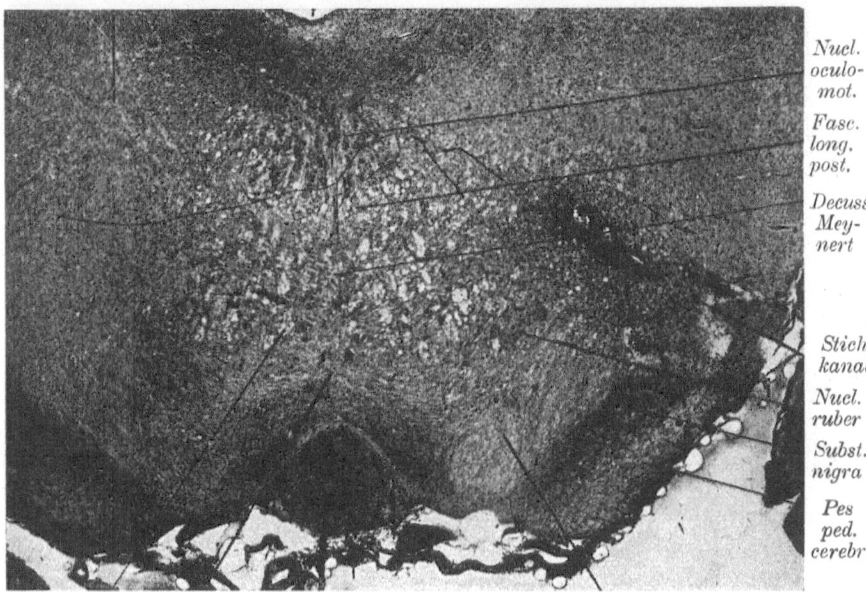

Abb. 147.   Kaninchen R. P.   Schnitt 76.

Subst. grisea vent.   Fontäneart. Haubenstr. Meynert

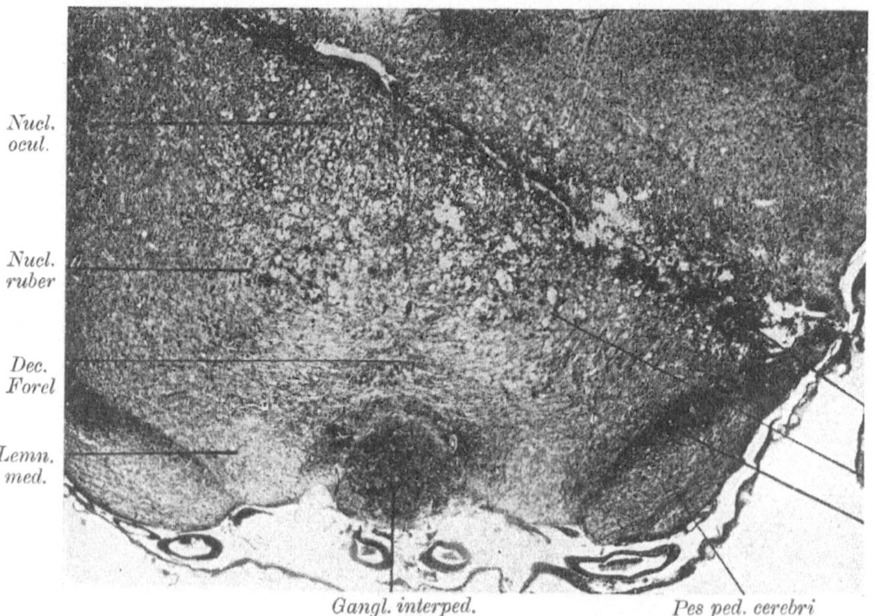

Abb. 148.   Kaninchen R. P.   Schnitt 81.

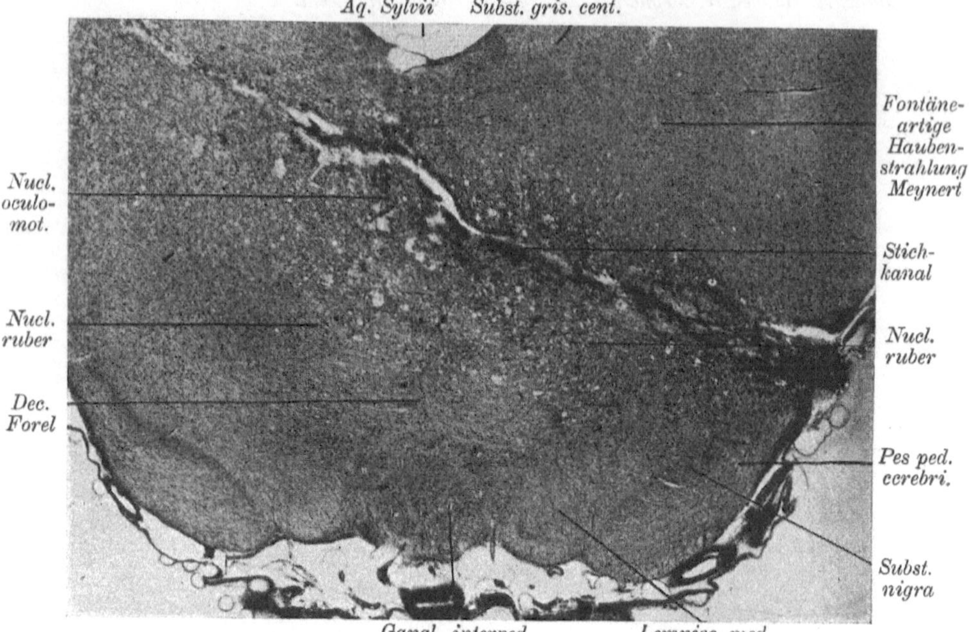

Abb. 149.   Kaninchen R. P.   Schnitt 87.

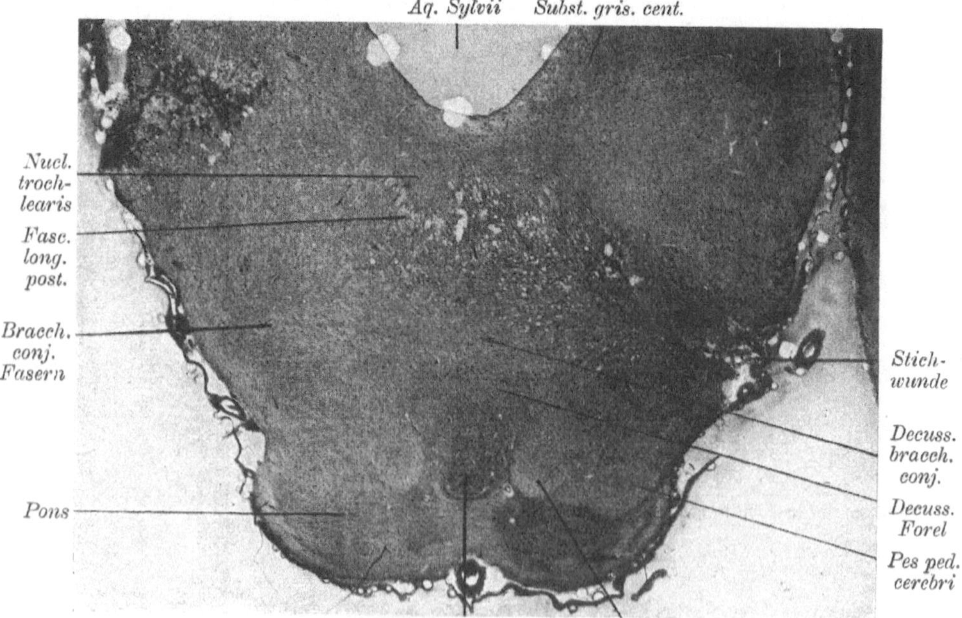

Abb. 150.   Kaninchen R. P.   Schnitt 101.

Augendrehnystagmus und -nachnystagmus, vertikaler +, bei Drehung um die Längsachse mit dem Kopf nach unten; rotatorischer +; horizontaler +.

Beim Hang mit dem Kopf nach unten ist der Kopf 45° nach links gedreht und 20° nach links gewendet. Auf den Boden gesetzt, hält das Tier den Kopf normal.

Tier getötet.

Sektion: Blutung auf dem linken Okzipitallappen, wodurch dieser beschädigt ist.

Mikroskopische Untersuchung: Das Mittelhirn wird in Serienschnitte von 30 μ Dicke zerlegt.

In Schnitt 24 erscheinen zuerst Zellen der Okulomotoriuskerne und der kleinzelligen roten Kerne. Der Schnitt geht durch den vordersten Teil der Corpora quadrigemina anteriora, durch die Corpora geniculata medialia und durch den kaudalen Teil des Corpus mammillare. Letzteres liegt getrennt von dem übrigen Durchschnitt.

In Schnitt 60 erscheinen die ganzen Okulomotoriuswurzeln, ihr Austritt aus den Okulomotoriuskernen, der Durchgang durch die lateralen Teile der roten Kerne und ihr Übergang in die Okulomotoriusnerven.

Erst in Schnitt 76 (Abb. 147) erscheint der Stichkanal. Der Schnitt enthält die Corpora quadrigemina, die Okulomotoriuskerne, die Okulomotoriuswurzeln in ihrem Verlauf von den Okulomotoriuskernen bis in die roten Kerne und das Ganglion interpedunculare.

Der Stichkanal beginnt am linken Schnittrand, gerade dorsal von dem Pes pedunculi cerebri. Er verläuft von hier medial- und dorsalwärts, lateral vom roten Kern.

In Schnitt 81 (Abb. 148), der durch den kaudalen Teil der Okulomotoriuskerne und der roten Kerne geht, ist der Stichkanal schon viel länger. Er verläuft vom linken lateralen Schnittrand lateral und dorsal vom gleichseitigen roten Kern, dann durch den linken und dorsal von dem rechten Okulomotoriuskern.

Dieselben Verhältnisse zeigt Schnitt 87 (Abb. 149). Er enthält die am meisten kaudal gelegenen Zellen der roten Kerne.

In den folgenden Schnitten wird der Stichkanal unvollständig. Das Mittelstück fehlt. Der Stichkanal verletzt den oralen Teil der Trochleariskerne.

In dem Schnitt 101 (Abb. 150) sind nur noch die beiden Schnittränder beschädigt, im übrigen ist der Schnitt völlig unversehrt. Die Trochleariskerne erscheinen zellarm. Der Schnitt verläuft durch den oralen Teil der Decussatio bracchii conjunctivi cerebelli. Der am meisten kaudal gelegene Teil der Forelschen Kreuzung ist noch sichtbar. Ventral geht der Schnitt durch den vorderen Ponsteil.

Die folgenden Schnitte sind ganz unverletzt, sie enthalten die kaudalen Teile der Trochleariskerne und die völlig intakte Decussatio bracchii conjunctivi cerebelli.

Das Kaninchen R. P. zeigte also nach einem seitlichen Stich in das Mittelhirn, ohne vorangegangene Großhirnexstirpation, keine Starre. Die Labyrinthstellreflexe und die Körperstellreflexe auf den Körper blieben erhalten. Nach der mikroskopischen Untersuchung war der Stichkanal dorsal von den roten Kernen verlaufen, ohne diese Kerne und die Forelsche Kreuzung (und die Decussatio bracchii conjunctivii cerebelli) zu verletzen.

Eine Katze, die nach einem seitlichen Einstich noch umherlief, ohne Starre zu zeigen, war

Katze Dorothea.

16. Jan. 1923: Äthernarkose. — Karotiden temporär abgeklemmt. — Trepanation. — Schädeldach entfernt. — Großhirnexstirpation vor den Thalami. — 9 mm tiefer Einstich in die linke Seitenfläche des Mittelhirns in bitemporaler Richtung in der Höhe der Ursprungsstelle der Nervi oculomotorii, dorsal von dem Pes pedunculi cerebri. — Hautnaht. — Schluß der Narkose.

4 Uhr 10: Schluß der Operation. Regelmäßige Atmung. Ist sehr starr.

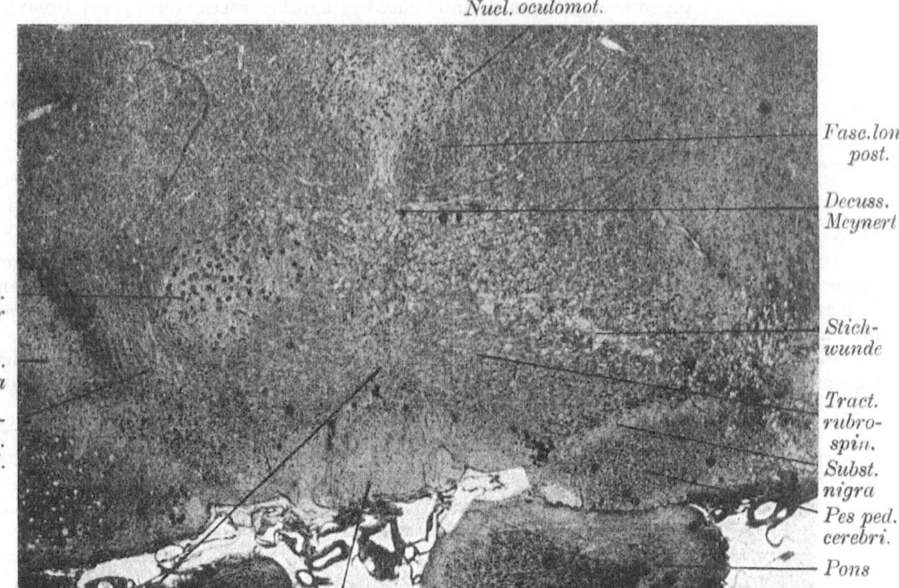

Abb. 151.   Katze Dorothea.   Schnitt 61.

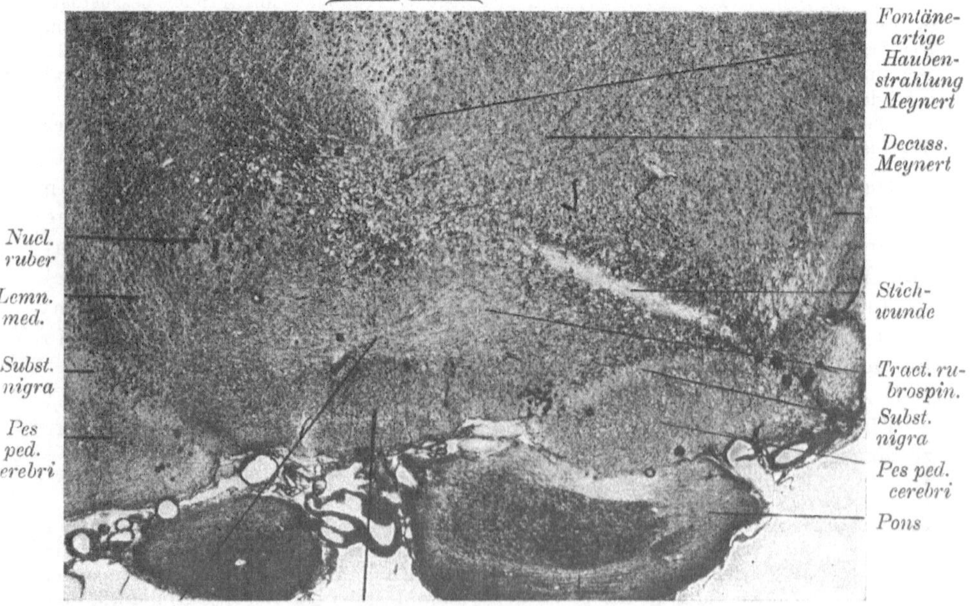

Abb. 152.   Katze Dorothea.   Schnitt 65.

4 Uhr 45: Das Tier hat sich aufgerichtet und läuft mit normaler Koordination und
mit normaler Muskeltonusverteilung. Hat gar keine Starre. Ist sehr
unruhig. Läuft fortwährend in seinem Käfig der Wand entlang rund,
mit Vorliebe, im Sinne des Uhrzeigers, rechts herum. Läßt man es links
herum laufen, so macht es das auch. In den Ecken des rechteckigen
Käfigs hält es aber manchmal an, stellt sich auf die Hinterbeine und
springt gegen die Wand.

In Rückenlage auf eine Unterlage gelegt, zieht das Tier die Hinterbeine
an und zappelt heftig mit Vorderbeinen und Nacken.

In die Luft gehalten, wird, bei allen Rumpfhaltungen, der Kopf direkt
in die Normalstellung gebracht.

Mit seitlich fixiertem Kopf auf eine Unterlage gelegt, richtet der Hinterkörper sich sofort auf.

Wird das Tier in Rückenlage auf den Tisch gelegt, so werden die Beine
nicht gestreckt. Beim Kopfwenden sind tonische Halsreflexe deutlich.
Kopfdrehungen verursachen starke Drehbewegungen des Beckens.

Also: Starre —. Labyrinthstellreflexe +. Körperstellreflexe auf den Körper +. Halsstellreflexe +.

5 Uhr 30: Um Blutungen zu vermeiden, wird das Tier nicht weiter untersucht, sondern durch Verbluten getötet.

Mikroskopische Untersuchung: Mittelhirn in Serienschnitte von 30 und 35 μ
Dicke zerlegt.

Schnitt 1 geht durch den oralen Rand der Corpora quadrigemina anteriora und durch
das Corpus mammillare und enthält den linkseitigen kleinzelligen roten Kern.

In Schnitt 3 ist dieser Kern schon beiderseits sichtbar. Eine Verletzung fehlt noch.

Ebenfalls in Schnitt 33. Er enthält die beiden großzelligen roten Kerne, die Okulomotoriuskerne und die Okulomotoriuswurzeln. Letztere sind in ihrem ganzen Verlauf
vom Kern bis zu dem Übergang in die Nerven vorhanden.

Auch in Schnitt 47, in dem die Okulomotoriuswurzeln verschwunden sind, fehlt noch
ein Stichkanal. Ebenso in Schnitt 59, der links die am meisten kaudal gelegenen Zellen
des linken roten Kernes enthält.

Erst in Schnitt 61 (Abb. 151) erscheint eine kleine längliche Stichverletzung. Sie
liegt gerade dorsal von dem Beginn des Tractus rubro-spinalis. Der Schnitt verläuft durch
den kaudalen Teil der Corpora quadrigemina anteriora, durch den rechten Nucleus ruber
und ventral beiderseits durch den oralen Ponsrand.

In Schnitt 65 (Abb. 152) ist die Stichverletzung schon bedeutend länger. Sie verläuft dorsal von der linken Substantia nigra und vom Beginn des linken Tractus rubro-
spinalis. Der Schnitt enthält links den Übergang von den Okulomotoriuskernen zu den
Trochleariskernen. Rechts sind Okulomotoriuskern und roter Kern noch vorhanden.

In Schnitt 71 (Abb. 153), in dem die am meisten kaudal gelegenen Zellen des rechten
roten Kernes erscheinen, beginnt der Stichkanal am linken Seitenrand des Schnittes,
dorsal von dem Pes pedunculi cerebri und der Substantia nigra. Er verläuft dann lateral
und dorsal von dem Anfang des linken Tractus rubro-spinalis und erreicht die Medianlinie
gerade ventral von der Meynertschen Kreuzung.

Der Schnitt 80 (Abb. 154) geht durch die Trochleariskerne, durch den kaudalen Teil
der Meynertschen und der Forelschen Kreuzung und kaudal von den roten Kernen.
Der Stichkanal beginnt wieder am linken Seitenrand des Schnittes, dorsal von dem Pes
pedunculi cerebri und verläuft dann quer durch die linke Schnitthälfte und überschreitet
ventral von der Meynertschen Kreuzung die Medianlinie. Der Kanal liegt dorsal von
den beiden Tractus rubro-spinales und der Forelschen Kreuzung und endigt im ventralen Teil der Meynertschen Kreuzung. Der Stichkanal läßt die rubro-spinalen Bahnen
und die Forelsche Kreuzung unversehrt.

In Schnitt 97 (Abb. 155), der auch noch durch die Trochleariskerne geht, ist der
linke Teil des Stichkanals verschwunden. Rechts reicht er noch weiter lateral bis an den
Lemniscus lateralis. Auch hier befindet sich der Kanal wieder dorsal von den Tractus
rubro-spinales und vom oralen Teil der Decussatio bracchii conjunctivi cerebelli.

Weiterhin wird die Stichverletzung immer kleiner. In Schnitt 115, der rechts durch

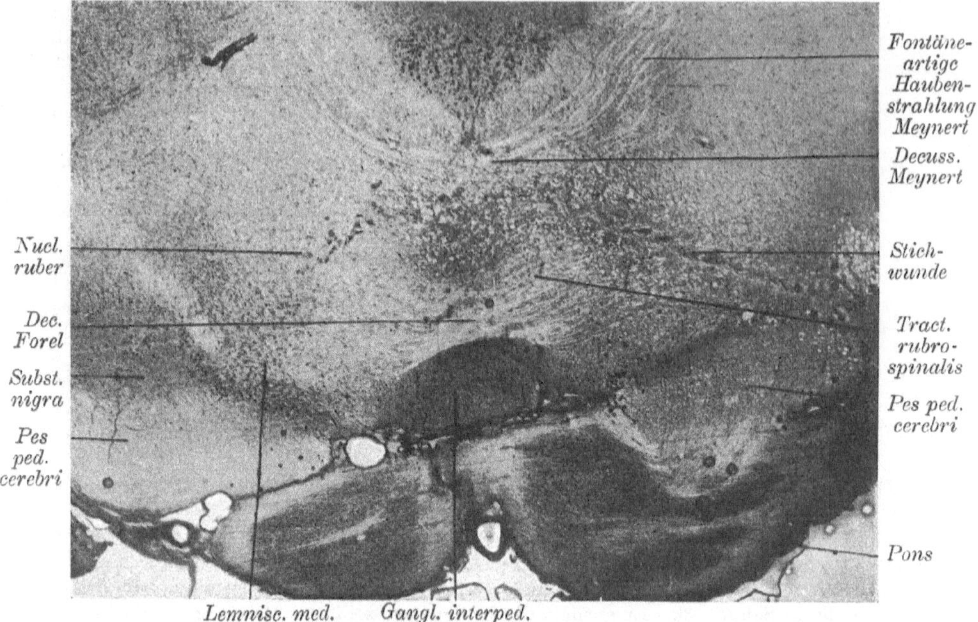

Abb. 153.   Katze Dorothea.   Schnitt 71.

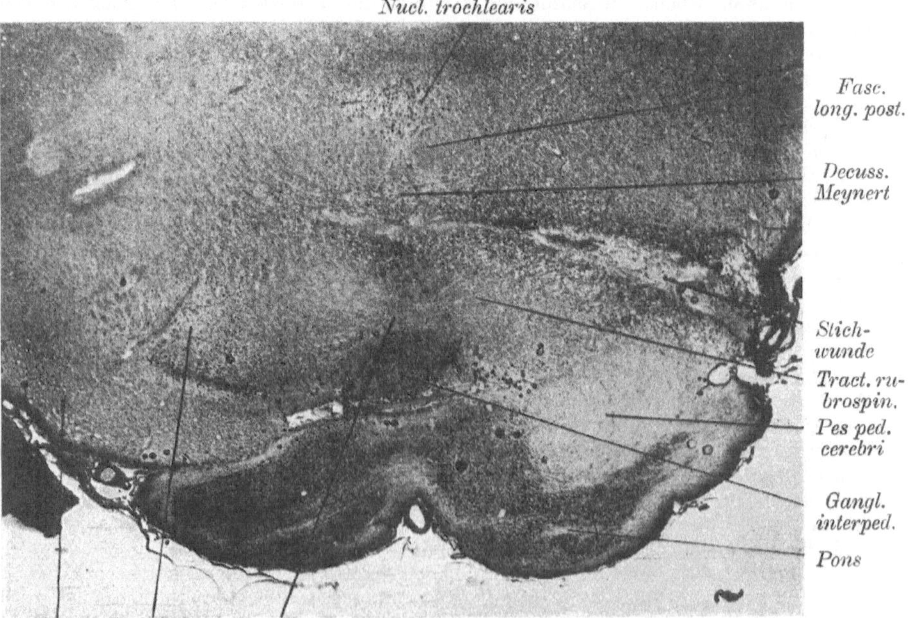

Abb. 154.   Katze Dorothea.   Schnitt 80.

den kaudalen Rand des Corpus quadrigeminum anticum und beiderseits kaudal von den Trochleariskernen verläuft, bildet er nur noch eine kleine Verletzung in der Formatio reticularis. Die Decussatio bracchii conjunctivi cerebelli mit ein- und austretenden Fasern ist hier und auch in den folgenden Schnitten ganz unversehrt.

Die Katze Dorothea lief also nach einem seitlichen Einstich in das Mittelhirn, bei vorausgegangener Großhirnexstirpation vor den Thalami optici, völlig normal, hatte eine normale Muskeltonusverteilung, intakte Labyrinthstellreflexe und intakte Körperstellreflexe auf den Körper. Nach der mikroskopischen Untersuchung war der Stich quer durch das Mittelhirn, kaudal von den roten Kernen, dorsal von der Forelschen Kreuzung und von den Tractus rubro-spinales und oral von der Decussatio bracchii conjunctivi cerebelli gegangen.

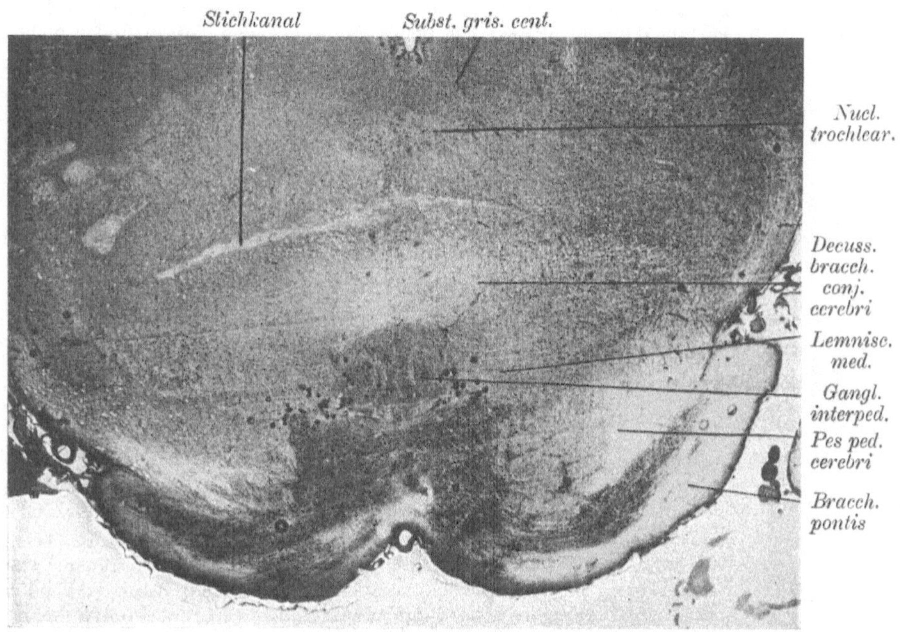

Abb. 155. Katze Dorothea. Schnitt 97.

Bei der nun folgenden Katze S. N. III trat auch nach doppelseitigem Einstich in den ventralen Teil des Mittelhirns, bei intakt gelassenem Großhirn, keine Starre auf.

Katze S. N. III.

26. Sept. 1924: Äthernarkose. — Karotiden abgeklemmt. — Schädeldach beiderseits trepaniert. — Schädeldach bis auf eine mediane Knochenspange entfernt. — Eröffnung der Dura. — Großhirnhemisphäre von hinten und lateral emporgehoben. — Doppelseitiger Einstich mit einem Messerchen in das Mittelhirn dorsal von den Hirnstielen. Messerchen parallel den Hirnstielen kaudal- und oralwärts hin- und herbewegt, schließlich Hirnstiele quer durchschnitten. — Abnahme der Karotidenklemmen. — Muskeln über das Gehirn gelegt. — Hautnaht. — Schluß der Narkose.

11 Uhr 10:   Schluß der Operation. Spontane Atmung.
11 Uhr 30:   Das Tier hat bis jetzt, ohne Versuch sich aufzurichten, dauernd auf der
             Seite gelegen. Zeitweilig traten Anzeichen von Enthirnungsstarre auf,
             wobei der Kopf hintenüber ging, die Vorderbeine stark gestreckt wur-
             den und alternierende Laufbewegungen auftraten. Außerhalb der An-
             fälle waren die Beine gar nicht starr. Das Tier versucht sich jetzt auf-
             zurichten.
12 Uhr: Das Tier läuft jetzt mit einer normalen Koordination im Käfig umher.
             Es hat keine Spur von Starre. Das Tier läuft aber immer im Kreise
             nach rechts.
1 Uhr 30:   Das Tier liegt zum Schlafen zusammengerollt im Käfig. Der Hinterkörper
             liegt auf der linken Seite. Die vier Beine sind ganz unter den Körper
             gebeugt. Die Wirbelsäule ist nach rechts konkav. Die Schnauze hält
             das Tier in der Ecke zwischen Anus und Schwanz. Hebt man das Tier
             auf, dann schreit es. Setzt man es auf den Boden, dann läuft es, ohne
             zu fallen, immer, bald in kleinen, bald in größeren Kreisen, nach rechts.
             Es fällt dabei nicht um. Die Beine gleiten auf dem glatten Boden nicht
             aus. Die Beine werden nicht abnorm niedergesetzt. Muskeltonus und

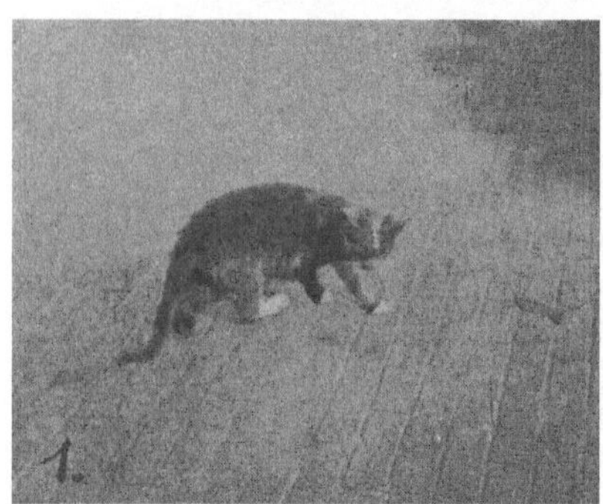
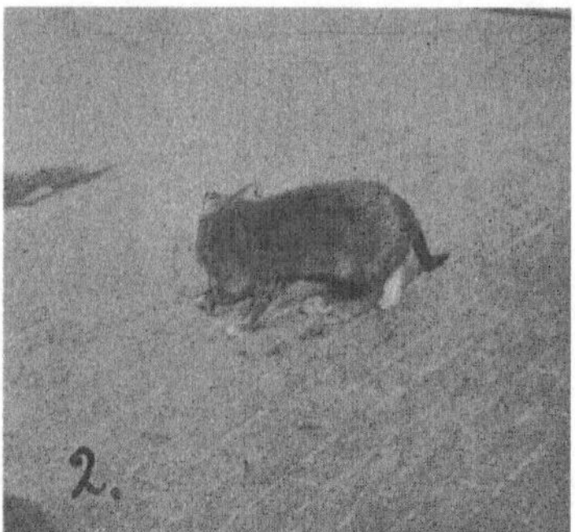

Abb. 156.   Katze S. N. III, laufend.
1. von der rechten Seite, 2. von der linken Seite gesehen.

Koordination sind beim Laufen normal. Kein erhöhter Tonus. Das
Tier weicht vor einem Milchnapfe nicht aus, sondern tritt hinein. In
Rückenlage, mit symmetrisch zum Rumpf gestelltem Kopf, sind alle
vier Beine gebeugt. Man fühlt einen deutlichen Beugetonus beim
passiven Beugen und Strecken.
Körperstellreflexe auf den Körper +, aus beiden Seitenlagen. Das Aufrichten aus linker Seitenlage mit seitlich fixiertem Kopf erfolgt etwas
prompter als aus rechter Seitenlage, ist aber auch aus dieser Lage sehr
lebhaft.
Pupillen sind beiderseits maximal weit. Die linke Pupille wird bei grellem
Licht sofort sehr klein, die rechte bleibt weit.
Horizontale Augendrehreaktionen, linkes Auge +, rechtes Auge +, zweifelhaft. Horizontale Augendrehnachreaktionen, linkes Auge +, rechtes
Auge +, zweifelhaft. Horizontaler Augendrehnystagmus, linkes Auge +,
rechtes Auge +. Liftreaktion +, lebhaft.

28. Sept.:   Zustand fast unverändert. Frißt nicht, trinkt aber in die Schnauze ge-
             gossene Milch. Zumeist läuft das Tier noch im großen Bogen nach rechts,
             zuweilen aber geradeaus. Auch dabei zeigt es Neigung, nach rechts
             abzuweichen. Das Tier ist schlaff und scheint blind zu sein. Das Tier
             läuft gewöhnlich so lange umher, bis es in eine Zimmer- oder Schrank-
             ecke gelangt ist. Dann bleibt es mit dem Kopf gegen die Wand still

stehen. Das Tier hat gar keinen erhöhten Muskeltonus, fällt nicht um, gleitet nicht aus, läuft langsam und vorsichtig und setzt die Beine regelmäßig und normal.

29. Sept.: Das Tier scheint noch immer fast blind zu sein. Auf den Boden gesetzt, läuft es philosophisch bedachtsam umher. Das Laufen macht den Eindruck von Schlafwandeln. Das Laufen erfolgt mit normaler Koordination und mit normaler Muskeltonusverteilung. Kein erhöhter Tonus. Die Hinterbeine scheinen beim Laufen eher etwas hypotonisch zu sein. Das Tier weicht beim Laufen immer noch nach rechts ab, es fällt aber nicht um und gleitet nicht aus (Abb. 156).

In Rückenlage des Tieres, mit symmetrisch zum Rumpf gestelltem Kopf werden die vier Beine gebeugt und an den Körper angezogen gehalten. Die Beinstellung ist beiderseits ganz gleich. Kein erhöhter Widerstand

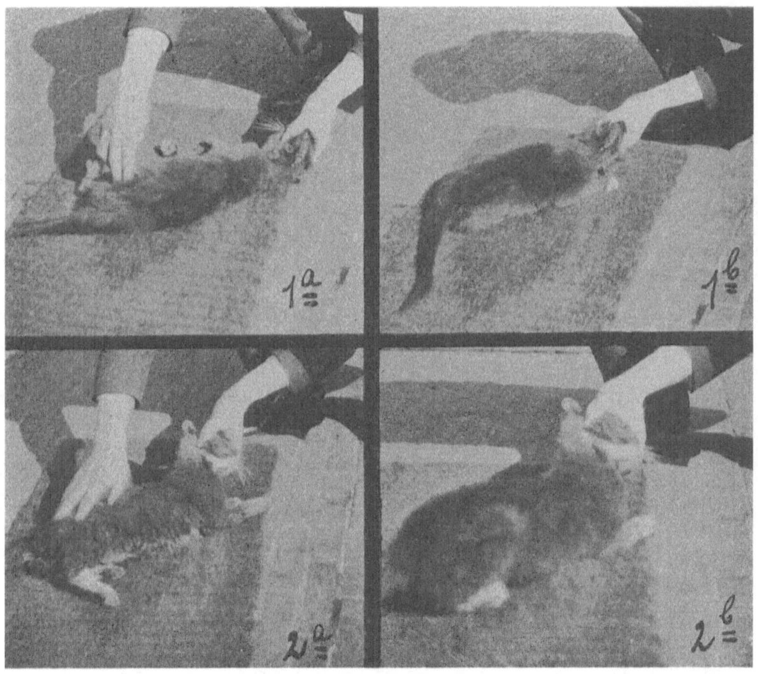

Abb. 157. Katze S. N. III.
1 a—b Körperstellreflexe auf den Körper aus rechter Seitenlage,
2 a—b aus linker Seitenlage.

und erhöhter Muskeltonus bei passiven Beug- und Streckbewegungen. Hält man das Tier am Becken mit dem Kopfe nach unten in die Luft, dann ist der Kopf zuweilen ganz, zuweilen fast ganz symmetrisch, zuweilen etwas nach rechts gewendet.

Labyrinthstellreflexe   +, in beiden Seitenlagen und in Rückenlage wird der Kopf aufrecht gehalten.

Körperstellreflexe auf den Körper   +, aus beiden Seitenlagen mit seitlich fixiertem Kopf, sehr lebhaft (siehe Abb. 157).

Halsstellreflexe   +, bei Kopfdrehung in Rückenlage völlig normal.

Liftreaktion   +, lebhaft.

Sprungbereitschaft　　　　　　　　　　　　+, lebhaft.
Kopfdrehreaktinen und -nachreaktionen　+, lebhaft.
Pupillen beiderseits gleich groß, mittelweit, reagieren auf Licht. Das
　　　Tier will nicht fressen, trinkt nur in die Schnauze gegossene Milch.
30. Sept.:　Das Tier wird schwächer. Laufen und Aufrichten erfolgt wie bisher. Man
　　　hat immer noch den Eindruck, daß das Tier nichts sieht.
1. Okt.:　Zustand unverändert. Tier schwächer. Es frißt noch nicht. Das Tier
　　　getötet.

Sektion: Das Gehirn ist mit der Schädelmuskulatur verklebt. Es ist dadurch schwer zu entscheiden, wie weit die Großhirnrinde intakt geblieben ist. Fixation des Gehirns in 10 proz. Formalin.

Mikroskopische Untersuchung: Der Hirnstamm wird in Serienschnitte von 35 μ Dicke zerlegt. Die Schnitte, welche gerade vor den roten Kernen und den Okulomotoriuskernen liegen, haben mitten im linken Großhirnstiel eine ausgedehnte Blutung.

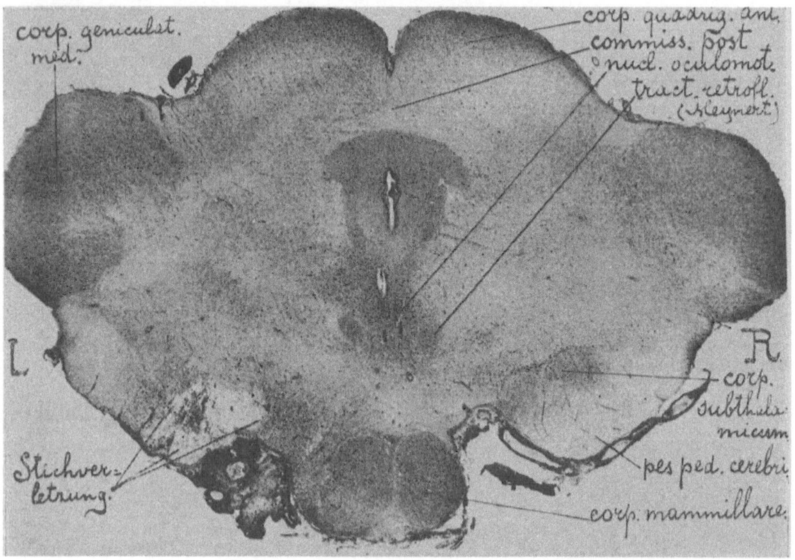

Abb. 158.　Kaninchen S. N. III.　Schnitt 38.

Schnitt 38 (Abb. 158) geht durch den oralen Teil der Corpora quadrigemina anteriora, durch die Corpora geniculata medialia und durch das Corpus mammillare, ferner durch die am meisten oral gelegenen Zellen der Okulomotoriuskerne und des rechten kleinzelligen roten Kernes. Er enthält eine ausgebreitete Stichverletzung, die den ganzen medialen Teil des linken Pes pedunculi cerebri und das linke Corpus subthalamicum zerstört.

Schnitt 55 (Abb. 159) verläuft beiderseits durch die kleinzelligen roten Kerne und gerade kaudal vom Corpus mammillare. Die linke Stichverletzung zerstört in ihm noch immer die ganze mediale Hälfte des linken Großhirnstieles. Gleichzeitig befindet sich im rechten Pes pedunculi cerebri eine kleine von Blutungen umgebene Verletzung.

Schnitt 66 (Abb. 160) verläuft auch noch durch die kleinzelligen roten Kerne, rechts aber gleichzeitig durch die austretenden Okulomotoriuswurzeln. In ihm haben beide Stichverletzungen das mediale Zweidrittel jedes Großhirnstieles zerstört. Gleichzeitig haben sie beiderseits den größten Teil des oralen Teiles der Substantia nigra zerstört.

In den folgenden mehr kaudal gelegenen Schnitten werden die durch die beiden Stichkanäle gesetzten Veränderungen immer ausgedehnter und breiten sich immer mehr lateralwärts aus. In diesen Schnitten ist die rechte Okulomotoriuswurzel stark, die linke an der

lateralen Seite leicht beschädigt. Das erkennt man u. a. in Schnitt 79 (Abb. 161), der
durch die großzelligen roten Kerne und durch den Übergang der linken Okulomotorius-

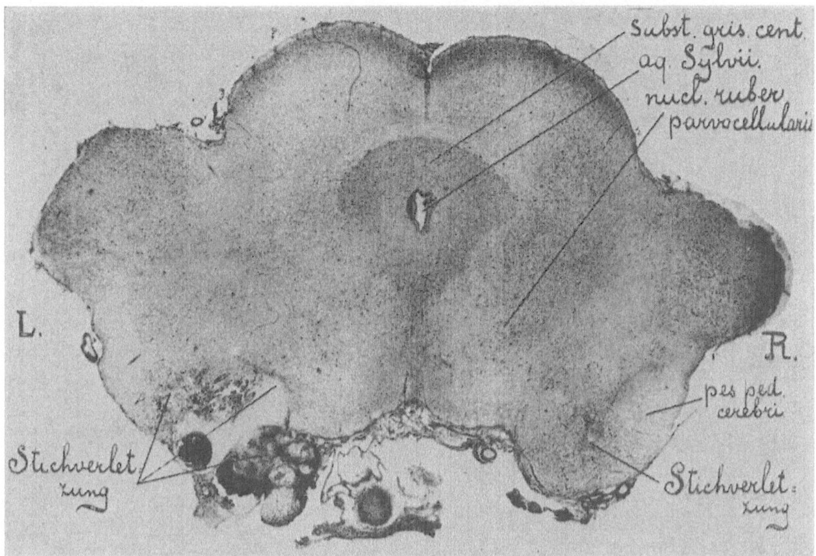

Abb. 159. Kaninchen S. N. III. Schnitt 55.

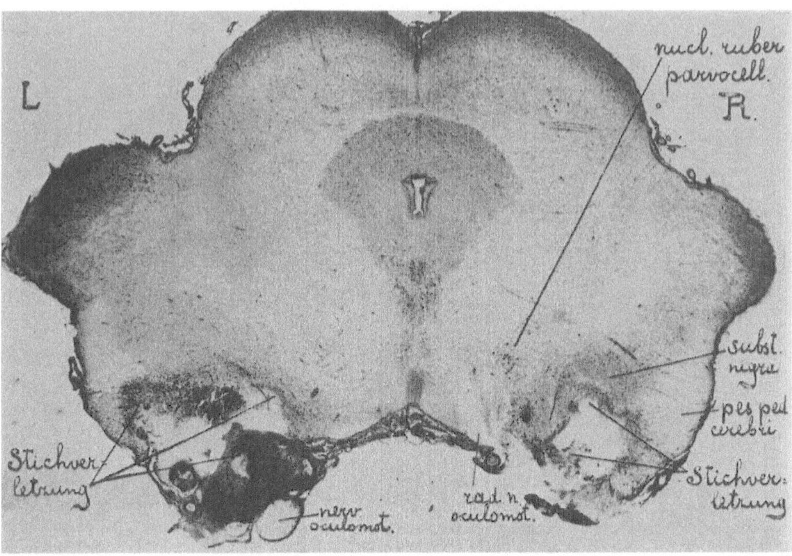

Abb. 160. Katze S. N. III. Schnitt 66.

wurzel in den Okulomotoriusnerv verläuft. In ihm hat die linke Stichverletzung den ganzen linken Großhirnstiel und die linke Substantia nigra in eine blutdurchsetzte, unerkenn-

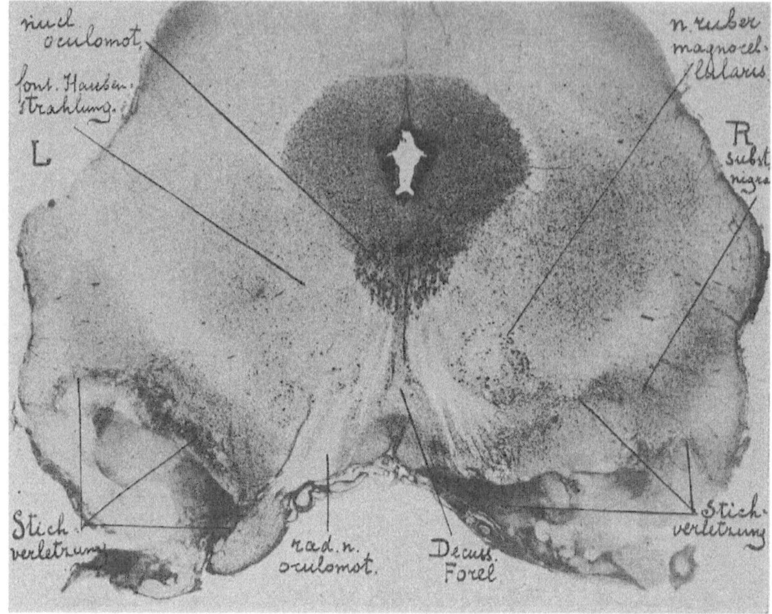

Abb. 161.　Katze S. N. III.　Schnitt 79.

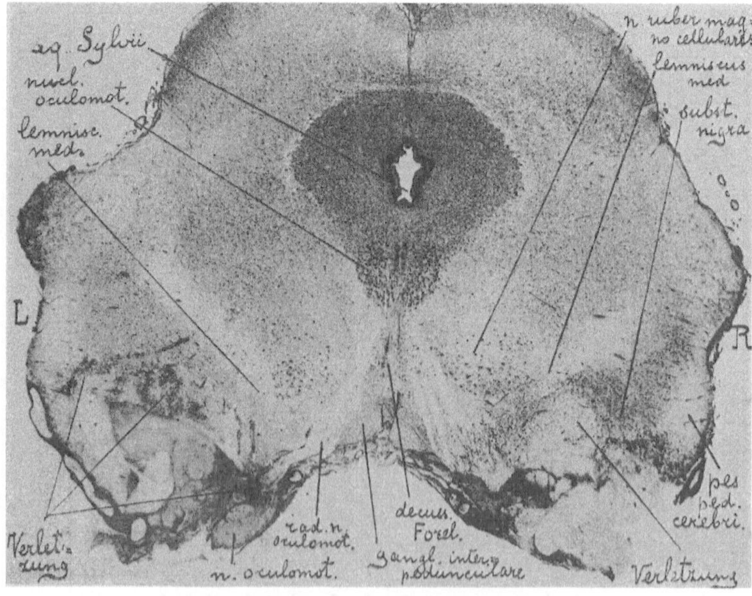

Abb. 162.　Katze S. N. III.　Schnitt 83.

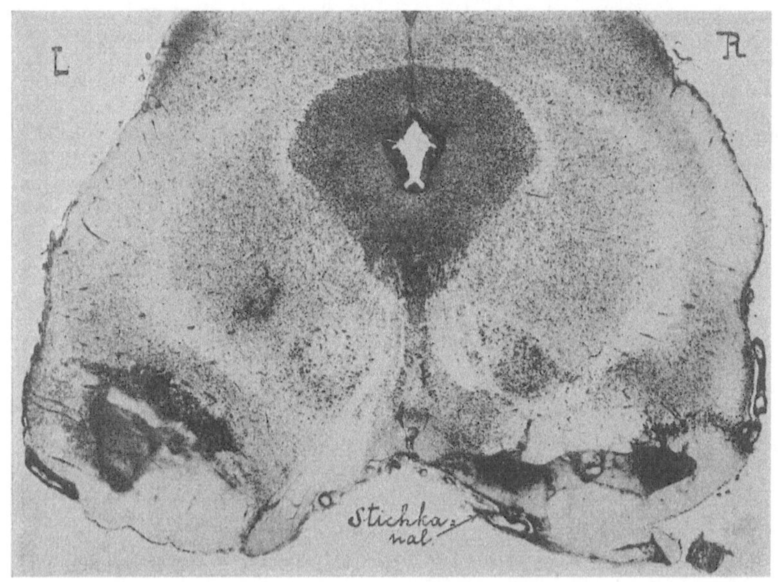

Abb. 163. Katze S. N. III. Schnitt 91.

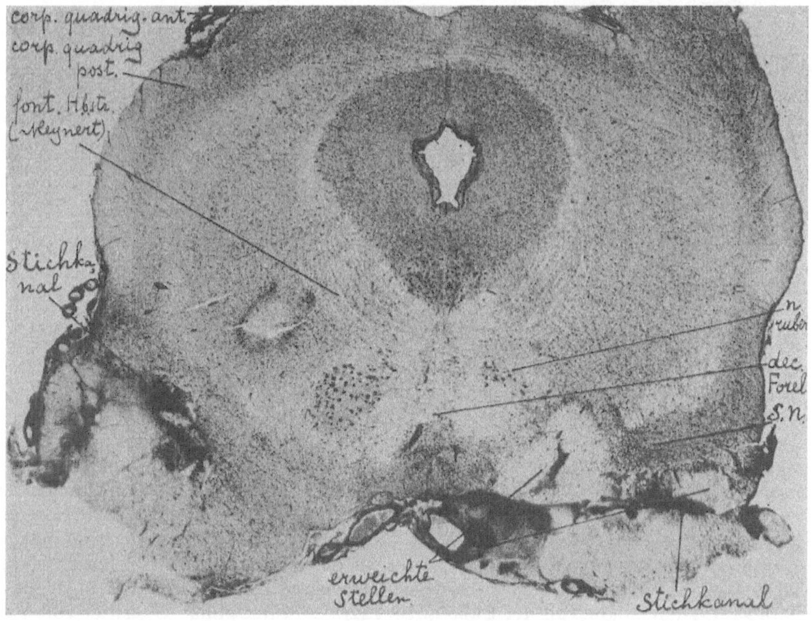

Abb. 164. Katze S. N. III. Schnitt 113.

bare Masse verwandelt. An der rechten Seite sind fast dieselben Veränderungen vorhanden, nur erkennt man lateral noch etwas von der Substantia nigra und vom Hirnstiel.

Auch in dem weiter kaudal gelegenen Schnitt 83 (Abb. 162) kann man nur auf der rechten Seite einen kleinen lateralen Teil der Substantia nigra und des Pes pedunculi cerebri erkennen. Die Blutungen und Erweichungen reichen auf der rechten Seite bis in den medialen Teil des Lemniscus medialis.

In Schnitt 91 (Abb. 163) erscheint der rechte Stichkanal in seiner ganzen Ausdehnung. Er beginnt gerade auf der latero-dorsalen Grenze des Hirnstiels und setzt sich auf der Grenze zwischen Substantia nigra und Hirnstiel fort. Die Abbildung dieses Schnittes läßt erkennen, daß der ganze Querschnitt des rechten Hirnstiels und der größte Teil der

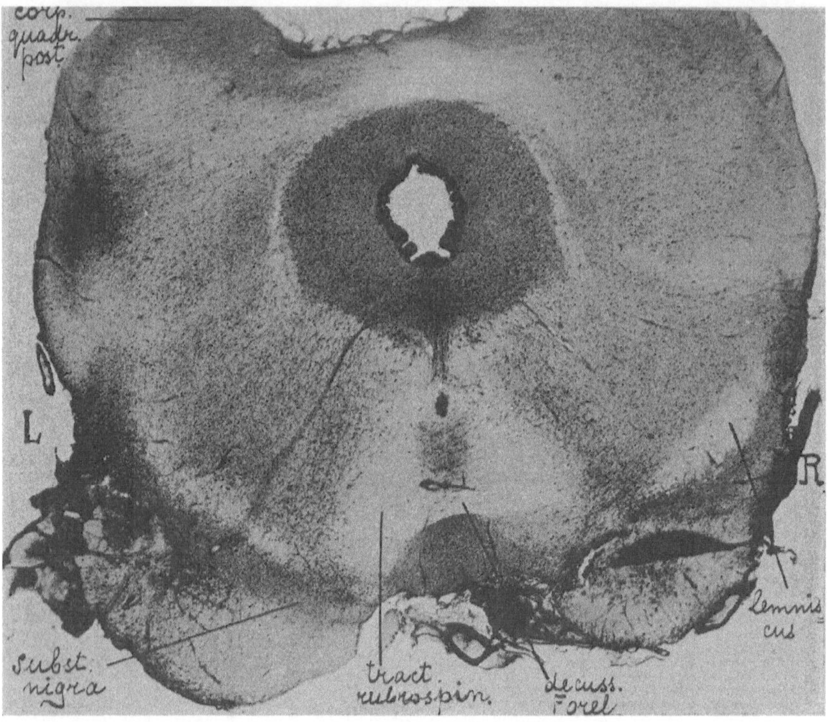

Abb. 165.   Katze S. N. III.   Schnitt 131.

Substantia nigra in eine unerkennbare Masse verwandelt sind. Nur ganz lateral ist noch etwas von dem Gewebe der Substantia nigra zu erkennen. Auch der rechte Hirnstiel ist eine unerkennbare Masse geworden. Auf dieser Seite ist nur ein kleiner, medialer Teil der Substantia nigra sichtbar.

In Schnitt 113 (Abb. 164), welcher durch den kaudalen Teil der Corpora quadrigemina anteriora und durch die kaudalen Enden der roten Kerne geht, erscheint beiderseits der laterale Anfang der Stichkanäle. Der rechte Stichkanal ist zudem in seiner ganzen Ausdehnung sichtbar. Auch in diesem Schnitt verlaufen die Stichkanäle fast auf der Grenze zwischen den Hirnstielen und der Substantia nigra. Die linke Stichverletzung hat mit den ihn umgebenden Blutungen und Erweichungen den lateralen Teil des Hirnstiels und der Substantia nigra völlig zerstört. Die medialen Teile sind hier mehr oder weniger intakt.

Rechts sind der mediale Teil der Substantia nigra und der ganze Hirnstiel völlig vernichtet.

Schnitt 131 (Abb. 165) verläuft kaudal von den roten Kernen, durch die oralen Teile der Corpora quadrigemina posteriora und durch die am meisten kaudal gelegene Faserkreuzung der Forelschen Kreuzung. Auch in diesem Schnitt sind noch laterale Teile der Stichkanäle vorhanden. Die lateralen Teile der Hirnstiele sind wieder stark beschädigt. Auch das hier sichtbare kaudale Ende der Substantia nigra enthält, besonders rechts, noch große Blutungen und Verletzungen.

Kombiniert man die verschiedenen Verletzungen in den aufeinander folgenden Schnitten, dann erkennt man

1. daß die beiden Großhirnstiele quer durchtrennt waren.

2. daß die Substantia nigra beiderseits größtenteils zerstört war. Nur war rechts in dem am meisten lateral gelegenen Teile, links in dem medialen Abschnitt des kaudalen Teiles noch etwas Gewebe der Substantia nigra erhalten.

3. daß dagegen die roten Kerne, die rubro-spinale Kreuzung und die Tractus rubro-spinales ganz unverletzt geblieben waren.

Wie wir sahen, hatte das Tier nach diesen Verletzungen eine völlig normale Stellfunktion mit intakten Labyrinthstellreflexen und Körperstellreflexen auf den Körper. Der Muskeltonus war nicht erhöht.

Bei allen Tieren also, die nach einseitigem oder doppelseitigem seitlichem Stich durch das Mittelhirn eine normale Muskeltonusverteilung, normale Labyrinthstellreflexe und Körperstellreflexe auf den Körper behielten, waren die roten Kerne, die Forelsche Kreuzung und die rubro-spinalen Bahnen nicht zerstört. (Kaninchen M., — R. F. —, R. P., Katze Dorothea und Katze S. N. III.)

Weiterhin wurden die Gehirne von einigen Tieren mikroskopisch untersucht, die nach einseitigem oder doppelseitigem seitlichem Stich steif waren. Eines dieser Tiere ist

Kaninchen O.

23. Okt. 1923: Äthernarkose. — Tracheotomie. — Künstliche Atmung mit Äther-Luftgemisch. — Karotiden unterbunden. — Vagi intakt. — Schädeldach entfernt. — Großhirnexstirpation dicht vor den Thalami. — Beiderseits 4—5 mm tiefer Einstich in die Seitenflächen des Mittelhirns in bitemporaler Richtung, in der Höhe der Austrittsstellen der Nervi oculomotorii, dorsal von den Pedes pedunculi cerebri. — Messerspitze etwas hin- und herbewegt und zurückgezogen. — Hautnaht. — Schluß der Narkose.

3 Uhr 30: Schluß der Operation. Regelmäßige, spontane Atmung.

4 Uhr 30: Das Kaninchen ist deutlich steif. Die Hinterbeine sind sehr steif, die Vorderbeine weniger. In der Luft hängend, mit Kopf nach unten, hängt der Kopf symmetrisch zum Thorax. In rechter und linker Seitenlage in die Luft gehalten, wird der Kopf nicht aufgerichtet, sondern hängt ebenfalls in Seitenlage. Also:

Starre   +.

Labyrinthstellreflexe   —.

Legt man das Tier auf eine Unterlage, dann richtet sich der Kopf ab und zu aus beiden Seitenlagen auf. Der Körper richtet sich aber nicht auf.

Körperstellreflexe auf den Kopf   +.

Körperstellreflexe auf den Körper —.

Setzt man den Kopf, während das Tier auf einer Unterlage liegt, richtig, dann richtet sich nach etwas Hin- und Herschütteln auch der Vorderkörper auf, nicht aber der Hinterkörper. Kopfdrehung in Rückenlage des Tieres bewirkt Beckendrehungen.

Halsstellreflexe   +.

Tonische Halsstellreflexe auf die Gliedmaßen +, stark.

Tonische Labyrinthreflexe   ?, zweifelhaft.

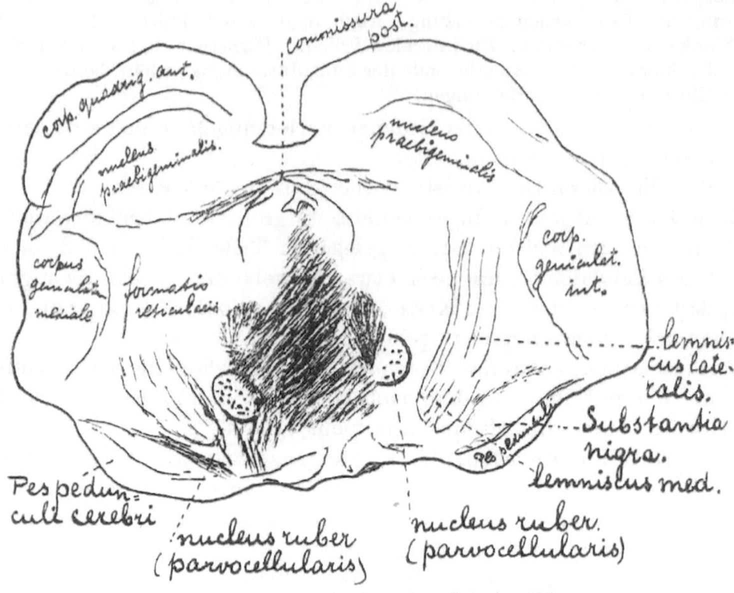

Abb. 166.   Kaninchen O.   Schnitt 122.

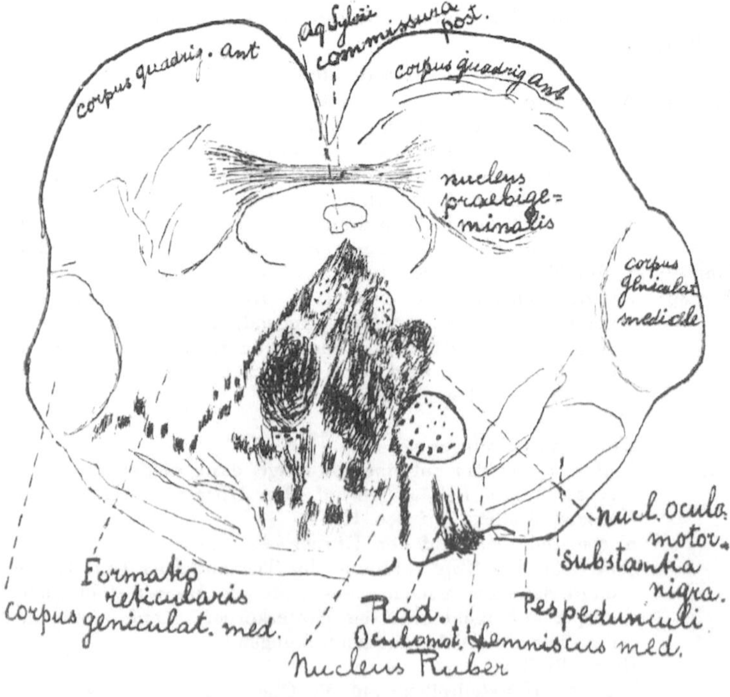

Abb. 167.   Kaninchen O.   Schnitt 139.

Kornealreflexe beiderseits vorhanden. Die vertikalen kompensatorischen Augenabweichungen und die vertikalen Augendrehreaktionen sind schwach. Das linke Auge zeigt keine, das rechte nur sehr geringe kompensatorische rotatorische Augendeviationen. Auch die rotatorischen Augendrehreaktionen sind sehr gering. Die horizontalen Augendrehreaktionen und -nachreaktionen sind auf dem rechten Auge sehr stark, wie auch der Drehnystagmus mit schneller Komponente nach hinten.

6 Uhr: Das Tier ist dauernd steif. Die verschiedenen Reflexe sind unverändert. Das Tier ist aber viel schwächer geworden und wird daher durch Verbluten getötet.

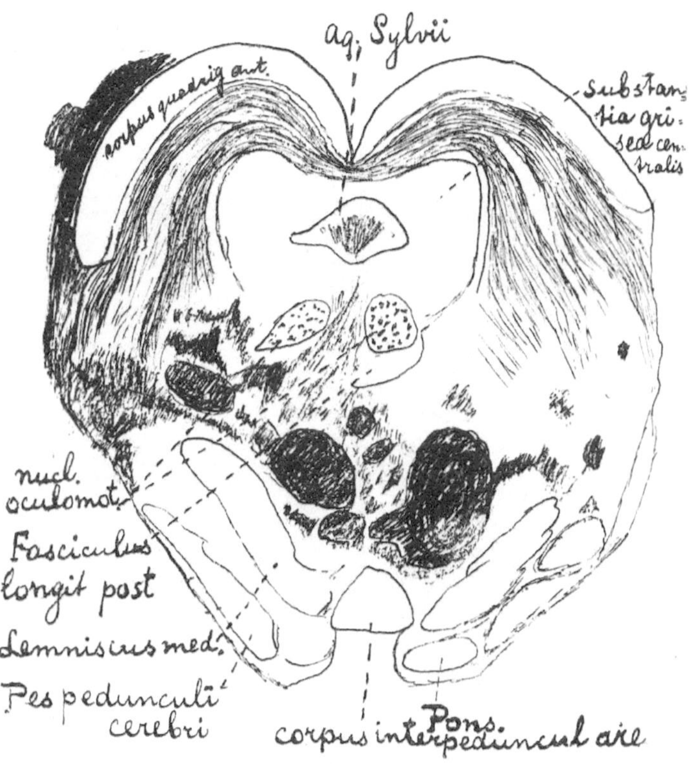

Abb. 168. Kaninchen O. Schnitt 195.

Mikroskopische Hirnuntersuchung: Schnitt 122 (Abb. 166) geht durch den Vorderrand der Corpora quadrigemina anteriora, durch die Commissura posterior, durch die beiden Corpora geniculata medialia und enthält beide kleinzelligen roten Kerne. In dem Gebiet zwischen den beiden kleinzelligen roten Kernen liegt eine ausgebreitete Blutung.

In dem mehr kaudal gelegenen Schnitt 139 (Abb. 167) ist die Blutung noch vorhanden. Der Schnitt geht durch den Vorderteil der Okulomotoriuskerne und einseitig durch die austretende Okulomotoriuswurzel. Die Blutung verdeckt fast völlig den einen roten Kern, nur sind einige Zellen des ventralen Teiles noch sichtbar. Der andere rote Kern ist intakt und hat schon einige große Zellen. Auch der Raum zwischen den zwei roten Kernen wird von der Blutung eingenommen. Die beiden Okulomotoriuskerne sind von kleinen Blutungen umgeben.

In Schnitt 195 (Abb. 168), der noch durch die Okulomotoriuskerne und ventral durch das Ganglion interpedunculare geht, liegen mehrere Verletzungen. Sie bilden aber noch keinen ununterbrochenen Stichkanal. Die beiden roten Kerne sind durch zwei große, beiderseits der Medianlinie gelegene Läsionen und durch die dazwischen liegenden Blutungen unerkennbar geworden und zum größten Teil zerstört.

Der Schnitt 206 (Abb. 169) geht durch die kaudale Hälfte der Corpora quadrigemina anteriora, durch die Okulomotoriuskerne, durch das Ganglion interpedunculare und ventral beiderseits durch den vorderen Ponsrand. In ihm erscheinen beide Stichkanäle. Der eine Stichkanal geht quer durch den roten Kern derselben Seite, diesen Kern völlig vernichtend, dann weiter über die Medianlinie in den roten Kern der anderen Seite. Der andere Stichkanal verläuft ebenfalls quer durch diesen roten Kern und zerstört ihn größtenteils. Nur ventral von diesem Stichkanal liegen noch einige große Zellen der roten Kerne.

Auch in Schnitt 225 (Abb. 170), der durch die kaudalen Pole der roten Kerne geht, zerstört der eine Stichkanal den gleichseitigen roten Kern, das Gebiet zwischen den roten Kernen und das ventral davon gelegene Gebiet bis an das Ganglion interpedunculare.

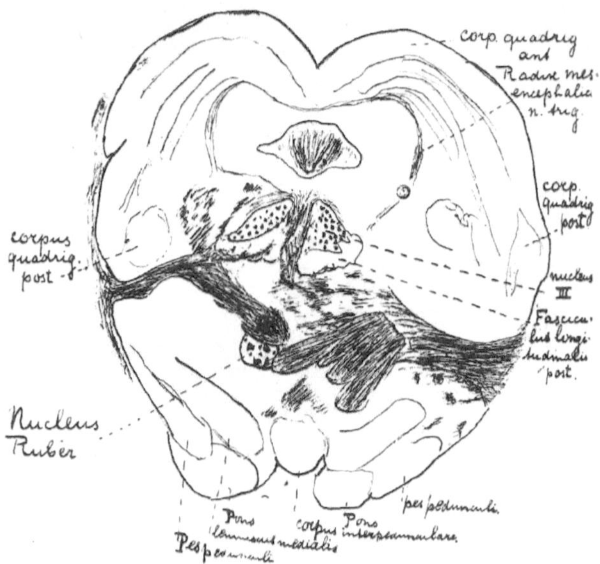

Abb. 169.   Kaninchen O.   Schnitt 206.

Die andere Stichverletzung ist in diesem Schnitt noch klein. Sie hat aber kleine Blutungen in die beiden Fasciculi longitudinales posteriores, rund um und zwischen die Okulomotoriuskerne und in den gleichseitigen roten Kern verursacht.

In Schnitt 254 (Abb. 171), der durch die Trochleariskerne, durch die Decussatio bracchii conjunctivi cerebelli und die Brückenschenkel geht, sind die Stichkanäle verschwunden. Zahlreiche kleine Blutungen liegen noch um die Trochleariskerne. ｜Die Decussatio bracchii conjunctivi cerebelli ist fast völlig intakt, so auch in den weiter kaudal gelegenen Schnitten.

Das Kaninchen O. hatte also nach doppelseitigen seitlichen Stichen in das Mittelhirn Starre mit Verlust der Labyrinthstellreflexe und der Körperstellreflexe auf den Körper. Die beiden Stichkanäle waren quer durch die beiden roten Kerne gegangen und hatten den großzelligen Teil des einen Kernes ganz, den des anderen fast ganz zerstört.

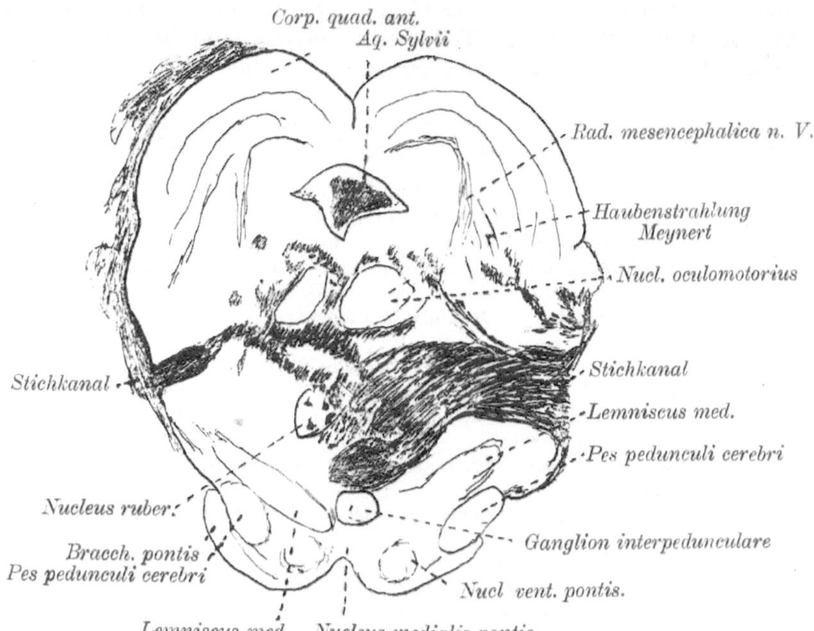

Abb. 170. Kaninchen O. Schnitt 225.

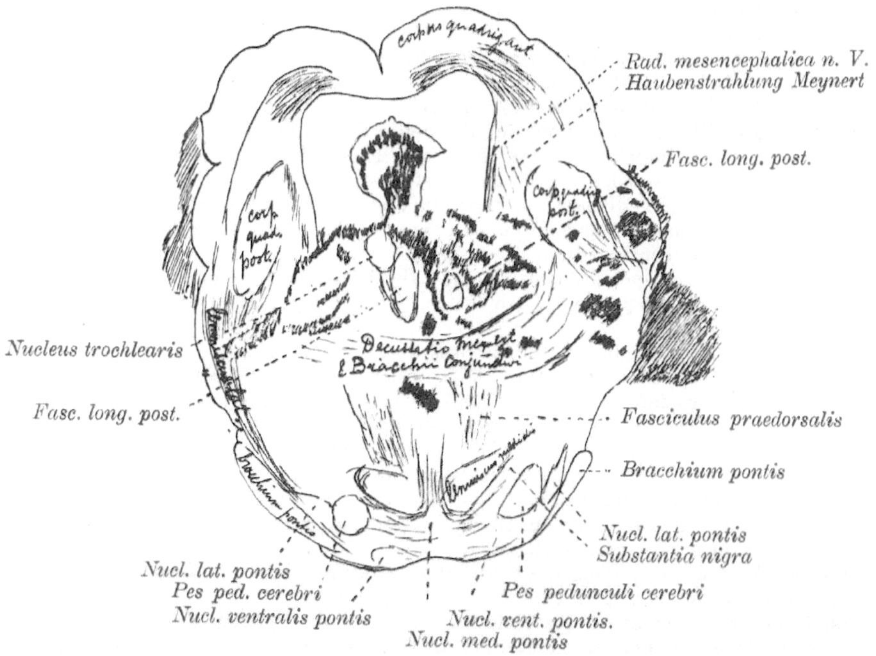

Abb. 171. Kaninchen O. Schnitt 254.

Einer der Stiche hatte auch das Gebiet zwischen den beiden roten Kernen teilweise zerstört. Der übrige Teil dieses Gebietes und der kleinzellige Teil eines roten Kernes waren von Blutungen eingenommen.

Ein Kaninchen, das bei intakt gelassenem Großhirn nach einem einzigen seitlichen Stich in das Mittelhirn Starre und gestörte Stellfunktion zeigte, war

Kaninchen R. G. I.

22. Jan. 1923: Äthernarkose. — Karotiden temporär unterbunden. — Trepanation. — Linke Schädeldachhälfte entfernt und Dura gespalten. — Linke Großhirnhemisphäre lateral emporgehoben. — Seitlicher Einstich in das Mittelhirn, dorsal von dem Hirnstiel in Höhe der Ursprungsstellen der Nervi oculomotorii. — Großhirn zurückgelegt. — Hautnaht. — Schluß der Narkose.

10 Uhr: Schluß der Operation. Regelmäßige Atmung.

12 Uhr: Das Tier liegt dauernd in Seitenlage, versucht weder aus linker noch aus rechter Seitenlage sich aufzurichten. Auf Reize hebt es den Kopf leicht von der Unterlage.

Das Tier hat leichte Starre der Vorderbeine und deutliche Starre der Hinterbeine.

Bei Hängelage mit dem Kopf nach unten ist der Kopf wechselnd stark nach rechts gedreht.

In die Luft gehalten, zeigt das Tier keine Stellreflexe auf den Kopf, ebensowenig auf einer Unterlage liegend.

Die Halsstellreflexe sind bei passiven Kopfdrehungen in Rückenlage deutlich. Also:

Starre   +.
Labyrinthstellreflexe   —.
Körperstellreflexe auf den Kopf   —.
Körperstellreflexe auf den Körper —.
Halsstellreflexe   +.

Die Augen stehen symmetrisch, haben aber keine vertikalen und rotatorischen Reaktionen.

Das Tier nicht weiter untersucht.

23.Jan.10Uhr: Das Tier liegt dauernd auf der Seite, die Vorderbeine noch immer leicht, die Hinterbeine deutlich steif. Keine Aufrichtungsversuche. Nach Schwanzkneifen wird der Kopf etwas von der Unterlage aufgehoben. Deutliche Körperstellreflexe auf den Kopf sind aber nicht vorhanden.

Beim Hang mit dem Kopf nach unten ist der Kopf immer noch zum Becken nach rechts gedreht.

In die Luft gehalten, sind keine Labyrinthstellreflexe nachweisbar. ebensowenig Körperstellreflexe auf den Körper, wenn das Tier auf einer Unterlage liegt.

Das Tier wieder in Ruhe gelassen.

6 Uhr: Das Tier hat starke Durchfälle. Muskeltonus und Stellreflexe wie bisher. Da es infolge der Durchfälle doch unmöglich ist, das Tier am Leben zu erhalten, wird es durch Verbluten getötet.

Mikroskopische Gehirnuntersuchung: Die acht Schnitte der Serie 24 verlaufen durch den vorderen Teil der Corpora quadrigemina anteriora, vor den Okulomotoriuskernen, durch den kleinzelligen Teil der roten Kerne und rechts durch den vorderen Ponsrand. In dem Gebiet medial und ventral von den roten Kernen und dorsal vom Ganglion interpedunculare liegt eine Stichverletzung.

Dieselben Verhältnisse zeigen die acht Schnitte der Serie 25, die auch noch alle vor den Okulomotoriuskernen liegen.

Erst in den acht Schnitten der Serie 26, die zuerst die Spitzen der Okulomotoriuskerne, große Zellen in den roten Kernen und beiderseits am ventralen Schnittrand Teile des oralen Ponsrandes enthalten, ist ein deutlicher Stichkanal vorhanden. Der

Kanal beginnt seitlich vom linken roten Kern, verläuft medialwärts durch den ventralen Rand dieses Kernes, dann dorsal vom Ganglion interpedunculare durch die Forelsche Kreuzung, weiter durch die rechte Substantia nigra und endigt rechts im Pes pedunculi cerebri.

Genau dasselbe geben die acht Schnitte der Serie 27 wieder. In Abb. 172 des zweiten dieser Schnitte verläuft der Stichkanal gerade durch den ventralen Teil des linken roten Kernes und zerstört diesen. Der dorsale Teil dieses Kernes enthält Blutungen. Weiterhin durchschneidet der Kanal die Forelsche Kreuzung und verursacht eine große, ventral bis an das Ganglion interpedunculare reichende Verletzung. Der Stichkanal geht dann weiter durch den rechten Tractus rubro-spinalis, durch den rechten Lemniscus medialis und endigt im Pes pedunculi cerebri.

Auch in den Schnitten der Serie 28 (Abb. 173), die durch den kaudalen Teil der Okulomotorius- und der roten Kerne gehen, durchzieht der Stichkanal immer noch den linken

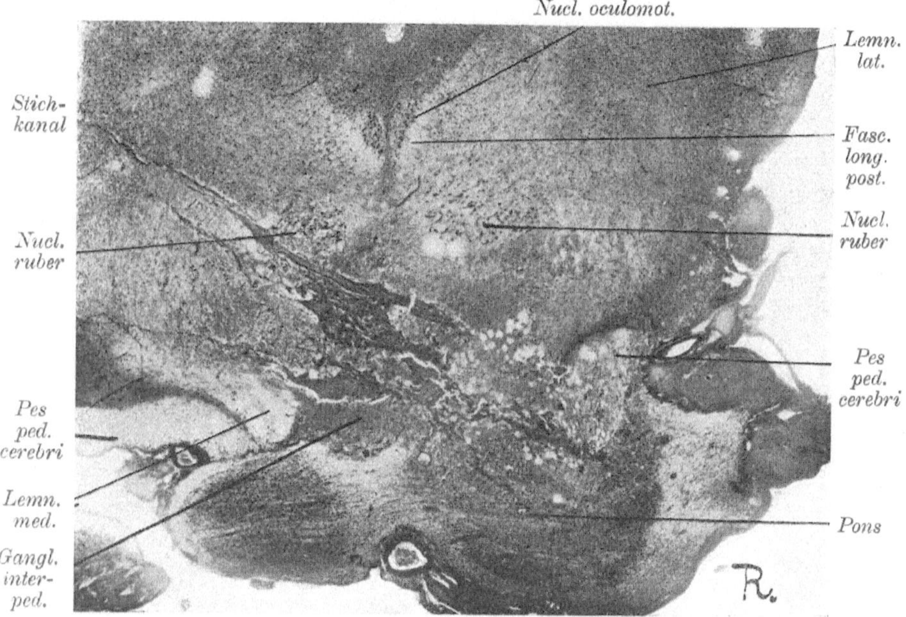

Abb. 172. Kaninchen R. G. I. Serie 27, Schnitt 2.

Lemniscus lateralis und die linke Formatio reticularis. Dann geht er wieder durch den ventralen Teil des linken roten Kernes, dessen Dorsalteil von Blutungen durchsetzt ist, weiterhin durch die Forelsche Kreuzung, durch die Commissura lemnisci und durch den rechten Lemniscus medialis, um in dem rechten Pes pedunculi cerebri zu endigen.

In dem letzten der Schnitte von Serie 29 sind die roten Kerne verschwunden. Der Stichkanal geht noch gerade durch die Forelsche Kreuzung. In den folgenden Schnitten wird der Stichkanal immer kleiner, bis in den Schnitten der Serie 32 (Abb. 174), die durch den kaudalen Teil der Trochleariskerne und durch die Decussatio bracchii conjunctivi cerebelli gehen, nur noch die Einstichöffnung vom Beginn des Kanals zu sehen ist. Die Decussatio bracchii conjunctivi cerebelli ist völlig unversehrt.

Das Kaninchen R. G. I. hatte also nach einem seitlichen Einstich in das Mittelhirn, bei sonst intakt gelassenem Gehirn, Starre. Die Labyrinthstellreflexe und die Körperstellreflexe waren verschwunden. Der seitliche Stich hatte den linken roten Kern stark verletzt und die Forelsche Kreuzung so gut wie völlig zerstört.

Beide Kaninchen (Kaninchen O. u. Kaninchen R. G. I.) bekamen also nach doppelseitigem bzw. einseitigem seitlichem Stich Starre unter Verlust der Laby-

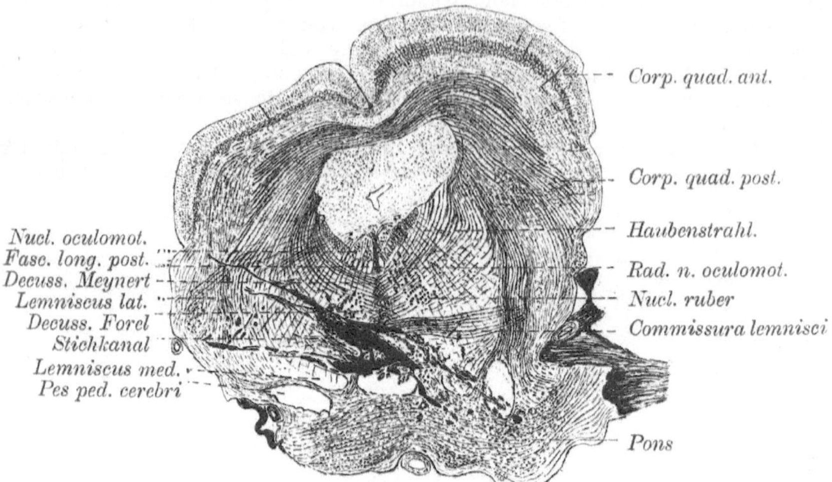

Abb. 173.   Kaninchen R. G. I.   Serie 28, Schnitt 1.

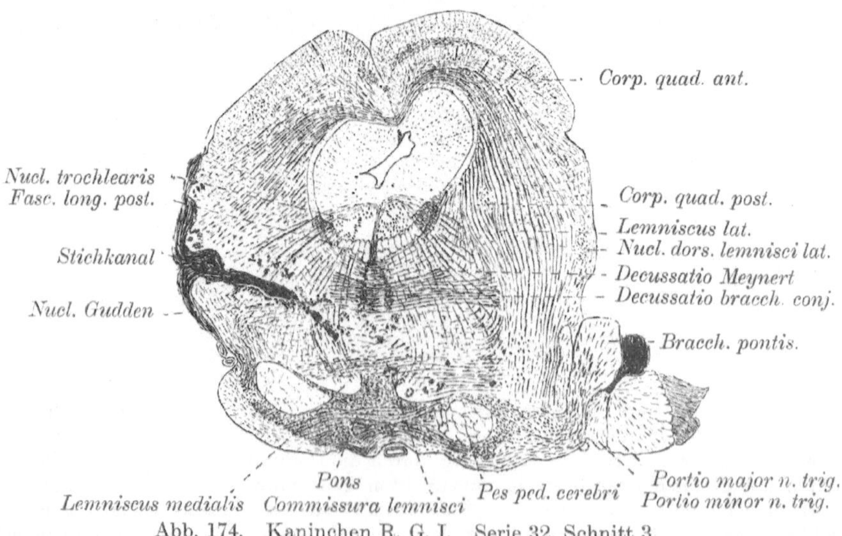

Abb. 174.   Kaninchen R. G. I.   Serie 32, Schnitt 3.

rinthstellreflexe und der Körperstellreflexe auf den Körper. In dem einen Fall (Kaninchen O.) waren beide rote Kerne so gut wie zerstört, in dem anderen (Kaninchen R. G. I.) war die Forelsche Kreuzung gespalten.

Weiterhin wurde das Gehirn einer Katze mikroskopisch untersucht, die nach einem seitlichen Einstich Störungen in der Muskeltonusverteilung und in der Stellfunktion zeigte.

Katze Louise.

16. Jan. 1923: Äthernarkose. — Karotiden temporär abgeklemmt. — Trepanation. — Schädeldach entfernt. — Großhirnexstirpation vor den Thalami. — Stich in die linke Seite des Mittelhirns, dorsal von dem Pes pedunculi cerebri im Niveau der Nervi oculomotorii. — Hautnaht. — Schluß der Narkose.

11 Uhr 20: Schluß der Operation. Regelmäßige Atmung. Gute Herztätigkeit.

1 Uhr: In beiden Seitenlagen kräftige Starre der Vorder- und Hinterbeine, Nacken, Rücken und Schwanz, besonders bei seitlich fixiertem Kopf. Läßt man den Kopf los, dann wird er etwas aufgerichtet und die Starre nimmt ab.

3 Uhr: Das Tier liegt immer, richtet aber ab und zu den Kopf auf. Zuweilen richtet sich außer dem Kopf auch der Vorderkörper etwas auf. Fixiert man den Kopf in Seitenlage oder bringt man das Tier in Rückenlage, dann wird es sehr steif.

Bei Hängelage mit dem Kopf unten: Kopf etwas nach rechts zum Becken gedreht (Grunddrehung).

In die Luft gehalten in:

linker Seitenlage: Kopf etwas zur Normalstellung hin gedreht.

rechter Seitenlage: Kopf etwas zur Normalstellung hin gedreht.

Rückenlage: schwache Versuche, den Kopf aufzurichten.

Also:

Labyrinthstellreflexe schwach +, d. h. aus linker Seitenlage. Das Aufrichten des Kopfes aus rechter Seitenlage kann durch die Grunddrehung verursacht sein.

Auf eine Unterlage gelegt, richtet sich der Kopf aus beiden Seitenlagen sofort auf.

Körperstellreflexe auf den Körper —.

Halsstellreflexe +, auf Vorderkörper und Becken.

Die tonischen Halsreflexe sind sehr kräftig vorhanden, sowohl beim Heben und Vornüberbeugen des Kopfes in Seitenlage als auch bei Kopfwendungen in Rückenlage des Tieres.

Tonische Halsreflexe +.

Kopfdrehreaktionen und -nachreaktionen +.

Pupillen eng.

Vertikale Augendrehreaktionen +.

Vertikale Augendrehnachreaktionen +.

Setzt man das Tier auf die Beine und hält es so fest, dann macht es kräftige Laufbewegungen.

17. Jan.: Das Tier liegt immer auf der rechten Seite, ohne jeglichen Versuch, sich aufzurichten. Auch nicht beim Schwanzkneifen. Macht dabei aber heftige Laufbewegungen.

Legt man das Tier auf die linke Seite, dann richten sich Kopf und Vorderkörper auf. Auch der Hinterkörper versucht, sich aufzurichten.

Kneift man das Tier jetzt in den Schwanz, so versucht es zu laufen, und der Hinterkörper rollt auf die rechte Seite.

Im Hang in der Luft mit Kopf nach unten ist der Kopf zum Becken um 45° nach rechts gedreht.

In Seitenlage in die Luft gehalten, wird der Kopf etwas aufgerichtet. Auch in Rückenlage macht das Tier entsprechende Versuche.

Labyrinthstellreflexe schwach +, die Labyrinthstellreflexe aus linker Seitenlage sind schwach, das Aufrichten des Kopfes aus rechter Seitenlage erfolgt wahrscheinlich infolge der Kopfdrehung.

Körperstellreflexe auf den Körper —.

Halsstellreflexe auf das Becken +, die Halsstellreflexe auf den Vorderkörper sind aus linker Seitenlage deutlich, aus rechter fehlen sie.

Legt man das Tier auf die rechte Seite, dann ist es, besonders an den Vorderbeinen, sehr steif und macht Laufbewegungen. Bringt man den Kopf
in die Normalstellung, dann hören die Laufbewegungen auf, die Vorderbeine bleiben aber steif, rechts mehr als links. Dreht man den Kopf so,
daß das Schädeldach nach unten liegt, dann ist das Tier sehr steif und
macht sehr heftige Laufbewegungen.

In Rückenlage ist das Tier ebenfalls, besonders an den Vorderbeinen, am
Nacken und Rücken, sehr steif. An den Hinterbeinen sind die tonischen
Halsreflexe sehr stark ausgeprägt. Das Tier macht auch jetzt starke
Laufbewegungen.

Starre   +.
Tonische Halsreflexe   +, stark beim Vornüberbeugen und
Hintenüberstrecken des Kopfes in Seitenlage.
Tonische Labyrinthreflexe   +, stark.
Kopfdrehreaktionen   +.
Kopfdrehnachreaktionen   +.
Liftreaktion   +.
Sprungbereitschaft   +.
Vertikale Augendrehreaktionen   +.
Vertikale Augendrehnachreaktionen +.
Ab und zu hat das Tier einen spontanen horizontalen Nystagmus.

18. Jan.:   Liegt dauernd auf der Seite, mit dem Kopf auf der Unterlage. Zuweilen
wird der Kopf etwas aufgerichtet, besonders beim Schütteln des Tieres.
In rechter Seitenlage, mit seitlich fixiertem Kopf, sind alle vier Beine,
Nacken und Schwanz steif. Läßt man jetzt den Kopf los, dann richtet
der Kopf sich etwas auf, und das linke Bein wird weniger steif. Auch
in linker Seitenlage mit seitlich fixiertem Kopf sind die Vorderbeine
starr. Läßt man jetzt den Kopf los, so richtet sich der Kopf ebenfalls
auf und beide Vorderpfoten werden weniger starr. Besonders die rechte
Vorderpfote verliert dabei an Starre.

In Rückenlage, mit dem Kopf symmetrisch zum Thorax, sind alle vier Beine
deutlich steif, links stärker als rechts.

Beim Hang in der Luft, mit dem Kopf nach unten, ist dieser etwas nach
rechts gedreht.

In Seitenlage in die Luft gehalten, wird der Kopf bei beiden Seitenlagen
etwas zur Normalstellung hin gedreht gehalten (35 bis 40°).

Die Körperstellreflexe auf den Körper sind nicht nachweisbar.

Starre   +.
Labyrinthstellreflexe   +, schwach, und nur bei linker Seitenlage sicher vorhanden.
Körperstellreflexe auf den Kopf   + ?.
Körperstellreflexe auf den Körper —.
Tonische Labyrinthreflexe   +.
Tonische Halsreflexe   +.
Liftreaktion   +.
Sprungbereitschaft   +.
Da das Tier magerer und schwächer wird, wird es getötet.

Katze Louise zeigte also eine anormale Muskeltonusverteilung, eine Starre,
die bei rechter Seitenlage kräftiger war als bei linker Seitenlage, und die bei
Rückenlage des Tieres, mit symmetrisch zum Thorax gestelltem Kopfe, an den
linken Gliedmaßen kräftiger war als an den rechten. Die Körperstellreflexe
auf den Körper fehlten ganz. Die Labyrinthstellreflexe waren nur schwach und
mit Sicherheit nur aus linker Seitenlage in der Luft nachweisbar.

Mikroskopische Untersuchung: Serienschnitte von 30 μ Dicke.
Der Schnitt 37 (Abb. 175) enthält die Okulomotoriuskerne, den dorsalen Teil der
Okulomotoriuswurzeln, die beiden großzelligen roten Kerne und links ein Stückchen vom

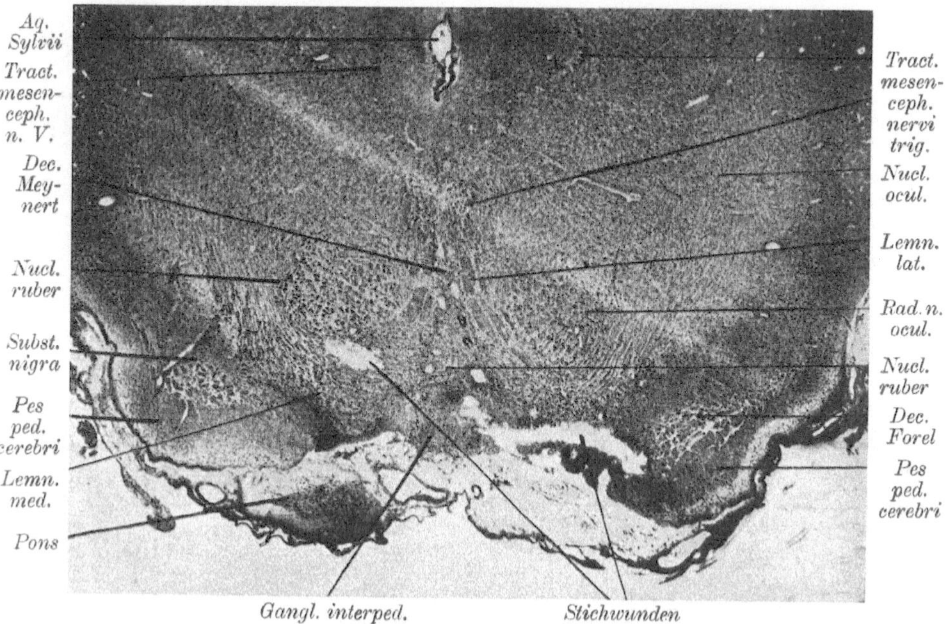

Abb. 175. Katze Louise. Schnitt 37.

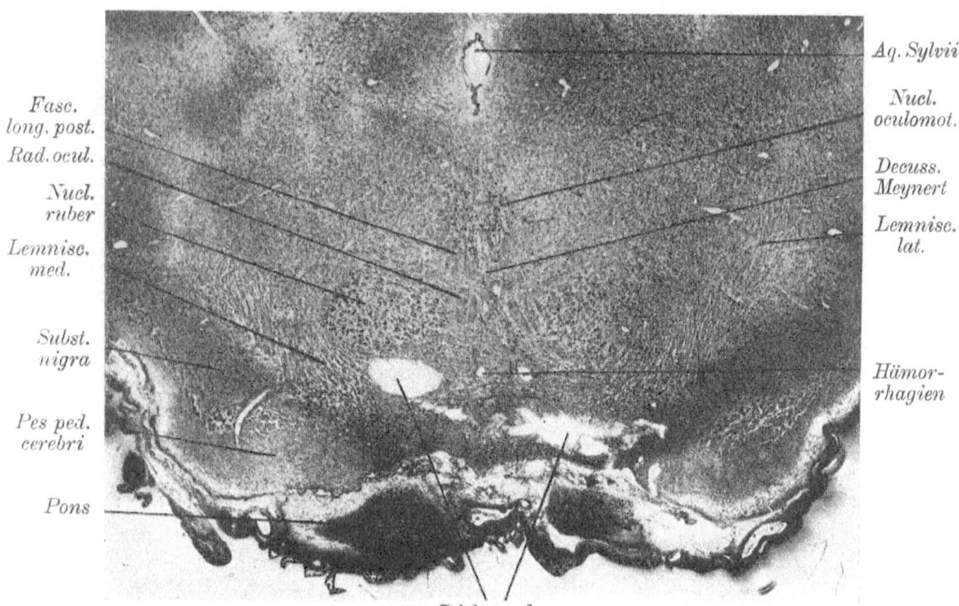

Abb. 176. Katze Louise. Schnitt 42.

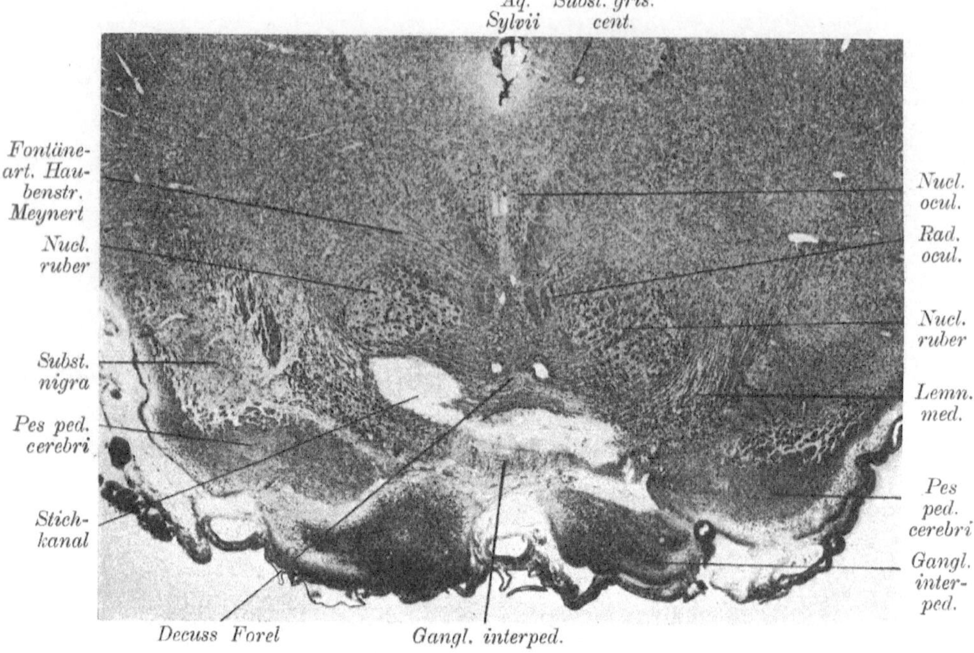

Abb. 177. Katze Louise. Schnitt 47.

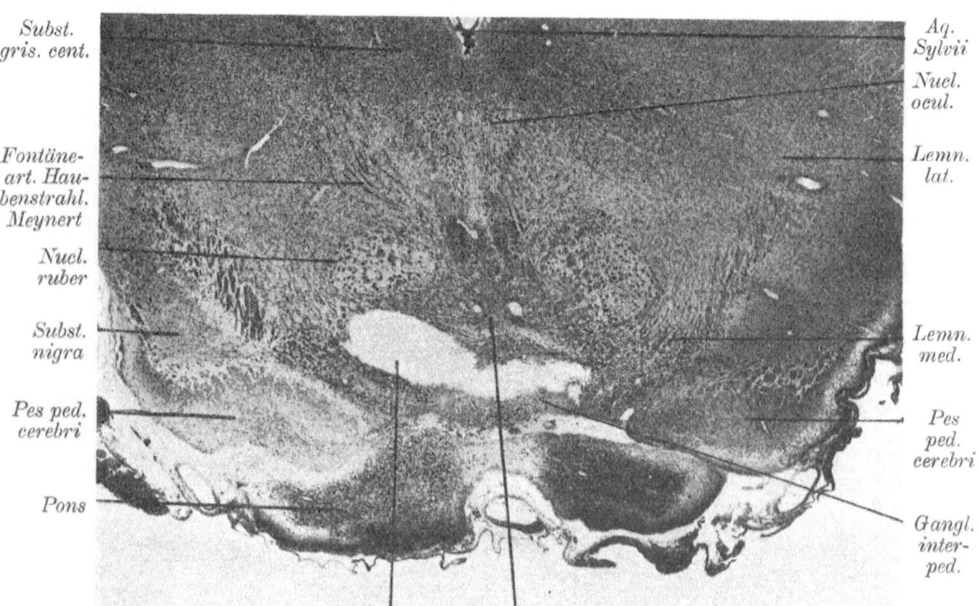

Abb. 178. Katze Louise. Schnitt 51.

oralen Ponsrand. In diesem Schnitt befinden sich kleine Stichverletzungen. Die eine Stichverletzung liegt gerade entlang dem ventralen Rande des linken roten Kerns und zerstört einen Teil der aus diesem Kern entspringenden und zur Forelschen Kreuzung ziehenden Fasern. Die andere Stichverletzung liegt im rechten Teil des Ganglion interpedunculare und reicht bis an den Pes pedunculi cerebri.

Der Schnitt 42 (Abb. 176) liegt etwas mehr kaudal und enthält noch die Okulomotoriuskerne mit dem dorsalen Teil der Okulomotoriuswurzeln, die beiden großzelligen roten Kerne, die Forelsche Kreuzung und beiderseits ein Stückchen von dem oralen Ponsrand. Die beiden Stichverletzungen sind größer und liegen dichter aneinander. Die linke Stichverletzung befindet sich noch immer entlang dem ventralen Rande des linken roten Kernes. Sie zerstört zum Teil die aus diesem Kern austretenden Fasern und ebenso Fasern aus dem rechten roten Kern nach ihrem Durchtritt durch die Forelsche Kreuzung. Die Verletzung nimmt fast den ganzen Anfang des Tractus rubro-spinalis ein. Die andere Stichverletzung liegt fast ganz im Ganglion interpedunculare. Beiderseits von der Medianlinie befinden sich noch kleine Blutungen in der Forelschen Kreuzung.

In Schnitt 47 (Abb. 177) sind die beiden Stichverletzungen vereinigt. Sie bilden einen Stichkanal, der zum kleinen Teil die efferenten Fasern aus dem linken roten Kern und Fasern aus dem rechten roten Kern nach ihrem Durchtritt durch die Forelsche Kreuzung durchtrennt. Der Kanal verläuft gerade durch den Anfang des linken Tractus rubro-spinalis. Auch verletzt er etwas den linken Lemniscus medialis und das Ganglion interpedunculare. In der Forelschen Kreuzung noch kleine Blutungen.

Ganz dieselben Verletzungen hat der Stichkanal in den folgenden, mehr kaudal gelegenen Schnitten verursacht (siehe Abb. 178 des Schnittes 51).

Auch in den weiter kaudal gelegenen Schnitten liegt der Stichkanal immer noch entlang dem ventralen Rande des linken roten Kernes und zerstört einen kleinen Teil der aus ihm austretenden Fasern. Dann verläuft er durch den Beginn des linken Tractus rubro-spinalis und durchtrennt Fasern aus dem anderen roten Kern nach ihrem Durchtritt durch die Forelsche Kreuzung.

In diesem Schnitt reicht der Stichkanal weniger weit nach rechts. In den folgenden Schnitten zieht er sich rechts immer mehr zurück und überschreitet schließlich die Mittellinie nicht mehr.

So auch in Schnitt 69 (Abb. 179). Dieser Schnitt geht durch die kaudalen Enden der Okulomotorius- und der roten Kerne. Am linken Schnittrand liegt die Einstichöffnung gerade dorsal von der Substantia nigra. Von da aus verläuft der Stichkanal medianwärts zuerst durch den Lemniscus lateralis, dann durch den Lemniscus medialis, den Tractus rubro-spinalis und reicht gerade bis an die Forelsche Kreuzung. Auch in diesem Schnitt berührt die Verletzung gerade den ventralen Rand des linken Kerns.

Der Schnitt 78 (Abb. 180) liegt kaudal von den roten Kernen, enthält die Trochleariskerne, den Anfang der Decussatio brachii conjunctivi cerebelli und den am meisten kaudal gelegenen Teil der Forelschen Kreuzung. Der Stichkanal durchtrennt gerade noch den linken Tractus rubro-spinalis.

In den folgenden Schnitten ist nur noch eine kleine Verletzung am linken Schnittrand zu sehen. Die Decussatio brachii conjunctivi cerebelli ist völlig unversehrt. In den folgenden Schnitten wird die Stichverletzung immer kleiner, schließlich ist Schnitt 98 vollständig.

Bei der Katze Louise waren also durch einen Stich in die linke Seitenwand des Mittelhirns, gerade dorsal von der Substantia nigra, ein kleiner Teil der Fasern aus dem linken, zahlreiche Fasern aus dem rechten roten Kern und des linken Tractus rubro-spinalis durchschnitten worden. Auch der linke Lemniscus lateralis, der linke Lemniscus medialis und das Ganglion interpedunculare waren verletzt.

Diese Katze hatte keine Körperstellreflexe auf den Körper und zeigte eine Starre, die in Rückenlage an den linksseitigen Gliedmaßen am kräftigsten war. Die Labyrinthstellreflexe waren nur bei linker Seitenlage des Tieres in der Luft schwach nachweisbar.

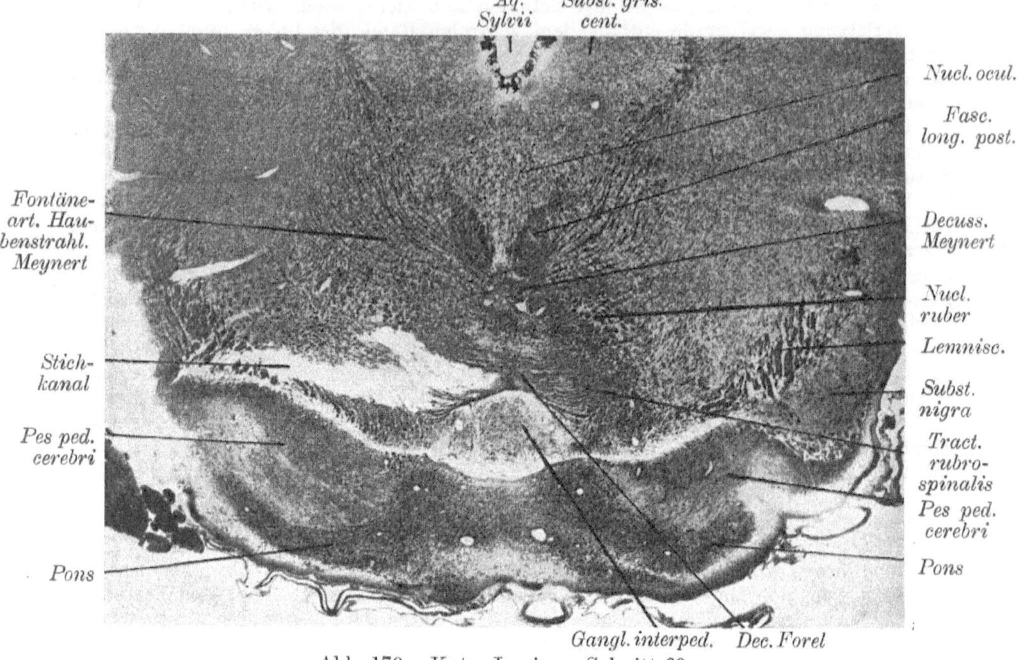

Abb. 179.   Katze Louise.   Schnitt 69.

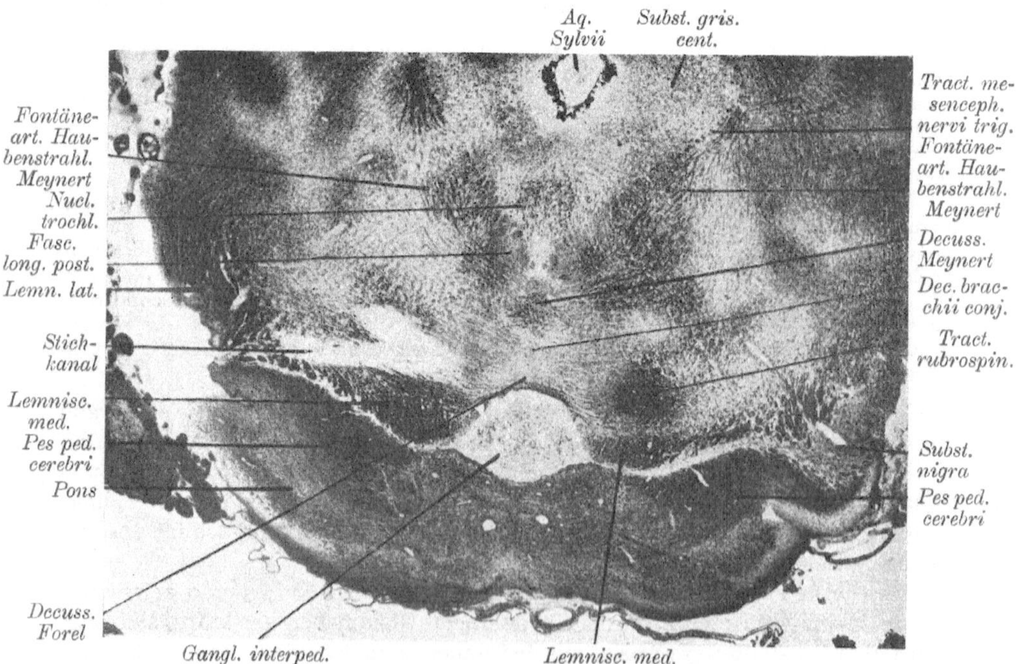

Abb. 180.   Katze Louise.   Schnitt 78.

Schließlich wurde noch versucht, die rubro-spinalen Bahnen durch einen seitlichen Stich, kaudal von den roten Kernen, zu durchtrennen.

Ein Kaninchen, das nach solchem Stich Starre und Störungen in der Stellfunktion zeigte, war

Kaninchen Urotropin.

24. Febr. 1923: Äthernarkose. — Karotiden temporär abgeklemmt. — Trepanation. — Linkes Schädeldach entfernt. — Linke Großhirnhemisphäre emporgehoben. — Seitlicher Einstich in Höhe des vorderen Ponsrandes. — Großhirn reponiert. — Hautnaht. — Schluß der Narkose.

10 Uhr 15: Schluß der Operation. Regelmäßige Atmung. Gute Herztätigkeit. Das Tier hat eine Kopfdrehung nach rechts. Es wird in rechter Seitenlage in den Käfig gelegt und in Ruhe gelassen.

26. Febr.: Das Tier liegt immer auf der rechten Seite, ohne Versuch sich aufzurichten. Es hat deutliche Starre in den Hinterbeinen.

In Rückenlage mit symmetrisch zum Thorax gestelltem Kopf zeigen das rechte Vorder- und Hinterbein einen deutlich erhöhten Strecktonus. Sie sind mehr gestreckt als die Gliedmaßen der linken Seite.

Bei Hängelage in der Luft mit dem Kopf nach unten ist der Kopf zum Becken um 100° nach rechts gedreht.

In die Luft gehalten:

In linker Seitenlage: Kopf in Seitenlage, zuweilen etwas zur Normalstellung aufgerichtet.

In rechter Seitenlage: Kopf hängt herunter, mit nach unten gerichtetem Schädeldach.

In Rückenlage: Kopf hängt hintenüber.

Auf den Tisch gelegt:

In linker Seitenlage: Kopf richtet sich sofort auf, das ganze Tier rollt über den Bauch auf die rechte Seite.

In rechter Seitenlage: Kopf richtet sich nicht auf, auch nicht, wenn man das Tier hin- und herschüttelt oder in den Schwanz kneift.

Auf eine Unterlage gelegt mit seitlich fixiertem Kopf:

In rechter Seitenlage: Körper richtet sich nicht auf.

In linker Seitenlage: Körper richtet sich nicht auf.

Also:

Starre　　　　　　　　　　　+.

Labyrinthstellreflexe　　　　—.

Körperstellreflexe auf den Körper —.

Körperstellreflexe auf den Kopf ?

Halsstellreflexe　　　　　　+.

Das linke Auge steht nach oben abgewichen, auch wenn das Tier in rechte Seitenlage gebracht wird. Dieses Auge zeigt keine vertikalen kompensatorischen Augenstellungen, wohl aber eine vertikale Augendrehreaktion und -nachreaktion.

Auch am rechten Auge sind keine vertikalen kompensatorischen Augendeviationen wahrnehmbar, wohl aber rotatorische. An diesem Auge sind alle Drehreaktionen nachweisbar, auch die Nachreaktionen, der Drehnystagmus und -nachnystagmus, sowohl vertikal, rotatorisch wie horizontal.

28. Febr. 1923: Das Tier liegt immer, ohne zu versuchen sich aufzusetzen, auf der rechten Seite. Es bringt den Kopf nicht in die Normalstellung. Das Tier schüttelt den Kopf zuweilen hin und her und hebt den Kopf zuweilen, um ein vorgehaltenes Kohlblatt zu fassen. Die Hinterbeine sind deutlich steif.

Die Augen haben noch immer keine vertikalen kompensatorischen Augenstellungen. Auf beiden Augen sind aber leichte vertikale Drehreaktionen mit geringen Deviationen wahrnehmbar.

2. März: Liegt immer auf der Seite mit hintenüber gestrecktem Kopf. Meistens sind alle vier Beine gestreckt, vor allem aber die linken Pfoten. Das Tier bewegt die Pfoten ab und zu spontan. Die spinalen Reflexe sind sehr stark, so z. B. die gleichseitigen Beugereflexe und die gekreuzten Streckreflexe. Hält man eine Pfote fest, dann zieht das Tier kräftig. Liegt das Tier ruhig, dann hält es die Pfoten gestreckt. Zuweilen hält es das linke Vorderbein gestreckt in die Luft und beschreibt mit dieser Pfote Kreisbewegungen im Sinne des Uhrzeigers. In Rückenlage gebracht, Kopf symmetrisch zum Thorax, zeigt das Tier deutlich erhöhten Strecktonus der linken Beine. Sie sind stärker gestreckt als die rechten.

In linker Seitenlage auf eine Unterlage gelegt, rollt das Tier sofort über den Bauch auf die rechte Seite.

Weder Labyrinthstellreflexe noch Körperstellreflexe auf den Körper sind nachweisbar. Der Kopf ist beim Hang in der Luft mit Kopf nach unten noch immer zum Becken nach rechts gedreht.

Das linke Auge hat eine Deviation nach oben und zeigt momentan einen horizontalen Nystagmus, wenn der Kopf in rechter Seitenlage festgehalten wird.

Vertikale kompensatorische Augenstellungen, rechts und links   —.

Vertikale Augendrehreaktionen und -nachreaktionen, rechts und links +.

Die Deviationen sind sowohl während des Drehens als auch nach dem Drehen nur gering.

4. März: Setzt man das Tier auf seine Beine, mit der rechten Seite an die Käfigwand angelehnt, dann bleibt es mit gestreckten Vorder- und Hinterbeinen stehen und setzt sich nicht, wie ein normales Kaninchen, hin.

Auf der rechten Seite liegend, macht es keinen Versuch, sich aufzurichten.

Das Tier frißt, aber alles muß ihm tief ins Maul gesteckt werden. Es kann ein Kohlblatt, das ihm zwischen die Zähne gesteckt wird, nicht nach innen kriegen und nicht mit den Lippen führen. Auch scheint es mit Bröckeln, die zwischen Kiefer und Wange geraten, Mühe zu haben.

5. März: Liegt immer auf der rechten Seite. Hält man beide Hinterbeine fest, dann fühlt man einen deutlich erhöhten Strecktonus. Hält man nur ein Bein fest, dann zieht das Tier heftig, um loszukommen. Schließlich wird das festgehaltene Bein gebeugt gehalten und das Bein der anderen Seite maximal gestreckt. Kopf und Nacken werden hintenüber gestreckt gehalten. In Rückenlage, mit symmetrisch gestelltem Kopf, werden linkes Vorder- und Hinterbein stark gestreckt, die rechten Beine weniger gestreckt.

Labyrinthstellreflexe   —.

Körperstellreflexe auf den Körper —, in linker Seitenlage mit seitlich fixiertem Kopf versucht jedoch das Tier, den Körper aufzurichten.

Im Hang mit dem Kopf nach unten wird der Kopf nach rechts gedreht gehalten.

Vertikale kompensatorische Augenstellungen,   links —, rechts ?.

Vertikale Augendrehreaktionen und -nachreaktionen, links +, rechts +, deutlich, aber nur mit geringen Exkursionen.

7. März: Dauernd in rechter Seitenlage. Muskeltonusverteilung wie bisher. In Rückenlage werden das linke Vorder- und Hinterbein stark gestreckt, stärker als rechts.

Stellreflexe wie bisher.

Linkes Auge: Vertikale kompensatorische Augenstellungen   —

              Vertikale Augendrehreaktionen und -nachreaktionen +

              Vertikaler Augendrehnystagmus   +

Rechtes Auge: Vertikale kompensatorische Augenstellungen   —

              Vertikale Augendrehreaktionen u. -nachreaktionen +

              Vertikaler Augendrehnystagmus   +

              (immer ohne Kreuz auf der Kornea untersucht).

9. März: Muskeltonusverteilung und Stellfunktion wie bisher.

Tier wird getötet, da es immer schwächer und magerer wurde.

Kaninchen Urotropin lag also während der 13 Tage, die es am Leben blieb, immer mit hintenüber gestrecktem Nacken und stark gestreckten Beinen (besonders den Hinterbeinen) auf der rechten Seite, ohne jeglichen Versuch, sich aufzurichten.

Was die Veränderung der Muskeltonusverteilung anbetrifft, so war die Verstärkung des Strecktonus in rechter Seitenlage des Tieres deutlicher als in linker. In Rückenlage mit symmetrisch zum Becken gestelltem Kopf war die Zunahme des Strecktonus, besonders an den linkseitigen Gliedmaßen deutlich. Sie wurden mehr gestreckt gehalten als die rechten.

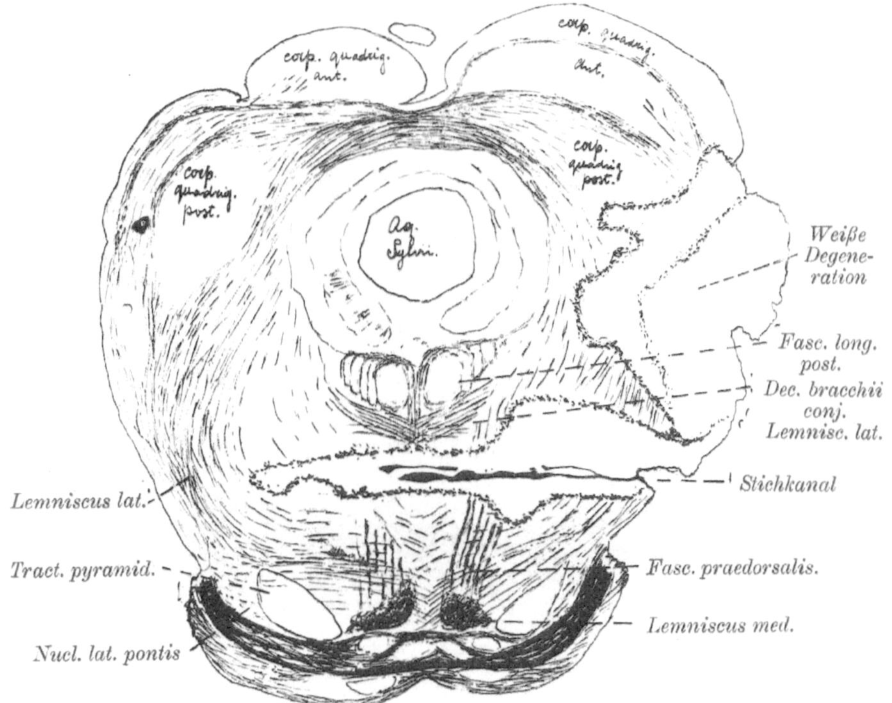

Abb. 181. Kaninchen Urotropin. Serie 22, Schnitt 12.

Was die Stellfunktion anbetrifft, so fehlten die Labyrinthstellreflexe, ebenso fehlten die Körperstellreflexe auf den Körper, wenn das Tier in rechter Seitenlage auf der Unterlage lag. Sie waren bei linker Seitenlage vielleicht schwach vorhanden. Ob die schwachen Aufrichtungsversuche aus linker Seitenlage, bei seitlich fixiertem Kopf, durch einen abgeschwächten Körperstellreflex auf den Körper zustande kamen, oder ob dabei die Drehung des Kopfes und Beckens gegeneinander eine Rolle spielte, läßt sich nicht entscheiden.

Mikroskopische Hirnuntersuchung: Das nach der Marchi-Methode behandelte Gehirn wird in Serienschnitte zerlegt.

Der Schnitt 12 der Serie 22 (Abb. 181) geht durch die kaudalen Ränder der Corpora quadrigemina anteriora, durch die oralen Teile der Corpora quadrigemina posteriora, kaudal von den Trochleariskernen, durch die Decussatio brachii conjunctivi cerebelli und

durch den vorderen Ponsteil. In ihm erscheint zuerst in einiger Ausdehnung die Stichverletzung, von einer Zone weißer Degeneration umgeben. Der Stichkanal verläuft durch
den Lemniscus lateralis und dicht ventral von der Decussatio bracchii conjunctivi cerebelli.

In dem mehr kaudal gelegenen Schnitt 12, Serie 21 (Abb. 182) reicht die Stichverletzung
weiter nach rechts bis in den rechten Lemniscus lateralis. Auch hier ist der Stichkanal
von einer ausgedehnten Zone weißer Degeneration umgeben.

Vergleicht man die Abbildung dieses Schnittes mit Tafel 13 aus dem Atlas des
Kaninchenhirns von C. Winkler und A. Potter, so erkennt man, daß links der Tractus
rubro-spinalis völlig durchschnitten worden ist. Rechts ist er zum mindesten stark
beschädigt.

Die Verletzung des rechten Tractus rubro-spinalis muß in dem weiter kaudal gelegenen Schnitt 1 der Serie 21 (Abb. 183) noch stärker sein. (Vgl. Abb. 183 mit Tafel 14

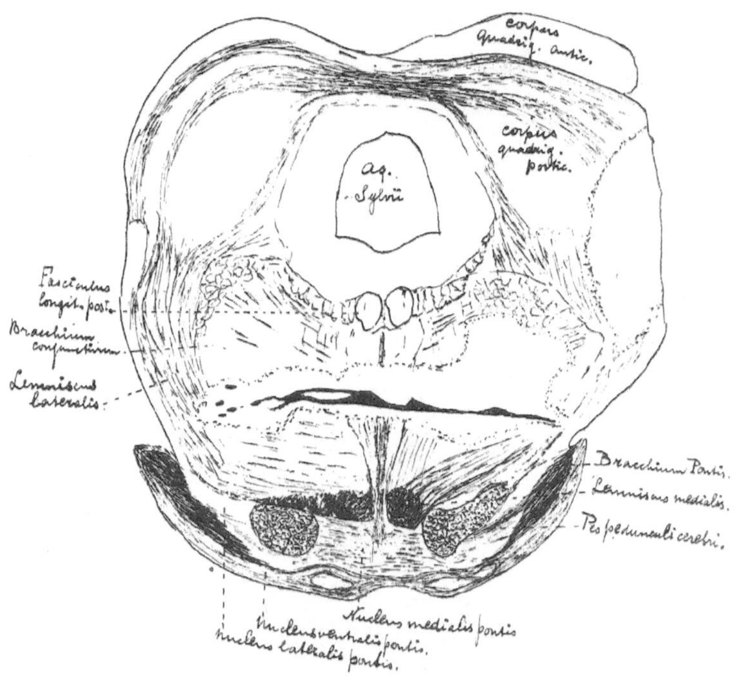

Abb. 182. Kaninchen Urotropin. Serie 21, Schnitt 12.

des Atlas von C. Winkler und A. Potter.) Dieser Schnitt geht durch den Übergang
des vierten Ventrikels in den Aquaeductus Sylvii und durch die beiden Brückenschenkel.

Leider mißglückte die Färbung des Halsmarkes und Rückenmarkes nach der Marchi-
Methode.

Bei Kaninchen Urotropin war also der linke Tractus rubro-spinalis sicher
völlig quer durchschnitten, der rechte Tractus rubro-spinalis zum mindesten
stark beschädigt worden. Das Tier lag, während der 13 Tage, die es lebte, immer
steif auf der rechten Seite und versuchte nicht, sich aufzusetzen, obwohl das
Großhirn nicht exstirpiert war. Es zeigte bei näherer Untersuchung Veränderungen der Muskeltonusverteilung (Hypertonie), der Labyrinthstellreflexe und
der Körperstellreflexe auf den Körper.

Die mikroskopische Hirnuntersuchung der Kaninchen und Katzen, denen ein einseitiger oder doppelseitiger Stich in die Seitenfläche des Mittelhirns mit oder ohne vorhergegangener Großhirnexstirpation beigebracht worden war, zeigte also:

Bei allen Tieren, die nach diesen Stichen eine normale Muskeltonusverteilung, normale Labyrinthstellreflexe und Körperstellreflexe auf den Körper behielten, waren die roten Kerne, die Forelsche Kreuzung und die rubro-spinalen Bahnen durch den Stich nicht getroffen worden. (Kaninchen M. mit fehlenden Körperstellreflexen auf den Körper, Kaninchen R. F., Kaninchen R. P., Katze Dorothea und Katze S. N. III.)

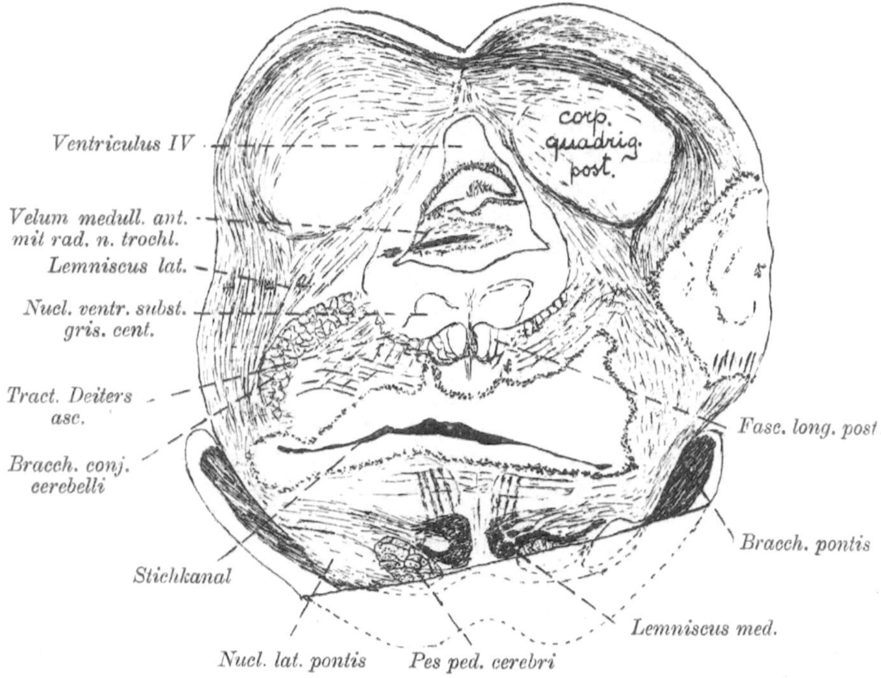

Abb. 183. Kaninchen Urotropine. Serie 21, Schnitt 1.

Bei allen Tieren, welche Hypertonie und Veränderungen der genannten Stellreflexe zeigten, waren die roten Kerne, die Forelsche Kreuzung oder die rubro-spinalen Bahnen durch den Stichkanal zerstört, durchschnitten oder stark beschädigt worden. (Kaninchen O., Kaninchen R. G. I., Katze Louise, Kaninchen Urotropine).

Nach den in dem vorausgegangenen Kapitel mitgeteilten Versuchen können eine völlig normale Muskeltonusverteilung, normale Labyrinthstellreflexe und Körperstellreflexe auf den Körper noch vorhanden bleiben:

I. Nach totalen Querschnitten durch das Mittelhirn von Katzen und Kaninchen dicht vor den roten Kernen (bezüglich der Körperstellreflexe auf den Körper bei der Katze durch den hinteren Teil des Thalamus).

Rademaker, Rote Kerne. 14

Also nach Fortnahme des ganzen Großhirns mit Corpora striata, Thalami optici und Vorderteil des Mittelhirns.

II. Nach Abtrennung der Corpora quadrigemina. (Kaninchen Mata Biroe).

III. Nach Querschnitt durch den dorsalen Teil des Mittelhirns im Niveau der roten Kerne. Namentlich nach Durchschneidung des Gebietes zwischen den Trochleariskernen und dem Dorsalrand der kaudalen Teile der Corpora quadrigemina anteriora. (Kaninchen „Kleines Braunes".)

IV. Nach Querschnitt durch den dorsalen Teil des Mittelhirns in einer Ebene kaudal von den roten Kernen. Namentlich nach Durchschneidung des Gebietes zwischen den Trochleariskernen und dem kaudalen Rand der Corpora quadrigemina posteriora. Danach verschwanden aber die Körperstellreflexe auf den Körper. (Kaninchen Nanel.)

V. Nach Einstichen in die Medianebene des ventralen Mittelhirns, die bis an die Kreuzung der rubro-spinalen Bahnen reichen. (Kaninchen G., H. und I.)

VI. Nach Einstichen in die Medianebene des dorsalen Mittelhirns, die bis an die Forelsche Kreuzung reichen. (Kaninchen Z.)

VII. Nach doppelseitigen Einstichen in die dorsale Mittelhirnoberfläche, welche lateral von den roten Kernen, der Forelsche Kreuzung und von den rubro-spinalen Bahnen verlaufen. (Kaninchen N. R. dors. I. und R. K. dors. III.)

VIII. Nach verschiedenen seitlichen Einstichen in das Mittelhirn, die die roten Kerne, die Forelsche Kreuzung und die rubro-spinalen Bahnen nicht zerstören. Nämlich:

a) Nach zwei seitlichen Stichverletzungen des Mittelhirns gerade kaudal von den roten Kernen und dorsal von der Forelschen Kreuzung. Körperstellreflexe auf den Körper fehlten danach. (Kaninchen M.)

b) Nach einer Stichverletzung, kaudal von den roten Kernen und dorsal von dem kaudalen Teil der Forelschen Kreuzung und ebenso dorsal von den rubro-spinalen Bahnen. (Katze Dorothea.)

c) Nach einer Stichverletzung, die dorsal von dem Pes pedunculi cerebri begann, dann lateral von dem gleichseitigen roten Kern über die Augenmuskelkerne quer durch das Mittelhirn ging. (Kaninchen R. P.)

d) Nach einer Stichverletzung, die von der Seitenwand des Mittelhirns zuerst lateral von dem roten Kern, dann über die Augenmuskelkerne quer durch das Mittelhirn verlief, und einseitig den größten Teil des Lemniscus lateralis zur Degeneration brachte. (Kaninchen R. F.)

e) Nach zwei seitlichen Stichen in das Grenzgebiet zwischen der Substantia nigra und den Gehirnstielen, welche die Gehirnstiele quer durchtrennten und die Substantia nigra beiderseits fast ganz zerstörten.

Die Muskeltonusverteilung, die Labyrinthstellreflexe und die Körperstellreflexe auf den Körper blieben auch dann noch normal, wenn neben dem Einstich gleichzeitig das Großhirn mit den Corpora striata exstirpiert worden war. Also selbst dann, wenn die kortiko-spinalen Pyramidenbahnen durchtrennt waren. (Kaninchen G., H., I., Z., M.)

Für das Zustandekommen des normalen Muskeltonus, der Labyrinthstellreflexe und der Körperstellreflexe auf den Körper braucht das Kaninchen also nicht: das Großhirn, die Corpora striata, die Thalami optici, den oral von den roten Kernen gelegenen Teil des

Mittelhirns, den dorsal von den Augenmuskelkernen gelegenen Mittelhirnteil mit den Corpora quadrigemina. Auch nach Verletzungen des übrigen Mittelhirngebietes, welche die roten Kerne, die Forelsche Kreuzung und die rubro-spinalen Bahnen unversehrt lassen, können diese Funktionen unverändert fortbestehen. Die verschiedenen Beobachtungen an Katzen sprechen sehr dafür, daß bei ihnen ein gleiches Verhalten vorliegt

Bei keinem der Tiere, welche nach der Operation eine normale Muskeltonusverteilung, Labyrinthstellreflexe und Körperstellreflexe auf den Körper behielten, wurden bei der mikroskopischen Untersuchung die roten Kerne, die Forelsche Kreuzung und die rubro-spinalen Bahnen zerstört gefunden. So war es auch in einigen anderen Fällen, die hier nicht mitgeteilt worden sind.

Dagegen trat stets Starre auf und es verschwanden immer die Labyrinthstellreflexe und die Körperstellreflexe auf den Körper:

I. Nach Querschnitten durch das ganze Mittelhirn, kaudal von den roten Kernen.

II. Nach Querschnitten durch den ventralen Teil des Mittelhirns kaudal von roten Kernen. (Kaninchen „Kleines Schwarzes".)

III. Nach Einstichen in die Medianebene der ventralen Mittelhirnoberfläche, die gerade die Forelsche Kreuzung spalten. (Kaninchen B., Q. und S., Katze Schwarzweiß.)

IV. Nach Einstichen in die Medianebene der dorsalen Mittelhirnoberfläche, welche die Forelsche Kreuzung durchschneiden. (Kaninchen X. und V.)

V. Nach Einstichen in die Seitenwand des Mittelhirns, welche entweder die roten Kerne (Kaninchen O.) oder die Forelsche Kreuzung (Kaninchen R. G. I.) oder die rubro-spinalen Bahnen (Kaninchen Urotropine) zerstört hatten.

VI. Ebenso wurden in all den Fällen, in denen eine abnorme Muskeltonusverteilung mit verstärktem Strecktonus und Störungen der Labyrinthstellreflexe und der Körperstellreflexe auf den Körper auftraten, die roten Kerne, die Forelsche Kreuzung oder die rubro-spinalen Bahnen beschädigt gefunden. (Katze Mediana, Kaninchen Grisette und Katze Louise.)

In diesen letzten Fällen (VI) waren die Veränderungen der genannten Funktionen entsprechend den Verletzungen des roten Kernsystems auf einer Seite stärker als auf der anderen.

Niemals wurden bei den starren Tieren ohne Labyrinthstellreflexe und ohne Körperstellreflexe die roten Kerne mit ihren abführenden Bahnen intakt gefunden.

Bei allen Tieren, die nach dem operativen Eingriff eine normale Muskeltonusverteilung, normale Labyrinthstellreflexe und Körperstellreflexe auf den Körper besaßen, waren die roten Kerne mit ihren abführenden Bahnen immer unverletzt. Bei allen Tieren, welche nach dem operativen Eingriff Starre mit Verlust der Labyrinthstellreflexe und der Körperstellreflexe auf den Körper hatten, waren die roten Kerne oder ihre abführenden Bahnen zerstört.

Diese Versuche beweisen also, daß die roten Kerne bei Katze und Kaninchen die Zentren sind, welche die normale Muskeltonusverteilung regulieren und über welche die Labyrinthstellreflexe und die Körperstellreflexe auf den Körper zustandekommen.

14*

Ohne die Funktionen dieser Kerne ist bei Katze und Kaninchen, selbst dann, wenn das übrige Gehirn völlig intakt ist, weder eine normale Muskeltonusverteilung noch ein Auftreten der Labyrinthstellreflexe oder der Körperstellreflexe auf den Körper möglich. (Bei Katzen schien die Starre bei intaktem übrigem Gehirn etwas geringer zu sein.)

Die roten Kerne sind dagegen imstande, die normale Muskeltonusverteilung und die genannten Stellreflexe aufrecht zu erhalten, wenn das Großhirn mit den Corpora striata, den Thalami optici, und mit dem Vorderteil des Mittelhirns exstirpiert ist, und ebenso wenn die Corpora quadrigemina abgeschnitten sind.

VIII. Die Lage des Zentrums der Körperstellreflexe auf den Kopf.

In Kapitel V sahen wir, daß eine genaue Lagebestimmung des Zentrums der Körperstellreflexe auf den Kopf nur bei Tieren mit doppelseitig exstirpiertem Labyrinth möglich ist. Bei Tieren mit intakten Labyrinthen läßt sich die Mitwirkung von Labyrinthstellreflexen nicht ausschließen. Richtet ein Tier mit intakten Labyrinthen, in beiden Seitenlagen in die Luft gehalten, den Kopf nicht auf, wohl aber auf einer Unterlage liegend, so kann dies auf einem Manifestwerden der Labyrinthstellreflexe beruhen. Das war einer der Gründe, warum bei den schon erwähnten Versuchen diese Reflexe so wenig beachtet wurden. Weiterhin lag es daran, daß im Anfang unserer Untersuchungen, eigentlich ohne Grund, angenommen wurde, daß alle Körperstellreflexe über gemeinsame Zentren zustande kommen, und daß zur Feststellung dieser Zentren die sicher nachweisbaren Körperstellreflexe auf den Körper in erster Linie in Betracht kamen.

Nichtsdestoweniger wurden bei unseren verschiedenen Untersuchungen einige bemerkenswerte Beobachtungen bezüglich der Körperstellreflexe auf den Kopf gemacht, nämlich, daß bei der Katze der Kopf nicht nur durch die Labyrinthstellreflexe und die Körperstellreflexe auf den Kopf aufgerichtet wird, sondern auch noch durch Kopfstellreflexe auf den Kopf.

Im vorigen Kapitel wurde z. B. von der Katze Mediana mitgeteilt, daß das Tier den Kopf nicht aufrichten konnte, wenn es in die Luft gehalten wurde, ferner nicht, wenn der Rumpf auf einer Unterlage lag, und auch dann nicht, wenn die Fußsohlen die Unterlage berührten. Auch Schütteln des Tieres war dabei erfolglos. Der Kopf wurde aber sofort aufgerichtet, wenn der Vorderteil des Halses oder der Kopf mit der Unterlage in Berührung gebracht wurde. Der Kopf wurde dann sofort richtig gesetzt und verblieb mit dem Unterkiefer auf der Unterlage. In Übereinstimmung damit wurde der Kopf ebenfalls sofort aufgerichtet, wenn man das Tier in Seitenlage in die Luft hielt und die eine Seite des Kopfes sanft streichelte.

In Kapitel V wurde nachgewiesen, daß die Körperstellreflexe auf den Kopf ausfallen nach totalen Querschnitten in oder kaudal von der Ebene, die durch die kaudale Hälfte der Corpora quadrigemina anteriora und durch die Hirnstiele hinter den Austrittsstellen der Nervi oculomotorii verläuft; also nach Querschnitten hinter den roten Kernen.

Das Zentrum der Körperstellreflexe auf den Kopf liegt also wahrscheinlich oral von diesem Niveau.

In demselben Kapitel wurde schon mitgeteilt, daß einige labyrinthlose Kaninchen nach einem Querschnitt durch den Vorderrand der Corpora quadrigemina anteriora und durch die Hirnstiele vor den Ursprungsstellen der Nervi oculomotorii, in die Luft gehalten, den Kopf nicht aufrichteten, wohl aber, und zwar aus beiden Seitenlagen, wenn sie eine Unterlage berührten (s. Kaninchen Labyrinthlos III, S. 61).

Das Zentrum der Körperstellreflexe auf den Kopf muß also kaudal von dieser Schnittebene liegen. Es liegt demnach sehr wahrscheinlich in der Ebene der roten Kerne.

Wie wir im vorigen Kapitel sahen, konnte das Kaninchen „Kleines Schwarzes" den Kopf nicht aufrichten, wenn es in die Luft gehalten wurde, wohl aber, wenn es auf einer Unterlage lag, und dann aus beiden Seitenlagen. Bei ihm war der ventrale Teil des Mittelhirns kaudal von den Okulomotoriuswurzeln völlig durchtrennt worden (s. Abb. 39, Linie II). Der Reflexbogen des Körperstellreflexes auf den Körper war bei diesem Tier also nicht durchschnitten worden. Dieser Reflexbogen läuft daher wahrscheinlich durch den dorsalen Mittelhirnteil, und die roten Kerne mit den rubro-spinalen Bahnen spielen somit keine Rolle. Die kaudalen Enden der großzelligen roten Kerne waren zwar bei diesem Tier nicht abgeschnitten. Es ist aber kaum anzunehmen, daß diese wenigen Zellen die Körperstellreflexe auf den Kopf zustande bringen sollten, zumal durch eine Spaltung der Forelschen Kreuzung diese Reflexe nicht aufgehoben wurden, wie sich bei dem Kaninchen X. zeigte. Bei dem Kaninchen X. (Kap. VII, S. 147) wurde die kaudale Hälfte des Mittelhirns durch einen Stich in die dorsale Mittelhirnoberfläche, der genau in der Mittellinie zwischen den beiden Okulomotoriuskernen und den beiden Trochleariskernen, zwischen den beiden roten Kernen und durch die Forelsche Kreuzung hindurchging, fast gespalten. Trotzdem zeigte das Tier auf einer Unterlage liegend, aus beiden Seitenlagen, die Körperstellreflexe auf den Kopf.

Aus der Kombination dieser verschiedenen Beobachtungen folgt, daß ein Zentrum der Körperstellreflexe auf den Kopf sehr wahrscheinlich in der dorsalen Hälfte des Mittelhirns liegt. Die Reflexe verlaufen über Bahnen, die sich im Mittelhirn nicht kreuzen, also jedenfalls nicht über die rubro-spinalen Bahnen.

Diese Ansicht wird durch die Beobachtungen am Kaninchen O. noch gestützt. Bei ihm waren durch doppelseitigen seitlichen Stich die roten Kerne und das Gebiet zwischen und lateral von ihnen beinahe völlig zerstört worden. Ventral und dorsal von den roten Kernen waren zahlreiche Blutungen aufgetreten. Dieses Kaninchen richtete, in die Luft gehalten, den Kopf nicht auf, wohl aber aus beiden Seitenlagen, wenn es auf eine Unterlage gelegt wurde.

Weitere Ergebnisse zur Lokalisation der Körperstellreflexe auf den Kopf brachten unsere Untersuchungen nicht.

Es mag verwunderlich klingen, daß nach Stichen in die ventrale Mittelhirnoberfläche, die durch die Forelsche Kreuzung hindurchgegangen waren, keine Körperstellreflexe auf den Kopf nachweisbar waren. Man muß aber bedenken, daß nach diesen Stichen außer der Nackensteifigkeit meistens auch eine asymmetrische Kopfstellung auftrat. Bei Hängelage mit dem Kopf nach unten wurde der Kopf zum Becken gedreht gehalten. Legte man ein solches Tier auf eine Unterlage, dann wurde der Kopf wohl oft aus einer Seitenlage in die Richtung der Kopfdrehung aufgerichtet, nicht aber entgegen der Kopfdrehung aus der anderen Seitenlage. Es war natürlich nicht zu entscheiden, ob das Aufrichten des Kopfes aus der einen Seitenlage durch die Stellreflexe oder durch die Kopfdrehung verursacht war. Auch war es nicht zu entscheiden, ob das Aufrichten des Kopfes aus der anderen Seitenlage deshalb ausblieb, weil die Stellreflexe fehlten oder ihre Wirkung durch die vorhandene Kopfdrehung aufgehoben wurde. Beim Schwanzkneifen hoben die Tiere zwar auch in dieser Lage bisweilen den steifen Nacken mit hintenüber gestrecktem Kopf etwas von der Unterlage auf. Das konnte aber nicht mit Sicherheit als ein Stellreflex gedeutet werden.

Bezüglich des zentralen Mechanismus der Körperstellreflexe auf den Kopf wissen wir also mit Sicherheit:

I. Daß die Zentren kaudal von der Mittelhirnebene liegen müssen, die gerade vor den roten Kernen verläuft.

II. Daß die roten Kerne die Zentren nicht sind, und daß diese Stellreflexe nicht über die rubro-spinalen Bahnen verlaufen.

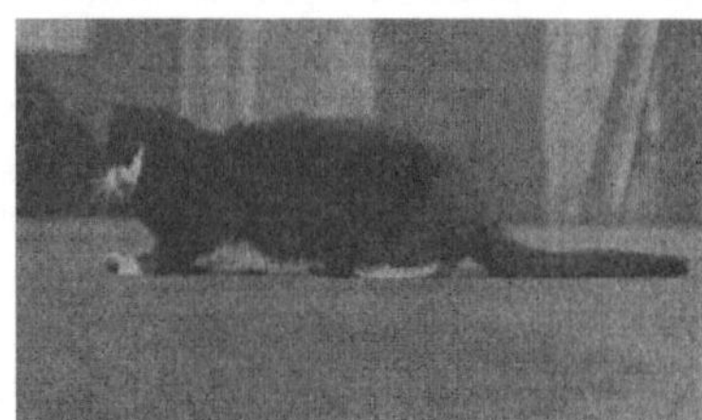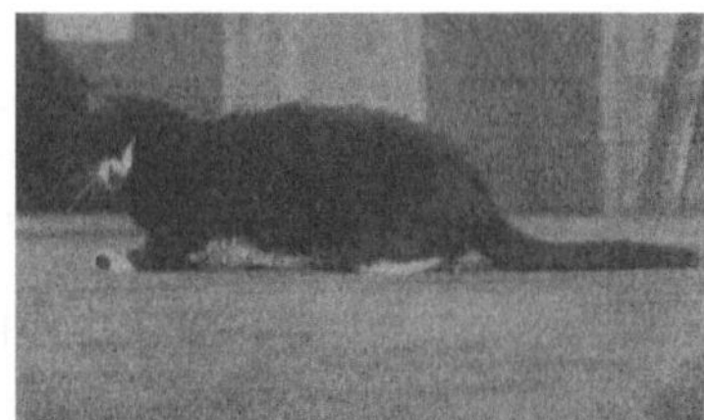

Abb. 184.   Thalamuskatze.   Sitzend.

III. Daß der Reflexbogen dieser Stellreflexe nicht über das Kleinhirn geht, was Magnus und Dusser de Barenne nachwiesen.

Wahrscheinlich liegen die Zentren der Körperstellreflexe auf den Kopf vor der dicht hinter den roten Kernen befindlichen Ebene. Vermutlich befinden sie sich im dorsalen Teil des Mittelhirns in der Höhe der roten Kerne. Die Bahnen, in denen die Erregungen für diese Reflexe verlaufen, kreuzen sich im Mittelhirn nicht, jedenfalls nicht vollständig.

(Über den zentralen Mechanismus der Kopfstellreflexe auf den Kopf ist noch nichts bekannt. Vermutlich spielt der sensible Teil des Nervus trigeminus dabei eine Rolle. Wie bekannt, verläuft aus den Trigeminuskernen der Tractus mesencephalicus nervi trigemini in den Dorsalteil des Mittelhirns.)

IX. Die Funktionen der roten Kerne bei Katze und Kaninchen.

In den vorigen Kapiteln sahen wir, was auch von anderer Seite schon wiederholt bemerkt wurde, daß Katzen und Kaninchen nach totaler Großhirnexstirpation vor den Thalami optici noch völlig normal sitzen, stehen und laufen, alles mit einer völlig normalen Muskeltonusverteilung und Koordination (Abb. 184 bis 186).

Ein solches Thalamustier besitzt, mit Ausnahme der optischen Stellreflexe bei der Thalamuskatze, alle Stellreflexe, nämlich: die Labyrinthstellreflexe, die Körperstellreflexe auf den Körper, die Körperstellreflexe auf den Kopf (wie labyrinthlose Thalamustiere zeigen) und die Halsstellreflexe.

Diese Tiere zeigen keinerlei Veränderungen der Muskeltonusverteilung und der Stellfunktion.

Nicht nur bei Thalamustieren, sondern auch nach Abtrennung des Thala-

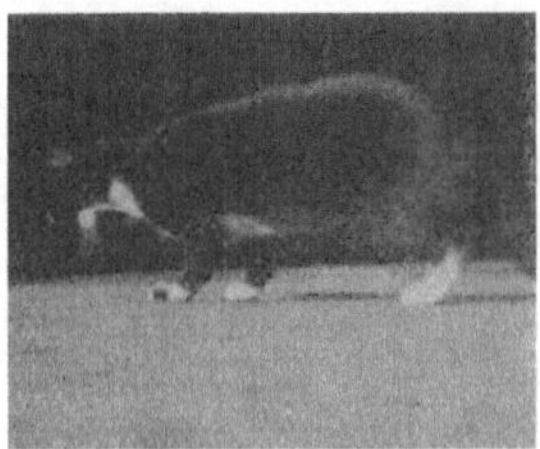
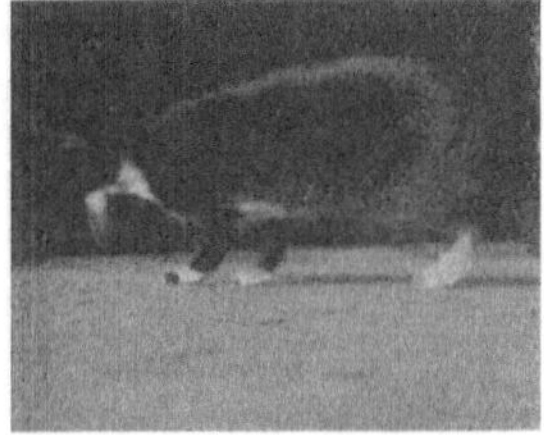

Abb. 185.   Thalamuskatze.   Stehend.

mus und des oralen Mittelhirnteiles können bei Katze und Kaninchen die Muskeltonusverteilung und die genannten Stellreflexe normal bleiben.

Ein völlig anderes Bild dagegen zeigen diese Tiere nach Querschnitt durch das Gehirn in einer Ebene, die durch den hintersten Teil der Corpora quadrigemina anteriora und durch die Hirnstiele hinter den Austrittsstellen der Nervi oculomotorii, also hinter den roten Kernen, verläuft.

Wie Sherrington zuerst zeigte, sind die Tiere dann völlig steif und richten sich aus Seitenlage nicht mehr auf (decerebrate rigidity).

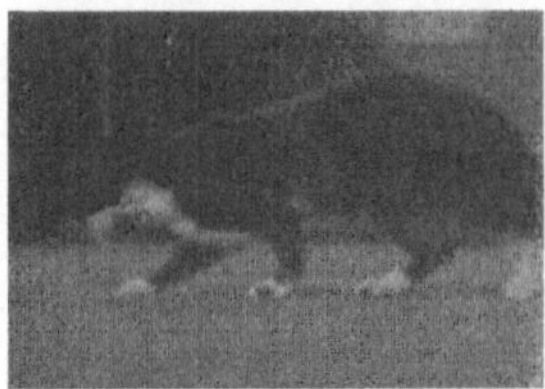
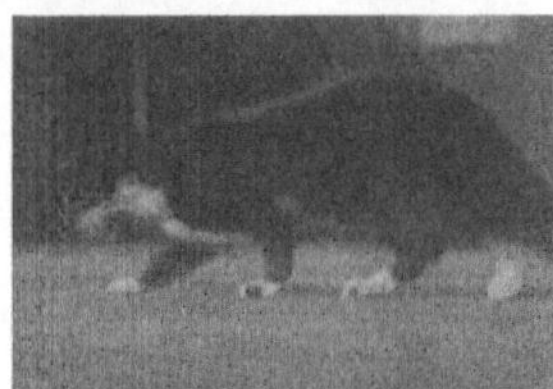

Abb. 186.   Thalamuskatze.   Laufend.

Setzt man ein solches steifes Tier auf seine Beine, so kann es, worauf auch Sherrington zuerst hinwies, stehen. Die steifen Gliedmaßen können das Tier tragen und knicken nicht ein (Abb. 187).

Das Stehen erfolgt aber mit einer völlig abnormen Muskeltonusverteilung. Auch fällt das Tier bei der geringsten Berührung oder bei der kleinsten Bewegung, die es macht, um und bleibt auf der Seite liegen. Ohne eingehende Untersuchung ist von einer Stellfunktion nichts mehr zu bemerken. Sie ist praktisch völlig aufgehoben.

Die Untersuchung eines solchen Tieres ergibt, daß an Stelle der normalen Muskeltonusverteilung ein sehr verstärkter Tonus der Streckmuskeln von Hals,

Rumpf, Gliedmaßen und oft auch vom Schwanz eingetreten ist. Die Untersuchung der Stellfunktion ergibt, daß die Labyrinthstellreflexe, die Körperstellreflexe auf den Körper, die Körperstellreflexe auf den Kopf verloren gegangen und nur die Halsstellreflexe übrig geblieben sind.

Als Hauptursache dieser Veränderungen erkannten wir aus den Untersuchungen des Kapitels VII die Abtrennung der roten Kerne und die Durchschneidung der rubro-spinalen Bahnen. Nach Durchtrennung dieser Bahnen

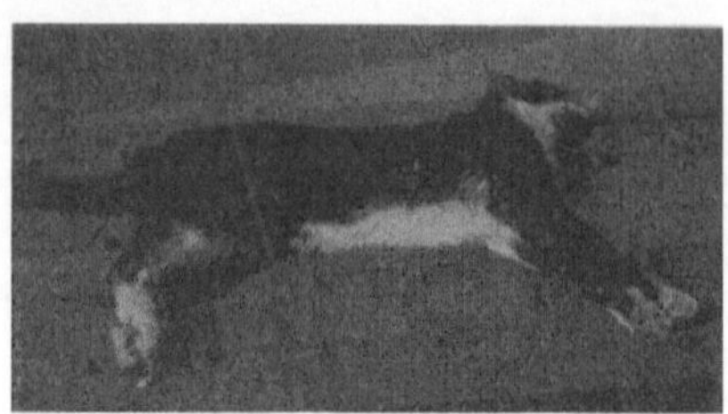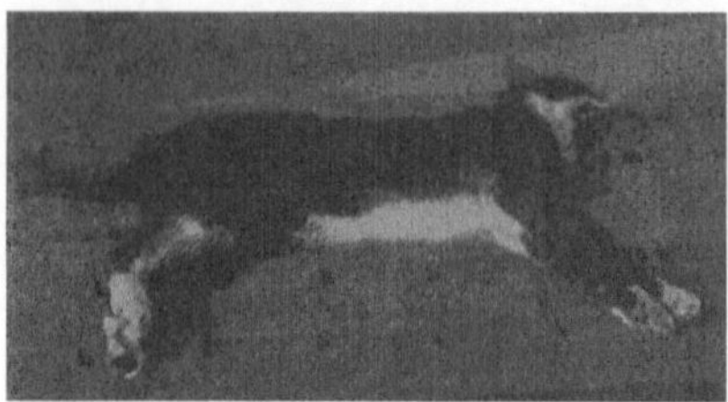

Abb. 187. Enthirnte Katze mit Enthirnungsstarre in Seitenlage.

macht die normale Muskeltonusverteilung einem verstärkten Streckmuskeltonus Platz, die Labyrinthstellreflexe und die Körperstellreflexe auf den Körper verschwinden. Es ist dabei gleichgültig, ob die Durchtrennung bei intaktem Großhirn oder nach vorangegangener Großhirnexstirpation vorgenommen wird.

Zwischen einem Thalamustier (Katze oder Kaninchen) mit durchschnittenen rubro-spinalen Bahnen und einem dezerebrierten Tier besteht bezüglich der Stellfunktion nur ein Unterschied. Bei dem ersteren können die Körper-

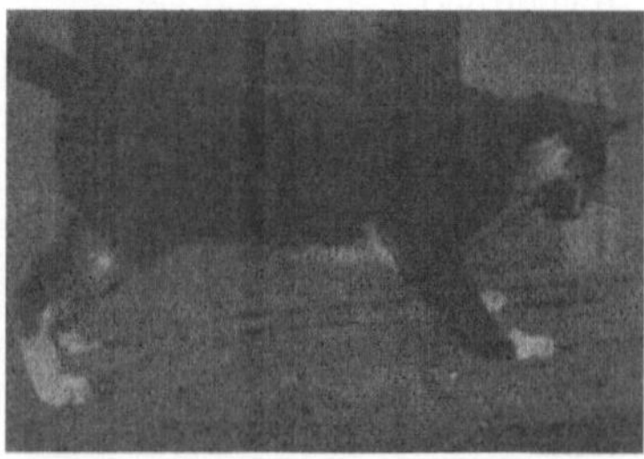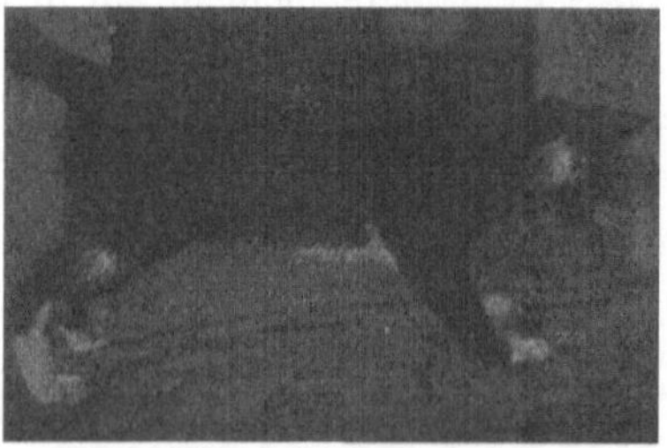

Abb. 188. Enthirnte Katze mit Enthirnungsstarre auf die Beine gestellt.
(Das Tier wurde am gestreckten Schwanz festgehalten.)

stellreflexe auf den Kopf noch vorhanden sein (siehe Kap. VII, Kaninchen „Kleines Schwarzes", Kaninchen X und Kaninchen O.) bei dem dezerebrierten Tier fehlen sie.

Eine Katze mit intaktem Großhirn und durchschnittenen rubro-spinalen Bahnen hat wahrscheinlich auch noch optische Stellreflexe.

Keine Katze und kein Kaninchen mit intaktem Großhirn und gespaltener rubro-spinaler Kreuzung konnte den Körper völlig aufrichten.

Ob dies auf die Dauer diesen Katzen mit Hilfe der optischen Stellreflexe, der Körperstellreflexe auf den Kopf und der Halsstellreflexe nicht doch geglückt wäre, vermag ich nicht zu sagen. (Alle Tiere wurden, zwecks Untersuchung mit der Marchi-Methode, innerhalb drei Wochen getötet.) Immerhin dürfte das Aufrichten des Körpers mit Rücksicht auf den verstärkten Strecktonus und das Fehlen der Labyrinthstellreflexe und der Körperstellreflexe auf den Körper auch wohl nach längerer Zeit kaum gelingen.

Aus den Untersuchungen des Kapitels VII folgt, daß bei Katze und Kaninchen die roten Kerne die Zentren sind

a) für die Regulierung der normalen Muskeltonusverteilung,

b) für die Labyrinthstellreflexe,

c) für die Körperstellreflexe auf den Körper.

Wir sahen, daß bei Katze und Kaninchen die normale Muskeltonus-verteilung nach Durchschneidung der Pyramidenbahnen nicht verändert wird (völlig normale Muskeltonusverteilung bei Thalamustieren!). Die Spaltung der Forelschen Kreuzung bei intakter Pyramidenbahn verursachte dagegen erhöhten Strecktonus. Die Starre nach Spaltung dieser Kreuzung schien jedoch bei intakt gelassenem Großhirn weniger kräftig. Besonders bei Katzen hatte man diesen Eindruck.

Es ist nun die Frage, wie die roten Kerne die genannten Funktionen zustande bringen und vor allem auf welche Weise sie die Muskeltonusverteilung regulieren. Tun sie das durch die eigene Zellvitalität oder mit Hilfe von Erregungen, die den Kernen auf verschiedenen Wegen aus Haut, Muskeln, Labyrinthen oder anderen Organen zufließen? Wenn diese Funktion unter Einfluß von Erregungen zustande kommt, sind diese Erregungen dann ganz besondere, den Muskeltonus regulierende Reize oder sind es dieselben Erregungen, die auch die Stellreflexe hervorrufen? Man könnte darüber lange theoretisieren. Besonders wenn man bedenkt, daß die Stellreflexe ein Tier aus einer abnormen Haltung in die Normalstellung bringen und dazu gleichzeitig eine Veränderung der Muskeltonusverteilung notwendig ist. Aber auch bei normaler Haltung des Tieres sind es die Stellreflexe, die die Fortdauer dieser Haltung möglich machen, was wieder nur durch Beibehaltung bestimmter normaler Muskeltonusverteilungen erreichbar ist.

Zu diesen Betrachtungen kommen noch die Beobachtungen an einigen Kaninchen hinzu. Sie hatten in einer Seitenlage mehr Strecktonus als in der anderen, auch war bei ihnen die Stellfunktion aus beiden Seitenlagen asymmetrisch. Das könnte einen veranlassen, über den Regulierungsmechanismus der normalen Muskeltonusverteilungen und der Mitwirkung der Stellreflexe große Theorien aufzustellen. Es würde sich aber um nichts anderes als um Theorien handeln.

Sicher wissen wir bezüglich dieses Mechanismus:

I. Daß die roten Kerne die Hauptzentren für die Regulierung der normalen Muskeltonusverteilungen sind.

II. Daß die roten Kerne die normale Muskeltonusverteilung noch aufrecht erhalten können nach Exstirpation des ganzen Groß-hirns mit Corpora striata, der Thalami optici, des oral von den roten Kernen gelegenen Mittelhirnteiles und nach Abtrennung der Corpora quadrigemina.

III. Daß bei Katze und Kaninchen eine normale Muskeltonus-verteilung nicht mehr möglich ist nach Abtrennung der roten Kerne, nach Durchschneidung der rubro-spinalen Bahnen und nach Spaltung der Forelschen Kreuzung. Nach diesen Eingriffen macht bei diesen Tieren die normale Muskeltonusverteilung immer einem verstärkten Strecktonus Platz, auch wenn die Pyramidenbahnen und das übrige Hirn dabei intakt gelassen sind.

Wir wissen ferner, daß bei der Regulierung des Muskeltonus folgende sieben Systeme eine Rolle spielen:

I. Die roten Kerne.

II. Das Zentrum der Enthirnungsstarre, das kaudal vom Pons liegt.

III. Das Zentrum der tonischen Labyrinthreflexe, das kaudal von der dicht vor den Oktavuskernen befindlichen Ebene liegt.

Im III. Kapitel wurde schon darauf hingewiesen, daß es nicht ausgeschlossen ist, daß die tonischen Labyrinthreflexe über das Starrezentrum zustande kommen. Weiter ist darüber aber noch nichts bekannt. Wohl zeigten Magnus und de Kleyn, daß auch andere, den Muskeltonus beeinflussende Reize (nach Sherrington propriozeptive Reize) über das Starrezentrum verlaufen. Sie sahen nach Enthirnung labyrinthloser Tiere auch noch Enthirnungsstarre auftreten.

IV. Der Mechanismus der tonischen Halsreflexe, deren Zentren im vorderen Teil des Halsmarkes liegen.

V. Ein Rückenmarksmechanismus.

Den Einfluß dieses letzten Mechanismus erkennt man nach Rückenmarksquerschnitten. Danach verschwindet bei Tieren und auch, wie sich bei Kriegsverletzten gezeigt hat, beim Menschen noch lange nicht der ganze Tonus der kaudal vom Querschnitt gelegenen Muskeln (Riddoch (194), Gordon Holmes (84), L'hermitte (135), Guillain und Barré (73). Wahrscheinlich spielen dabei Erregungen aus den Muskeln selbst eine Rolle, die propriozeptiven Reize. Wie schon früher erwähnt wurde, nimmt Sherrington an, daß diese Reize auch auf dem Wege über das Starrezentrum den Muskeltonus beeinflussen. Er sah, daß Enthirnungsstarre an den Extremitäten ausblieb, deren zugehörende Hinterwurzeln des Rückenmarkes zuvor durchschnitten waren. Ebenso verschwand eine bestehende Starre der Gliedmaßen nach darauffolgender Durchschneidung dieser Hinterwurzeln. Wir sahen in Kapitel II, daß das Ausbleiben von Enthirnungsstarre nach Durchschneidung der Hinterwurzeln nicht unbedingt ist. Magnus sah nach Enthirnung eines Tieres, dem lange Zeit vorher die Hinterwurzeln durchschnitten waren, wieder Starre auftreten.

Aus Untersuchungen von Brondgeest, Sherrington u. a. folgt aber, daß die propriozeptiven Reize jedenfalls auf irgendeine Weise den Muskeltonus beeinflussen. Also:

VI. die proprioceptiven Reize, offen gelassen, ob diese schon unter II und V einbegriffen sind.

Schließlich wahrscheinlich noch:

VII. die Pyramidenbahnen (die Starre nach Spaltung der Forelschen Kreuzung war bei Katzen mit intaktem Großhirn weniger stark als bei vorausgegangener Großhirnexstirpation).

Andere Einflüsse, vom Sympathikus, vom Corpus striatum, von der Substantia nigra, wie sie von vielen Untersuchern angenommen wurden, sind noch nicht endgültig bewiesen. Auch die Rolle des Kleinhirns bei der Regulierung des Muskeltonus ist, wie schon in Kapitel II besprochen wurde, noch nicht völlig aufgeklärt.

Bezüglich der roten Kerne als Zentren für die Labyrinthstellreflexe wurde nachgewiesen, daß diese Kerne für das Auftreten der Reflexe weder das Großhirn mit den Corpora striata, die Thalami optici, den Mittelhirnteil oral von den roten Kernen, noch das Mittelhirndach mit den Corpora quadrigemina und ebensowenig, wie Magnus und de Kleyn zeigten, das Kleinhirn nötig haben.

Das ist alles, was über den zentralen Mechanismus der Labyrinthstellreflexe bekannt ist. Es ist unbekannt, auf welchem Wege die Erregungen zu diesen Reflexen, die nach Magnus und de Kleyn von den Maculae sacculi (Aufrichten des Kopfes aus Seitenlage) ausgehen, die roten Kerne erreichen. Nach Winkler verlaufen die Fasern aus der Macula sacculi vor allem über den Lemniscus lateralis zum Mittelhirn. Dieser Lemniscus wurde bei meinen Versuchen wiederholt beschädigt, ohne daß irgendwelche Störungen in den Labyrinth- und den anderen Stellreflexen auftraten. Das macht es wenig wahrscheinlich, daß die Erregungen für die Labyrinthstellreflexe über diesen Lemniscus verlaufen. Besonders sei diesbezüglich noch auf die Beobachtungen bei Kaninchen R. F. hingewiesen. Bei ihm war der Lemniscus lateralis der einen Seite größtenteils durchschnitten und der zum Corpus quadrigeminum posticum ziehende Teil völlig degeneriert (Marchi-Methode). Das Kaninchen zeigte während der 23 Tage, die es am Leben gelassen wurde, keine Veränderung der Labyrinthstellreflexe.

Muskens (173 u. 174) nimmt auf Grund seiner Katzenversuche an, daß die vestibulären Reize, die eine abnorme Kopfstellung verursachen, über den Fasciculus longitudinalis posterior verlaufen.

Obwohl eine derartige Möglichkeit nicht ausgeschlossen ist, ist diese Annahme durch die Versuche von Muskens keineswegs bewiesen. Die Schlußfolgerungen von Muskens beruhen auf der Annahme, daß jede, noch so kurz dauernde Zwangsstellung des Kopfes auf Störungen der vestibulären Reflexe beruht. Dafür bringt Muskens keinen einzigen Beweis. Auch ist diese Annahme kaum aufrechtzuerhalten, im Gegenteil sehr unwahrscheinlich. Eine kurz dauernde, abnormale Kopfstellung kann bei Hemianopsie auftreten. Es ist nicht unmöglich, daß bei den Versuchen von Muskens die vorübergehende, abweichende Kopfstellung durch abnorme Augenstellungen verursacht wurde. Er beschädigte bei seinen Versuchen den Fasciculus longitudinalis posterior in der Ebene der Oktavuskerne oder oral davon. Es ist bekannt, daß durch diesen Teil dieses Fasciculus zahlreiche Fasern zu den Augenmuskelkernen verlaufen. Zwangsstellungen des Kopfes treten ferner nach Verletzungen der verschiedensten Hirngegenden auf, unter anderem nach einseitigen Groß- und Kleinhirnverletzungen. Es ist kaum anzunehmen, daß hierbei immer Störungen in den Reflexbögen der vestibulären Erregungen verursacht werden sollten. Es fragt sich weiterhin, ob anormale Stellungen des Kopfes nicht auch durch asymmetrische Körperstellreflexe auf den Kopf bedingt sein können.

Wie dem auch sei, der Weg, auf dem die Erregungen für die Labyrinthstellreflexe die roten Kerne erreichen, ist noch nicht sicher bekannt. Es sei noch darauf hingewiesen, daß Held (79) eine Bahn beschreibt, die im Nucleus medialis des Nervus vestibularis beginnt, dorso-lateral vom roten Kern verläuft und wahrscheinlich in diesem und in dem ventro-lateralen Thalamuskern endigt.

Durch unsere Versuche wurde allein festgestellt, daß die Erregungen der Labyrinthstellreflexe über die roten Kerne und entlang den Tractus rubro-spinales die Muskeln erreichen. Die aufsteigenden Bahnen des primären Reflexbogens verlaufen weder über oral gelegene Hirnteile noch über das Mittelhirndach und, nach den Untersuchungen von Magnus und de Kleyn, auch nicht über das Kleinhirn.

Die roten Kerne als Zentren der Körperstellreflexe auf den Körper benötigen zum Zustandekommen dieser Reflexe weder das Großhirn mit den Corpora striata, noch die Thalami optici und die Corpora quadrigemina.

Auch über den Mechanismus dieser Reflexe ist weiter wenig bekannt. Der Reiz für diese Reflexe geht von der Körperoberfläche aus, in der er durch Gegendruck einer Unterlage ausgelöst wird. Es ist bisher noch unbekannt, ob diese Erregungen in der Haut oder in tieferen Teilen aufgeweckt wurden, in welchen Bahnen sie in das Rückenmark aufsteigen, und auf welchem Wege sie die roten Kerne erreichen.

Magnus und de Kleyn sahen nach Kleinhirnexstirpation die Körperstellreflexe auf den Körper, im Gegensatz zu den anderen Stellreflexen und zu den verschiedenen Labyrinthreflexen, immer verschwinden. Sie ließen ihre Tiere aber immer nur kurze Zeit am Leben, so daß ihre Versuche für den Zentralmechanismus dieser Reflexe nichts beweisen.

Auch die beiden kleinhirnlosen Hunde von Dusser de Barenne (49 u. 49a), die viel längere Zeit lebten, zeigten bei wiederholten Untersuchungen diese Reflexe nicht. Auch das beweist natürlich nicht, daß die aufsteigenden Reflexbahnen über das Kleinhirn verlaufen.

Diese Beobachtungen berechtigen aber eine nähere Untersuchung der Rolle, die das Kleinhirn vielleicht bei diesen Reflexen spielt. Um so mehr, als darin vielleicht der Schlüssel liegt zur Lösung der vielen Rätsel, vor die uns die zerebellare Ataxie und ihre Symptome stellen.

Es wurde bisher sorgfältig vermieden, zu erörtern, welche Folgen die einseitige Zerstörung eines roten Kernes oder eines Tractus rubro-spinalis hat. In der Einleitung wurde schon darauf hingewiesen, daß die Ergebnisse bei Untersuchungen über die Funktionen doppelseitiger Organe und Kerne weit eindeutiger sind, wenn man diese Organe zuerst beiderseits entfernt oder zerstört.

Das gilt sicher auch für die roten Kerne.

Drei Funktionen kommen über die roten Kerne zustande, die Regulierung der normalen Muskeltonusverteilung, die Labyrinthstellreflexe und die Körperstellreflexe auf den Körper. Es ist daher die Wahrscheinlichkeit sehr groß, daß nach einseitiger Zerstörung eines roten Kernes oder einer rubro-spinalen Bahn ein sehr verwickelter, kaum zu entwirrender Symptomkomplex auftritt. Das wird noch deutlicher, wenn man bedenkt, daß die aufsteigenden, zuführenden Bahnen, auf denen die verschiedenen Erregungen die roten Kerne erreichen, noch unbekannt sind. Es ist doch keineswegs ausgeschlossen, daß die von ein und derselben Körperseite ausgehenden Erregungen über verschiedene rote Kerne verlaufen, z. B. die Erregungen aus dem linken Labyrinth über den rechten roten Kern, die Erregungen aus der linken Körperoberfläche über den linken roten Kern und daß eventuell vorhandene Reize, die den Muskeltonus regulieren, über einen dieser beiden Kerne gehen. Es ist weiterhin nicht ausgeschlossen, daß ein Teil dieser einseitigen Erregungen durch partielle Kreuzungen der zu- oder abführenden Bahnen über beide roten Kerne geht. Schließlich führt das einseitige Fehlen der Labyrinthstellreflexe bei Kaninchen und Katzen (mit Kopfkappe) zu einer abnormen Kopfstellung, die sekundär wieder den Tonus der Körpermuskulatur beeinflußt.

Damit sind aber noch lange nicht alle Möglichkeiten erschöpft, die nach einseitiger Zerstörung des roten Kernes das Symptomenbild verwickelt machen können. Es ist noch nicht sicher bekannt, ob die Fasern der Tractus rubrospinales alle aus dem gekreuzten roten Kern oder auch aus dem gleichseitigen entstammen, ob also die Fasern aus den roten Kernen zu den Tractus rubrospinales sich alle erst in der Forelschen Kreuzung kreuzen oder ein Teil ungekreuzt in den gleichseitigen Tractus übergeht.

Einige Physiologen, unter anderen Thiele, nehmen auf Grund von partiellen Mittelhirndurchschneidungen bei Katzen das Vorhandensein ungekreuzter Fasern an.

Nach Monakow und auch nach Winkler ist dieser ungekreuzte Teil, wenn er überhaupt besteht, bei Kaninchen und Katzen jedenfalls sehr gering. Ihre Ansicht stützt sich auf die Beobachtungen nach halbseitiger Durchschneidung des Pons oder der Medulla oblongata bei neugeborenen Tieren. Sie sahen danach infolge retrograder Atrophie so gut wie alle Zellen des gekreuzten Kernes verschwinden. Monakow beobachtete bei neugeborenen Kaninchen, daß nach einseitiger Durchschneidung des Tractus rubro-spinalis alle Riesenzellen im kaudalen Teil des gekreuzten roten Kernes verschwanden. Bei einer neugeborenen Katze, der er nahezu die eine ganze Ponshälfte durchschnitten hatte (nicht den Lemniscus lateralis), atrophierte beinahe vollständig der linke rote Kern durch retrograde Degeneration. Nur in den Teilen des roten Kerns, die er Nucleus dorsalis und Nucleus reticularis dorsolateralis nennt, blieben Zellen erhalten. Auch in den Präparaten eines Kaninchens, dem Winkler sofort nach der Geburt die Medulla oblongata halbseitig durchschnitt, sind nur Zellen dieser Teile intakt geblieben.

Schließlich wird in der Literatur nirgendwo erwähnt, wo die Fasern der rubrospinalen Bahnen in den Vorderhörnern des Rückenmarkes endigen, ob nur in den gleichseitigen oder auch in den Vorderhörnern der gegenüberliegenden Seite.

In Kapitel VII wurden zwei Fälle mitgeteilt (Katze Mediana und Kaninchen Grisette), bei denen nur einseitig eine rubro-spinale Bahn ganz oder doch so gut wie ganz zerstört war, und bei denen u. a. ein Körperstellreflex auf den Körper nur aus einer Seitenlage nachzuweisen war. Trotzdem ist es nach dem Erörterten verständiger, auf diese beiden Fälle hier nicht näher einzugehen, um so mehr, als auch der andere Tractus rubro-spinalis beschädigt war.

Statt gewagter Voraussetzungen ist im folgenden noch einmal zusammengefaßt, was über die Funktionen der roten Kerne bei Kaninchen und Katzen bekannt ist.

I. Die roten Kerne sind bei Katze und Kaninchen die Zentren für die Regulierung der normalen Muskeltonusverteilung, der Labyrinthstellreflexe und der Körperstellreflexe auf den Körper.

II. Die roten Kerne von Katzen und Kaninchen können ohne Großhirn, ohne Corpora Striata, Thalami optici und Corpora quadrigemina die normale Muskeltonusverteilung, die Labyrinthstellreflexe, die Körperstellreflexe auf den Körper aufrecht erhalten. Für das Zustandekommen der Labyrinthstellreflexe ist außerdem das Kleinhirn nicht erforderlich.

III. Ohne die roten Kerne ist bei Katzen und Kaninchen keine normale Muskeltonusverteilung möglich. Es tritt statt dessen Hypertonie der Streckmuskeln auf. Auch ist ohne sie, selbst bei völlig intakt gelassenem übrigem Gehirn, das Vorhandensein der Labyrinthstellreflexe und der Körperstellreflexe auf den Körper ausgeschlossen.

IV. Der einzige deutliche Unterschied bezüglich Muskeltonus und Stellfunktion zwischen Katzen und Kaninchen ohne rote Kern-Funktionen bei sonst intaktem Gehirn und dezerebrierten Katzen und Kaninchen ist der, daß die ersteren ihren Kopf noch in die Normalstellung bringen können, wenn sie auf einer Unterlage liegen; die letzteren können dies nicht.

Bei Kaninchen ohne rote Kern-Funktion erfolgt dieses Kopfaufrichten allein durch die Körperstellreflexe auf den Kopf. Bei Katzen spielen vielleicht auch optische Stellreflexe dabei eine Rolle. Über den Grad der Verstärkung des Strecktonus bei Tieren ohne rote Kern-Funktionen und bei dezerebrierten Tieren sei auf die Erörterungen S. 217 hingewiesen.

X. Die Funktionen der roten Kerne beim Menschen.

„Der Mensch ist keine Katze und noch weniger ein Kaninchen", so lautete ein Urteil nach Veröffentlichung einer vorläufigen Mitteilung über die vorliegenden Untersuchungen. Es liegt mir natürlich fern, in diesem Kapitel zu beweisen, daß dem doch so ist. Es scheint mir jedoch wenig wahrscheinlich, daß ein bestimmter Kern, wie der rote Kern, der bei den Säugetieren nahezu dieselben zu- und abführenden Bahnen besitzt und in dem bei den Säugetieren fast gleichförmig gebauten Mittelhirn liegt, bei dem einen Säugetier eine andere Funktion haben soll als bei dem anderen. Ebensowenig wird man, so meine ich, a priori erwarten, daß die Okulomotoriuskerne bei noch nicht daraufhin untersuchten Säugetieren statt der Augenmuskelbewegungen z. B. die Magenfunktion regulieren.

Wohl sind bezüglich der quantitativen Funktionen der roten Kerne Unterschiede möglich und auch wahrscheinlich. Beim Menschen ist das Großhirn viel stärker entwickelt. Es kann daher sehr wohl sein, daß es beinahe völlig die Funktionen der roten Kerne übernommen hat, und infolgedessen beim Menschen die Zerstörung dieser Kerne nur sehr wenig Ausfallserscheinungen hervorrufen wird. Fernerhin sahen wir, daß die Labyrinthstellreflexe über die roten Kerne zustande kommen. Bei den einzelnen Säugetieren spielen diese Reflexe eine sehr verschiedene Rolle. Exstirpiert man einem Kaninchen einseitig das Labyrinth, dann hält es den Kopf um 90—135°, ja bis zu 180° aus der Normalstellung gedreht. Diese Kopfdrehung wird durch Einfluß der Körperstellreflexe auf den Kopf nach einiger Zeit etwas geringer, verschwindet aber nicht. Der Kopf bleibt dauernd nahezu in Seitenlage. Bei der Katze ist das schon nicht mehr der Fall. Bei ihr kehrt der Kopf sehr bald nach der Labyrinthexstirpation durch den Einfluß optischer Reflexe und Körperstellreflexe fast in die Normalstellung zurück. Ebenso ist es bei Hund und Affe. Auch beim Menschen macht die einseitige Labyrinthzerstörung nur wenige Erscheinungen. Wie gering beim Menschen die Störungen bei völligem Fehlen der Labyrinthe sein können, erkennt man an Taubstummen, die oft labyrinthlos sind. Ohne besonders darauf gerichtete Untersuchungen merkt man ihnen diesen Mangel an Labyrinthen nicht an. Kreidl (126) berichtet von einem taubstumm geborenen Jungen, der keine Labyrinthreflexe, u. a. keine Augendrehreaktionen hatte. Trotzdem konnte er mit geschlossenen Augen normal und geradlinig laufen, auf einem Bein stehen und sich auf einem runden, auf der Erde liegenden Baum aufrecht halten. Er vermochte sogar mit geschlossenen Augen auf diesem Baume entlang zu laufen.

Außer den Labyrinthstellreflexen verschwinden bei Katze und Kaninchen durch den Ausfall der Funktionen der roten Kerne auch die Körperstellreflexe auf den Körper. Beim Menschen sind aber die einzelnen Stellreflexe noch nicht genau untersucht. Auch ist noch nicht bekannt, wie weit Gleichgewichtsstörungen bei Kranken auf dem Fehlen eines oder mehrerer Stellreflexe beruhen. Die Gleichgewichtsstörungen beim Menschen wurden von vielen Autoren unter den Begriff der Ataxie gerechnet. Zu den Ataxiesymptomen zählt man aber sehr voneinander abweichende Erscheinungen, z. B. wackelnden, unkoordinierten Gang — die Unfähigkeit, bei geschlossenen Augen auf einem Bein oder auf beiden Beinen mit geschlossenen Füßen stehen zu können — die Unfähigkeit, die Fingerspitzen aneinander oder die Fingerspitze an die Nase zu bringen — das Unvermögen, die Ferse prompt auf das Knie zu setzen und die Finger schnell gegeneinander zu bewegen. Einige rechnen sogar das Vorbeizeigen, die Propulsion, die Retropulsion, die choreatischen und athetotischen Bewegungen, den Intentionstremor und andere Tremoren hinzu. Ich will die Auffassung nicht für mich in Anspruch nehmen, daß all diese Erscheinungen auf Störungen der Stellreflexe beruhen. Wohl aber wird das Fehlen dieser Reflexe ataktische Erscheinungen hervorrufen können. Kranke mit Ataxie dürften daher eher Störungen der Stellreflexe haben als andere.

Das dritte nach Zerstörung der roten Kerne auftretende Symptom war bei Katzen und Kaninchen die Verstärkung des Muskeltonus. Obwohl diese Erscheinung sehr häufig bei neurologischen Kranken vorkommt, wurde sie nur selten von den Neurologen auf Zerstörungen oder krankhafte Veränderungen der roten Kerne zurückgeführt. Sie wird dagegen fast immer Veränderungen der Pyramidenbahnen, des Corpus striatum oder der Substantia nigra zugeschrieben.

Bevor wir auf die in der Literatur enthaltenen Beobachtungen bei Veränderungen der roten Kerne des Menschen eingehen, erscheint mir die Erörterung berechtigt, aus welchen Gründen man Veränderungen der Pyramidenbahnen, des Corpus striatum und der Substantia nigra für die Verstärkung des Muskeltonus verantwortlich macht.

Die Zerstörung der Pyramidenbahnen hält man für die Ursache des verstärkten Muskeltonus bei Hemiplegien durch Hirnblutung oder Enzephalomalazie, bei spastischer Spinalparalyse und bei einigen anderen Krankheiten.

Wir sahen schon, daß bei Katzen und Kaninchen nach Großhirnexstirpation vor den Thalami optici, wobei auch die Pyramidenbahnen durchschnitten werden, die Muskeltonusverteilung völlig normal bleibt. So ist es nicht nur bei diesen Tieren. Goltz (69) beobachtete schon 1892, daß ein Hund nach Großhirnexstirpation nicht nur völlig normal lief, sondern auch rückwärts laufen und frei auf Hinterbeinen stehen kann. Nach Verletzung einer Pfote vermag er noch mit völlig normaler Koordination und mit normaler Muskeltonusverteilung auf drei Beinen zu laufen. Dasselbe stellte Starlinger (223) bei einem Hund nach Durchtrennung der Pyramidenbahnen vor der Pyramidenkreuzung fest. Rothmann (198) sah, daß auch bei Affen (Rhesus) die Durchschneidung dieser Kreuzung keine Verstärkung des Muskeltonus hervorrief. Einer seiner Affen lief schon eine Viertelstunde nach der Operation umher und kletterte an den Stangen seines Käfigs hinauf. Nach vier Stunden sprang das Tier schon auf seine Stange. Am folgenden Tag konnte es schon drei kleine Früchte aufgreifen und öffnen. Nach drei Wochen war kein Unterschied von einem normalen Affen mehr zu erkennen. Das Tier hatte keine spastischen Erscheinungen und keine erhöhten Sehnenreflexe.

Economo und Karplus (50) durchschnitten bei Macacus den Pes pedunculi cerebri vor dem Pons einseitig und doppelseitig. Sie beobachteten ebenfalls ein weitgehendes Zurückgehen der motorischen Störungen. Auch diese Eingriffe hatten keine Erhöhung des Muskeltonus zur Folge.

Schließlich wiesen Leyton und Sherrington (134) nach, daß auch bei anthropoiden Affen (Schimpanse, Orang-Utang, Gorilla) nach halbseitiger und beiderseitiger Exstirpation des Gyrus centralis anterior die nachfolgenden Lähmungserscheinungen beinahe völlig zurückgehen und keine spastischen Erscheinungen auftreten. Völlig übereinstimmende Ergebnisse brachten die Untersuchungen von Munk, Probst, Karplus und Kreidl u. a. bei verschiedenen Tierarten.

Die Auffassung, daß beim Menschen die spastischen Erscheinungen durch eine Unterbrechung der Pyramiden- (kortiko-spinalen) Bahnen verursacht sind, findet also in den Tierexperimenten keine Stütze.

Die spastische Hemiplegie nach Hirnblutung wird gewöhnlich der einseitigen Unterbrechung der kortiko-spinalen Pyramidenbahnen durch die Blutung zugeschrieben. Die neurologischen Lehrbücher enthalten bei der Differentialdiagnostik der einzelnen Lokalisationen dieser Blutungen die Angabe, daß die spastischen Erscheinungen um so stärker sind, je weiter kaudal die Unterbrechung liegt. Das weist schon darauf hin, daß bei ausgeprägten hypertonischen Symptomen außer den aus den Zentralwindungen des Großhirns stammenden kortikospinalen Bahnen noch andere Bahnen verletzt sein müssen.

Als gewöhnlichste Ursache für die spastische Hemiplegie wird die Zerstörung der Pyramidenbahn in der Capsula interna durch eine Blutung aus der Arteria cerebri media angegeben. Wie isoliert sich einige Kliniker diese Zerstörung vorstellen, erhellt aus der Bemerkung Lewys (132) in seinem ausführlichen Buch über Muskeltonus (1923): „Wieviel aber das Striatum auch ohne die Rinde noch motorisch leisten kann, das wieder zeigt uns das hemiplegische Glied." Jeder,

der der Sektion eines an Apoplexie verstorbenen Kranken beigewohnt hat, weiß daß die Blutungen die Größe eines Apfels und mehr erreichen, und daß gewöhnlich gerade das gleichseitige Corpus striatum mitbeschädigt ist. Wohl werden die Blutungen bei Menschen, die die Apoplexie überleben, weniger groß sein, doch werden sie sich selten auf die Capsula interna beschränken. (Die Todesursache ist meistens ein Durchbruch der Blutung in die Ventrikel, oft aber auch eine hypostatische Pneumonie oder eine Schluckpneumonie.)

Für die Hemiplegie durch Thrombose oder Embolie geben die Lehrbücher (z. B. Oppenheim, 176) an, daß sie meistens durch Verschluß des Stammes der Arteria fossae Sylvii verursacht wird. (Verschluß ihres zweiten Seitenastes allein soll ebenfalls Hemiplegie erzeugen können.) Nach Monakow gehen nach diesem Verschluß das ganze Corpus striatum, der Vorderteil des Thalamus opticus, die Regio subthalamica, der größte Teil der Gyri centrales, die Insel, das Operkulum und die dritte Frontalwindung zugrunde. Nach Oppenheim stellt sich die Ernährung der Großhirnwindungen oft wieder her, dagegen erweicht das Zentralgebiet in großer Ausdehnung. Außer der Arteria fossae Sylvii soll auch die Embolie oder Thrombose der Arteria cerebri anterior Hemiplegie verursachen können. Hierüber schreibt Oppenheim: „Überschreitet jedoch die Erweichung das Terrain des Nucleus caudatus, des Nucleus lentiformis oder Thalamus opticus nicht, so kann die Hemiplegie von vornherein ausbleiben." Oppenheim fand dann auch bei Hemiplegien durch Hirnerweichung entweder einen sehr ausgebreiteten, oft faustgroßen oder noch größeren Herd oder mehrere Herde. 1901 wies Pierre Marie (163) an Hand zahlreicher Sektionen von Greisen mit Halbseitenlähmung darauf hin, wie äußerst selten man nur einen großen Herd findet. Beinahe immer sind zahlreiche kleine Höhlen vorhanden, welche manchmal die Pyramidenbahn nur wenig beschädigen, aber mit Vorliebe in anderen Hirnteilen, wie im Corpus striatum, liegen.

Es ist also durch pathologisch-anatomische Untersuchungen kaum zu beweisen, daß die motorischen und spastischen Erscheinungen bei Hemiplegie ausschließlich auf Läsionen der kortiko-spinalen Pyramidenbahnen beruhen. Dazu kommt noch, daß die spastischen Symptome sich viel später und langsam entwickeln und somit die Folge von sekundären Veränderungen (durch Druck, durch chemische Zersetzungsprodukte des Blutes usw.) im zentralen Nervensystem sein können.

Das Krankheitsbild der spastischen Spinalparalyse ist von Charcot und Erb ursprünglich auf theoretischen Vorstellungen aufgebaut worden. Es ist der Symptomenkomplex, der, wie sie meinten, nach isolierter Degeneration der Pyramidenbahnen auftreten müßte. Zahlreiche, mehr oder weniger reine, mit dem aufgestellten Krankheitsbild übereinstimmende Fälle sind von ihnen selbst und von Minkowski, Déjérine, Strümpell u. a. beobachtet worden. Bei der Sektion war aber die Degeneration nicht ausschließlich auf die Pyramidenbahnen beschränkt. Strümpell, der das Krankheitsbild besonders studierte, gab denn auch an, daß die Degeneration fast immer „die Gesamtheit der in den Vorderseitensträngen verlaufenden motorischen Fasern betrifft". Wie bekannt, gehören dazu auch die rubro-spinalen Bahnen. Schon 1907, in der 16. Auflage seines Lehrbuches, erwähnt Strümpell diese Degenerationen außerhalb der

Pyramidenbahnen, schreibt ihnen aber keine besondere Bedeutung zu. 1922, in der 22. Auflage, meint er dagegen, daß ein Teil der Symptome (die allgemeine Starre, die Stellungsfixationen u. a.) auf die Erkrankung der extrapyramidalen Bahnen zu beziehen ist.

Ehe wir auf die Erscheinungen nach Pyramidenbahnverletzungen eingehen, soll noch an die bei Hemiplegien häufig konstatierten ataktischen Symptome erinnert werden. Auch bei spastischer-Spinalparalyse kann die Fähigkeit, sich aufzurichten, stark gestört sein. Das zeigt deutlich die nebenstehende, aus Strümpells Lehrbuch übernommene Abbildung (Abb. 189). Sie erinnert direkt an die Abbildung der dezerebrierten Katze. Nach Strümpell beruht in diesem Fall die starke Störung der Stellfunktion auf der großen Muskelstarre·

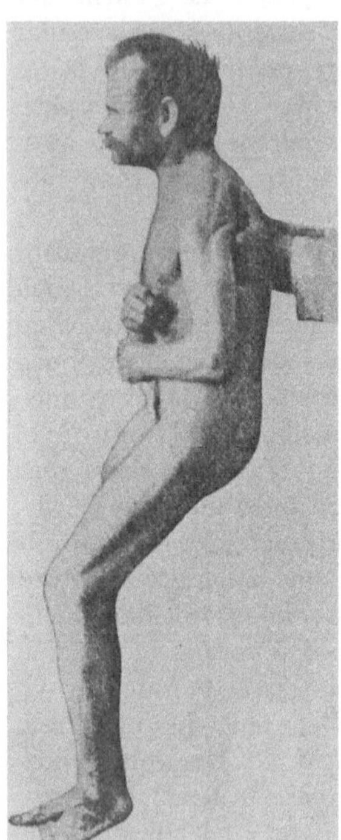

Abb. 189.
Spastische Spinalparalyse.
Ungeheuere Muskelrigidität
des Rumpfes, der Arme und
Beine. Von hinten gestützt
kann der Kranke stehen, steif
wie ein „Stock".
(Aus A. Strümpell: Lehr-
buch der speziellen Pathologie und Therapie.)

Einen sehr interessanten Fall von künstlicher Läsion der Pyramidenbahnen beim Menschen teilt Horsley (85) mit. Bei einem jungen Menschen, der an sehr schmerzhaften Anfällen von athetotischen Zuckungen in einem Arm litt, machte er eine Trepanation. Dann bestimmte er die Gegend der Gyri centrales, die bei elektrischer Reizung Bewegungen des betreffenden Armes ergab. Er schnitt diesen Bezirk 1 cm tief völlig weg, danach trat eine völlige Lähmung des linken Armes auf, die sich aber wieder ganz zurückbildete. Nach einem Jahr konnte der Patient Schulter, Ellenbogen und Handgelenk wieder bewegen. Nur im kleinen Finger und im Ringfinger behielt er eine Parese. Die beiden Finger konnten nicht völlig gestreckt werden. Der Tonus der Armmuskulatur war völlig normal. Nur die beiden Finger neigten zu Beugekontraktur.

Guillain und Barré (73) beobachteten im Kriege sehr merkwürdige Fälle von Pyramidenbahnverletzungen. Einer davon sei hier kurz mitgeteilt. Bei einem Soldaten mit Schädelschuß wurde bei der Trepanation eine mehrere Zentimeter tiefe Höhle in der Regio Rolandica gefunden. Sie war mit einem Brei von Blut und Hirngewebe gefüllt. Die Höhle wurde vorsichtig gereinigt und vorübergehend mit einem mit Alkohol getränkten Wattebausch gefüllt. Danach bestand zuerst eine vollständige linkseitige Hemiplegie. Nach einem Monat konnte der Patient das Bein aber schon wieder in der Hüfte und im Knie beugen. Spastische Symptome waren nicht vorhanden. Die Sehnenreflexe waren am linken Bein schwächer als am rechten.

Sie teilen noch zahlreiche andere Fälle von Pyramidenbahnverletzungen mit, bei denen motorische und spastische Störungen mehr oder weniger lange fortdauerten.

Ihre Schlußfolgerungen sind:

a) Verletzungen der Rinde der Gyri centrales verursachen entsprechend ihrer Ausdehnung Hemiplegien oder Monoplegien, zuweilen auch nur eine Lähmung eines Gliedmaßenteiles oder einer einzelnen Muskelgruppe. Zuweilen sind die Sehnenreflexe verstärkt, aber niemals so stark wie bei Läsionen der Capsula interna. Die Störungen haben fast immer Neigung zur Rückbildung. Nach mehreren Monaten ist oft Astereognosie das einzig übriggebliebene Symptom.

Symmetrische Läsionen dieser Windungen verursachen mehr oder weniger spastische Paraplegien. Auch sie haben große Neigung zur Besserung. Merkwürdig ist, daß das Gehen hierbei schon möglich ist, wenn die durch den Ischiadikus innervierten Muskeln noch gelähmt sind. Die Autoren betonen die völlige Übereinstimmung mit den Affenexperimenten.

b) Verletzungen der Pyramidenbahnen in der Corona radiata verursachen eine totale Hemiplegie, welche zuerst schlaff ist, aber spastisch werden kann. Die Reflexe sind meistens erhöht, oft besteht Fußklonus.

c) Läsionen der Capsula interna sind stets von totalen Hemiplegien begleitet. Sie neigen zu Spasmen. Ihre Prognose und die der unter b genannten Läsionen ist viel schlechter als bei den Rindenverletzungen. Ein großer Teil dieser Halbseitenlähmungen bildet sich nicht wieder zurück.

d) Hemiplegien mit frühzeitig auftretenden starken Atrophien werden meistens durch Läsionen des Hypothalamus oder der Hirnstiele verursacht. In mehreren Fällen derartiger Verletzungen, bei denen die roten Kerne und der Hypothalamus mitbeschädigt waren, wurde eine starke und allgemeine Amyotropie beobachtet. Die Prognose dieser Fälle ist absolut schlecht.

Wir sehen also, daß ausgeprägte spastische Erscheinungen mit Sicherheit, weder bei pathologischen noch bei traumatischen Hirnveränderungen, ausschließlich auf die Läsionen der kortiko-spinalen Pyramidenbahnen zurückgeführt werden können. Um so weniger, als nach mehr oder weniger ausgebreiteter Zerstörung des Ursprungsgebietes der Bahnen in den Gyri centrales oft Hypertonie fehlt (Horsley, Guillain und Barré u. a.). Nach Wertheim Salomonson (243a) sollen Läsionen der Pyramidenbahnen in oder gerade unter der Rinde meist mit Atonie einhergehen.

Aber auch bei tieferen Läsionen der Pyramidenbahnen kann Starre fehlen. So beschreibt Benedikt[1]) (zitiert nach Lewandowsky) einen Fall mit einem tuberkulösen Herd in einem Hirnstiel. Er hatte weder Lähmungen noch Hypertonie.

Pierre Marie und Guillain beschreiben einen Fall von infantiler Hemiplegie, bei dem alle Windungen der linken Großhirnhemisphäre auf der lateralen Seite völlig zerstört waren. Die bulbäre und medulläre Pyramidenbahn war einseitig „presque totalement disparu". Trotzdem zeigte der Kranke nur „un minimum de symptômes paralytiques, tous les mouvements des membres

---

1) Benedikt, M.: Bulletin méd. S. 547, 1. Mai 1889. In der Literatur werden auch oft (u. a. von Lewy) Beobachtungen von Mahaim und Haenel als Fälle von Pyramidenbahnläsionen ohne Hypertonie erwähnt. In diesen Fällen fehlte aber sicherlich die Hypertonie nicht ganz und die Läsionen beschränkten sich nicht ausschließlich auf die Pyramidenbahnen.

supérieurs et inférieurs étaient faciles". Demgegenüber fand Spielmeyer (220a) bei typischer infantiler Hemiplegie die Pyramidenbahnen ziemlich intakt.

Besondere Aufmerksamkeit verdient auch das oft völlige Fehlen von Hypertonie bei Kindern mit kolossalem Hydrozephalus. In solchen Fällen kann wohl mit Rücksicht auf die völlig plattgedrückte und veränderte Hirnrinde von einer Funktion über die kortiko-spinalen Pyramidenbahnen kaum die Rede sein (Abb. 190).

Ich will mit den vorausgegangenen Erörterungen keineswegs beweisen, daß ein den Muskeltonus regulierender Einfluß über die Pyramidenbahnen völlig fehlt. Im Gegenteil, bei den in Kap. VII mitgeteilten Versuchen wurde ein Einfluß des intakt gebliebenen Großhirns auf den Muskeltonus der Katze wahrgenommen. Es wurde damals die Vermutung ausgesprochen, daß dieser Einfluß auf den Muskeltonus über die Pyramidenbahnen verläuft.

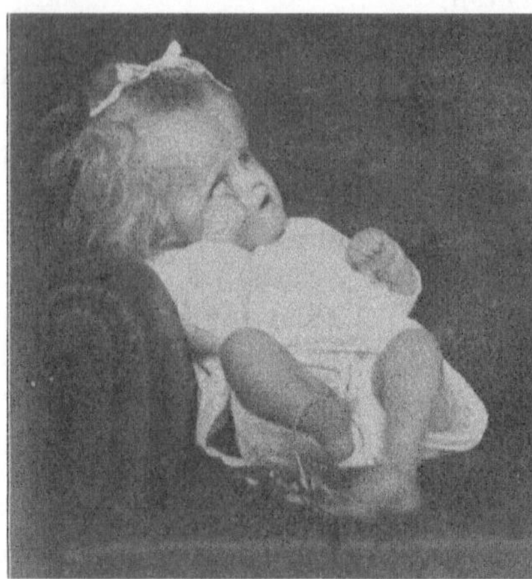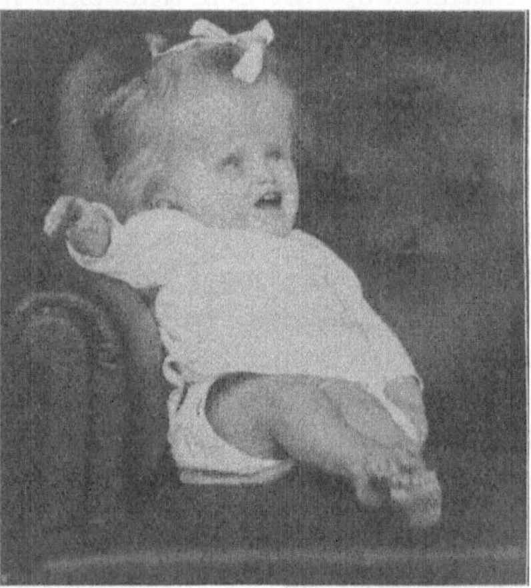

Abb. 190. Kind von 6 Jahren mit Hydrocephalus. Der occipito-frontale Schädelumfang beträgt 69 cm! Das Kind ist vollkommen idiotisch, kann aber die Extremitäten frei bewegen und zeigt keine Hypertonie. Psychiatr. u. neur. Klinik der Reichsuniversität zu Utrecht.

Wohl aber folgt aus dem Vorhergehenden, daß die Bedeutung einer völligen oder teilweisen Zerstörung der kortiko-spinalen Pyramidenbahnen für die Entstehung hypertonischer Erscheinungen beim Menschen bisher viel zu hoch eingeschätzt wurde.

In der Literatur sind mitgeteilt: „Ein Mensch ohne Großhirn" und „Ein Kind ohne Großhirn". Der eine Fall wurde von Edinger und Fischer beschrieben (52). Es handelte sich um einen $3^3/_4$ Jahre alten Menschen. Bei ihm war durch einen intrauterinen Prozeß das ganze Großhirn in eine Haut verwandelt worden, in der man die Hirnstruktur makroskopisch noch völlig erkennen konnte. Das Kind wurde vermutlich 4 Wochen nach der Geburt steif und blieb so bis zu seinem Tode.

Außer dem Großhirn fehlten einseitig der Nucleus caudatus und das Putamen, beiderseits fast ganz der Thalamus opticus, das Corpus geniculatum mediale und das Corpus mammillare. Die Kerne des Hypothalamus waren nicht deutlich zu erkennen, die Substantia nigra und die roten Kerne waren verändert (in den dorso-lateralen Abschnitten des Nucleus ruber sind einige kleine helle Stellen, offenbar die atrophischen Teile seines neenzephalen Abschnittes).

Der zweite, von A. Jakob (94) beschriebene Fall ist ein Kind, das 10 Monate alt wurde und sofort nach der Geburt (Wendung mit Extraktion, Asphyxie) einige Zeit heftiges Fieber mit Krämpfen hatte. Nach Abfall des Fiebers blieb das Kind dauernd apathisch und steif.

Das Großhirn war bei dem Kinde papierdünn (mit Ausnahme der Okzipital- und Temporallappen). Der Nucleus caudatus, das Putamen und der orale Teil der Thalami optici fehlten beiderseits fast ganz. Die Nucl. med. ant., die Nucl. lat. ant., die Nucl. lat. post. und das Pulvinar thalami waren beiderseits atrophisch, die Corpora quadrigemina plattgedrückt. Die Corpora geniculata med. fehlten. Die Substantia nigra war etwas atrophisch. Die roten Kerne waren kleiner als normal und zeigten sekundäre Entartungen. Die Hypertonie kann in diesen beiden Fällen nicht ausschließlich auf den Ausfall der kortiko-spinalen Pyramidenbahnen zurückgeführt werden.

Auch lassen sich diese Fälle nicht mit den großhirnlosen Hunden vergleichen, wie es Fischer, Edinger und A. Jakob tun und zwar deshalb nicht, weil:

I. Eine Krankheit vorlag und der Hirnstamm nur mit der Weigert-Palschen Methode untersucht wurde. Der Einfluß dieser Krankheit auf die Zellen ist also nicht untersucht.

II. Weil der intrakranielle Druck bei diesen Fällen erhöht gewesen sein kann.

III. Weil außer dem Großhirn große Teile der Corpora striata und der Thalami optici fehlten und die roten Kerne wie das übrige Mittelhirn nicht normal waren.

IV. Weil die Zerstörung des Großhirns zu einer Zeit erfolgte, als das Zentralnervensystem noch nicht völlig entwickelt war. Die Großhirnexstirpation wurde aber immer an ausgewachsenen Hunden ausgeführt. Schließlich wurde das von Jakob beschriebene Kind nur 10 Monate alt. In diesem Alter können auch normale Kinder noch nicht gut stehen und gehen und sich aufrecht halten, noch viel weniger zurückgebliebene Kinder.

Diese Fälle beweisen daher keineswegs, daß der Mensch sich anders verhalten soll als das Tier.

Um so weniger als Létienne (129 und 6) ein Kind ohne Großhirn beschreibt, das 6 Tage lebte und während dieser Zeit „jouissait de l'entière liberté de tous ses mouvements". Die Schädelhöhle dieses Kindes enthielt an Stelle des Großhirns ungefähr 1 Liter Flüssigkeit. Es hatte keine Starre.

Auf der Naturforscherversammlung 1925 in Innsbruck zeigte E. Gamper (67) eine Filmaufnahme eines Anenzephalen. Dieser hatte keine Starre, sondern freie Arm- und Beinbewegungen und außerdem deutliche Labyrinthstellreflexe. Nach der mikroskopischen Untersuchung fehlten bei ihm das Großhirn, die Corpora striata und die Thalami optici. Erst das Mittelhirn mit den roten Kernen war als Hirnteil deutlich erkennbar.

Also völlige Übereinstimmung mit unseren Versuchen.

Auch die Auffassung, daß Veränderungen des Corpus striatum für die spastischen Erscheinungen verantwortlich seien, findet im Tierexperiment keine Stütze. Wir sahen schon, daß Thalamuskatzen und -kaninchen nach Exstirpation des Großhirns einschließlich der Corpora striata mit völlig normaler Muskeltonusverteilung ganz normal sitzen, stehen und laufen. Auch bei Hunden verursacht starke Beschädigung der Corpora striata keine spastischen Erscheinungen. Bei dem schon besprochenen Goltzschen Hund ergab sich bei der Hirnuntersuchung durch Gordon Holmes (82), daß das eine Corpus striatum nahezu zerstört, das andere beschädigt war. Die mikroskopische Untersuchung zeigte dann noch, daß nur ein Nucleus caudatus intakt war und die übriggebliebenen Striatumteile völlig degeneriert waren. Bei dem großhirnlosen Hund von Rothmann waren makroskopisch keine Überbleibsel des Corpus striatum zu erkennen (199 u. 200)[1]. Bei dem Hund von Dusser de Barenne (49) war, nach der

---

[1] In der soeben erschienenen Veröffentlichung von H. Rothmann (201) läßt die mikroskopische Hirnuntersuchung erkennen, daß bei der Exstirpation beiderseits der Globus pallidus und ein großer Teil des Putamen erhalten geblieben waren. Das erhaltene Putamen zeigte sekundäre Degenerationserscheinungen. Der Nucleus caudatus war beiderseits stark beschädigt. Sein vorderes Drittel war abgeschnitten worden.

Untersuchung von Brouwer, links nur die orale Hälfte des Nucleus caudatus und ein Stück des beschädigten Globus pallidus erhalten, rechts waren die kaudale Hälfte des Putamen und der Globus pallidus nicht abgeschnitten worden. Alle diese Hunde zeigten eine ganz normale Muskeltonusverteilung.

Ebenso verursachten Verletzungen des Corpus striatum bei Affen keine Hypertonie. Karplus und Kreidl (97) berichten, daß ein Macacus (Nr. XI), dem sie einseitig eine Großhirnhemisphäre mit dem ganzen Corpus striatum exstirpiert hatten, nach 8 Tagen völlig normal an den Stangen seines Käfigs heraufkletterte, über eine Stange laufen und auf ihr sitzen bleiben konnte, indem er sich mit allen vier Pfoten festhielt. Auch feinere Bewegungen führte er gut aus. So fing er z. B. sehr geschickt Fliegen und fraß sie auf. Weder erhöhter Tonus noch erhöhte Reflexerregbarkeit waren während der 3 Monate, die er lebte, nachzuweisen. Bei einem anderen Macacus (Nr. IX) nahmen sie beide Hemisphären mit nahezu beiden Corpora striata weg. Ein kleines Stückchen Putamen blieb beiderseits stehen. Das Tier setzte sich schon am folgenden Tage auf und hielt sich mit den Vorderpfoten am Gitter fest. Am anderen Tage wurde es krank bis zu seinem Tode, 5 Tage nach der Operation. In dieser Zeit besserte sich die Motilität nicht weiter. Auch dieser Affe hatte keine Spur von Hypertonie, obwohl diese, wie wir durch Sherrington wissen, auch bei Affen nach Querschnitt durch das Mittelhirn sofort auftritt.

Kinnier Wilson (245) beschädigte elektrolytisch bei Affen (Macacus) einseitig das Corpus striatum, zuweilen nur das Putamen, zuweilen den Globus pallidus, zuweilen beide gleichzeitig. In allen Fällen, in denen die Capsula interna nicht beschädigt wurde, hatten die Affen außer etwas Ungeschicklichkeit absolut keine Erscheinungen, keine Lähmungen oder Paresen, kein Zittern und keine Sensibilitätsstörungen. Der Muskeltonus war beiderseits während der 3 Wochen, die sie Kinnier Wilson leben ließ, gleich und normal. Auch Lewy (132) beobachtete bei Affen keine spastischen Erscheinungen nach Zerstörung der Corpora striata. Der Krieg verhinderte die mikroskopische Untersuchung.

Ebensowenig wie die Tierversuche haben grobe makroskopische Veränderungen des Corpus striatum beim Menschen die Auffassung berechtigt, daß dieser Hirnteil eine den Muskeltonus regulierende Funktion hat. Byrom Bramwell (18) beschreibt z. B. einen Krebs, der einseitig den ganzen Nucleus lentiformis (Putamen + Globus pallidus) zerstört hatte. Er hatte weder Lähmungen noch Spasmen, noch andere motorische Störungen verursacht. Das einzige Symptom war Schwindel.

Strümpell (225) hält auch in der 16. Auflage seines Lehrbuchs (1906) den Hinweis für notwendig, daß im Nucleus lentiformis und im Nucleus caudatus Erweichungsherde vorhanden sein können, ohne daß man irgendwelche motorischen Störungen beobachtet. „Wiederholt", so sagt er, „hat man schon ziemlich ausgedehnte Zerstörungen der genannten Teile beobachtet, die fast symptomlos verlaufen waren".

Ebenso bemerkt Oppenheim in der 5. Auflage seines Lehrbuchs (1908): „Jedenfalls geht aus den vorliegenden Erfahrungen hervor (Beobachtungen von Déjérine und Reichel), daß Erkrankungen des Linsenkernes und des Nucleus caudatus ohne jede Ausfallserscheinung auf motorischem Gebiet verlaufen können."

Den ersten Anstoß zu der Auffassung, daß Veränderungen des Corpus striatum beim Menschen spastische Erscheinungen verursachen können, gab 1908 Jelgersma (95). Auf dem Kongreß zu Köln teilte er mit, daß er bei Paralysis agitans immer eine Atrophie der Faserbündel um den Nucleus lentiformis gefunden hatte. Besonders waren die Ansa lenticularis, die Ansa peduncularis, die Forelschen Felder H_1 und H_2, ferner der Nucleus lateralis thalami, das Corpus Luysii und die Fasern der Substantia reticularis atrophiert. Im Gehirn von Kranken mit Huntingtonscher Chorea hatte er oft starke Veränderungen im Kopf des Nucleus caudatus vorgefunden.

Schon 1904 hatte Manschot (161) in seiner bei Winkler verfaßten Dissertation auf die Veränderungen im Corpus striatum bei Paralysis agitans aufmerksam gemacht. Er hatte nämlich in dem lateralen Thalamuskern und im Putamen eine starke perivaskuläre Gliose verbunden mit Faserverlust im Thalamus, im Globus pallidus und in der Regio subthalamica gefunden. Dagegen fand Anton (5) 1906 makro- und mikroskopisch sichtbare Veränderungen im Putamen bei Chorea.

Manschot und Winkler fanden also die Putamenveränderungen bei einem hypertonischen, Anton bei einem hypotonischen Zustand.

Von allen Seiten erschienen nun Mitteilungen von mikroskopischen Hirnuntersuchungen bei Paralysis agitans, Chorea und Athetose, von C. und O. Vogt, Lewy, Foerster, Jakob, Pollak, Ramsay Hunt, Pierre Marie, Foix, Lhermitte u. a.

C. und O. Vogt (230 u. 231) untersuchten eine große Anzahl Gehirne. Die gefundenen Abweichungen teilten sie in acht Formen (mit noch weiteren Unterabteilungen). Jeder Form entsprach nach ihnen ein mehr oder weniger umschriebenes, zugehöriges Krankheitsbild. Außerdem sonderten sie zwei große Symptomenkomplexe ab, nämlich das Striatumsyndrom und das Pallidumsyndrom. Das erste soll auf Veränderungen des Putamen mit Nucleus caudatus, das zweite auf Veränderungen des Globus pallidus beruhen.

Die Erscheinungen ihres Striatumsyndroms sind:

I. Striäre Akinesen. Sie rechnen dazu Störungen in der Gesichtsmimik, Verlust der sogenannten „Mitbewegungen", Verlust der Abwehrbewegungen d. h. der Bewegungen von Rumpf- und Gliedmaßen zur Erhaltung des Gleichgewichts bei drohendem Fall usw.

II. Inkoordinationen beim Stehen, Gehen und Sprechen.

III. Substriäre Hyperkinesen (d. h. Hyperkinesen, die durch den Fortfall des Einflusses vom Nucleus caudatus und Putamen auf den Globus pallidus entstehen), wie Zittern, choreatische und athetotische Bewegungen, Zwangslachen und Zwangsweinen.

IV. Zuweilen Hypertonie.

Zu dem Striatumsyndrom gehören nach ihrer Ansicht die Erscheinungen bei Paralysis agitans, bei den verschiedenen Formen der Chorea u. a. Ist außer den beiden Nuclei caudati und den Putamina einseitig auch der Globus pallidus verändert, dann bleibt der Symptomenkomplex unverändert. Ist aber der Globus pallidus beiderseits erkrankt, dann ist der Kranke völlig steif. Rigor ist nach ihrer Ansicht das Pallidumsymptom.

Ramsay Hunt (88) beobachtete lange Jahre hindurch einen Patienten mit juveniler Paralysis agitans, der die letzten Jahre vor seinem Tode völlig steif geworden war. Er fand bei der Hirnuntersuchung neben perivaskulären Veränderungen einen völligen Schwund oder Degeneration der großen multipolären Zellen des Globus pallidus, Putamen und Nucleus caudatus. Die kleinen Ganglienzellen der beiden letzteren waren völlig intakt. Er hält deshalb die großen Zellen für motorische Zellen und nennt sie „the pallidal system". Nach seiner Ansicht beruht die juvenile Paralysis agitans auf einer primären Atrophie dieses pallidalen Systems.

Lewy (132) untersuchte die Gehirne von über 50 Fällen von Paralysis agitans. Auch er fand fast regelmäßig eine starke Abnahme und Degeneration der großen Zellen des Putamen, Globus pallidus und Nucleus basalis, weniger der Nucleus caudatus. Ebenso zeigten diese Kerne starke Veränderungen der Grundsubstanz. Aber außer diesen Veränderungen im Corpus striatum fand er auch zahlreiche Abweichungen in der Hirnrinde (besonders im Frontal- und im Temporallappen), im Tuber cinereum, Corpus Luysii, Nucleus periventricularis, Nucleus pigmentosus deuterencephalicus (= Substantia nigra + Locus coeruleus + vegetativer Okulomotorius-, Trigeminus- und Vaguskern), in der Kleinhirnrinde und im Nucleus dentatus. Ferner beobachtete er Gliawucherungen in den Seiten- und Hintersträngen des Rückenmarks und Zellverminderung in den Ganglia spinalia. Viele dieser degenerativen Veränderungen waren konstant. Nach Lewy beschränkt sich der Krankheitsprozeß bei der Paralysis agitans nicht auf das Corpus striatum. Er legt besonderen Wert, auch bezüglich des Muskeltonus, auf die Veränderungen in den Kernen und in den Hirnteilen, die er als vegetative Zentren ansieht. Wohl sind nach seiner Ansicht die Abweichungen im Corpus striatum regelmäßig vorhanden. Auch glaubt er Ramsay Hunt darin zustimmen zu können, daß das Verschwinden der großen Ganglienzellen Starre verursacht. Er weist aber darauf hin, daß die Stärke der Starre keineswegs immer parallel geht mit den Veränderungen im Globus pallidus. Er beobachtete sogar einmal einen Fall von hypotoner Chorea, bei dem der Globus pallidus stark verändert war. Er macht ferner darauf aufmerksam, daß C. und O. Vogt in ihrer Ablehnung der Kleistschen Auffassungen selbst sagen, daß die Pallidumveränderungen bei Chorea meistens stärker sind als bei Athetose.

Die Auffassung, daß die Veränderungen in den Corpora striata die Ursache für die Erscheinungen der Parkinsonschen Krankheit sind, wird durch die Gehirnuntersuchungen bei Encephalitis lethargica mit postenzephalitischem Parkinsonismus noch unsicherer. Es werden immer mehr Fälle mitgeteilt (Tretiakoff, Lhermitte, Foix, Goldstein, Marinesco, Mc. Kinley, Lewy, Jakob u. a.), bei denen die Veränderungen in den Corpora striata ganz gegen die Veränderungen in der Substantia nigra und in anderen Mittelhirnteilen zurücktraten.

In der Literatur sind zudem Fälle mitgeteilt mit starker Veränderung in den Corpora striata, ohne daß ein Parkinsonsyndrom vorhanden gewesen war. So beobachtete Douglas Mc. Alpine (3) einen ausgesprochenen „état criblé et précriblé" in den Corpora striata von zwei an Paralysis agitans Verstorbenen, in nicht geringerem Grade aber auch in dem Gehirn eines gesunden, durch Unfall umgekommenen Mannes, das er zur Kontrolle untersucht hatte.

Auch Jakob (94) fand einen ausgedehnten Status cribratus im ganzen Striatum bei einem Manne, der jahrelang wegen Intelligenzdefekten in der Hamburger Staatskrankenanstalt Friedrichsberg aufgenommen war. Die Ärzte hatten bei ihm nichts von Paralysis agitans bemerkt. Er starb in der Anstalt an Bronchopneumonie. Später erfuhr Jakob von Mitarbeitern des Mannes in der Anstalt, daß der Mann etwas langsam sprach, daß er vornüber gebeugt und trippelnd ging und zuweilen einen feinen Tremor hatte. Bedenkt man aber, daß der Mann bis zu seiner letzten Krankheit in der Werkstätte der Anstalt arbeitete und ein guter Schneider war, so kann man wohl kaum annehmen, daß es sich bei ihm um einen ausgesprochenen Fall von Paralysis agitans gehandelt hat, obwohl die pathologisch-anatomischen Erscheinungen es vermuten ließen.

Wir können nicht alle Befunde der einzelnen Untersucher aufzählen. Wie unsicher noch die pathologisch-anatomischen Unterlagen für die Starre und die übrigen Erscheinungen der Paralysis agitans sind, und wie wenig Einstimmigkeit darüber herrscht, zeigten die fast gleichzeitig abgehaltenen Kongresse in Braunschweig (19) und Paris, deren Hauptthema diese Krankheit war. Während bei den Deutschen besonders über den Einfluß von Veränderungen in den verschiedenen Teilen des Corpus striatum Meinungsverschiedenheiten bestanden, behauptete Tretiakoff (227 u. 228) in Paris, daß die Ursachen für das Parkinsonsyndrom ganz außerhalb des Corpus striatum liegen und entsprechend seinen Beobachtungen in den Veränderungen der Substantia nigra zu suchen seien. Kinnier Wilson (248) dagegen wies auf Grund von theoretischen Überlegungen auf den roten Kern hin. Er machte darauf aufmerksam, daß jahrelang andauernder Tremor und Starre keine Reizerscheinungen, sondern „release phenomena" sind. Ihre Zentren können nach seiner Ansicht nicht im Corpus striatum und in der Substantia nigra liegen, die bei der Paralysis agitans oft so stark verändert sind.

Man könnte nach diesen vorausgegangenen Erörterungen zu der Schlußfolgerung neigen, daß ich der Meinung sei, die Starre bei Paralysis agitans beruhe auf einer Degeneration oder andersartigen Veränderung der roten Kerne. Das ist keineswegs der Fall. Mit den schon besprochenen Versuchen ist bewiesen worden, daß bei Katze und Kaninchen die roten Kerne einen normalen Muskeltonus aufrecht zu erhalten vermögen, wenn das Großhirn mit Corpora striata und Thalami optici entfernt ist; wenn also gegebenenfalls normalerweise aus diesen Hirnteilen kommende Erregungen diese Kerne nicht mehr erreichen können. Wir sahen ferner, daß dies bei Hunden und Affen (Macacus) wahrscheinlich ebenso ist. Bei Kaninchen verändert der Ausfall etwa vorhandener Erregungen aus dem Mittelhirndach den Muskeltonus ebensowenig. Damit ist aber nicht bewiesen, daß für einen normalen Muskeltonus nur intakte rote Kerne mit intakten abführenden Bahnen nötig sind. Bewiesen ist nur, daß bei Katze und Kaninchen eine normale Muskeltonusverteilung möglich ist, wenn allein der ventrale Teil des Mittelhirns mit den weiter kaudal gelegenen Teilen erhalten ist. Außer den roten Kernen mit ihren abführenden Bahnen liegen darin auch die aufsteigenden Bahnen. Es ist sehr wohl möglich, daß Unterbrechung einer oder mehrerer dieser letzteren Bahnen, ebenso wie Läsionen der Kerne oder der absteigenden Bahnen, eine Verstärkung des Muskeltonus zur Folge haben kann. Man könnte, wie Kleist (124), C. und O. Vogt (230 u. 231) und Lewy (132), große Theorien über den Hirnmechanismus bei Paralysis agitans aufstellen. Dies um so mehr, wenn man die Befunde Lewys im Nucleus dentatus und in der Kleinhirnrinde berücksichtigt und sie mit folgenden eigenartigen Störungen in Beziehung bringt: Ausfall von Reflexbewegungen beim Fall in den späteren Krankheitsstadien, Verlust der Fähigkeit, sich umzudrehen und sich im Bett aufzusetzen, Propulsion, Retropulsion, das Ausbleiben des Gebrauchs der Arme beim Aufstehen aus einem Stuhl, obwohl das Aufstehen den Kranken sehr beschwerlich ist. Hieran Theorien zu knüpfen, liegt mir aber völlig fern, solange weder die genannten aufsteigenden Bahnen, noch der Mechanismus dieser Störungen, ja nicht einmal die einzelnen Teile des Mechanismus der Stellfunktion beim Menschen bekannt sind. Vorstehende Bemerkungen sollen nur als Hinweis dienen, daß das eventuelle Fehlen von Veränderungen in den roten Kernen bei Paralysis agitans kein Beweis dafür ist, daß der Nucleus ruber beim Menschen eine völlig andere Rolle, quantitatv und qualitativ, als bei den Versuchstieren spielt.

Es gibt fast keine exakte histopathologische Untersuchung dieses Kerns bei Paralysis agitans. In den älteren Mitteilungen von Jelgersma (95), Ramsay Hunt (88), Auer und Mc. Cough (8), wird berichtet, daß keine Veränderungen an den roten Kernen gefunden wurden. In den neueren, ausführlicheren Untersuchungen werden diese Kerne fast immer vernachlässigt. Lewy untersuchte sie nur mit Markscheidenfärbung und fand Veränderungen in ihrer Kapsel. In einer 1923 erschienenen Mitteilung erwähnt Fünfgeld (66), daß er bei einer Paralysis agitans, die nur geringe Steifigkeit hatte, Veränderungen in dem kaudalen Teil der roten Kerne antraf, während Anglade (4) 1924 mitteilt, in mehreren Fällen von postenezephalitischem Parkinsonismus Degeneration der roten Kerne beobachtet zu haben.

Die Anhänger der Ansicht, daß das Corpus striatum ein den Muskeltonus regulierendes Zentrum darstellt, erhielten durch die Veröffentlichung: „Progressive Lenticular Degeneration" von Kinnier Wilson (244) eine große Stütze. Der Autor teilt darin mehrere Krankheitsfälle mit, die einen ganz typischen Symptomenkomplex zeigten. Bei der Sektion fand man eine doppelseitige, zu Erweichung und Höhlenbildung neigende Degeneration des Putamen und Globus pallidus, vereint mit einer eigenartigen, knotigen Leberzirrhose. Diese Erkrankung, die jetzt allgemein unter dem Namen Wilsonsche Krankbeit bekannt ist, tritt bei jungen Menschen auf und ist oft familär (nicht kongenital oder hereditär). Sie ist charakterisiert durch unwillkürliche Bewegungen, besonders Tremoren, durch Dysarthrie, durch Dysphagie, durch Muskelschwäche, Spasmen, Kontrakturen und fortschreitende Abmagerung. Ferner sind solche Kranke meistens erhöht emotionell und haben noch andere psychische Defekte. Die Extensoren und Flexoren haben verstärkten Tonus. Die Degeneration war im Putamen meistens stärker als im Globus pallidus, während die Capsula interna und der Nucleus caudatus meist unverändert waren.

In dieser Veröffentlichung hält Kinnier Wilson die Veränderungen im Corpus striatum für die Ursache des Tremors und der spastischen Erscheinungen. Durch diese Veränderungen geht ein hemmender Einfluß dieses Hirnteiles verloren, der, seiner Ansicht nach, normalerweise über den Thalamus zur Hirnrinde oder über eine lentikulo-rubro-spinale Bahn zu den motorischen Vorderhornzellen verläuft.

·Liest man die Beschreibung der Wilsonschen Fälle genau durch, dann erhält man den Eindruck, als ob von einem bestimmten Zeitpunkt ab der Krankheitsverlauf von einem zweiten Faktor beeinflußt wird. Besonders deutlich ist das bei seinem dritten Fall: Ein Junge bekommt im April 1906 mit 18 Jahren plötzlich eine halluzinatorische Psychose mit starker motorischer Erregung. Die Psychose heilte Anfang 1907, und der Patient wurde geheilt entlassen. Ende 1907 wurde er wieder krank, aber mit völlig anderen Symptomen, nämlich mit Sprachstörungen, Schluckbeschwerden, und Zittern der Hände, das das Schreiben behinderte. Der Speichel floß ihm dauernd aus dem Munde. In den folgenden 3 Monaten wurden die Erscheinungen stärker, so daß schließlich der ganze Körper zitterte. Die Störungen nahmen immer weiter zu. Nur gehen konnte der Patient noch ausgezeichnet. Im November 1908 bestieg er mit seinem Vater noch Berge;

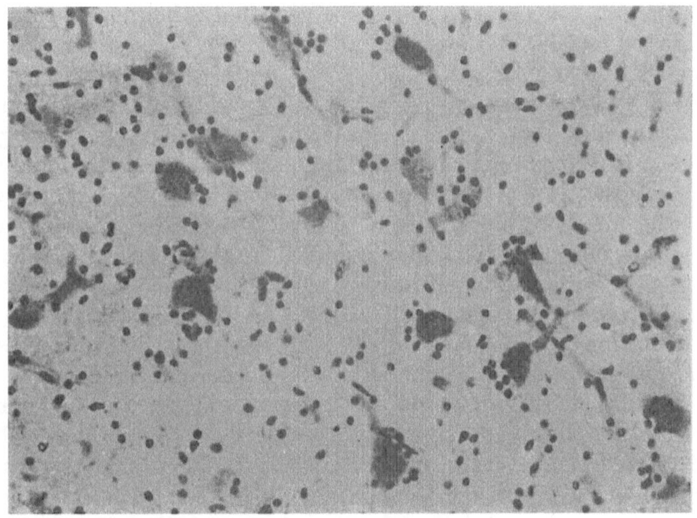

Abb. 191. Zellen aus dem roten Kern (Fall 3). Nissl-Färbung. Zahlreiche parasitische Gliazellen umgeben viele dieser Nervenzellen.
(Aus S. A. Kinnier Wilson: Progressive Lenticular Degeneration. Brain. Bd. 34, 1912.)

der Vater ermüdete schneller als er. Der Kranke wurde immer schwächer, und im Mai 1910 war er „not strong enough to walk many paces". In den folgenden Monaten war der Patient völlig hilflos und steif und starb 3 Monate später. Wir sehen also zuerst nur Zittern, Sprach- und Schluckstörungen und ganz am Schluß allgemeine Hilflosigkeit und Steifigkeit.

Auch der Verlauf des ersten Wilsonschen Falles war ein derartiger. Der Patient starb nur nicht so schnell nach Eintritt des Steifigkeitsstadiums.

In all den beschriebenen Fällen bestand immer ein großer Unterschied zwischen dem Anfangs- und Endstadium. Im Endstadium wurde das Krankheitsbild von Starre und starken Gleichgewichtsstörungen beherrscht.

Kinnier Wilson fand bei der Sektion des kurz geschilderten Falles (3) (Abb. 191) beiderseits im Gehirn eine starke Degeneration mit Erweichungsherden (Höhlen) im Putamen und im Globus pallidus. Alle Ganglienzellen waren darin verschwunden und durch Gliazellen und Gliafasern ersetzt. Nur im Globus pallidus waren noch einige Ganglienzellen vorhanden. Weiterhin fanden sich noch Degenerationen in der Ansa lenticularis, vom Nucleus lentiformis bis zum Nucleus ruber reichend. Die Zahl der Zellen des Nucleus ruber schien nicht vermindert. Sie waren aber von einer Anzahl „parasite neuroglial cells" umgeben, was nach Kinnier Wilson auf „failing nutrition of the nerve cells, from excessive functionary or from other causes" hinweist. In einem anderen Falle (1) fand Wilson das Putamen mit Globus pallidus beiderseits in eine große Höhle verwandelt. Im roten Kern lagen wieder degenerative Gliazellen um die Ganglienzellen. An letzteren ließen sich Veränderungen nicht nachweisen.

Es ist nun die Frage, wodurch in diesen Krankheitsbildern der Übergang von dem ersten in das zweite, durch Gleichgewichtsstörungen und Starre gekennzeichnete, Stadium bedingt ist. Ist dies dadurch bedingt, daß die krankhaften Veränderungen auf den Globus pallidus übergegriffen haben, und so Erregungen über die Ansa lenticularis und über andere abführende Bahnen wegfallen? Oder ist die Mitbeteiligung des roten Kerns die Ursache oder sind völlig andere Gründe maßgebend? Die Frage liegt um so näher, als auch bei Chorea, die meist mit Hypotonie einhergeht, starke Veränderungen im Corpus striatum gefunden werden. Wie wir schon sahen, fand Jelgersma bei Chorea Veränderungen in dem Nucleus caudatus. Anton dagegen beobachtete bei seinem schon erwähnten Falle, daß das Putamen beiderseits in „klumpige Massen" zerfallen war.

Es schien mir daher die Feststellung von Wichtigkeit, welche Veränderungen man bei den akut verlaufenden Wilsonschen Krankheitsfällen beobachtet hat. Howard und Royce (87) teilen einen Fall mit, der in 6 Wochen zum Tode führte. Es handelte sich um einen 22 Jahre alten Mann, der am 11. November 1916 nach einigen anstrengenden Tagen schmerzhafte Krämpfe in beiden Füßen bekam. Er verließ deshalb seine Arbeitsstätte in Minnesota und ging zu Fuß nach seinem Hause in Iowa. Zu Hause angekommen, ist er sehr erregt und hat geschwollene Gelenke. Sein Gang ist unsicher. Es besteht Zittern der Hände und des Kopfes. Sein Zustand verschlechtert sich zunehmend. 3 Wochen nach seiner Heimkehr ist das Zittern bedeutend stärker. Wenn er etwas anfaßt, treten Krämpfe in den Händen auf. Die Krämpfe sind sehr schmerzhaft, so daß immer jemand bei ihm bleiben muß, um ihm die Hände zu lösen.

Am 11. Dezember Aufnahme in das Krankenhaus. Der Gang ist jetzt so unsicher und so erschwert, daß der Kranke von seinem Bruder bei der Überführung in das Krankenhaus gestützt werden muß.

Die Untersuchung ergab, daß die Arme fast dauernd gestreckt, die Hände aber gebeugt gehalten werden. Hüfte und Knie sind etwas gebeugt, die Füße maximal gestreckt. Die rechten Extremitäten bieten starken Widerstand gegen passive Bewegungen. Sehnenreflexe normal. Kein Babinski. Zeitweilig schmerzhafte Krämpfe, so daß er heftig aufschreit. Der Zustand verschlechtert sich. Der Nacken wird jetzt hintenüber gestreckt gehalten, der Kopf ist gleichzeitig nach rechts gedreht, Meningitiserscheinungen fehlen. Kein Chvostek. Die Beine sind maximal gestreckt, auch außerhalb der Krämpfe. Bei den äußerst schmerzhaften Krämpfen springen die Wadenmuskeln stark hervor. Beide Arme und Beine bieten nun starken Widerstand gegen passive Bewegungen. Die Arme können nicht bis zum Kopf gehoben werden.

Bei entsprechenden Versuchen schwingen die Arme hin und her. Es bestehen keine Lähmungen. Außerhalb der Krämpfe können die einzelnen Muskeln frei bewegt werden. Stellt man den Kranken auf die Beine, dann geraten die Wadenmuskeln bei Gehbewegungen in Krampf, so daß er auf den Zehen steht.

Der Zustand verschlimmerte sich fortdauernd, die Starre wurde schnell stärker, die Krampfanfälle wurden häufiger. Am 20. Dezember wurde der Kranke schließlich benommen und inkontinent. Profuses Blutbrechen. Tod am selben Tag, also 39 Tage nach Beginn der Krankheit.

Bei der Sektion wurde außer einer knotigen Leberzirrhose beiderseits eine Höhle im Nucleus lenticularis gefunden. Auch die Thalami optici und die roten Kerne enthielten zahlreiche kleine Höhlen (vgl. auch die Befunde von Jakob bei dem im Folgenden beschriebenen Falle).

In beiden roten Kernen befanden sich außer den deutlichen Höhlen sehr zahlreiche Bezirke, in denen das Gewebe so verändert und erweicht war, daß sie Vorstufen von neuen Höhlen darstellten. Mikroskopisch sah man in diesen Bezirken kleine Höhlen, von denen mehrere ineinander übergingen.

Bei diesem Fall waren also von Anfang an spastische Erscheinungen, Starre und Gleichgewichtsstörungen vorhanden. Bei der Sektion standen die Veränderungen in den roten Kernen viel stärker im Vordergrund als bei den Wilsonschen Fällen. Außer von Wilson und Royce wurden auch noch von anderer Seite bei der progressiven, lentikulären Degeneration Veränderungen in den roten Kernen beobachtet. Hall (75) fand in dem von ihm beobachteten Falle die roten Kerne anormal klein. Pfeiffer (178) traf in einem anderen Falle Entartungen in den roten Kernen an. Wieder andere stellten in der Großhirnrinde, Bostroem, Höss, Alzheimer und Westphal im Nucleus dentatus Veränderungen fest.

Man kann daher wohl kaum annehmen, daß die Symptome des Endstadiums der Wilsonschen Krankheit mit der Starre und den starken Gleichgewichtsstörungen ausschließlich durch Veränderungen der Putamina oder der ganzen Corpora striata verursacht werden. Zu bedenken ist weiterhin folgendes: Die einseitige Zerstörung des Putamen und des Globus pallidus bei dem Patienten von Byrom Bramwell hatte als einziges Symptom Schwindel. Anton fand bei einem Fall von hypotonischer Chorea beiderseits das Putamen in klumpige Massen zerfallen. Lewy stellte bei Fällen von chronischer Chorea vorwiegend Veränderungen in den Globi pallidi fest. Fischer (57) fand bei einem Fall von „athétose double" die Globi pallidi völlig atrophiert. Die Hirnveränderungen in den Corpora striata bei Parkinsonismus werden bald als stark, bald als weniger stark geschildert und sind vor allem auch im Mittelhirn vorhanden. AndERERseits wurde ein Status cribratus und praecribratus bei Menschen ohne nachweisbare Krankheitserscheinungen gefunden. Jakob beobachtete eine Frau mit Dementia paralytica, die ihre Arme normal bewegte und weder Hypertonie (vielleicht etwas Hypotonie in der Beinmuskulatur) noch Zittern zeigte. Sie konnte weder laufen noch stehen. Jakob fand bei ihr außer ausgedehnten Veränderungen der Großhirnrinde, starke Gefäßveränderungen, starke Degenerationen und zahlreiche größere und kleinere Erweichungsherde beiderseits im Nucleus caudatus, im Putamen und im Thalamus. Die Globi pallidi enthielten nur wenige, völlig degenerierte und atrophierte Ganglienzellen, und waren völlig geschrumpft und übersät mit Erweichungsherdchen, thrombotischen Prozessen und Gefäßveränderungen. Es ist deshalb wohl sicherer, sich an die Seite Pierre Maries zu stellen, der in der Vorrede der Monographie von Hall über die progressive hepato-lentikuläre Degeneration sagt, daß auch dieses Krankheitsbild noch nicht die Funktionen des Corpus striatum aufgeklärt hat und ebensowenig die Symptome hat erkennen lassen, welche durch Läsionen von bestimmten Teilen des Corpus striatum verursacht werden. Er weist dabei auf seine mehr als 20 Jahre alte Publikation über „les lacunes cérébrales de désintégration" hin. Darin teilt er das Vorkommen multipler, kleiner Höhlen mit, die über das Gehirn, mit Vorliebe aber über beide Nuclei lentiformes, zerstreut sind. Obwohl er mehr denn 100 derartige Fälle beobachtete, sah er dabei niemals das Wilsonsche Krankheitsbild aufgetreten.

Was Pierre Marie hier ganz allgemein über die Funktionen des Corpus striatum sagt, gilt sicher auch für die Muskeltonusverteilung und ihre Störungen. Die Rolle, die das Corpus striatum beim Menschen bei der Regulierung des Muskeltonus spielt, ist noch unbekannt. Nach dem Vorausgegangenen ist es nicht einmal sicher, daß es überhaupt eine Rolle dabei spielt.

Bevor wir in unseren Erörterungen weiter fortfahren, soll noch kurz auf die eigenartigen Gleichgewichtsstörungen in dem vorgeschrittenen Stadium der Wilsonschen Krankheit hingewiesen werden. Die Kranken konnten nicht mehr stehen. Sie fielen nach allen Seiten um. Gestützt konnten einige noch gehen, einige sogar die Treppe hinaufgehen. Wilson erzählt von einem Kranken der, auf dem Bettrand sitzend, wie ein Block umfiel und dabei die Beine gebeugt hielt. Ein anderer Kranker fiel oft über die Armlehne seines Stuhls und blieb so, ohne Versuch sich wieder aufzurichten, ruhig hängen. Wilson führt diese Störungen auf die starke Muskelstarre zurück. In mehreren seiner Krankengeschichten finden sich aber Mitteilungen über derartige Erscheinungen, bevor die Starre einen erheblichen Grad erreicht hatte.

1919 berichtete Tretiakoff (227) in seiner unter Pierre Maries Leitung angefertigten Dissertation, daß er in neun Fällen von Parkinsonismus starke degenerative Veränderungen in der Substantia nigra gefunden hatte. Die Veränderungen im Corpus striatum waren bei einigen dieser Fälle nur gering. Er glaubte deshalb, die motorischen Störungen und die Änderung des Muskeltonus dieser Erkrankung der Substantia nigra zuschreiben zu müssen. Wie schon Brissaud (24) 1895, vermutete er ein den Muskeltonus regulierendes Zentrum in dieser Substanz. Nach Tretiakoff fehlen Veränderungen der Substantia nigra bei spastischen Hemiplegien und bei spastischen Symptomenkomplexen auf Grund von poliomyelitischen Erkrankungen der Pyramidenbahnen. Andererseits können nach seiner Ansicht die Veränderungen der Substantia nigra bei sehr schnell verlaufenden Fällen von Encephalitis lethargica sehr ausgeprägt sein, ohne daß spastische Erscheinungen vorhanden sind. Er beschreibt einen Fall (Beobachtung XII), bei dem bei der Sektion eine beiderseitige völlige Zerstörung der Substantia nigra gefunden wurde. Dabei bestand während des Lebens starke Hypotonie.

Nach Kenntnis dieser Publikation versuchte ich, bei Katzen und Kaninchen den Einfluß von Läsionen der Substantia nigra festzustellen, indem ich bei ihnen beiderseits mit einem feinen Messerchen die Hirnsubstanz dorsal von dem Pes pedunculi cerebri zerstörte. Die Tiere hatten danach keinen erhöhten Muskeltonus. Einer dieser Fälle (Katze S. N. III, bei der gleichseitig die Großhirnstiele durchschnitten wurden), wurde bereits in Kapitel VII, S. 183 ausführlich mitgeteilt. Magnus hatte bei einer Katze eine Großhirnhemisphäre mit Corpus striatum entfernt. Die Katze wurde wochenlang täglich untersucht. Winkler und Ferraro [s. die Beschreibung der Katze Mienchen Meyer (Gatto Mey) in der Publikation von Ferraro (55)] fanden, daß die Zellen aus der Substantia nigra verschwunden waren. (v. Monakow beobachtete dasselbe im Gehirn eines Menschen, bei dem sich ein Tumor im Lobus frontalis befand.) Diese Katze zeigte keinerlei Abweichung in der Muskeltonus verteilung. Der Muskeltonus war dauernd normal und beiderseits gleich.

Ich entfernte in gleicher Weise bei einem Kaninchen eine Großhirnhemisphäre mit Corpus striatum. Das Tier wurde nach der Operation über einen Monat am Leben gelassen. Ferraro fand bei ihm ebenfalls auf der einen Seite alle Zellen aus der Substania nigra verschwunden (s. Kaninchen Nr. XII derselben Publikation). Auch dieses Tier lief und sprang völlig normal und hatte einen völlig normalen

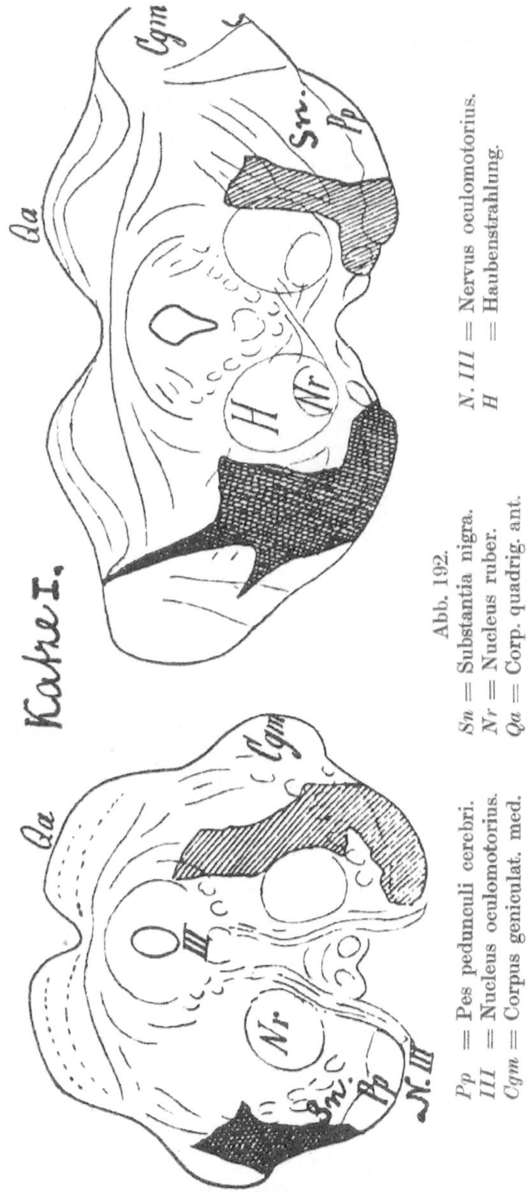

Abb. 192.

Sn = Substantia nigra.
Nr = Nucleus ruber.
Qa = Corp. quadrig. ant.
N. III = Nervus oculomotorius.
H = Haubenstrahlung.

Pp = Pes pedunculi cerebri.
III = Nucleus oculomotorius.
Cgm = Corpus geniculat. med.

Muskeltonus. Legte man das Tier auf den Rücken, den Kopf symmetrisch zum Thorax, die Mundspalte 45° über die Horizontale, dann standen die Pfoten beiderseits völlig gleich. Der Tonus der Extremitätenmuskeln war beiderseits normal und gleich.

Ebenso fanden Langley und Grünbaum (128) in einem Hundegehirn, dessen eine Großhirnhemisphäre mit Corpus striatum Goltz entfernt hatte, die Zellen aus der gleichseitigen Substantia nigra verschwunden. Dieser Hund hatte ebenfalls keine Abweichungen im Muskeltonus gezeigt.

Gordon Holmes (82) fand bei dem schon früher erwähnten großhirnlosen Hund von Goltz, daß alle Zellen der Substantia nigra beiderseits fehlten. Die Grundsubstanz war sklerosiert. Die markhaltigen Fasern waren verschwunden, und die ganze Substantia war durch Gliazellen ersetzt. Auch dieser Hund hatte, wie wir schon sahen, keine spastischen Erscheinungen.

Economo und Karplus (50) durchschnitten bei Katzen und bei Affen (Macacus) beiderseits den Pes pedunculi cerebri mit Substantia nigra. Auf den Abb. 192 und 193 aus ihrer Publikation sind die ausgeführten Läsionen wiedergegeben. Auch diese Tiere hatten keine Hypertonie und liefen normal. Die Auffassung Tretiakoffs wird also durch die Tierexperimente nicht gestützt.

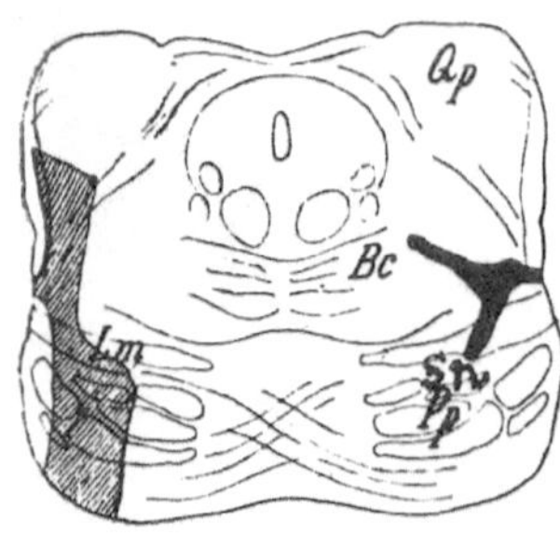
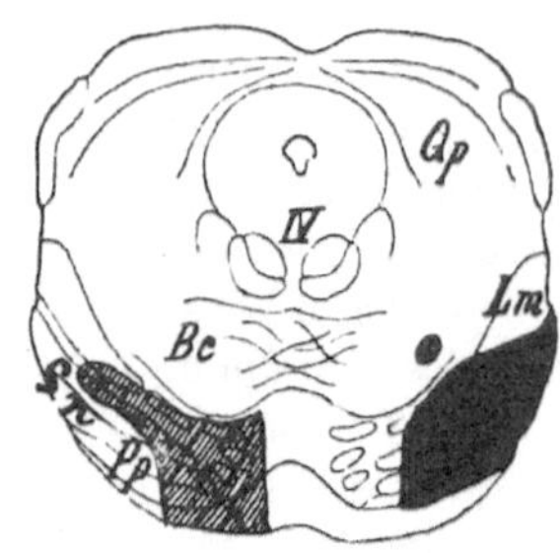

Abb. 193.

Lm = Lemniscus   *Bc* = Bracchium conj. cerebelli.   *IV* = Nucleus trochlearis.
Qp = Corp. quadrig. post.
(Aus C. J. von Economo und J. P. Karplus: Arch. f. Psychiatrie u. Nervenkrankh. Bd. 46, 1910.)

Die Beobachtungen von Tretiakoff wurden durch Foix (60) und Lhermitte (138) (Kongreß zu Paris 1921) bestätigt. Auch auf dem Kongreß zu Braunschweig 1921 teilte Goldstein (68) mit, daß er im Gehirn von Kranken die an Encephalitis lethargica mit postenzephalitischem Parkinsonismus gestorben waren, schwere Degenerationen in der Substantia nigra gefunden hatte. Das Paläo- und Neostriatum wurden ziemlich intakt gefunden. Auch Foix fand nach Enzephalitis, die zu Muskelstarre geführt hatte, die Substantia nigra immer stark degeneriert. Die Veränderungen im Corpus striatum waren wechselnd, bald stark, bald gleich Null.

Obwohl Lhermitte diese Beobachtungen bestätigte, wies er doch darauf hin, daß er siebenmal bei Kranken, die völlig andere Erkrankungen ohne spastische Erscheinungen gehabt hatten, nach dem Tode auch ausgedehnte Veränderungen in der Substantia nigra gefunden hätte.

Lewy (131) berichtet, daß er nur in 11 der 50 von ihm untersuchten Fälle von Paralysis agitans die von Tretiakoff beschriebenen Veränderungen wiederfinden konnte. Auch traf er oft bei Chorea Veränderungen in der genannten

Substantia an. Douglas Mc. Alpine (3) fand in drei von ihm untersuchten Fällen von idiopathischer Paralysis agitans keine Veränderungen in der Substantia nigra. Gamna und Omedei-Zorni (zit. nach Mc. Alpine, Originalartikel in Pathologica 15. II. 1923) beobachteten eine beinahe vollständige Atrophie der Zellen der Substantia nigra bei einem Kranken mit Encephalitis lethargica, der ohne die Erscheinungen des Parkinsonismus zwei Jahre nach dem akuten Anfall starb. Daraus folgt also wohl, daß es noch keineswegs bewiesen ist, daß die von Tretiakoff gefundenen Veränderungen in der Substantia nigra das Parkinsonsche Syndrom und die Hypertonie verursachen.

Aus dem Vorausgegangenen kann man kaum andere Schlüsse ziehen als:

1. **Die Bedeutung der Pyramidenbahnunterbrechung für die Erhöhung des Muskeltonus bei Hemiplegien und anderen Krankheiten wird bis heute meist sehr überschätzt.**

2. **Vieles spricht für einen ursächlichen Zusammenhang zwischen Veränderungen der Corpora striata und hypertonischen Erscheinungen beim Menschen. Der Zusammenhang ist aber noch völlig unbewiesen.**

3. **Die Existenz eines den Muskeltonus regulierenden Zentrums in der Substantia nigra ist sehr zweifelhaft.**

Enthirnungsstarre beim Menschen.

Eingangs wurde erwähnt, daß die Enthirnungsstarre der Ausgangspunkt meiner Untersuchungen über den Muskeltonus war. In der Literatur sind auch einige Fälle von Enthirnungsstarre beim Menschen beschrieben. Es erscheint mir die Feststellung der dabei gefundenen pathologisch-anatomischen Veränderungen wichtig. 1920 veröffentlichte Kinnier Wilson (247) eine Anzahl Fälle. Bei den meisten von ihnen waren, wie bei den Fällen von Bastian, Hughlings Jackson und Bruce, die Veränderungen so ausgedehnt, daß sie keinen lokalisatorischen Wert haben (Blutungen, die die Seitenventrikel und den 3. und 4. Ventrikel ausfüllten — in die Ventrikel durchgebrochene Abszesse — tuberkulöse Meningitis mit Hydrocephalus internus).

1. Bemerkenswerter ist aber der folgende von Kinnier Wilson beobachtete Fall. Bei ihm fand sich bei der Sektion ein Gliom des Mittelhirns, das bis in den vordersten Teil des Pons reichte.

Es handelte sich um eine 39jährige Frau. Die Krankheit begann mit Hinterkopfschmerzen, dann entwickelten sich schnell Sprachstörungen und eine von Parästhesien der rechten Gliedmaßen begleitete Schwäche. 7 Monate nach Beginn der Krankheit wurde sie in die Klinik von Kinnier Wilson aufgenommen. Er stellte außer einer Papillitis optica und einer Zwangsstellung des Kopfes nach hinten mit Kinn nach links eine völlige Steifigkeit der rechten Extremitäten fest. Das rechte Bein wurde ganz gestreckt gehalten und war unbeweglich. Der rechte Arm ist adduziert und im Ellenbogengelenk gebeugt. Der Unterarm steht in Pronation.

Vier Tage später bekam die Kranke mehrere, 5 Minuten lang dauernde Anfälle, nach denen der Zustand völlig verändert war. Die Patientin war von nun an bewußtlos, die Atmung schnarchend und stockend. Alle vier Gliedmaßen waren maximal steif und gestreckt. Auch Nacken und Rumpf waren völlig steif und retrahiert. Die Unterarme bleiben so stark in Pronation, daß die Handrücken sich berühren. Der Zustand dauerte vom 31. Januar bis 4. Februar an. Schließlich wurde die Atmung sehr oberflächlich, fast unmerkbar. In völliger Atonie trat der Tod ein.

2. Kinnier Wilson teilt noch einen zweiten bemerkenswerten, von Violet Turner (229) beobachteten Fall mit. Bei der Sektion fand sich eine runde, umschriebene gliosarkomatöse Geschwulst in der Mittellinie des Mittelhirns im Bereich der Corpora quadrigemina. Auf die Brücke, das Kleinhirn und den Thalamus hatte die Geschwulst nicht übergegriffen. Die beistehende Reproduktion aus Kinnier Wilsons Mitteilung (Abb. 194) zeigt, daß die untere Grenze des Tumors nahezu in dem Niveau des Sherringtonschen Enthirnungsschnittes liegt.

Es handelte sich um ein Kind von 18 Monaten, das seit 2 Monaten stumpfsinnig und apathisch war. Seit 2 Wochen waren die Pupillen weit und die Beine steif. 3 Tage vor der Aufnahme war es völlig steif geworden und hatte Opisthotonus.

Die Untersuchung ergab: völlige Bewußtlosigkeit, starrende Augen, Starre des ganzen Körpers, hintenüber gestreckter Kopf, hohler Rücken, gestreckte

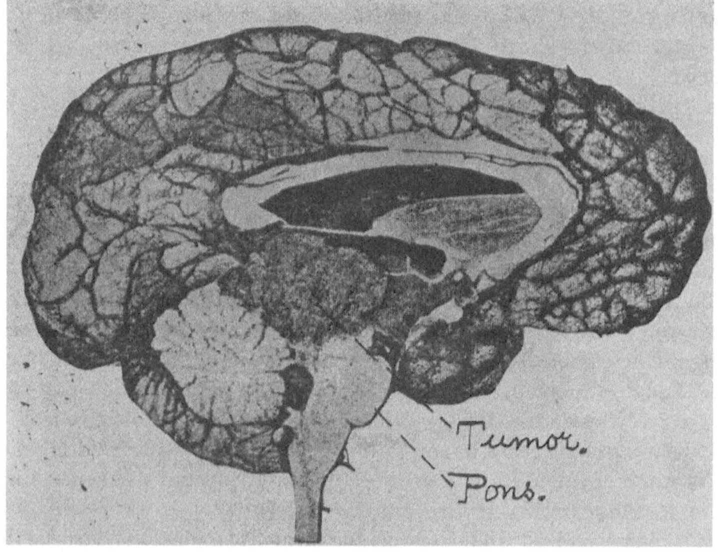

Abb. 194.
(Aus S. A. Kinnier Wilson: On decerebrate rigidity in man. Brain. Bd. 45, Teil 2, 1922.)

und adduzierte Extremitäten, erhöhte Sehnenreflexe, Babinski positiv. Die Starre war oft so stark, daß die Arme über der Decke in die Luft gehalten wurden. Die Unterarme standen gleichzeitig in maximaler Pronation. Die Finger waren um den nach innen geschlagenen Daumen gebeugt. Hyperpyrexie. Der Zustand dauerte 28 Tage, dann starb das Kind.

3. Gordon Holmes (83) teilte einen dritten Fall mit. Bei ihm fand sich ein scharf umschriebener Tumor, der im dorsalen Teil des Mittelhirns lag. Ventralwärts reichte er bis zu einem Abstand von 1 cm an den Pes pedunculi cerebri heran. Oralwärts war er in den Thalamus eingedrungen. Durch den Tumor waren der Nucleus internus und der Nucleus dorsalis thalami, das Dach und das Tegmentum des Mittelhirns, also auch die roten Kerne und die Bracchia conjunctiva cerebelli, zerstört worden. Außerdem war der Tumor

etwas in den Seitenlappen und in die lateralen Teile des Kleinhirnwurmes eingedrungen.

In Marchi-Präparaten der Medulla fand man nur die Tractus rubro-spinales degeneriert. Im Rückenmark befanden sich, außer in den Seitensträngen, in denen diese Tractus verlaufen, auch einige degenerierte Fasern in den Dorsalsträngen.

Es handelte sich in diesem Falle um einen 21 jährigen Menschen. Er erkrankte plötzlich an heftigen Hinterkopfschmerzen, Erbrechen und Schwindelanfällen, wobei er die Neigung hatte, nach links zu fallen und das Gefühl hatte, daß sich alles um ihn herum, im Sinne des Uhrzeigers, nach rechts drehte. Er ging wie ein Betrunkener, immer strauchelnd und nach links fallend. Bald wurde sein linker Arm unsicher. Er sah doppelt und schielte infolge Abweichung des linken Auges nach innen. Ohrensausen. 3 Wochen nach Krankheitsbeginn wurde er aufgenommen. Außer dem Erwähnten fanden sich bei ihm: doppelseitige starke Neuritis optica, Herabsetzung der Sehschärfe, Lähmung des linken Musculus rectus externus und starke Einschränkung der Augenbewegungen nach oben auf beiden Augen. Ferner allgemeine Schlaffheit und leichte Parese der linken Körperhälfte mit starken ataktischen Störungen bei willkürlichen Bewegungen. Babinski —. Keine Sensibilitätsstörungen. Diagnose: Tumor des linken Kleinhirnseitenlappens. Operation durch Sir Victor Horsley. Tumor wurde nicht gefunden. Nach der Operation zuerst Besserung. 3 Wochen später ist der Kranke sehr stumpfsinnig und schwach geworden, starke Ataxie und Tremor aller vier Extremitäten. Die Stumpfheit nahm immer mehr zu, gleichzeitig wurden die Extremitäten steif und boten allen passiven Bewegungen einen starken Widerstand. Starre und allgemeine Schwäche nahmen dauernd zu, Schluck- und Sprachstörungen traten auf. Die Augäpfel wurden völlig unbeweglich. Schließlich starb der Kranke. Bis zu seinem Ende hatte er einen Tremor, der aber in der letzten Zeit immer schwächer geworden war.

Das letzte Stadium dieser Krankheit entsprach also nahezu dem der beiden vorhergehenden Fälle. Doch kann man hier eigentlich nicht von einer Enthirnungsstarre sprechen und zwar deshalb nicht, weil keine völlige Enthirnung stattgefunden hatte. Makroskopisch und mikroskopisch (Marchi-Methode) waren die Pyramidenbahnen intakt. Die Starre schien dadurch nicht deutlich beeinflußt worden zu sein, obwohl man aus der Krankengeschichte den Eindruck gewinnt, als ob die Starre nicht so stark wie bei den anderen Fällen war. Zudem bestand auch ein Tremor bis zum Lebensende. Dieser geringe Einfluß der intakten Pyramidenbahnen auf die Starre würde also völlig mit den Tierexperimenten übereinstimmen, wenn man annimmt, daß auch ihre Funktion erhalten geblieben war. Das läßt sich jedoch nicht sicher entscheiden, denn auch nach der Trepanation bleibt eine Druckwirkung des Tumors auf diese Bahnen nicht ausgeschlossen.

4. Auch Walshe (237) beobachtete einen Fall von menschlicher Enthirnungsstarre. Bei ihm fand sich ein knotiger Tumor mitten zwischen den beiden Pedes pedunculi cerebri. Die beiden Tractus optici hatte er auseinandergedrängt und gedehnt. Auf der ventralen Unterseite des Tumors saß die Hypophyse fest. Die Hypophyse enthielt eine Zyste, die sich in eine mitten im Tumor gelegene Höhle fortsetzte. Auf nebenstehender Abbildung (Abb. 195), die der Originalarbeit von Walshe entnommen ist, erkennt man, wie der Tumor den ganzen Vorderteil des Mittelhirns einnimmt.

Die mikroskopische Untersuchung mir übersandter Präparate dieses Falles ergab, daß der Tumor den oralen Teil der roten Kerne zerstört hatte. Die übrig gebliebenen Zellen des kaudalen Teiles waren stark verändert. Die Zellkerne lagen am Rande. Am Zellrand hatten sich Vakuolen gebildet. Zahlreichen Zellen fehlte auch das Protoplasma und die Kerne lagen frei. Zudem war der kaudale Teil der roten Kerne von Gliazellen übersät, die die Ganglienzellen umgaben.

Der Krankheitsverlauf war in diesem Falle folgender. Eine junge Frau von 23 Jahren wird eines Abends ohne vorausgehende Erscheinungen, außer etwas Kopfschmerzen, plötzlich blind. Sie suchte das Krankenhaus auf. Hier wurde eigentlich nur eine beiderseitige, starke Papillitis optica festgestellt. Die Sehnenreflexe waren etwas lebhaft. Man machte eine Palliativtrepanation. In der ersten Woche darauf entwickelte sich eine Hemiplegie mit Spasmen der Armbeuger. In der folgenden Woche wurde die Kranke halb benommen, reagierte noch auf leichte Schmerzreize, aber nicht mehr auf Fragen und Befehle. Gleichzeitig trat eine Lähmung der rechten Seite auf. 4 Wochen nach der Operation war eine völlige spastische Paraplegie vorhanden. Die Kranke konnte nicht mehr schlucken und mußte mit der Sonde gefüttert werden. In diesem Stadium der Enthirnungsstarre waren bei ihr die tonischen Halsreflexe von Magnus und de Kleyn stark ausgeprägt. Die Muskeln hatten ganz typisch die Eigenschaft der „plasticity" und zeigten das „clasp knife phenomenon", d. h. die Muskeln boten erst gegen passive Bewegungen Widerstand,

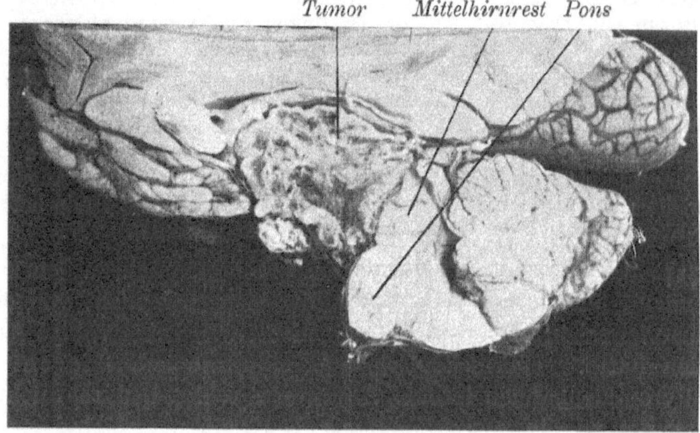

Abb. 195.
Sagitalschnitt durch das Gehirn. Medialansicht der linken Hälfte. Ein suprahypophysärer Tumor füllt den 3. Ventrikel, an seinem unteren Ende ist die zystische Hypophyse sichtbar. Der Tumor ist histologisch ein Myxo-endotheliom.
(Aus F. M. R. Walshe: A case of complete decerebrate rigidity in man. The Lancet. Bd. 205, 1923.)

dann gaben sie plötzlich nach und blieben beim Loslassen in der veränderten Stellung. Erst später kehrten sie durch den einen oder anderen Reiz in ihre Ursprungsstellung zurück. Die Sehnenreflexe waren sehr lebhaft, spastisch. Beim Patellarreflex fiel das Bein nicht sofort zurück. Klopfte man rhythmisch auf die Kniesehne, dann entstand die „step-ladder shortening". Das Bein wurde immer höher und höher gehoben. Puls kräftig und regelmäßig, Frequenz 84; Atmung gut, Atemfrequenz 18. Körpertemperatur 96—97 °F.

Die letzten Tage vor dem Tode wurde mit zunehmender Verschlechterung der Atmung auch die Herztätigkeit immer schlechter. Die Starre und alle anderen Reflexe verschwanden zeitweilig.

Bei diesen vier Fällen von Enthirnungsstarre beim Menschen durch Tumoren lag also der Tumor stets im Mittelhirn. Der kaudale Rand des Tumors befand sich immer nahezu in dem Niveau des von Sherrington angegebenen Enthirnungsschnittes. In allen vier Fällen mußte also der Tumor die roten Kerne lädiert haben.

In keinem der vier Fälle war die Starre im Anfangsstadium vorhanden. Sie trat erst gegen Ende auf. Damit stimmt überein, daß das Zentrum des Tumors niemals an der Stelle lag, wo die roten Kerne normalerweise liegen. Das Gebiet der roten Kerne wurde immer von dem Randteil des Tumors eingenommen. Bezüglich der Lokalisation der primären Entwicklungsstelle des Tumors sei auf die Anfangssymptome hingewiesen. In Fall 1 waren es Sprachstörungen. In Fall 2 Stumpfheit mit Pupillenstörungen. In Fall 3 Schwindel mit Gleichgewichtsstörungen und Doppeltsehen. und in Fall 4, bei dem der Tumor von der Hypophyse ausging, Erblindung. In zwei Fällen entstand die Starre, obwohl der erhöhte Druck durch die Trepanation beseitigt war. In dem Fall von Gordon Holmes war Starre vorhanden, obwohl die Pyramidenbahnen durch den Tumor nicht zerstört waren und keine Marchi-Degeneration zeigten. Nur die rubrospinalen Bahnen waren fast allein degeneriert.

Die Beobachtungen an diesen Fällen stimmen also in jeder Beziehung mit den Versuchen an Katzen und Kaninchen überein.

Anschließend soll noch mitgeteilt werden, welche Erscheinungen bei Kranken auftraten, bei denen man nach dem Tode makroskopisch wahrnehmbare Veränderungen der roten Kerne fand, Tumoren, Entzündungsherde, Blutungen usw.

Bei den Tumoren ist es schwierig zu entscheiden, ob die Erscheinungen durch den Funktionsausfall der zerstörten Teile oder durch die Wirkung des erhöhten Druckes auf andere Hirnteile verursacht werden. Obwohl die beobachteten Symptome deshalb nur sehr relativen physiologischen Wert haben, und obwohl schon einige Fälle von Tumoren, die die roten Kerne zerstört hatten, näher geschildert worden sind, sollen trotzdem noch zwei weitere Fälle mitgeteilt werden.

Tumoren in den roten Kernen.

I. Gliom der roten Kerne.

Gordon Holmes (83) fand bei der Sektion eines Kindes als einzige Veränderung im Gehirn einen kleinen gliomatösen Tumor von Haselnußgröße (1,7 cm im Durchschnitt). Er lag im kaudalen Teil der linken Mittelhirnhälfte, infiltrierte den linken Pes pedunculi cerebri und zerstörte die linke Subtantia nigra und den linken roten Kern. Dorsal von dem Tumor lag eine kleine Zyste, welche die Nuclei oculomotorii und die Corpora quadrigemina zerstört hatte.

Gordon Holmes untersuchte Pons, Medulla und Rückenmark mit der Marchi-Methode. Nur in der rechten Pyramidenbahn und in dem rechten Tractus rubro-spinalis fand er Degenerationen. Die Pyramidenbahndegeneration war nur gering.

Das Gehirn stammte von einem 6jährigen Jungen. 3 Monate vor seiner Aufnahme in das Krankenhaus hatten die Eltern bei ihm bemerkt, daß seine rechten Extremitäten immer schwächer wurden. Er konnte deshalb schlecht gehen und gebrauchte mit Vorliebe die linke Hand. Der rechte Arm war unsicher und bei willkürlichen Bewegungen zitterig. Das Kind klagte über Hinterkopfschmerz und schielte seit 3 Wochen.

Bei der ersten Untersuchung fand sich eine beiderseitige Neuritis optica, eine beiderseitige Augenabweichung nach links, Nystagmus beim Blick nach links, Lähmung des rechten Musculus externus beim Blick nach rechts. Das Kind wurde anscheinend von Doppeltsehen gestört, denn es hielt ein Auge mit der Hand zu.

Die rechten Gliedmaßen waren schwach, die Sehnenreflexe normal. Babinskireflex rechts +, links —. Bewegungen des rechten Armes unregelmäßig und ataktisch. Hielt man diesen Arm fest oder ließ man mit dem andern Arm eine Anstrengung ausführen, dann trat Zittern im rechten Arm auf.

Das Kind wurde immer stumpfer, hatte starke Kopfschmerzen und erbrach täglich. In 14 Tagen verschwanden die Augenbewegungen und die Pupillenreaktionen völlig. Die rechten Extremitäten wurden immer schwächer. Zeitweilig Tremor des rechten Armes und Beines, z. B. bei Aufregung. Ließ man das linke Bein gegen einen Widerstand drücken, dann trat ein Tremor im rechten Bein auf. Die rechte Gesichtshälfte bewegte sich am schwächsten bei willkürlichen Bewegungen, sehr kräftig beim Lachen. Schließlich starb das Kind nach fünfmonatlichem Aufenthalt im Krankenhaus komatös.

Dieser Fall hatte also ataktische und motorische Störungen. Hypertonie wird nicht erwähnt. Wohl aber waren auf der hemiparetischen Seite ein positiver Babinski und Tremor vorhanden. Der Tremor spielt eine große Rolle unter den Symptomen bei Mittelhirntumoren. Schon Benedikt wies darauf hin, daß Mittelhirnveränderungen oft einseitige Okulomotoriuslähmung mit Tremor der kontralateralen, paralytischen Extremitäten verursachen.

Es ist noch unbekannt, auf welchem Wege Tremor zustande kommt, und welche funktionelle Störung diese Abweichung des Muskeltonus bedingt. Nach Hughlings Jackson (93) beruhen Starre und Tremor auf derselben Funktionsstörung. Seine Ansicht ist „Rigidity is tremor run together and tremor is rigidity spread thin". Er machte darauf aufmerksam, daß spastische Erkrankungen oft mit Tremor beginnen, daß der Tremor mit Zunahme der Starre abnimmt, und daß bei hypotonischen Muskeln kein Tremor auftritt. Diese Ansicht von Hughlings Jackson wurde von sehr vielen, u. a. von Gowers, bestätigt. Sie wurde natürlich auch bestritten. Ich will hier nicht alle Beweise und Gegenbeweise aufführen und auch nicht Partei ergreifen, wozu ich mich nicht berechtigt fühle. Ich erwähne diese Ansicht auch nur, um auf das häufige Zusammentreffen von Tremor und Hypertonie hinzuweisen, und auch deshalb, weil Gordon Holmes (83), Kleist (124) u. a. als Ursache für Tremor die Verletzung eines Reflexbogens annehmen, der über den roten Kern und über den Tractus rubrospinalis geht.

Gordon Holmes stellte aus der Literatur die Lokalisation der Tumoren fest, die von Tremor begleitet waren. Er fand 26 Fälle mit der Lokalisation:

20 mal im Mittelhirn,
  1 mal im Pons,
  2 mal im Kleinhirn,
  3 mal im Corpus striatum und im Thalamus.

Gordon Holmes erwähnt ferner die beiden schon beschriebenen Tumorfälle, bei denen klinisch Tremor festgestellt war. Bei der mikroskopischen Untersuchung von Medulla oblongata und Rückenmark fand er bei ihnen beiderseitige Degeneration (Marchi-Methode) des Tractus rubro-spinalis.

Im Gehirn eines anderen Patienten, der infolge starker Hämoptoe sterbend ins Krankenhaus eingeliefert wurde, stellte er einen kleinen tuberkulösen Herd fest, der gerade den Tractus rubro-spinalis zerstört hatte. Der Kranke soll seit geraumer Zeit einen einseitigen Tremor gehabt haben.

Bei einem anderen Kranken, der links eine Hemiplegie und rechts einen Hemitremor hatte, fand er einen Ponstumor. Dieser hatte die linke Pyramidenbahn und den rechten Tractus rubro-spinalis zur Degeneration gebracht.

Auch bei Tieren wurde nach künstlichen Läsionen Tremor beobachtet. Zum erstenmal von Economo und Karplus (50) bei einer Katze, der sie beide Hirnstiele durchschnitten hatten. Die spätere mikroskopische Hirnuntersuchung (Marchi-Methode) ergab, daß beide rubro-spinalen Bahnen leicht mitbeschädigt waren. Die Katze hatte einen spastisch-ataktischen Gang und doppelseitigen Tremor.

Dieselben Erscheinungen bot eine andere Katze. Bei ihr war nur auf einer Seite der Pes pedunculi cerebri durchschnitten, gleichzeitig aber waren auch der rote Kern derselben Seite und die von dem anderen roten Kern kommende Bahn nach ihrem Durchtritt durch die Forelsche Kreuzung lädiert worden. Bei dieser Katze wurde sogar ein Tremor des Schwanzes beobachtet.

Eine dritte Katze hatte einen Tremor der linken Extremitäten. Bei ihr waren der rechte Hirnstiel durchschnitten und beide rubro-spinalen Bahnen mehr oder weniger beschädigt worden.

Ebenso beobachtete Kinnier Wilson bei einer Katze einen Tremor des linkseitigen Vorderbeines. Sie war von Bazet und Penfield (11) halbseitig hinter den Corpora quadrigemina posteriora auf der rechten Seite dezerebriert worden (keine mikroskopische Untersuchung).

Mit Rücksicht auf diese 4 Fälle mit experimentell erzeugtem Tremor und auf die folgenden Beobachtungen scheint eine isolierte Läsion der Pyramidenbahnen bei Tieren nicht imstande zu sein, Tremor zu erzeugen, auch dann nicht, wenn gleichzeitig die Substantia nigra beschädigt oder degeneriert ist. Economo und Karplus vermißten nämlich bei all ihren übrigen Versuchstieren, bei denen sie ganz oder teilweise, einseitig oder doppelseitig, die Hirnstiele mit Substantia nigra ohne Verletzung der rubro-spinalen Bahnen durchschnitten hatten, dieses Symptom. Auch Goltz, Rothmann, Dusser de Barenne u. a. beobachteten keinen Tremor bei großhirnlosen Tieren. Starlinger, Karplus und Kreidl vermißten ihn auch bei ihren schon in diesem Kapitel erwähnten Versuchen.

Bei dem 3. Fall von Economo und Karplus fällt auf, daß ein Tremor nur auf der Seite der degenerierten Pyramidenbahn beobachtet wurde, obwohl die beiden rubro-spinalen Bahnen lädiert waren. Das spricht doch für einen Einfluß der Pyramidenbahndegeneration. Bei der zweiten Katze bestand aber ein Tremor auf der Seite der isolierten Läsion des Tractus rubro-spinalis.

Die Zahl der Fälle mit experimentell erzeugtem Tremor ist zu klein und die erzeugten Läsionen sind zu ausgebreitet, um daraus sichere Schlüsse auf den Mechanismus dieser Störungen machen zu können. Sie erlauben weder einen Einfluß der Pyramidenbahnläsionen, noch einen Zusammenhang mit Läsionen der rubro-spinalen Bahnen anzunehmen oder auszuschließen. Jedenfalls folgt aus den Beobachtungen von Gordon Holmes, Economo und Karplus und Kinnier Wilson, daß bei Krankheitsfällen mit Tremor sowohl klinisch wie auch pathologisch-anatomisch das rote Kernsystem genau beobachtet werden muß, zumal da Ferrier und Turner (56) einen gleichseitigen Intentionstremor des Vorder- und Hinterbeines bei einem Affen beobachteten, dem sie einseitig ein Bracchium conjunctivum cerebelli durchschnitten hatten. In diesem verlaufen die großen Faserbündel des Kleinhirns zu den roten Kernen. Bei Fällen mit Tremor scheint mir daher die klinische Feststellung wichtig, ob labyrinthäre und andere Gleichgewichtsstörungen sowie hypertonische Erscheinungen auf Erkrankungen des roten Kernsystems hinweisen.

Ferner sei betont, daß hypertonische und spastische Erscheinungen in allen vier Fällen mit experimentell erzeugtem Tremor beobachtet wurden. Auch bei Tieren scheint also ein häufiges Zusammentreffen zwischen Tremor und Hypertonie zu bestehen.

Kommen wir nun auf den Krankheitsfall des 6 jährigen Jungen zurück. Bei ihm wurde ein haselnußgroßer Tumor gefunden, der den linken roten Kern zerstört hatte. Als Symptome traten Hemiparese mit positivem Babinski, Tremor und Ataxie der rechten Seite auf. Einige Tage vor dem Tode war der Tremor doppelseitig.

Der zweite bemerkenswerte Tumorfall war ein

II. Epithelioidpapillom des roten Kernes.

Raymond und Raymond Cestan (191 u. 192) fanden im Gehirn eines Kranken eine weiche Geschwulst im Tegmentum des Mittelhirns. Durch diese Geschwulst waren auf der linken Seite der rote Kern, der Okulomotoriuskern, die Okulomotoriuswurzel und der mittlere Teil des Lemniscus medialis, auf der rechten Seite der mediale Teil des rechten roten Kernes, der mediale Teil des Okulomotoriuskernes und die am meisten medial verlaufenden Fasern der Okulomotoriuswurzel zerstört worden (Abb. 196). Die Hirnstiele, die Substantia nigra, die Lemnisci laterales und die Corpora quadrigemina blieben unversehrt. Die Geschwulst hatte

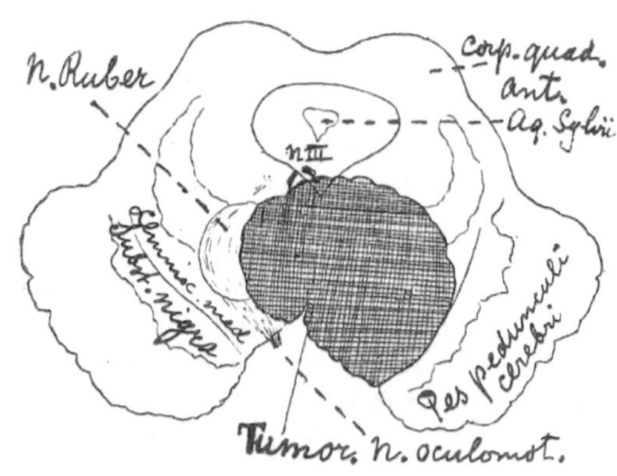

Abb. 196.
(Aus Raymond et Raymond Cestan:
Sur un cas de papillome épithélioide du noyau rouge.
Arch. de neurol. Bd. 14, 1902.)

weder eine Erweiterung der Ventrikel (s. den Aquaeductus Sylvii auf der Abbildung) noch Verdrängungserscheinungen hervorgerufen. Er stellte eine rein örtliche Erweichung dar.

Das Gehirn stammte von einem 57 jährigen Manne. Er erkrankte am 30. Nov. 1900 plötzlich an heftigen Kopfschmerzen, welche eine Woche lang anhielten. Dann hörten die Kopfschmerzen auf, und es entstand eine völlige Lähmung des linken oberen Augenlides. Das Lid hing ganz über das Auge herüber.

Am 7. Dez. kam der Kranke in die Behandlung von Raymond. Er stellte außer einer völligen linksseitigen Okulomotoriuslähmung und einer Parese aller Muskeln des rechten Auges folgendes, sehr eigenartiges Krankheitsbild fest.

Untersuchte man den Mann im Liegen, dann fand man keine eigentlichen motorischen Lähmungen. Die einzelnen Bewegungen des Oberarmes, Unterarmes, der Hände und Beine wurden mit guter Kraft ausgeführt. Auch konnte er sich leicht aufsetzen. Wohl war der Muskeltonus beiderseits erhöht, die Reflexe waren lebhaft. Es bestand aber kein Klonus, der Babinski-Reflex war rechts zweifelhaft, links negativ. Die Hautreflexe waren rechts abgeschwächt, auch bestanden rechts leichte Sensibilitätsstörungen. Im ganzen also nur geringe motorische Erscheinungen. Sie bilden einen starken Kontrast zu den starken Abweichungen, die der Kranke beim Aufstehen und Gehen bot. Sein Gang war wackelnd und breitbeinig, mit sehr ungleichen und sehr unregelmäßigen Schritten. Der Körper stützte sich beim Gang fast ausschließlich auf das linke Bein. Das rechte Bein wurde unkoordiniert nach vorn geschleudert

und, wie von einem Tabiker, stampfend auf den Boden gesetzt. Er wankte beim Gang so stark hin und her, nach vorn und nach hinten, daß man dauernd befürchtete, er verlöre sein Gleichgewicht und fiele hin.

Das Aufrechtstehen fiel ihm schwer. Es gelang nur mit weit auseinander gespreizten Beinen (Abb. 197). Sobald die Beine einander genähert werden, fängt der Kranke an zu wanken, und der Oberkörper schwankte nach allen Richtungen hin und her. Es ist dabei kein Unterschied, ob das rechte Auge offen oder geschlossen ist (links Ptosis).

Will er etwas mit der Hand greifen, dann fährt er erst mit der Hand über dem Gegenstand hin und her. Dabei trat gleichzeitig eine Art Intentionstremor auf. Dasselbe beobachtete man am rechten Bein, wenn er, lang auf dem Boden liegend, das Bein aufhob. Das Bein hatte dann ebenfalls eine Art Zittern und pendelte hin und her. Sagte man ihm, daß er das Bein wieder hinlegen könne, dann ließ er es mit einem Schlag hinfallen. Ohne Hilfe konnte er sich nicht vom Boden aufrichten. Das rechte Bein machte dabei nach allen möglichen Richtungen Bewegungen, wodurch er wieder zurückfiel.

Sonst bestanden nur wenig Störungen. Der Appetit war gut, ebenso die Intelligenz. Nur seine Sprache war langsam und monoton. Zunge, Gaumen und Stimmband nicht gelähmt. Auch bestand keine deutliche Fazialisparalyse.

Während seines Aufenthaltes in der Klinik wurden die Gleichgewichtsstörungen immer stärker. Sie traten auch links auf, und wurden so heftig, daß er dauernd unbeweglich im Bett liegen mußte. Eigentliche motorische Lähmungen fehlten dabei immer noch!

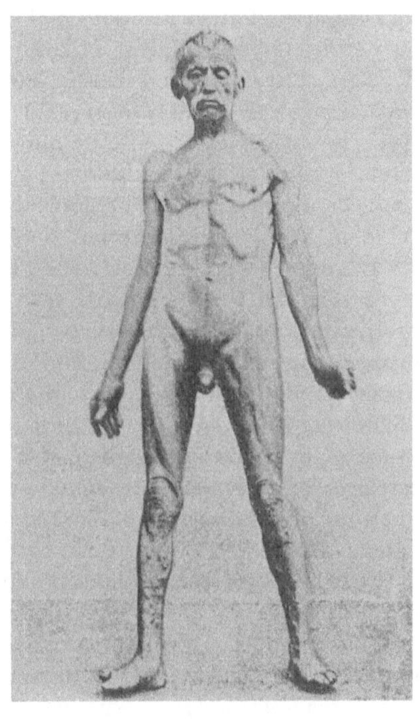

Abb. 197.
Doppelseitige Okulomotoriuslähmung, linksseitige Ptosis. Cerebellärer Gang. Ataxie des rechten Armes. (Momentphotographie während des Gehens.) (Aus Raymond et Raymond Cestan: Sur un cas de papillome épithélioide du noyau rouge. Arch. de neurol. Bd. 14, 1902.)

Er hatte jetzt wieder Kopfschmerzen, erbrach aber nicht. Kein Ödem der Optikuspapille, keine Gefäßerweiterung im Augenhintergrund.

Der Kranke starb am 20. März 1901, 4 Wochen nach Krankheitsbeginn.

Es handelt sich hier klinisch und pathologisch-anatomisch um einen ganz außergewöhnlich merkwürdigen Fall, insbesondere auch mit Rücksicht auf die Lokalisation des Tumors und das Fehlen von Druckerscheinungen.

Die Abb. 196 zeigt, daß der Tumor die Forelsche Kreuzung zerstört hatte. Man muß also annehmen, daß hier die rote Kern-Funktion völlig aufgehoben war.

Infolge dieses Tumors war der Muskeltonus erhöht. Der Patient hatte die Fähigkeit verloren, sein Gleichgewicht zu bewahren und sich aufzurichten. Der Mann konnte sich im Bett nicht aufrichten und mußte unbeweglich liegen bleiben, obwohl, wie später mit der Marchi-Methode und der Weygertschen Färbung nachgewiesen wurde, die Pyramidenbahnen völlig intakt waren, obwohl er keine eigentlichen motorischen Lähmungen hatte, und seine Muskelkraft bis zum Tode gut war. Auch war er nicht bewußtlos und konnte auf dem rechten Auge sehen.

Vergleicht man diesen Fall mit dem dezerebrierten Kranken von Kinnier Wilson, Turner und Walshe und mit dem beinahe dezerebrierten Kranken von Gordon Holmes, dann fällt die große Übereinstimmung auf. Bei Allen Hypertonie, bei Allen eine völlige Unfähigkeit sich aufzurichten. Bei den dezerebrierten Patienten außerdem Bewußtseinsstörungen, Erblindung und motorische Lähmungen. Obwohl diese letzteren Störungen und Pyramidenbahnläsionen bei dem vorhin geschilderten Fall fehlten, obwohl die Corpora quadrigemina, die Lemnisci laterales, der rechte Lemniscus medialis und die rechte Substantia nigra erhalten waren, obwohl ferner die linkseitige Substantia nigra nur leicht beschädigt und ausschließlich der mediale Teil des gleichseitigen Lemniscus medialis verändert waren, konnten trotzdem die Stellfunktion und die Muskeltonusverteilung so stark gestört sein.

Bei der Beschreibung der Symptome wird auf die Hypertonie weniger Nachdruck gelegt. Es ist möglich, daß diese wirklich geringer war als bei den dezerebrierten Kranken. Bei den Versuchstieren war ja auch die Hypertonie nach Spaltung der Forelschen Kreuzung geringer, wenn Großhirn und Pyramidenbahnen intakt gelassen waren. In der Mitteilung von Raymond fällt aber auf, daß er die Hypertonie, die Verstärkung der Sehnenreflexe, den zweifelhaften Babinski bei der Besprechung und Erklärung der Symptome erst ganz am Schluß erwähnt. Er wußte nämlich mit diesen Symptomen nichts anzufangen, weil einerseits die Pyramidenbahnen nicht verändert und anderseits die roten Kerne zerstört waren. Aus den Veröffentlichungen Sherringtons und der anderen englischen Untersucher hatte er nämlich den Schluß gezogen, daß die roten Kerne die Starre-Zentren seien.

Zusammenfassend hatte dieser Kranke also; Zuerst: Hemiasynergie, Hemiataxie und halbseitigen Intentionstremor mit Hypertonie, starke Störungen der Stellfunktion und Gleichgewichtsstörungen. Später: Paraasynergie mit Ataxie und völliger Unfähigkeit, sich aufzurichten und den Körper im Gleichgewicht zu halten, ferner Hypertonie.

In dem Endstadium stimmten also die Störungen der Muskeltonusregulierung und der Stellfunktion völlig mit denen der Versuchstiere überein, bei denen die Forelsche Kreuzung gespalten war.

Tuberkulose des roten Kerns.

III. Greiwe (70) fand bei einem Fall im lateralen Teile des Tegmentum der rechten Mittelhirnhälfte einen leicht gelben Herd von Haselnußgröße (größter Duchmesser 1,7 cm), der sich hart anfühlte. Der Thalamus war völlig intakt. Das rechte Corpus quadrigeminum anticum war etwas nach oben und dorsalwärts verdrängt, im übrigen aber war es, wie die Substantia grisea centralis, die rechten Okulomotoriuskerne und Wurzeln, intakt. Der Herd hatte einen Teil der Formatio reticularis und die laterale Hälfte des rechten roten Kernes zerstört. Der mediale Teil und der kaudale Pol dieses Kernes, ferner die Substantia nigra und der rechte Pes pedunculi cerebri waren unversehrt. Die ganze linke Mittelhirnhälfte zeigte keine Veränderungen. In der Mitte war der Herd verkäst, in seinen Randpartien enthielt er Tuberkelbazillen.

Bei seiner Krankenhausaufnahme gab der Kranke an, daß er schon seit 8 Monaten bemerkt habe, daß er den linken Arm und das linke Bein immer schlechter bewegen konnte. Im Anfang waren ab und zu auch klonische Pro- und Supinationsbewegungen des linken Armes aufgetreten, später nicht mehr. Das Gehen war besonders erschwert. Die linke Fußsohle schlürfte immer über den Boden. Treppensteigen war ihm unmöglich.

Greiwe stellte bei der Untersuchung außer einer Lungentuberkulose eine Abnahme des linkseitigen Hörvermögens fest. Die grobe Kraft war im linken Arm geringer als rechts. Das linke Bein war spastisch mit sehr lebhaften Patellarreflexen. Kein Klonus. Beim Gang war auch die Bewegung des linken Beines spastisch. Die Fußspitze schleifte dabei über die Erde.

Während seines Aufenthaltes im Krankenhause wurden die linkseitigen Paresen und Spasmen immer stärker. Der linke Fazialis wurde paretisch. Kein Kopfschmerz, kein Erbrechen oder Schwindel. Klagen über Doppeltsehen. Keine Augenmuskellähmungen nachweisbar. Tod 2 Monate nach Aufnahme an Lungentuberkulose.

Bei diesem Kranken bestand also ein haselnußgroßer, tuberkulöser Herd, der nur einen Teil der Formatio reticularis und den lateralen Teil eines roten Kernes zerstört hatte. Als klinisches Symptom war eine spastische Hemiparese der gegenüberliegenden Seite aufgetreten.

Ataxie, Störungen des Gleichgewichts und der Stellfunktion werden nicht erwähnt. Bedenkt man aber, daß der Patient eine schwere Lungentuberkulose hatte, an der er nach 2 Monaten zugrunde ging, und daß deshalb sicherlich die klinische Untersuchung nur beschränkt möglich war, so ist das Fehlen dieser Angaben nicht verwunderlich, um so weniger als ja auch nur der laterale Teil eines roten Kernes erkrankt war. Weitere Schlüsse können hieraus nicht gezogen werden. Betont sei aber nochmals, daß der Kranke im Anfang spontane klonische Pro- und Supinationsbewegungen hatte, und daß er keine Treppen steigen konnte.

IV. Einen zweiten Fall mit tuberkulösem Herd im roten Kern beobachtete Rudolf Kolisch (125). Der Herd hatte die Größe einer Nuß. Seine laterale Hälfte war verkäst. Sein medialer Teil bestand aus rotem Granulationsgewebe mit Einschluß einiger kleiner, käsiger Bezirke. Der Tumor lag ganz in der rechten Mittelhirnhälfte. Er ging nicht über die Mittellinie hinaus. Oral reichte er nicht bis an die Corpora quadrigemina und trat auch nicht in den Pons ein.

Auf einem Querschnitt durch die Hirnstiele dicht vor dem Pons befand sich noch ein kleiner Bezirk von rotem Granulationsgewebe. Auf einem Durchschnitt durch die vorderen Corpora quadrigemina lag der Tumor ganz in der rechten Mittelhirnhälfte, von der Mittellinie bis an den lateralen Rand reichend. Das Gebiet des rechten roten Kernes und des Lemniskus war von dem Tumor eingenommen. Dorsal erstreckte er sich beinahe bis an den

Aquaeductus Sylvii und das Corpus quadrigeminum, ventral bis an die Substantia nigra.

Das Gehirn stammte von einem 8jährigen Mädchen. Das Mädchen war gefallen und schleppte sofort danach das rechte Bein nach. Nach einigen Tagen traten Lähmungen beider Beine mit Zuckungen auf. Keine Kopfschmerzen oder Erbrechen.

Einen Monat später wurde das Mädchen von Kolisch untersucht. Er fand eine doppelseitige partielle Okulomotoriuslähmung, eine Hemichorea, d. h. tonische Kontraktionen des linken Armes und Beines und der linken Halshälfte (M. obliquus colli), ferner eine Hemiparese. Die Sehnenreflexe waren beiderseits sehr lebhaft, am meisten links. Babinski —.

Die Fazialisparese war fast nicht zu bemerken, wenn das Gesicht in Ruhe war. Bei willkürlichen Bewegungen wurde sie wohl etwas deutlicher, war aber beim Lachen und Weinen besonders stark. Die Kranke hatte deutliche Ataxie der Extremitäten, sowohl beim Greifen nach einem Gegenstand wie beim Knie-Hackenversuch. Stellte man das Kind auf die Beine, so schwankte es stark. Da die Beine nicht ein. knickten, muß dies eine Störung der Fähigkeit sein, das Körpergleichgewicht aufrecht zu erhalten (Kolisch). Hielt man das Kind fest, so konnte es gehen. Dabei traten aber spastische Erscheinungen auf. Besonders entstanden tonische Kontraktionen in den vom Nervus peronaeus innervierten Muskeln auf, so daß das Kind mit einem Pes varoequinus ging. Das Bein wurde dabei vom Boden hochgeschleudert, gleichzeitig abduziert und stampfend niedergesetzt.

Echte Lähmungserscheinungen waren nicht vorhanden. Der Zustand des Kindes wurde immer schlechter. Der rechte Augapfel wich immer mehr nach außen ab. Der linke Arm zeigte in Ruhe, wenn er keine choreatischen Bewegungen machte, typische hemiplegische Haltung.

Das Kind bekam eine akute Angina. Nach deren Abheilung war es viel schwächer. Die Okulomotoriuslähmung war jetzt beiderseits vollständig mit Ptosis, Strabismus divergens und weiten starren Pupillen. Ab und zu Nystagmus. Zunahme der Fazialisparese links. Die linken Extremitäten waren jetzt stark spastisch, machten aber immer noch choreatische Bewegungen. Die Sehnenreflexe waren links erhöht, rechts nicht. Keine Kopfschmerz, keinen Erbrechen.

Schließlich wurde das Kind benommen und starb. 2 Monate nach dem Fall.

In diesem Falle lag der Herd in der rechten Mittelhirnhälfte. Er zerstörte den rechten roten Kern, reichte aber nicht bis an die Mittellinie heran. Als klinisches Symptom trat eine linkseitige Hemiparese mit ataktischen und spastischen Erscheinungen und mit erhöhten Sehnenreflexen auf. Ferner waren starke Gleichgewichtsstörungen vorhanden, obwohl motorische Lähmungen fehlten, die willkürlichen Bewegungen nicht aufgehoben waren und das Kind nicht blind war. Die Pyramidenbahnen und die Substantia nigra waren nicht lädiert.

V. Einen ähnlichen Fall teilen d'Astros und Hawthorn (7) mit. Bei ihm fand sich ein kirschgroßer (16—17 mm), etwas erweichter Tuberkel im rechten Tegmentum des Mittelhirns. Er hatte den rechten roten Kern und teilweise die Formatio reticularis zerstört. Ferner hatte er auf der gleichen Seite den Lemniscus medialis, die Substantia nigra und den Pes pedunculi cerebri leicht beschädigt. Der Herd reichte bis an die Medianlinie heran.

Das Gehirn stammte von einem Kind von 22 Monaten. Seit 3 Monaten hielt es den Daumen dauernd gegen die Handfläche gebeugt. Auch gedieh es schlecht.

Bei der ersten Untersuchung fand man außer einer Lungen- und allgemeinen Drüsentuberkulose einen steifen, gebeugten Daumen. Auch war die ganze Hand steif. Hand und Daumen zeigten intermittierenden Tremor.

4 Tage später wurde der ganze rechte Arm steif und gegen den Thorax ange-

drückt gehalten. Der Unterarm stand gebeugt und in Pronation. Auch die andern Finger wurden jetzt steif. Sie wurden zeitweilig fächerförmig auseinander gespreizt und zugleich in Semiflexion gehalten. Die Hand hatte eine deutliche Schwäche, war aber nicht eigentlich gelähmt. Das Kind brauchte sie bei willkürlichen Bewegungen wenig. Gebrauchte es die Hand, dann waren die Bewegungen unsicher und langsam. Zuweilen ergriff es mit dieser Hand einen Gegenstand, um ihn schnell wieder loszulassen.

Der Unterarm machte jetzt rhythmische Pronations- und Supinationsbewegungen, zeigte ferner Muskelzittern. Das linke Bein wurde, mit halb gebogenen Zehen gestreckt gehalten. Bei passiver Beugung des Beines fühlte man einen deutlichen Widerstand. Das Bein war nicht gelähmt, aber schwach. Der Fuß zeigte rythmische Bewegungen, abwechselnd Flexion und Extension. Babinski +. Strich man unter die Fußsohle, dann wurde das Bein nicht gebeugt und zurückgezogen, sondern im Gegenteil maximal gestreckt, steif und so von der Unterlage aufgehoben. Der Kniesehnenreflex war sehr lebhaft. Alle unwillkürlichen Bewegungen hörten im Schlaf auf.

Die linke Gesichtshälfte war paretisch. Wenn das Kind weinte, wurde nur die rechte Gesichtshälfte verzogen.

Die Reflexe waren an der rechten Seite völlig normal. Totale, rechtsseitige Okulomotoriuslähmung. Die Schmerzempfindung schien links etwas gestört zu sein, die Berührungsempfindung nicht.

10 Tage später war die Starre noch kräftiger. Hielt das Kind etwas mit der linken Hand fest, dann entstand ein so starker Tremor, daß es schließlich den Gegenstand loslassen mußte. Ruhte der Arm auf einer Unterlage oder wurde er mit der rechten Hand unterstützt, dann hörte der Tremor auf. Es blieben nur noch Muskelzuckungen übrig, die die Finger bewegten. Das rechte Bein war jetzt auch steif. Stellte man das Kind auf den Boden, dann zeigte es sich, daß der ganze Körper steif war und das Kind wie ein Stelzengänger stand. Der rechte Fuß stand dabei platt auf der Erde. Das linke Bein wurde nach vorn gesetzt und ruhte nur auf der Ferse. Der Vorderfuß pendelte dabei hin und her.

Die linke Gesichtshälfte schien bei Ruhe noch etwas gelähmt, beim Weinen aber bewegten sich beide Gesichtshälften nun gleich stark. Die linke Gesichtshälfte zeigte dauernde Muskelzuckungen.

Auch auf dem rechten Auge bestanden Lähmungserscheinungen. Die rechte Pupille war starr. Das Kind reagierte wenig auf Schmerzreize, weinte aber infolge der, anscheinend schmerzhaften, Muskelkontraktionen.

Am folgenden Tage zeigten auch die linkseitigen Bauch- und Brustmuskeln Muskelzittern. Am nächsten Tage war die Starre des rechten Armes viel stärker geworden. Er wurde gebeugt und proniert gehalten. Beide Beine waren maximal starr und gestreckt.

Nachdem das Kind 3 Tage in diesem Zustande gelegen hatte, starb das sehr abgemagerte Kind plötzlich.

Es handelte sich also um einen kirschgroßen Herd in der rechten Mittelhirnhälfte, der bis an die Mittellinie heranreichte und den rechten roten Kern zerstörte. Als klinische Symptome traten zuerst linksseitige Hemiparese, später Paraplegie mit erhöhten Reflexen und starken spastischen Erscheinungen (auch Tremor) auf.

In diesem Falle fehlen Angaben über Ataxie und Gleichgewichtsstörungen. Man kann allerdings bei einem Kinde von 22 Monaten mit Lungentuberkulose und allgemeiner Drüsentuberkulose nicht erwarten, daß darauf untersucht wurde. Die Bemerkung, daß die Armbewegungen unsicher waren, und das Kind bei Unterstützung wie ein Stelzengeher stand, deutet auf die genannten Störungen hin. Das Kind hatte zudem diffuses Zittern, einen sehr starken Intentionstremor des linken Armes und der linken Hand, unwillkürliche Pro- und Supinationsbewegungen dieses Armes, unwillkürliche Gesichtszuckungen, unwillkürliche Flexions- und Extensionsbewegungen des rechten Fußes, und beim

Stehen pendelte dieser Fuß seitlich hin und her. Alle diese Symptome weisen mehr oder weniger auf Ataxie hin.

VI. Die Dissertation von Béchet (12) enthält einen Fall, bei dem Charcot die bemerkenswerte Diagnose „maladie de Parkinson unilatérale" stellte.

Die pathologisch-anatomischen Untersuchungen wurden von Blocq und Marinesco (15) ausgeführt. Ihre Beschreibung ist leider unvollkommen. Sie fanden, außer einer doppelseitigen Lungentuberkulose, tuberkulöser Epidydimitis und tuberkulösen Herden im 1. und 2. Lendenwirbel, einen haselnußgroßen, eingekapselten Herd in der rechten Mittelhirnhälfte. Der Herd wurde ventral durch den Pes pedunculi cerebri, medial durch die Fasern der Okulomotoriuswurzel, dorsal durch das Bracchium conjunctivum cerebelli und lateral durch den Lemniscus lateralis begrenzt.

Nach dieser Beschreibung muß man annehmen, daß der laterale Teil des rechten roten Kernes und Teile der Substantia nigra, des Lemniscus medialis und der Formatio reticularis auf der rechten Seite zerstört worden waren.

Es handelte sich um einen 38 jährigen Mann. Er bemerkte seit 2 Jahren außer Rückenschmerzen eine Steifigkeit bei allen Bewegungen. Ein Jahr später fiel ihm auch eine Taubheit (engourdissement) der linken Gesichtshälfte und der linken Fingerspitzen auf.

Die Steifigkeit wurde immer stärker. Ganz allmählich entstand auch ein Tremor, der seit 6 Monaten sehr deutlich war.

Im Juni 1891 konstatierte Charcot den starren glänzenden Blick und die Starre der Gesichtszüge wie bei Paralysis agitans. Es fehlten Tremor der Lippen und Sprachstörungen. Vorhanden waren ein Tremor der linken Hand, des Handgelenks und des Unterarmes. Die Finger wurden halb gebeugt, gegeneinander gedrückt und der Daumen gegen den Zeigefinger gehalten, ganz wie bei der Parkinsonschen Krankheit. Auch das linke Bein hatte Tremor, besonders wenn der Patient ermüdet war.

Er ging vornübergebeugt und war dabei sehr starr. Er hatte das Gefühl, vornüber gezogen zu werden. Man bemerkte an ihm eine Neigung, immer nach links abzuweichen. Objektive Sensibilitätsstörungen waren nicht festzustellen, jedoch bestand Gefühl von Kribbeln in der linken Hand. Vorübergehend trat Doppeltsehen auf. Linke Sehnenreflexe erhöht, kein Klonus.

Der Kranke starb an Lungentuberkulose. Datum nicht angegeben.

Der Fall hatte also eine Starre der linken Körperhälfte mit erhöhten Sehnenreflexen, mit Tremor und mit leichten ataktischen Erscheinungen. Im Gehirn fand sich ein haselnußgroßer Herd, der den lateralen Teil des rechten roten Kernes zerstört hatte.

Leider wurden in diesem Falle die Symptome der letzten Tage vor dem Tode, der Sterbetag und die genauen Veränderungen im Mittelhirn durch den Herd nicht angegeben. Die Hirnstiele und die Lemnisci laterales waren intakt.

VII. Einen weiteren Fall von tuberkulösem Herd im Mittelhirn teilt Mendel (168) mit. Es handelte sich um einen 2 cm langen und 1 $^1/_4$ cm breiten Tuberkel, dessen breite Fläche zum Thalamus hin gerichtet war, und der punktförmig in der Richtung des Pons endigte. Dieser Herd hatte den linken roten Kern und das linke Bracchium conjunctivum cerebelli zerstört und war in das Corpus subthalamicum eingedrungen. Die Pedes pedunculi cerebri und die Lemnisci waren intakt. An der Hirnbasis befand sich ein kleiner, umschriebener, meningitischer Bezirk.

Es handelte sich um einen 5 jährigen Knaben. Seit einem Jahre bemerkten die Eltern, daß sein rechter Arm bei Bewegungen bebte und zitterte. 3 Monate später erkrankte auch das rechte Bein. Er zog es beim Gehen nach. 4 Monate später wurde auch eine Veränderung des linken Auges bemerkt. Gleichzeitig war das ganze Gesicht nach links verzogen.

Am 6. Jan. 1885 Untersuchung des Kindes durch Mendel. Befund: Ptosis mit Lähmung des Musculus rectus internus und starke Pupillenerweiterung links. Ferner Lähmung des rechten Mundfazialis und des rechten Nervus hypoglossus (Gesicht nach links verzogen, Zunge weicht nach rechts ab). Parese der rechten Halsmuskeln (u. a. des Sternokleidomastoideus). Dadurch Drehung und Neigung des Kopfes nach rechts. Schwäche des rechten Armes, leichte Flexionskontraktur des rechten Ellenbogengelenks und der Finger. Wilde und starke Ataxie und Zittern des rechten Armes beim Ergreifen eines Gegenstandes. Schwäche des rechten Beines, Extensionskontraktur im Kniegelenk.

Das Kind starb soporös am 24. Mai. Die Symptome, die es vom 6. Januar bis 24. Mai hatte, sind leider nicht mitgeteilt. Nur die Augenerscheinungen werden ausführlich besprochen. Die Okulomotoriuslähmungen hatten immer mehr zugenommen.

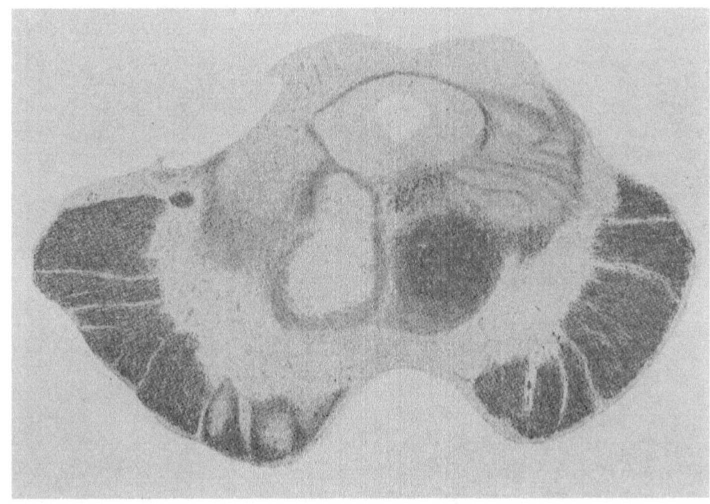

Abb. 198.
(Aus Henri Claude et Lévy Valensi:
Maladies du Cervelet et de l'Isthme de l'Encéphale. Paris, 1922.)

Bei dem Kinde bestand also ein Herd, der den linken roten Kern zerstört hatte. Die ersten klinischen Erscheinungen traten 1 Jahr vor dem Tode auf und waren 4½ Monate vor dem Tode: Hemiparese rechts mit spastischen Erscheinungen, mit Intentionstremor und mit Ataxie.

Erweichungsherde im roten Kern.

VIII. Einen merkwürdigen Fall von Erweichungsherd haben Henry Claude und Frl. Loyez (39 u. 40) beobachtet. Sie fanden einen kleinen Erweichungsherd in der rechten Mittelhirnhälfte, der den medialen Teil des rechten roten Kernes zerstörte.

Das Mittelhirn wurde in Serienschnitte geschnitten. In dem Schnitt, der durch die Hirnstiele und durch den vorderen Teil der Decussatio bracchii conjunctivi cerebelli ging, zerstörte der Herd etwas mehr als die mediale Hälfte des roten Kernes. Er reichte dorsalwärts bis an den Fasciculus longitudinalis posterior (zum roten Kern ziehende Fasern dieses Faszikulus sind degeneriert). Auf der ventralen Seite sind die Substantia nigra, der Pes pedunculi cerebri intakt; nahezu intakt auch der Lemniscus medialis.

In einem Schnitt, der etwas mehr oral lag, nimmt der Erweichungsherd genau den Durchschnitt des ganzen roten Kernes ein (Abb. 198).

In dem noch weiter oral gelegenen Schnitt, der gerade in der Ebene der Okulomotoriuswurzeln liegt (Abb. 199) ist nur wieder der mediale Teil des roten Kernes erweicht. Die medial von diesem Kern verlaufenden Fasern der Okulomotoriuswurzeln sind mitbeschädigt. Der Herd reicht nicht über die Medianlinie hinaus. Dorsal geht er noch immer bis an den Fasciculus longitudinalis posterior und ventral nicht über den roten Kern hinaus.

Man erkennt auf diesem Durchschnitt deutlich, daß die Erweichung durch die Thrombose einer kleinen Arterie verursacht worden ist. (Diese Arterie

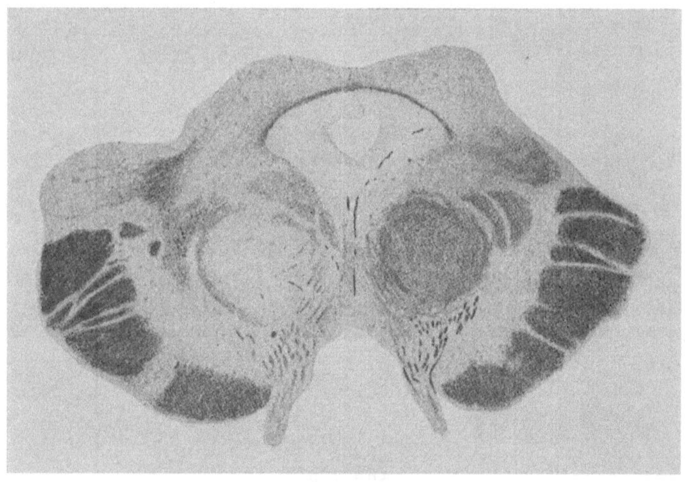

Abb. 199.
(Aus Henri Claude et Lévy Valensi:
Maladies du Cervelet et de l'Isthme de l'Encéphale, Paris, 1922.)

entspricht dem durch Duret beschriebenen Seitenaste der Arterie, [siehe Arterie b, Abb. 207], die oral von dem Pons in der Mittellinie der Hirnbasis verläuft. Dieser Seitenast versorgt nach Duret ein Gebiet, das einen Teil des roten Kerns und des Fasciculus longitudinalis posterior und ein kleines Stückchen vom Okulomotoriuskern umfaßt.)

In den noch weiter oral liegenden Schnitten, die durch die Corpora quadrigemina auteriora verlaufen, ist kein Herd mehr vorhanden, und der Querschnitt des roten Kerns wieder intakt. Die Zellen sind aber ödematös und bei der Nissl-Färbung degeneriert. Auch haben die Zellen hier alle den kleinzelligen Typ.

Der Vollständigkeit halber sei noch mitgeteilt, daß die Untersucher an anderen Stellen noch zwei sehr kleine Herde antrafen.

Das Gehirn stammte von einem Manne, der im Januar 1911 kurz dauernde, ohne allgemeinen Bewußtseinsverlust und ohne bleibende Störungen einhergehende Anfälle gehabt hatte. Er befand sich darauf wieder ganz gut. Am 15. November desselben Jahres traten gleichzeitig Ptosis und Doppeltsehen auf. Auch wurde es ihm schwer zu stehen und zu gehen. Obwohl er nicht schwindlig war, fühlte er sich immer nach links gezogen. Keine Kopfschmerzen, kein Ohrensausen.

Die Untersuchung ergab völlig normale Muskelkraft und das Fehlen von Lähmungen Komplizierte Bewegungen wurden aber annormal ausgeführt. Es bestand auch keine Fazialislähmung, dennoch wurden Zunge und Lippe langsam bewegt und er konnte schlecht blasen und pfeifen. Die Sehnenreflexe waren rechts etwas erhöht. Sensibilität normal, Babinski negativ. Alle einfachen Bewegungen wurden mit Ober- und Unterarm und mit den Beinen gut ausgeführt. Bei komplizierten Bewegungen zeigten aber die linken Extremitäten maximal starke Asynergie und Ataxie. Auch bestand an dieser Seite Adiadokokinese. Rechts bestand vielleicht geringe Unsicherheit bei Bewegungen.

Der Kranke konnte nicht aufrecht stehen bleiben, auch nicht mit weit auseinander gespreizten Beinen. Er begann sofort heftig zu wackeln. Der Oberkörper pendelte nach allen Richtungen hin und her mit starker Neigung, vor allem nach links, umzufallen. Er machte dabei keine Bewegungen, um sich im Gleichgewicht zu halten. Man mußte ihn jedesmal festhalten und wieder aufsetzen wie eine Lederpuppe (comme l'on ferait d'un mannequin qu'on voudrait tenir debout). Er konnte nicht allein laufen, man mußte ihn führen wie ein Kind, das gehen lernt. Auch dabei wollte er stets nach links gehen.

Das rechte Auge ist durch die völlige Ptosis ganz verdeckt. Er konnte das obere Augenlid nicht aufheben. Der Augapfel war so gut wie unbeweglich. Die Bewegung des Auges nach außen, nach lateral, war noch etwas möglich, ging aber mit Nystagmus einher. Die Pupille war weit und starr, Kornealreflex vorhanden. Das linke Auge zeigte nur bei der Konvergenz Störungen. Beim Blick mit beiden Augen nach links trat Nystagmus auf dem linken Auge auf. Keine Hemianopsie. Gehör völlig intakt.

Mitte Januar wurde der Kranke wieder untersucht. Die Augenstörungen, besonders die Ptosis, waren weit gebessert. Die Pupille war weniger weit und hatte wieder schwache Reaktionen. Die einzelnen Bewegungen wurden noch immer mit vollkommen erhaltener Muskelkraft ausgeführt. Auf der linken Seite bestand immer noch starke Asynergie, weshalb sie nur wenig gebraucht wurde. Auch waren die Ataxie der linken Extremitäten und die Gleichgewichts- und Gehstörungen immer noch sehr stark. Der Kranke konnte sich nicht von der Unterlage aufrichten. Er fiel immer nach links um. Wohl konnte er auf den Händen und Knieen gehen. Dabei waren vor allem die asynergistischen Bewegungen der linken Seite deutlich.

Der Kranke starb einige Tage später in einem Anfall von Urämie.

Zusammenfassend bestand also hier ein Erweichungsherd, der den ganzen kaudalen Teil des rechten roten Kernes zerstört hatte. Als klinische Erscheinungen traten eine sehr starke Asynergie und Ataxie der linken Extremitäten und Störungen des Gleichgewichts und der Stellfunktion auf. Spastische Erscheinungen werden nicht erwähnt. Die Sehnenreflexe waren erhöht, die Muskelkraft normal.

Einen zweiten Fall von Erweichungsherden teilt Barth (10) mit. Er fand beiderseits im Mittelhirn einer Frau zwischen den roten Kernen und den Fasciculi longitudinales posteriores Erweichungsherde, die auf der rechten Seite auf den Nucleus ruber übergegriffen hatten.

Leider ist die Krankengeschichte nur ungenau. Die Frau hatte $3^1/_2$ Monate vor ihrem Tode außer einer doppelseitigen, partiellen Okulomotoriuslähmung eine starke zerebellare Ataxie (Neigung, beim Stehen hintenüber zu fallen, stark vorwärts und rückwärts zu schwanken). Deutliche Paresen und Spasmen der Extremitäten fehlten noch. Über den weiteren Verlauf bis zu ihrem Tode wird bezüglich der Extremitäten kein neurologischer Befund mehr mitgeteilt.

Der Fall wird in der Literatur vielfach zum Beweis der Theorie von Allan Starr (2) angeführt. Die Ataxie wird dann auf die Veränderung des roten Kerns zurückgeführt. Es ist aber sehr fraglich, ob diese Veränderung schon $3^1/_2$ Monate vor dem Tode bestanden hat, ob die Erweichung damals schon auf den roten Kern übergegriffen hatte, und ob die Ataxie damals nicht ausschließlich durch die Erweichung des Gebietes zwischen rotem Kern und Fasciculus longitudinalis posterior verursacht war. In diesem Gebiet verlaufen unter anderem die Bracchia conjunctiva cerebelli.

Wie kompliziert dieser Krankheitsfall war, erkennt man daraus, daß die Frau schon 3 Jahre lang eine zunehmende Schwäche in den Beinen bemerkt hatte. 6 Monate vor dem Tode bekam sie einen Anfall, nach dem zeitweise Doppeltsehen bestand. 4 Monate vor dem Tode trat der Anfall auf, mit dem die zerebellare Ataxie begann. Erst nach diesem Anfall fand die Untersuchung statt.

Obwohl dieser Fall keineswegs im Widerspruch zu den vorhergehenden Beobachtungen steht, halte ich es doch für besser, ihn nicht unter die Fälle mit Läsionen des roten Kerns zu zählen.

Alte Herde im roten Kern.

IX. Wallenberg (233) beschreibt einen Krankheitsfall, bei dessen Sektion eine **erbsengroße Zyste im Tegmentum der rechten Mittelhirnhälfte** gefunden wurde. In dem Schnitt durch die Mitte der Corpora quadrigemina anteriora (Abb. 200) hatte die Zyste ihren größten Durchmesser. Sie hatte Elipsenform 8 : 5 mm. Sie war von einer Bindegewebskapsel umgeben und **zerstörte**

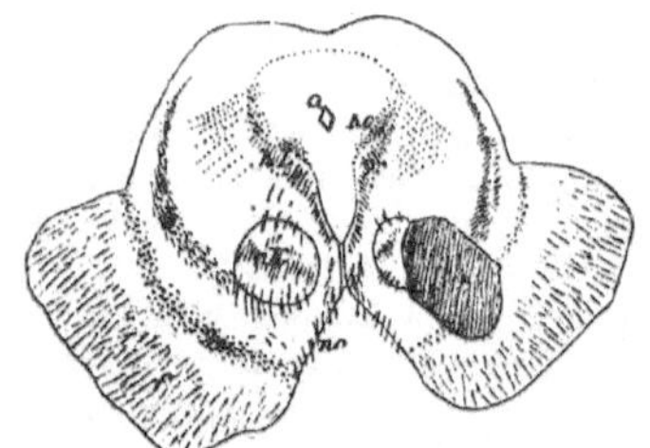

Abb. 200.   Abb. 201.

(Aus A. Wallenberg: Veränderungen der nervösen Zentralorgane in einem Falle von cerebraler Kinderlähmung. Arch. f. Psychiatrie u. Nervenkrankh. Bd. 19, 1888.)

einen großen Teil des roten Kerns, nämlich den ventrolateralen Teil. Ferner wurde ein Teil des Lemniscus medialis, die am meisten lateral verlaufenden Fasern der Okulomotoriuswurzel und zum Teil der mittlere Teil der Substantia nigra von der Zyste eingenommen.

Der Schnitt gerade durch die Grenze zwischen den vorderen und hinteren Corpora quadrigemina enthält das Bindegewebe der kaudalen Zystenwand (Abb. 201). Die Zyste verursachte hier einen kleineren Defekt als im vorigen Schnitt. Vom roten Kern war mehr erhalten. Die Substantia nigra war in den einzelnen Schnitten pigmentarm.

Das Gehirn stammte von einem in Danzig allgemein bekannten 49 jährigen Bettler. Er hatte mit 6 Jahren einen Anfall gehabt, nach dem eine dauernde Halbseitenlähmung zurückblieb. Am 1. April 1887 kam er wegen starker Beklemmung, die durch eine Aorten- und Mitralinsuffizienz hervorgerufen war, ins Krankenhaus. Die neurologische Untersuchung ergab eine seitliche Abweichung des rechten Auges. Er konnte das Auge nur wenig zur Nase hin bewegen. Die übrigen Augenbewegungen waren völlig intakt. Seine Wirbelsäule war im thorakalen Teil konvex nach rechts, im Lumbalteil konvex nach links gebogen.

Der linke Arm war stark atrophisch, im Schultergelenk stark adduziert und wurde gegen die Brust angedrückt gehalten. Der Unterarm war im Ellenbogen- und Handgelenk rechtwinklig gebeugt, proniert und fast völlig unbeweglich. Der Daumen war nach innen geschlagen und gestreckt. Die anderen Finger wurden in den Metakarpophalangealgelenken gebeugt gehalten, in den anderen Gelenken waren sie gestreckt. Die Finger waren passiv beweglich, hatten athetoide Bewegungen, konnten aber aktiv nicht bewegt werden.

Das linke Bein war im Hüftgelenk gebeugt, war nach innen rotiert und hatte einen Pes equino-varus. Die grobe Kraft war herabgesetzt. Kleine Bewegungen konnten noch ausgeführt werden. Seine Reflexe waren normal. Das Bein war weniger atrophisch als der Arm.

Keine Sensibilitätsstörungen. Ataxie beim Gehen wurde niemals beobachtet. Infolge seines Zustandes war eine diesbezügliche Prüfung im Krankenhaus unmöglich. Der Kranke starb 5 Tage nach seiner Aufnahme an seinem Herzfehler.

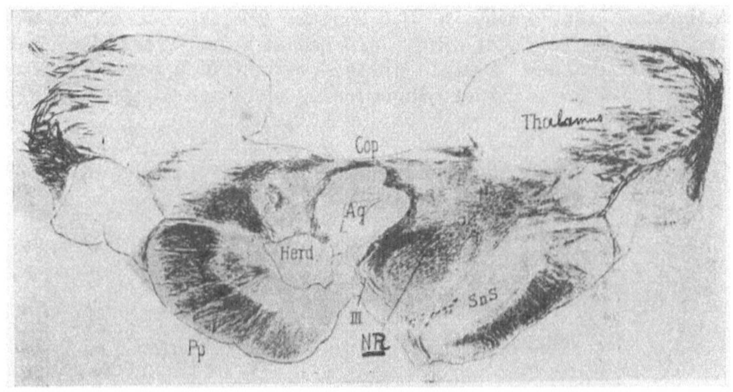

Abb. 202.
Cop = Commissura posterior; Aq = Aquaeductus Sylvii; III = N. oculomotorius; NR = Nucleus ruber; Pp = Pes pedunculi cerebri; SnS = Substantia nigra.

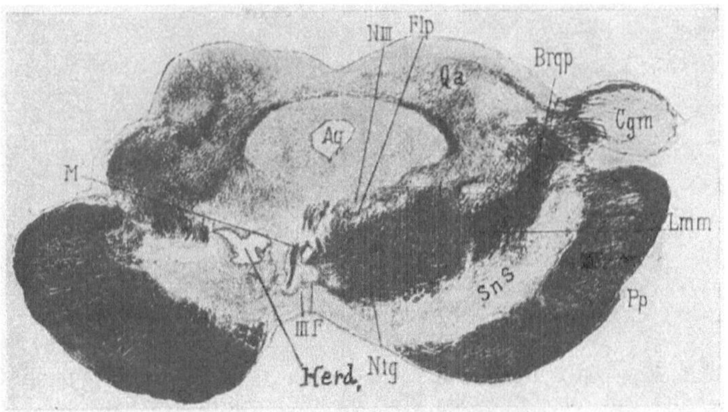

Abb. 203.
N III = Nucleus oculomot.; Flp = Fasciculus longit. post.; Qa = Corp. quadrigem. ant.; Brqp = Bracchium corp. quadrig. post.; Cgm = Corp. geniculat. med.; M = Decussatio Meynert; F = Decussatio Forel.
(Aus Dr. H. v. Halban und Dr. M. Infeld: Zur Pathologie der Hirnschenkelhaube. Arb. a. d. neurol. Inst. d. Wiener Univ. Bd. IX, 1912.)

X. Halban und Infeld (74) fanden einen verkalkten Herd (Tuberkel) im linken Tegmentum des Mittelhirns, der gerade den roten Kern in seiner ganzen Ausdehnung zerstörte (Abb. 202 u. 203). Der Herd war in frontokaudaler Richtung 1 cm lang und 5—6 cm breit. Er reichte kaudal bei-

nahe bis an die Decussatio bracchii conjunctivi cerebelli. In den Thalamus war
er nicht eingedrungen. Die Kalkmasse war von dichtem Gliagewebe umgeben,
wodurch links der rote und weiße Kern, die Radix nervi oculomotorii, der
mediale Teil des Lemniscus medialis, die Meynertsche Kommissur und der
orale Teil des Fasciculus longitudinalis posterior zerstört wurden.

Auch die Substantia nigra war etwas beschädigt. Das Corpus striatum, der
Thalamus, die Corpora quadrigemina und der Pes pedunculi cerebri waren intakt.

Dieser verkalkte Herd fand sich im Gehirn eines 15jährigen Mädchens. Das Kind
war mit 10 Monaten krank geworden. Seitdem war die ganze rechte Körperseite
gelähmt und das linke Auge stand vor. Bald darauf bekam es Anfälle mit Krämpfen
in den gelähmten Gliedmaßen. Deshalb wurde es orthopädisch behandelt. Am 1. April
1901, 15 Jahre alt, bekam es heftige Schmerzen im rechten Arm und wurde deshalb in

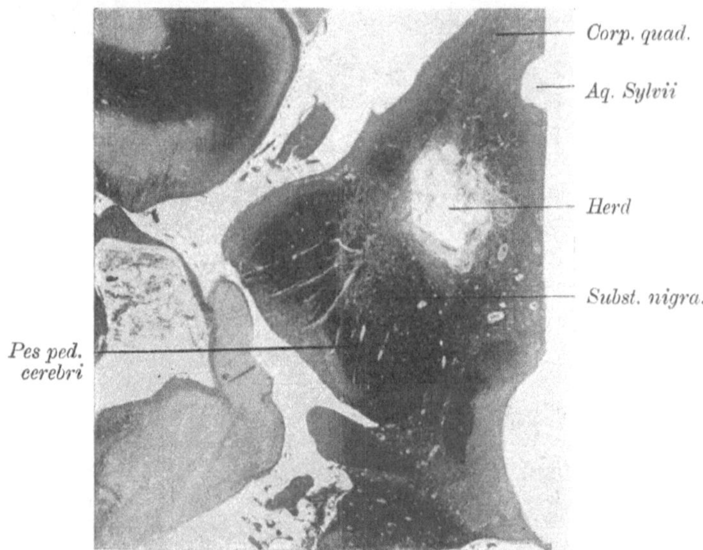

Abb. 204.
(Aus Pierre Marie et Georges Guillain: Lésion ancienne du noyau rouge.
Nouvelle Iconographie de la Salpétrière, 1903.)

die Klinik aufgenommen. Hier wurde eine totale Okulomotoriuslähmung des linken
Auges festgestellt. Das Auge stand stark hervor und nach links abgewichen. Der Fundus
zeigte einen chorioiditischen Fleck, aber keine Papillitis.

Das rechte Auge konnte auch nicht nach oben und unten bewegt werden, hatte auch
eine starre Pupille (also Okulomotoriusstörungen bei intaktem Okulomotoriuskern und
-wurzeln). Ab- und Adduktionsbewegungen waren möglich. Ferner bestand Nystagmus
auf diesem Auge.

Das Kind hatte eine Kyphoskoliose mit Konvexität des Brustteils der Wirbelsäule
nach rechts. Es bestand eine spastische Parese der ganzen rechten Körperhälfte.

Die rechte Gesichtshälfte blieb bei allen Bewegungen zurück. Der rechte Arm
war völlig atrophisch, fast nur Skelett mit starken Kontrakturen der großen
Gelenke. Das Ellenbogengelenk war in spitzem, das Handgelenk in rechtem Winkel
gebeugt. Die Finger konnten passiv maximal gebeugt werden. Aktive Bewegungen der

Hand und des Armes waren unmöglich. Das rechte Bein war ebenfalls paretisch, aber passiv frei beweglich. Die Sehnenreflexe waren rechts viel lebhafter als links. Der Kniesehnenreflex war klonisch, Babinski —.

Beide Extremitäten, Arme und Beine, machten unwillkürliche Bewegungen im Schulter- und Hüftgelenk. Die Finger und Zehen zeigten athetoide Bewegungen. Das Kind konnte deshalb schlecht gehen. Eine deutliche Ataxie war aber nicht festzustellen. Keine Sensibilitätsstörungen.

Außerdem allgemeine Tuberkulose, Fieber und Diarrhöen, woran das Kind 10 Tage nach der Aufnahme starb.

XI. Pierre Marie und Georges Guillain (165) beschreiben einen Fall mit einem sklerosierten Herd genau im rechten roten Kern. Dieser Kern und seine Kapsel waren völlig zerstört. Der Pes pedunculi, die Substantia nigra und die anderen Teile des rechten Tegmentum waren dagegen völlig normal. Auf den Durchschnitten durch den Hypothalamus war kein Herd mehr vorhanden, so daß es sich nach Ansicht der Untersucher um „une véritable destruction expérimentale du noyau rouge" handelte (Abb. 204). Das Großhirn und die Meningen zeigten keine Abweichung.

(In den nach Weygert gefärbten Schnitten waren die Pyramidenbahnen beiderseits intakt. Ein Bracchium conjunctivum war oral von der Decussatio auf der rechten Seite, kaudal von dieser Kreuzung auf der linken Seite teilweise atrophiert. Ebenso war der rechte Fasciculus longitudinalis posterior teilweise atropisch. Das Gewebe der Formatio reticularis pontis und das zentrale Haubenbündel (faisceau de la calotte), welches normalerweise bis zum dorsalen Rand des Olivenkerns hinabreicht, waren verschwunden.

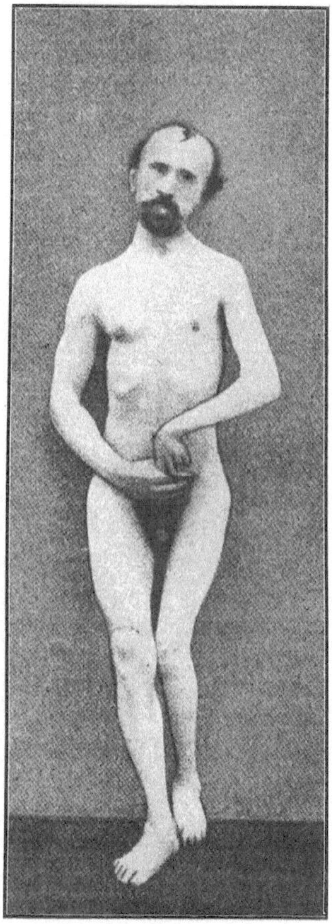

Die Krankengeschichte lautete folgendermaßen: Ein Mann, geboren 1851, bekommt mit 2 Jahren Krämpfe und anschließend daran eine linkseitige Hemiplegie. 1878 hatte er einen syphilitischen Schanker. 1887 wurde er von Déjérine untersucht. D. fand, daß die ganze linke Körperhälfte, Gesicht, Rumpf und Gliedmaßen, in der Entwicklung stark zurückgeblieben waren (Abb. 205).

Abb. 205.
(Aus J. Déjérine in Traité de Pathologie Générale de Ch. Bouchard. Bd. 5, S. 510, Fig. 34.)

Das Ellenbogengelenk, das Handgelenk und die Finger der linken Seite zeigten dauernde Flexions- und Extensionsbewegungen, das Schultergelenk Ab- und Adduktionsbewegungen. Auch waren am Nacken spastische Kontraktionen vorhanden, wodurch der Kopf jedesmal zur linken Schulter hin geneigt wurde. Die linke Zungenhälfte war ebenfalls weniger entwickelt. Der Gaumen und das Zäpfchen waren nach rechts abgewichen.

Das rechte Auge war nach außen abgewichen. Die Pupille war völlig starr, die Sehschärfe nicht verändert. Der Kranke war rechts völlig taub. Geschmack und Geruch waren auf dieser Seite ebenfalls schlecht. Sensibilitätsstörungen bestanden nicht. Die

Diagnose von Déjérine lautete: Zerebrale, infantile Hemiplegie. 1900 wurde der Patient sterbend, völlig verludert, in die Klinik von Pierre Marie eingeliefert. Er hatte noch dieselben Kontrakturen.

XII. Infeld (60) teilt noch einen weiteren Fall mit, bei dem er ein Konkrement im linken roten Kern fand. Auch in diesem Falle waren die Hirnstiele und die Pyramidenbahnen völlig intakt.

Dieser Kalkstein wurde im Gehirn eines 70jährigen Mannes gefunden. Er war mit 5 Jahren gefallen, darauf krank geworden und bekam eine Hemiplegie, die bis zu seinem Tode bestehen blieb. Die letzten 18 Jahre befand er sich dauernd in einem Versorgungsheim, dessen Arzt Infeld war. All die Jahre über hatte der Patient dieselben Symptome;

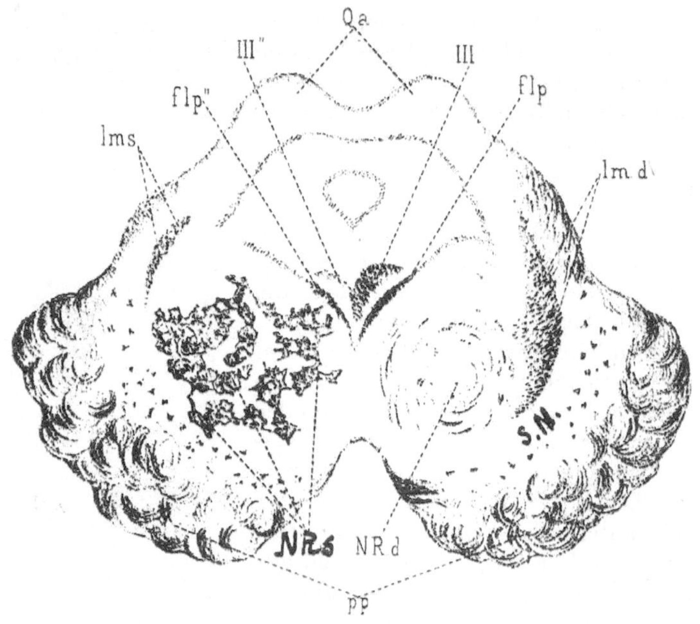

Abb. 206.
(Aus Carlo Ceni: Studio delle vie cerebro-bulbari e cerebro-cerebellari in un caso di lesione della calotta del pedunculo cerebrale.
Rivista sperimentale di freniatria, Bd. 24, S. 126, 1898.)

Doppelseitige Trochlearislähmung, totale Okulomotoriuslähmung links, partielle Okulomotoriusparese rechts und rechtseitige Hemiplegie. Spastische Parese der rechten Gliedmaßen mit hyperflexiblen Fingern. Sowohl die Knochen wie die Muskeln der rechten Gliedmaßen waren in ihrer Entwicklung zurückgeblieben. Die ganze rechte Körperhälfte machte choreiforme Bewegungen, am stärksten bei intendierten Bewegungen. Die Sehnenreflexe waren klonisch, Babinskireflex —. Die Bauchdeckenreflexe fehlten.

XIII. Ceni (42) fand ebenfalls eine Kalkmasse im linken roten Kern, die den ganzen roten Kern, den am meisten medial gelegenen Teil des Lemniscus lateralis, einen Teil des Lemniscus medialis und die Fasern der linken Okulomotoriuswurzel zerstört hatte. Die Arme der Corpora quadrigemina und die mesencephalen Wurzeln des Nervus trigeminus waren unversehrt. Auch der Pes pedunculi cerebri und die Substantia nigra waren „in condizioni perfettamente normali“ (Abb. 206).

Diese Kalkmasse fand sich im Gehirn einer Frau, die in ihrer Jugend eine kruppöse Pneumonie und anschließend epileptiforme Anfälle mit rechtseitiger Hemiplegie bekam. Als sie am 24. März 1897 wegen Alkoholpsychose in das Krankenhaus aufgenommen wurde, hatte die Lähmung, wie sich durch Nachfrage bei der Familie feststellen ließ, mehr als 40 Jahre lang bestanden.

Bei der Aufnahmeuntersuchung, die durch die Psychose erschwert war, wurde eine starke Atrophie des rechten Armes und der rechten Hand gefunden. Sie standen in Semiflexionsstellung. Willkürliche Bewegungen wurden damit nicht ausgeführt. Passive Bewegungen waren sehr schwierig.

Das rechte Bein war ebenfalls atrophisch. Die Kranke konnte damit aber noch willkürliche Bewegungen ausführen. Trotzdem konnte sie nur schlecht gehen, weil das rechte Bein steif und unsicher bei Bewegungen war. Zudem bestanden am rechten Bein choreiforme Bewegungen, die sich über die ganze rechte Körperhälfte ausbreiteten und auch am rechten Arm stark vorhanden waren. Auch die Muskeln der rechten Gesichtshälfte waren dauernd in einem Zustand der Semikontraktion und zeigten choreiforme Zuckungen, besonders wenn man mimische Bewegungen ausführen ließ. Eine Sensibilitätsprüfung war bei dem Geisteszustand nicht möglich. Das tiefe Muskelgefühl schien recht stark gestört zu sein.

Die Kranke starb im Juli 1897 an Lungenemphysem mit diffusem Bronchialkatarrh 3 Monate nach der Krankenhausaufnahme.

Wir sahen also nacheinander fünf Fälle mit alten Herden im roten Kern. Im ersten Falle war nur der ventro-laterale Teil eines roten Kernes, in den vier anderen Fällen ein roter Kern ganz zerstört worden.

In allen fünf Fällen bestand eine spastische Hemiparese mit Atrophie und Kontrakturen, obwohl die Pyramidenbahnen immer intakt waren.

In keinem der fünf Fälle wurde Ataxie der paretischen Extremitäten angegeben. Wohl aber bestanden spontane, unwillkürliche, unkoordinierte Bewegungen. Es ist aber zu bedenken, daß der Nachweis von ataktischen Störungen bei diesen starren, deformierten, wenig beweglichen, zuweilen ganz unbeweglichen Gliedmaßen fast unmöglich war.

Auch werden keine Störungen des Gleichgewichtsvermögens und der Stellfunktion erwähnt. Für sie gilt auch das Gesagte. Welchen Wert soll ein positiver Romberg haben, wenn das eine Bein völlig atrophisch, verkürzt und kontrahiert war? Auch das Aufrichten ist bei diesen deformierten Extremitäten der einen Seite sicher sehr schwierig gewesen. Für den zentralen Mechanismus ist dies wohl kaum verwertbar. Bedenkt man ferner, daß immer nur ein roter Kern erkrankt war, daß die Kranken nicht blind waren, ferner daß sie in schwerem Allgemeinzustand die Klinik aufsuchten (der erste Kranke hatte ein Herzleiden, der zweite eine allgemeine Tuberkulose, der dritte wurde das erstemal mit Syphilis, das zweitemal sterbend eingeliefert, der fünfte hatte eine Alkoholpsychose und der vierte war ein sehr alter Mann), so kann man kaum genaue Feststellungen über diese Störungen erwarten. In diesem Zusammenhang verdient hervorgehoben zu werden, daß bei all den fünf Fällen die gelähmten Extremitäten ohne Ausnahme choreiforme und athetoide Bewegungen hatten. (Ferner ist es merkwürdig, daß bei all den fünf Fällen die Extremitäten atrophisch und in der Entwicklung zurückgeblieben waren und starke Kontrakturen zeigten. Wie bekannt, wird die Atrophie bei Hemiplegien vielfach auf die Miterkrankung des peripheren Neurons der Pyramidenbahn zurückgeführt.)

Zusammenfassend ergaben die Beobachtungen am Menschen folgendes:

1. Bei den erwähnten Fällen mit Enthirnungsstarre lag der kaudale Rand des Tumors immer fast in dem Niveau der von Sherrington angegebenen Enthirnungsschnitte, d. h. in der kaudalen Mittelhirnhälfte, in der Höhe der großzelligen roten Kerne oder kaudal davon.

2. Die Erscheinungen bezüglich Starre und Stellfunktion waren nahezu dieselben nach unvollkommener Enthirnung, die die Pyramidenbahnen intakt gelassen hatte (Fall von Gordon Holmes).

Aus der Beschreibung gewinnt man jedoch den Eindruck, daß die Hypertonie weniger stark war, was mit den Beobachtungen an Katzen übereinstimmen würde.

3. Gleiche Störungen des Muskeltonus und der Stellfunktion, d. h. starke Hypertonie und völlige Unfähigkeit sich aufzurichten, waren auch dann noch vorhanden, wenn der Tumor nur das Gebiet zwischen den roten Kernen mit einem großen Teil dieser Kerne zerstört hatte (Fall von Raymond und Raymond Cestan, Fall von d'Astros und Hawthorn), obwohl:

a) die Pyramidenbahnen pathologisch-anatomisch (Weygert- und Marchi-Methode) und klinisch (Fehlen von eigentlichen motorischen Lähmungen) intakt waren;

b) totale Blindheit fehlte;

c) Bewußtlosigkeit fehlte;

d) die Muskelkraft und die Ausführung willkürlicher Bewegungen erhalten waren.

Also eine völlige Übereinstimmung mit den Untersuchungen an Katzen und Kaninchen.

Alle fünf Fälle mit akuten und subchronischen Erkrankungen, bei denen ein roter Kern völlig zerstört war (Fall von Gordon Holmes, 6 jähriger Junge; Fall von Rudolf Kolisch, 8 jähriges Mädchen; Fall von d'Astros und Hawthorn, Kind von 22 Monaten; Fall von Béchet, 38 jähriger Mann; Fall von Mendel, 5 jähriges Kind) hatten eine spastische Hemiparese mit Ataxie.

In dem Fall von Gordon Holmes wird zwar die Hypertonie nicht erwähnt, der Tremor und der positive Babinski weisen aber darauf hin. Ataxie wurde nur in dem Fall von d'Astros und Hawthorn, ein allgemein tuberkulöses Kind von 22 Monaten (!), nicht angegeben. Aber auch hier deuten die Bemerkungen, wie „die Armbewegungen sind unsicher" und „das Kind steht unterstützt wie ein Stelzengänger", darauf hin.

In allen diesen Fällen lagen die Hirnstiele und die Substantia nigra ganz oder beinahe ganz außerhalb der Herde. Die jedesmal wieder erwähnten Beobachtungen, daß die paretischen Extremitäten einfache, willkürliche Bewegungen immer gut ausführen konnten und Funktionsstörungen erst bei komplizierten Bewegungen auftraten, stimmen mit dem Erhaltensein der Pyramidenbahnen überein. Schließlich sei noch auf den vier Fällen gemeinsamen Tremor aufmerksam gemacht. In dem fünften Fall von Kolisch bestand eine Hemichorea, im Fall von d'Astros und Hawthorn, sowohl Hemitremor als auch Hemichorea.

Bei den zwei akuten Fällen mit einseitiger, teilweiser Zerstörung des roten Kernes (Fall von Greiwe und von Claude und Loyez) wurde gleichfalls eine kontralaterale Hemiparese beobachtet. In dem Fall von Greiwe bestanden starke spastische Erscheinungen. Hierbei war nur der laterale Teil des roten Kernes erkrankt. In dem Fall von Claude und Loyez bestanden starke Gleichgewichtsstörungen, starke Ataxie und stark gestörte Stellfunktion. Hier war der kaudale mediale Teil des roten Kerns zerstört worden. Im ersten Falle zeigte die erkrankte Seite außer Hypertonie auch choreiforme Bewegungen.

Die alten Herde, die einen roten Kern ganz oder teilweise zerstörten, hatten alle eine spastische Hemiplegie mit Atrophie und Kontrakturen zur Folge, obwohl auch jetzt wieder die Pyramidenbahnen ganz und die Substantia nigra ganz oder beinahe ganz intakt waren.

Bezüglich ataktischer und Gleichgewichtsstörungen bei diesen alten Herden sei, auf die spontanen, unwillkürlichen, unkoordinierten Bewegungen, und im übrigen auf die schon vorausgegangenen Bemerkungen hingewiesen.

Alles in allem stimmen also die Beobachtungen nach Läsionen des roten Kerns am Menschen und am Tier außerordentlich gut überein. Diese Übereinstimmung ist um so bemerkenswerter, als bisher die Resultate der Tierversuche und die klinischen Auffassungen über die Funktionen der Pyramidenbahnen, der Corpora striata und der Substantia nigra einen scharfen Gegensatz bildeten.

Es darf also angenommen werden, daß auch beim Menschen die roten Kerne bei der normalen Muskeltonusverteilung und der Stellfunktion eine Rolle spielen.

Schon zahlreiche Untersucher haben ihre Ansichten über die Funktionen der roten Kerne geäußert. Als Ergebnis sehr eingehender vergleichend-anatomischer Untersuchungen glaubt v. Monakow (172), daß die normale Körperhaltung wahrscheinlich durch den Einfluß der roten Kerne zustande kommt und wir es diesen verdanken, daß wir aufrecht durch das Leben gehen.

Fast dieselbe Auffassung hat Maillard. Nach seiner Ansicht ist der rote Kern das Gleichgewichtszentrum im Mittelhirn.

Wenn ich also dem roten Kern eine Rolle bei der Stellfunktion zumesse, so befinde ich mich in guter Gesellschaft. Das gleiche gilt für die Muskeltonusregulierung.

Besonders Kleist (124) betrachtet den roten Kern als den „Hauptvermittler des Muskeltonus", hauptsächlich als Vermittler von Impulsen aus dem Kleinhirn über die Bracchia conjunctiva. Diese Impulse sollen hemmend wirken. Ihr Ausfall soll die kataleptische tonische Starre verursachen. Außer dieser Starre soll nach Kleist auch der Tremor auf einer Funktionsstörung des roten Kerns beruhen. Diese Meinung wird von Gordon Holmes, und in neuester Zeit auch von Kinnier Wilson geteilt.

(Nach Kleist ist Tremor die Äußerung eines weit einfacheren Mechanismus als choreatische und athetotische Bewegungen. Er beruht auf einer veränderten Muskelspannung oder auf Veränderung der Muskeltonusverteilung in verschiedenen Muskelgruppen. Tremor soll deshalb auf Veränderungen der roten Kerne selbst oder ihrer zu- und abführenden Bahnen beruhen. Chorea und Athetose entstehen nach seiner Ansicht durch Erkrankungen des Thalamus opticus und des Corpus striatum. Dadurch wird die Funktion dieser Organe verändert und die Automatismen, wie mimische Bewegungen, Mitbewegungen usw., kommen ungehemmt, aber auch unkoordiniert, zum Ausdruck. Sind Nucleus caudatus und Putamen allein erkrankt, dann sollen diese besonders stark hervortreten. Es treten dann choreatische Bewegungen auf, die meist mit Hypotonie einhergehen. Diese sind auch noch bei Miterkrankung des Globus pallidus möglich. Ist aber dieser Kern stark entartet, und sind die darin liegenden Ursprungszellen der striofugalen Fasern teilweise zugrunde gegangen, dann sollen die spastischen Erscheinungen immer mehr die Oberhand gewinnen, die unkoordinierten Bewegungen abnehmen und Athetose auftreten.

Ist schließlich die ganze Ansa degeneriert, dann sind alle Automatismen unmöglich. Die Degeneration der Ansa und das Fehlen von Automatismen kommt bei Paralysis agitans oft vor. Die Unterbrechung der Ansa und anderer zuführender Bahnen der roten Kerne soll nach Kleist Spasmen und Tremor verursachen.)

Neben Kleist halten auch Grasset (69A), van Gehuchten und Pavlow (177) den roten Kern für das Zentrum des Muskeltonus. Nach letzterer Ansicht ist der rote Kern ein bedeutungsvolles Reflexzentrum, das Erregungen zu den Muskeln übermittelt. Die Erregungen steigen im Rückenmark in den sensiblen Bahnen zum Kleinhirn auf und gehen von dort zu den roten Kernen. Durch diese Erregungen wird nach ihrer Annahme in den Muskeln „une contraction constante, laquelle concourt à l'équilibre du corps" unterhalten (sie glauben, daß auch Lichtreize, optische Reflexe, die über die Corpora quadrigemina anteriora und entlang den praedorsalen Bündeln zu den roten Kernen verlaufen, dabei mitwirken).

Diese beiden Untersucher nehmen also einen Einfluß der roten Kerne auf die Aufrechterhaltung des Körpergleichgewichts und auf den Muskeltonus an. Sie erblicken in den Erregungen, die das Körpergleichgewicht aufrecht erhalten, gleichzeitig die den Muskeltonus regulierenden Reize.

Schließlich sei noch erwähnt, daß Claude (39—41) bei der Beschreibung des „syndrôme du noyau rouge" besonderen Nachdruck legt auf die Störungen des Gleichgewichtsvermögens und auf das Fehlen unwillkürlicher Bewegungen, die beim Fall das Gleichgewicht wieder herzustellen suchen. v. Monakow, Maillard und Claude betrachten also den roten Kern als ein Zentrum des zentralen Mechanismus zur Aufrechterhaltung des Körpergleichgewichts. Grasset, Kleist und Gordon Holmes halten ihn für ein den Muskeltonus regulierendes Zentrum, während van Gehuchten und Pavlow beide Funktionen in den roten Kern verlegen.

Bessere Verteidiger unserer Ansichten als diese sind wohl kaum möglich.

Es ist sicherlich bei Schilderung der Krankheitsfälle aufgefallen, daß die starren, hypertonischen Arme nicht immer wie bei den Tieren die Vorderbeine, gestreckt, sondern in den meisten Fällen gebeugt gehalten wurden. Das beruht wahrscheinlich auf einer völlig anderen Funktion der Arme beim Menschen als der Vorderbeine bei Tieren. Sherrington wies schon darauf hin, daß vor allem die Muskeln steif werden, die der Schwerkraft entgegenwirken. Beim Menschen sind das an den Armen vor allem die Beugemuskeln.

Im I. Kapitel wurde schon darauf hingewiesen, daß die Hinterbeine des Kaninchens auf die tonischen Halsreflexe, bei gehobenem und vornübergebeugtem Kopf, anders reagieren als die Hinterbeine von Katze und Hund. Beobachtungen von Simons, Walshe u. a. deuten darauf hin, daß die Armmuskeln des Menschen bei entsprechenden Haltungen des Kopfes wahrscheinlich auch abweichend reagieren. Das ist jedoch noch nicht genügend untersucht. Man weiß noch nicht, welche Wirkung beim Hintenüberstrecken und Vornüberbeugen des Kopfes die tonischen Labyrinthreflexe und die tonischen Halsreflexe haben, und ob sich diese Reflexe bei verschiedenen Lagen immer gegenseitig verstärken, oder ob sie bei bestimmten Lagen einander entgegenwirken. Im Zusammenhang damit sei darauf hingewiesen, daß bei zweien der geschilderten Fälle von menschlicher Enthirnungsstarre die Arme gestreckt gehalten wurden (diese beiden Patienten lagen in Rückenlage mit hintenübergebeugtem Kopf) und daß bei mehreren Fällen mit spastischer Hemiparese und gebeugt gehaltenem Arm eine anormale Kopfstellung vorhanden war.

Es ist nicht möglich, in diesem Kapitel die ganze klinische Literatur über den roten Kern mitzuteilen. Nur ein Auszug aus zwei kürzlich erschienenen Veröffentlichungen sei noch hinzugefügt. Sarbo (202) nimmt auf Grund von Krankenbeobachtungen neben der labyrinthären Ataxie eine rubrale Ataxie an. Er glaubt, daß das Rombergsche Phänomen als eine rubrale Gleichgewichtsstörung aufgefaßt werden muß. Das Symptom entsteht nach seiner Ansicht durch den Wegfall tiefer Sensibilitätsreize, die über die Gollschen Stränge und Lemnisci mediales zu den roten Kernen verlaufen. Es muß aber darauf aufmerksam gemacht werden, daß eine Verbindung zwischen Lemniscus medialis und rotem Kern und ein Übergang von Fasern des Lemniscus medialis in diesen Kern noch nicht sicher nachgewiesen sind. Trotz entsprechender Versuche ist auch mir das nicht geglückt. Weiter ergibt Durchschneidung der Gollschen und Burdachschen Stränge bei der Katze weder ein Verschwinden der Labyrinthstellreflexe, noch der Körperstellreflexe auf den Körper. Schließlich ist die Nebeneinanderstellung der rubralen Ataxie neben die labyrinthäre Ataxie nach den früher beschriebenen Untersuchungen nicht berechtigt.

Die zweite Mitteilung stammt von Chiray, Foix und Nicolesco (43). Sie beschreiben eine Frau, die in ihrer Jugend, im Alter von 8 Jahren, im Verlauf eines akuten Gelenkrheumatismus plötzlich eine rechtseitige Hemiplegie bekam, welche wieder verschwand, jedoch einen dauernden rechtseitigen Hemitremor zurückließ. Der Rheumatismus heilte aus. Die Patientin wurde dreimal von den Autoren untersucht. Das erstemal im Mai 1921, das zweitemal im November 1921 und das drittemal im Januar 1922. Die ersten beiden Male wurde sie wegen Herzschwäche, das drittemal wegen Lungenentzündung in das Krankenhaus aufgenommen.

Jedesmal wurde bei der Untersuchung eine Ungeschicklichkeit im Ausführen von Bewegungen mit der rechten Körperseite und ein, besonders rechts, deutlicher Exophthalmus festgestellt.

Die Sehschärfe war rechts fast 0, links $7/10$. Die Pupillen reagierten nicht auf Licht, wohl aber auf Akkomodation. Die rechte Pupille war eng und unregelmäßig. Retinitis albuminurica. Starker bilateraler, meist vertikaler Nystagmus. Die Augenbewegungen auf beiden Augen waren nach allen Richtungen möglich.

Gesicht symmetrisch.

Die rechte Hand konnte infolge Tremor nicht an die Nase und ein in der rechten Hand gehaltenes Glas nicht an den Mund gebracht werden. Der rechte Arm zeigte keine Hypertonie, keine Kontrakturen und auch keine Hypotonie. Vielleicht war der Tonus etwas plastisch.

Die Kranke schleuderte beim Gang mit dem rechten Bein, wackelte aber nicht. Romberg —, Babinski —. Alle Sehnenreflexe schwach, Kniesehnenreflexe beiderseits erloschen.

Keine Pyramidenbahnstörungen, keine Sensibilitätsstörungen. Sprache ab und zu skandierend.

Die Kranke zeigte also eine leichte zerebelläre Hemiplegie mit leichter Dysmetrie und Adiadokokinesie, ferner Nystagmus, Schreibstörungen und Intentionstremor wie bei multipler Sklerose.

Sie starb am 20. März 1922, 43 Jahre alt, an ihrer Lugenentzündung.

Bei der Sektion wurde in den frontalen Hirnschnitten ein bandförmiger Herd gefunden, der sich links vom roten Kern durch den Hypothalamus in den Thalamus erstreckte. Durch diesen Herd wurden der proximale laterale Teil des roten Kerns, der kaudale Teil des Nucleus internus, der orale Teil des Nucleus externus thalami und das Pulvinar zerstört. Ferner waren ein Bracchium conjunctivum bis an den Nucleus dentatus und der „faisceau central de la calotte" bis an den Nucleus olivarus degeneriert.

Die Autoren glauben, daß diese Erkrankung durch Embolie und Verschluß der vordersten der drei Arterien entstanden ist, die, wie Duret beschrieben hat, beiderseits in das Mittelhirn verlaufen (Abb. 207, Arterie *a*).

Nach ihrer Ansicht bedingt Verschluß der am meisten oral gelegenen Arterie (*a*): zerebelläre Symptome ohne Okulomotoriuslähmungen (syndrôme supéro-externe du noyau rouge oder syndrôme rubro-thalamique);

der mittleren Arterie (*b*): einseitige, zerebelläre Hemiplegie, mit kontralateraler Okulomotoriuslähmung (syndrôme de Weber-Claude, siehe Beschreibung des Claudeschen Syndroms S. 255; das Webersche Syndrom ist Hemiplegie mit alternierender Okulomotoriuslähmung.);

der kaudalen Arterie (*c*): ebenfalls zerebelläre Hemiplegie.

Diese Untersucher führen den Tremor bei ihren Kranken auf die Degeneration des Bracchium conjunctivum zurück.

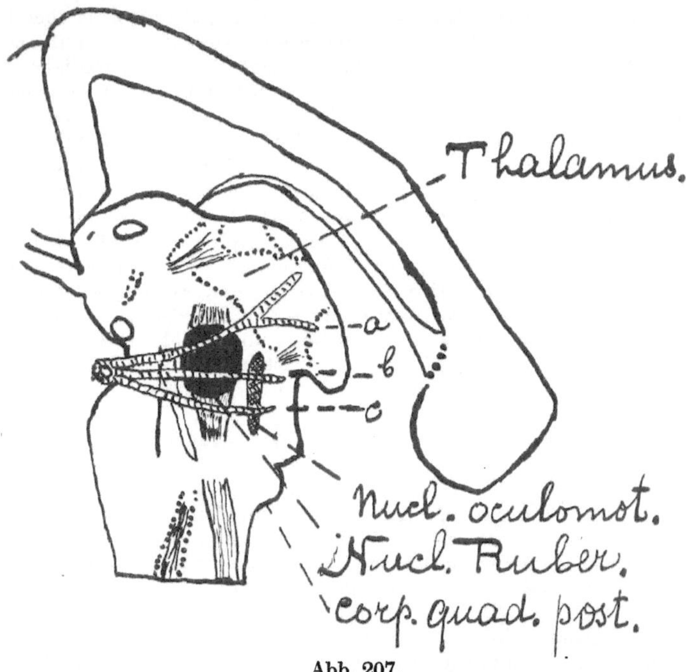

Abb. 207.

Schema der Gefäßversorgung des roten Kernes und Hypothalamus.   Sagittalschnitt.

Eine kaudale Arteriole versorgt den vorderen Kleinhirnstiel und den unteren Teil des Okulomotoriuskernes. Verschluß verursacht eine Varietät der Kleinhirn-Hemiplegie.

Eine mittlere Arteriole versorgt den kaudalen Teil des roten Kernes und den Okulomotoriuskern.   Verschluß verursacht das rote Kernsyndrom von Claude.

Eine orale Arteriole versorgt den oralen Teil des roten Kernes und geht von da zum Thalamus und Pulvinar. Verschluß verursacht das Syndrom des vorderen Teiles des roten Kernes, häufig auch das rubrothalamische.

(Aus Chiray, Foix et Nicolesco: Hémitremblement du type de la Sclérose en plaques, par lésion rubro-thalamo sous-thalamique. Revue Neurologique, 22 Mars 1923.)

Diejenigen, die sich noch mehr über die klinische Literatur der roten Kernläsionen beim Menschen orientieren wollen, seien auf nachstehende Veröffentlichungen hingewiesen. Die Beschreibung der klinischen Beobachtungen oder der pathologisch-anatomischen Abweichungen ist darin gewöhnlich weniger genau als in den geschilderten Fällen. Es fehlt auch oft eine genaue Darstellung der Erscheinungen kurz vor dem Tode. Bei mehreren Fällen sind die bei der Sektion gefundenen Abweichungen mehr ausgebreitet und beschränken sich nicht auf das Gebiet der roten Kerne. In anderen Fällen ist keine Sektion ausgeführt worden.

Anton, G.: Jahrb. f. Psychiatr. u. Neurol. Bd. 19, S. 309. 1900.

Archambault: Progrès med. Bd. 5, S. 718. 1877.

Benedikt, M.: Nervenpathologie. Bd. 1, S. 253 und 911. Leipzig 1874.

van Bogaert: Syndrôme inférieur du noyau rouge avec troubles psychosensoriels d'origine mésencéphalique. Encéphale Jg. 19. S. 130. Februar 1924.

Bonafonte: Arch. de neurol., Bd. 73. 1902.

Bonio, L.: Rev. neurol. 1905.

Bonhoeffer, K.: Monatsschr. f. Psychiatr. u. Neurol. 1897 und 1901.

Bouveret et Chapotot: Rev. de méd. Bd. 12, S. 728. 1892.

Bristowe: Brain 1883, S. 167.

Bruns, L.: Arch. f. Psychiatrie u. Nervenkrankheiten Bd. 26, S. 299. 1894; Neurol. Zentralbl. 1894.

Cathala, J.: Rigidité décérébrée unilatérale avec attitude de torsion par tumeur thalamopédonculaire. Encéphale Jg. 18, S. 52. 1923.

Caufeld and Putnam. Boston med. a. surg. jour. 1884, S. 220.

Eisenlohr, C.: Jahrb. d. Hamb. Staatskrankenanst. Bd. 2, S. 71. 1889.

Fleischmann, L.: Wien. med. Wochenschr. 1871, Nr. 6—9.

Garnier: Rev. méd. de l'est. Bd. 34, S. 590. 1902.

Gowers, W. R.: Handbuch der Nervenkrankheiten Bd. 2, S. 505. 1892.

Haenel: Dtsch. Zeitschr. f. Nervenheilk. Bd. 21, S. 28. 1902.

Henoch, E.: Charité-Annalen 1878, S. 468.

— Vorlesungen über Kinderkrankheiten, 2. Ausg., S. 270. Berlin 1903.

Henoch und Grawitz: Deutsche med. Wochenschr. 1883, S. 300.

Hoppe: Über einen Fall von Tumor der Vierhügel. Inaug.-Diss. Halle.

Hunt: Americ. journ. of the med. sciences Bd. 127, S. 514. 1904.

Kahler und Pick: Viertelj. f. d. prakt. Heilk. 1879, S. 31; Zeitschr. f. Heilk. 1881, S. 301.

Kiesling, K.: Münchener med. Wochenschr. 1900, Nr. 26.

Krafft-Ebing: Wien. klin. Wochenschr. 1889, Nr. 47, S. 896. 21. Nov.

Leube: Deutsch. Arch. f. klin. Med. 1877.

Marinesco, G. et Gracium: Contribution anatomo-clinique à l'étude de l'athétose. Rivista Spitalul 1921, Nr. 2, S. 49; Ref. Rev. neurol. 1922, S. 343.

Nothnagel, H.: Topische Diagnostik der Gehirnkrankheiten S. 194 u. 200. Berlin 1879.

van Oordt, M.: Dtsch. Zeitschr. f. Nervenheilk. 1900, Nr. 18.

Pepper and Packard: Americ. journ. of the med. sciences Bd. 69, S. 263. 1890.

Pilz: Jahrb. f. Kinderheilk., Bd. 3, S. 133. 1870.

Proust: Progrès méd. Bd. 10, S. 187. 1882.

Ramey: Revue de méd. Bd. 5, S. 489. 1885.

Raviard: Tubercules des pédoncules cérébraux. Thèse de Lille. 1900.

Righetti, R.: Sopra un caso di sindrome della cuffia mesencephalica. Rivista di patol. nerv. e ment. Bd. 12, S. 273. 1907.

Rhein, J. H. W.: Journ. of the Americ. med. assoc. Bd. 63, S. 1662. 1914.

Sorgo, J.: Wien. klin. Wochenschr. 1902, Nr. 2 und 33; Mitt. d. Ges. f. inn. Med. u. Kinderheilk. in Wien am 12. Dez. 1901 und 24. April 1903; Neurol. Zentralbl. 1902, S. 642, 698, 748 und 806.

Spiller: Journ. of nerv. a. ment. dis. Bd. 32, S. 497. 1905.

Touche, M.: Arch. génér. de méd. 1899, S. 701.

Tsuchida: Arb. a. d. hirnanat. Inst. Zürich 1906, H. 2.

Vincent, Clovis et Etienne Bernard: Double lésion de la région mésocéphalique supérieure. Encéphale Jg. 18, S. 51. 1923.

Vincent, Clovis: Syndrôme thalamique avec phenomènes cérébelleux. Vérification anatomique. Encéphale Jg. 18, S. 117. 1923.

XI. Liftreaktion, Sprungbereitschaft, Kopfdrehreaktion, Kopfdrehnachreaktion, Kopfdrehnystagmus und Kopfdrehnachnystagmus.

Wie schon in der Einleitung mitgeteilt wurde, können nach Magnus und de Kleyn alle diese Reaktionen durch Bogengangsimpulse zustande kommen. Sie bleiben bei den Meerschweinchen erhalten, wenn die Otolithen durch Zentrifugieren von den Maculae abgeschleudert sind.

Die ersten beiden Reaktionen, Liftreaktion und Sprungbereitschaft, entstehen durch geradlinige Bewegungen, die übrigen durch Drehbewegungen.

Bei meinen verschiedenen Versuchen wurden auch diese Reflexe untersucht. Dabei stellte sich heraus, daß die Liftreaktion und die Sprungbereitschaft gegen Shock, Operationsschäden und gegen die Untersuchung sehr empfindlich waren. Diese Reaktionen blieben zuweilen nach einigen Querschnitten in fast ganz gleichem Niveau aus, um nach einem weiter kaudal gelegenen, Querschnitt wieder zum Vorschein zu kommen.

Zuerst wurden wieder Katzen nach totalen Querschnitten des Gehirns untersucht. Die wichtigsten Beobachtungen sind in nachfolgender Tabelle enthalten.

			Schnitt	Liftreaktion	Sprung-bereitschaft	Kopfdreh-reaktion	Kopfdreh-nachreaktion	Kopfdreh-nystagmus
Katze	4	dorsal	durch Thalamus post.					
		ventral	vor dem Chiasma opticum	+	+	+	+	
„	3	dorsal	durch Thalamus post.					
		ventral	vor dem Chiasma opticum	+	—	+	+	
„	5	dorsal	Hinterrand Thalamus					
		ventral	gerade vor dem Chiasma opticum. . .	+	+	+	+	
„	7	dorsal	vor Corp. quadrig. anter.					
		ventral	vor dem Infundibulum	+	+	+	+	
„	15	dorsal	1 mm vor Corp. quadrig. anter.					
		ventral	vor dem Infundibulum.	+	—	+	+	+
„	14	dorsal	Spitzen der Corp. quadrig. anter.					
		ventral	Hirnstiele vor den Nervi oculomotorii	+	—	+	+	
„	9	dorsal	oraler Teil der Corp. quadrig. anter.					
		ventral	Hirnstiele vor den Nervi oculomotorii	+	—	+	+	
„	10	dorsal	durch Mitte der Corp. quadrig. anter.					
		ventral	durch Hirnstiele ganz nahe vor dem Pons	—	—	+	+	
„	6	dorsal	vor Corp. quadrig. post.					
		ventral	Hirnstiele 1 mm vor dem Pons	—	—	+	+	+
„	12	dorsal	hinterster Teil Corp. quadrig. post.					
		ventral	Mitte des Pons	—	—	+	+	
„	13	dorsal	hinter Corp. quadrig. post.					
		ventral	hinter der Mitte des Pons	—	—	+	+	

Bei Katzen bleibt also die Sprungbereitschaft nur nach Querschnitten vor dem Mittelhirn, die Liftreaktion dagegen noch nach Schnitten durch den Vorderteil des Mittelhirns erhalten. Der Schnitt bei der Katze 10 stellt das am weitesten oral gelegene Niveau dar, in welchem oder hinter welchem ein Querschnitt bei meinen Katzenversuchen immer Liftreaktion und Sprungauffangreflex verschwinden ließ.

Kopfdrehreaktionen und -nachreaktionen waren nach dem am meisten kaudal gelegten Querschnitt noch vorhanden. Der Querschnitt verlief kaudal von den Corpora quadrigemina posteriora und hinter der Mitte des Pons (Katze 13).

Bei der Katze 6 verlief der Mittelhirnquerschnitt vor den Corpora quadrigemina posteriora, durch die Hirnstiele 1 mm vor dem Pons, also hinter den Ursprungsstellen der Nervi oculomotorii. Bei ihr wurde noch ein deutlicher Kopfdrehnystagmus beobachtet.

Nach Schilderung der Beobachtungen am Kaninchen wird auf diese Verhältnisse bei der Katze noch näher eingegangen werden. Folgende Tabelle enthält die Beobachtungen am Kaninchen.

		Schnitt	Liftreaktion	Sprungbereitschaft	Kopfdrehreaktion	Kopfdrehnachreaktion	Kopfdrehnystagmus
Kanin. 1		Großhirnexstirpation vor Thalamus opt.	+	+	+	+	
„ 11	dorsal	mitten durch den Thalamus					
	ventral	genau vor dem Corp. mammillare . . .	+	+	+	+	+
„ 6	dorsal	genau vor den Corp. quadrig. anteriora					
	ventral	durch den Thalamus vor dem Chiasma opticum	+	+	+	+	+
„ 9	dorsal	genau vor den Corp. quadrig. anter.					
	ventral	gerade vor dem Chiasma opticum. . .	−	+	+	+	+
„ 2	dorsal	1 bis 2 mm vor den Corp. quadrig. anter.					
	ventral	durch die Hirnstiele vor den Nervi oculomotorii	+	+	+	+	
„ 36	dorsal	Vorderrand Corp. quadrig. anteriora					
	ventral	kaudaler Teil Corp. mammillare . . .	+	+	+	+	
„ 35	dorsal	hinter oral. Drittel Corp. quadrig. anter.					
	ventral	Hirnstiele vor Nervi oculomotorii. . .	+	+	+	+	
„ 34	dorsal	vorderste Hälfte Corp. quadrig. anter.					
	ventral	Hirnstiele durch Nervi oculomotorii. .	+	−	+	+	
„ 15	dorsal	Mitte Corp. quadrig. anteriora					
	ventral	Hirnstiele vor den Nervi oculomotorii	+	−	+	+	
„ 8	dorsal	genau vor den Corp. quadrig. anteriora					
	ventral	dicht vor dem Pons	+	−	+	+	
„ 3	dorsal	vor der Mitte der Corp. quadrig. anter.					
	ventral	dicht vor dem Pons	+	?	+	+	
„ 7	dorsal	vor Corp. quadrig. posteriora					
	ventral	Hirnstiele 2 mm vor dem Pons	+	−	+	+	
„ 13	dorsal	Spitzen der Corp. quadrig, posteriora					
	ventral	Hirnstiele 2 mm vor dem Pons	+	−	+	+	
„ 16	dorsal	Mitte Corp. quadrig. anteriora					
	ventral	orale Hälfte des Pons	+	+	+	+	+ schw.
„ 17	dorsal	Vorderrand Corp. quadrig. anteriora					
	ventral	vor der Mitte des Pons	+	−	+	+	
„ 14	dorsal	Hinterteil Corp. quadrig. anteriora					
	ventral	Mitte des Pons	+	+	+	+	
„ 24	dorsal	kaudale Hälfte der Corp. quadrig. anter.					
	ventral	vor der Mitte des Pons	+	?	+	+	
„ 23	dorsal	vor den Corp. quadrig. posteriora					
	ventral	kaudale Hälfte des Pons	+	+	+	+	+
„ .22	dorsal	kaudal vor den Corp. quadrig. poster.					
	ventral	kaudaler Teil des Pons	+	+	+	+	
„ 12	dorsal	oral vom Tuberculum acusticum					
	ventral	kaudaler Teil des Pons	−	−	+	+	
„ 21	dorsal	hinter den Corp. quadrig. posteriora					
	ventral	kaudaler Rand des Corp. trapezoides .	−	−	+		

Liftreaktion und Sprungbereitschaft.

Beim Kaninchen waren also Liftreaktion und Sprungbereitschaft noch nach einem Querschnitt vorhanden, der dorsal hinter den Corpora quadrigemina posteriora und ventral durch die kaudale Ponshälfte verlaufen war (Kaninchen 22).

Die Zentren dieser Reflexe müssen also beim Kaninchen kaudal von diesem Querschnittsniveau liegen.

Wie der Vergleich der beiden Tabellen zeigt, bleiben diese beiden Reflexe beim Kaninchen nach Querschnitten in einem viel weiter kaudal gelegenen Niveau als bei der Katze erhalten. Bei letzterer war die Sprungbereitschaft nur nach Querschnitten vor dem Mittelhirn nachweisbar. Die Liftreaktion war noch nach einem totalen Querschnitt durch den Vorderteil des Mittelhirns erhalten.

Auch diese Reflexmechanismen scheinen also bei der Katze gegen Operationsschäden viel empfindlicher zu sein, als beim Kaninchen. Es muß zudem darauf aufmerksam gemacht werden, daß bei den Versuchen das Verhalten des Muskeltonus, die Stellreflexe und die Augenreaktionen immer zuerst geprüft wurden und die meiste Beachtung fanden. Die beiden Progressivreaktionen wurden daher fast immer später, am Ende jedes Versuches, untersucht. Die Tiere waren dann meist sehr ermüdet und erschöpft.

Daraus folgt, daß auch bei Katzen die Zentren der Liftreaktion und der Sprungbereitschaft sicher weiter kaudal als das Niveau der obigen Querschnitte liegen. Läßt man die Katzen nach totalem Querschnitt in Ruhe und prüft nur die beiden Reaktionen, so werden wahrscheinlich auch bei ihnen, wie beim Kaninchen, die Zentren dieser Reflexe kaudal vom Mittelhirn liegen. Also außerhalb des Hirnteiles, der der Gegenstand unserer Untersuchungen ist.

Kopfdrehreaktionen und Kopfdrehnachreaktionen.

So empfindlich die vorigen Reaktionen waren, so unempfindlich scheinen die Kopfdrehreaktionen und Kopfdrehnachreaktionen zu sein. Sie waren nach allen meinen Querschnitten noch deutlich vorhanden. Querschnitte kaudal von den Corpora quadrigemina posteriora und durch den kaudalen Teil des Pons ließen diese Reaktionen sowohl bei Katze wie bei Kaninchen fortbestehen.

Beim Kaninchen blieben sie auch noch nach einem Querschnitt vorhanden, der oral vom Tuberculum acusticum und durch den kaudalen Ponsrand verlief.

Die Zentren dieser Reflexe müssen also im Niveau der Oktavuskerne oder dahinter liegen.

Das stimmt mit den Untersuchungen von Magnus und de Kleyn völlig überein. Sie fanden beim Kaninchen die Kopfdrehreaktionen noch nach einem totalen Querschnitt erhalten, der dorsal vor den mittleren Kleinhirnstielen, ventral kaudal vom Pons, aber oral vom Corpus trapezoides verlaufen war.

Die Kopfdrehnachreaktionen beobachteten sie bei zwei Fällen noch nach Querschnitten vor dem Pons, aber hinter den Corpora quadrigemina posteriora. Einer dieser Fälle hatte gleichzeitig Kopfdrehnystagmus.

Bei einer weiteren Versuchsreihe fanden sie bei einem Kaninchen die Kopfdrehreaktionen und Kopfdrehnachreaktionen noch erhalten nach Exstirpation des Kleinhirns und gleichzeitigem Querschnitt durch die Medulla oblongata dicht vor den Eintrittsstellen der Nervi octavi.   Das Hirnpräparat wurde in Serienschnitte zerlegt und von Winkler untersucht.   Das Ergebnis dieser Untersuchung lautete: Frontalschnitt durch die Medulla oblongata zwischen Corpus trapezoides und Pons. — Der Deiterssche und Bechterewsche Kern sind beiderseits intakt. — Der Fasciculus longitudinalis posterior ist beiderseits zum Teil durch Blutungen zerstört. — Kleinhirn mit Kleinhirnkernen ganz entfernt.

Winkler vermutet, daß der Deiterssche Kern bei diesen Reaktionen eine Rolle spielt.   Nach seiner Ansicht erreichen die Nervenfasern aus den Bogengängen und aus den Cristae der Ampullen nach ihrem Durchtritt durch das Spinalganglion, das Ganglion proximale Scarpae, als proximale Fasern des Nervus vestibularis den Nucleus triangularis.   Nach Unterbrechung in diesem Kern und entlang direkten Kollateralen erreichen sie auch den Deitersschen Kern und den Kern der Radix descendens nervi vestibularis.   Aus diesen Kernen entspringen folgende sekundäre Bahnen.

Aus dem Deitersschen Kern entspringen der Tractus vestibulo-mesencephalicus und der Tractus vestibulo-spinalis.   Beide sind in der Hauptsache ungekreuzt. Die erste Bahn stellt eine Verbindung mit den gleichseitigen Augenmuskelkernen her.   Die letztere ist ein Verbindungsweg mit der gleichseitigen motorischen Rückenmarkssäule, d. h., daß sie die Zervikalsegmente stark, die Rumpfsegmente etwas weniger reichlich innerviert und im Gegensatz zu den dorsalen und den prädorsalen Längsbündeln kaum Fasern an die Anschwellungen des Hals- und Lendenmarkes abgibt.

Ferner entspringt aus dem Deitersschen Kern und aus dem proximalen Teil des Kernes der Radix descendens das kräftige Bündel, das zuerst den gleichseitigen Abduzenskern versieht, und dann in das auf- und absteigende System der beiden Fasciculi longitudinales posteriores übergeht.   Auf diesem Wege erreicht es die übrigen Augenmuskelkerne, auch den gekreuzten Abduzenskern, und das Rückenmark.

Alle diese Verbindungswege können also von den Impulsen aus den Cristae der Ampullen benutzt werden.   Unter den so ausgelösten Reflexen spielen die sogenannten Drehreaktionen und die davon abhängigen Nachreaktionen, nach Winklers Ansicht, eine sehr große Rolle.

Diese anatomischen Betrachtungen sind als Grundlage für weitere Untersuchungen über den Mechanismus der Drehreaktionen gedacht.   Im Zusammenhang mit den obigen Ergebnissen der totalen Querschnitte lassen sie eine Untersuchung über die Funktionen der Deitersschen Kerne erwünscht erscheinen.

Im II. Kapitel ist bereits erwähnt worden, daß vor allem englische Untersucher geneigt sind, diese Kerne als die Zentren der Enthirnungsstarre zu betrachten.

Wie dem auch sei, die physiologische Bedeutung der Deitersschen Kerne, welche außerhalb des Mittelhirns, daher außerhalb des Gebietes unserer Untersuchungen liegen, ist noch unbekannt.

Durch die Untersuchungen von Magnus und de Kleyn ist nur festgestellt und von mir völlig bestätigt worden, daß die Zentren der Kopfdrehreaktionen und Kopfdrehnachreaktionen kaudal von dem Niveau dicht vor den Oktavuskernen und den Deitersschen Kernen liegen müssen.

Weiterhin zeigten Magnus und de Kleyn, daß das Kleinhirn für das Zustandekommen dieser Reaktionen nicht notwendig ist. Die Reaktionen können auch nach Kleinhirnexstirpation auftreten.

Kopfdrehnystagmus und Kopfdrehnachnystagmus.

Über diese Reaktionen wurden von mir keine besonderen Untersuchungen angestellt. Dennoch verdienen zwei Beobachtungen hinsichtlich dieser Reaktionen erwähnt zu werden.

Bei einer Katze (Nr. 6) wurde ein deutlicher Kopfdrehnystagmus nach einem totalen Hirnquerschnitt beobachtet, der oral von den Corpora quadrigemina posteriora und durch die Hirnstiele gerade oral vom Pons lag.

Bei einem Kaninchen (Nr. 23) wurde sowohl Kopfdrehnystagmus als auch Kopfdrehnachnystagmus nach einem totalen Querschnitt ebenfalls gerade oral von den Corpora quadrigemina posteriora und oral vom Pons festgestellt.

In beiden Fällen traten diese Reaktionen auf, wenn das Tier in aufrechter Haltung um seine dorso-ventrale Achse gedreht wurde.

Es wurde schon mitgeteilt, daß Magnus und de Kleyn bei einem Kaninchen nach einem totalen Querschnitt vor dem Pons, aber kaudal von den Corpora quadrigemina posteriora, noch Kopfdrehnachnystagmus beobachteten.

Die Zentren dieser Reaktionen liegen also auch kaudal vom Mittelhirn.

Die Zentren aller erwähnten Bogengangsreaktionen liegen also beim Kaninchen kaudal vom Mittelhirn. Die Zentren der Kopfdrehreaktionen und -nachreaktionen befinden sich kaudal von dem Niveau, das vor den Oktavuskernen durch die Medulla oblongata geht.

XII. Kompensatorische Augenstellungen, Augendrehreaktionen und Augendrehnachreaktionen, Augendrehnystagmus und Augendrehnachnystagmus.

In der Einleitung wurde schon auseinandergesetzt, daß die kompensatorischen Augenstellungen durch eine bestimmte Kopfstellung, durch eine bestimmte Stellung der Labyrinthe im Raum, ausgelöst werden. Die Augendrehreaktionen werden dagegen durch Drehbeschleunigung des Labyrinths ausgelöst. Die kompensatorischen Augenstellungen sind Otolithenreflexe, die Drehreaktionen Bogengangsreflexe. Magnus und de Kleyn sahen beim Meerschweinchen die Drehreaktionen fortbestehen, wenn die Otolithen durch Zentrifugierung abgeschleudert waren, nicht aber die kompensatorischen Augenstellungen.

Die kompensatorischen Augenstellungen.

Das Auftreten der vertikalen kompensatorischen Augenstellungen wird beim Kaninchen auf den Einfluß der Sacculus-Otolithen zurückgeführt. Sie werden nach Magnus und de Kleyn durch Erregungen aus der Makula des Sacculushauptstückes verursacht. Diese wird durch den Ramus saccularis, der zum Nervus cochlearis verläuft, innerviert.

Der Ursprung der Erregungen für die rotatorischen kompensatorischen Augenstellungen ist nach Magnus und de Kleyn noch unbekannt. Quix dagegen verlegt ihn in die Macula utriculi.

Regelmäßige kompensatorische horizontale Augenstellungen, regelmäßige tonische horizontale Augenabweichungen als Folge von Labyrinthreizen konnten niemals nachgewiesen werden (van der Hoeve und de Kleyn 80), wohl aber als Folge von Halsreflexen. Ebenso können tonische vertikale und rotatorische Augenabweichungen durch Halsreflexe ausgelöst werden. Bei meinen Untersuchungen wurden die Halsreflexe auf die Augen aber außer Acht gelassen und nur die labyrinthären Reaktionen geprüft. Magnus fand, daß nach Exstirpation von Großhirn mit Corpora striata und Thalami optici, also bei intaktem Mittelhirn, die vertikalen und rotatorischen kompensatorischen Augenabweichungen noch völlig normal blieben, selbst dann, wenn die Corpora quadrigemina stark mitbeschädigt waren. Auch nach Kleinhirnexstirpation bei Thalamuskaninchen blieben diese Reaktionen erhalten (Magnus und de Kleyn).

Damit ist bewiesen, daß die verschiedenen labyrinthären kompensatorischen Augenreaktionen keine Zentren benötigen, die oral vom Mittelhirn liegen. Die Reaktionen können natürlich nur bei intakten Augenmuskelkernen zustande kommen. Es ist aber fraglich, ob nicht außer diesen Augenmuskelkernen und ihren Verbindungen mit dem Nervus octavus noch andere Mittelhirnzentren nötig sind.

Das ist sehr schwer zu beweisen, denn mit Abtrennung des Mittelhirns werden auch die Okulomotoriuskerne und die Trochleariskerne abgeschnitten. Es bleibt freilich der Nucleus abducens übrig, der den Musculus rectus externus innerviert. Wie van der Hoeve und de Kleyn (80) bei ihren Untersuchungen über die Augenstellung bei verschiedener Kopfstellung im Raum fanden, spielen aber seitliche, horizontale Abweichungen dabei keine deutliche Rolle.

Mit Hilfe von totalen Querschnitten ließ sich allein nachweisen, welcher Mittelhirnteil oral von den Okulomotorius- und den Trochleariskernen für das Auftreten der vertikalen bzw. rotatorischen kompensatorischen Augenstellungen nicht nötig ist. Ehe wir auf die Beobachtungen nach solchen Querschnitten durch den Vorderteil des Mittelhirns eingehen, sei noch erwähnt, daß Winkler in Anlehnung an die Untersuchungen von Magnus und de Kleyn es für wahrscheinlich hält, daß die die kompensatorischen Augenstellungen auslösenden Reize aus der Macula sacculi über die Nuclei olivares superiores zu den Augenmuskelkernen verlaufen. Von diesen Kernen gehen sie über eine direkte Verbindung zu den Abduzenskernen und über die Fasciculi longitudinales posteriores zu den höheren Augenmuskelkernen.

Meine diesbezüglichen Untersuchungen wurden nur an Kaninchen ausgeführt. Die Technik war folgende:

Die Querschnitte wurden immer in der gleichen, früher schon geschilderten Weise angelegt. Sobald das Tier aus der Narkose erwacht war und sich von dem Shock völlig erholt hatte, wurde zuerst die Stellung der Augen bei Normalstellung des Kopfes genau bestimmt.

Zur Prüfung der vertikalen kompensatorischen Augenabweichungen wurde das Tier dann langsam durch Drehung um seine Längsachse in Seitenlage gebracht. Dabei wurde die Stellung des Kopfes zum Rumpf beibehalten. Um etwa aufgetretene Drehreaktionen zu beseitigen, wurde dann einige Zeit gewartet und dann erst geprüft, ob eine deutliche Augenabweichung nach unten, zum Unterrand der Augenhöhle, oder nach oben, zum oberen Augenhöhlenrand, festzustellen war.

Zur Prüfung der rotatorischen kompensatorischen Augenabweichungen wurde das Kaninchen langsam aus der normalen, aufrechten Stellung um die bitemporale Achse gedreht, so daß der Kopf mit der Schnauze ganz nach oben oder unten hing. Dann wurde wieder etwas gewartet und später geprüft, ob eine rotatorische Augenabweichung mit dem oberen Augenpol nach vorn, zur Nase, oder nach hinten, zum Ohr, aufgetreten war. Zur Kontrolle wurde das Tier oft auch zuerst auf die Seite gelegt und dann durch Drehung um die dorso-ventrale Achse mit dem Kopf nach unten oder oben hängen gelassen. Dann wieder Prüfung der Augenstellungen. Nachfolgende Tabelle enthält die Ergebnisse dieser Untersuchungen.

| | | | Niveau des Querschnitts | | Kompensatorische Augenabweichungen | |
					vertikale	rotatorische
Kaninchen	1		Großhirnexstirpation vor dem Thalamus	rechts	+	+
„	11	dorsal	mitten durch den Thalamus	rechts	+	+
		ventral	genau vor dem Corp. mammillare . .	links	+	+
„	6	dorsal	vor den Corp. quadrig. anteriora . . .	rechts	+	
		ventral	gerade vor dem Chiasma opticum . .	links	+	
„	9	dorsal	genau vor den Corp. quadrig. anteriora	rechts	+	+
		ventral	gerade vor dem Chiasma opticum . .	links	+	+
„	36	dorsal	Vorderrand der Corp. quadrig. anteriora	rechts	+	+
		ventral	durch das Corpus mammillare	links	+	+
„	35	dorsal	oraler Teil Corp. quadrig. anteriora .	rechts		+
		ventral	Hirnstiele genau vor den Nervi oculomotorii	links	+	+
„	15	dorsal	Mitte der Corp. quadrig. anteriora . .	rechts	+	+
		ventral	Hirnstiele vor den Nervi oculomotorii	links		
„	10	dorsal	Mitte der Corp. quadrig. anteriora . .	rechts		zweifelhaft
		ventral	Hirnstiele vor dem Pons	links		„
„	17	dorsal	oraler Rand der Corp. quadrig. anteriora	rechts		„
		ventral	Mitte des Pons.	links		„
„	23	dorsal	vor den Corp. quadrig. posteriora . .	rechts		„
		ventral	kaudaler Teil des Pons	links		„

Bei Kaninchen 15 sind die vertikalen kompensatorischen Augenstellungen nach dem am meisten kaudal gelegenen Querschnitt vorhanden. Der Schnitt verläuft durch die Mitte der Corpora quadrigemina anteriora und durch die Hirnstiele vor den Ursprungsstellen der Nervi oculomotorii quer durch das Mittelhirn.

Nach der auf S. 37 Kap. II, mitgeteilten mikroskopischen Hirnuntersuchung lag der Schnitt auf der einen Seite gerade vor, auf der anderen Seite durch die Spitze des Okulomotoriuskerns.

Die rotatorischen kompensatorischen Augenreaktionen wurden, zwar schwach und zweifelhaft, noch nach einem Querschnitt vor den Corpora quadrigemina posteriora und vor dem Pons beobachtet (Kaninchen 23).

Die Prüfung von kompensatorischen Augenreaktionen an einem intakten Auge ist oft sehr schwer. Deshalb wurden bei einigen Kaninchen Querschnitte nur zur ganz speziellen Prüfung auf diese Augenreaktionen ausgeführt. Diese Tiere wurden nach der Operation völlig in Ruhe gelassen und jede Untersuchung auf andere Reflexe unterlassen, um sie nicht zu schädigen. Vor der Operation wurde auf die kokainisierte Kornea der Augen ein oberflächliches Kreuzchen eingebrannt. Die Augenreaktionen lassen sich so viel exakter prüfen.

Bei diesen Tieren wurden folgende Beobachtungen gemacht:

| | | Niveau des Querschnitts | | Kompensatorische Augenabweichungen | |
				vertikale	rotatorische
Kaninchen 25	dorsal	2 mm vor den Corp. quadrig. ant. . . .	rechts	+	+
	ventral	durch die Hirnstiele vor den Nervi oculomotorii	links	+	+
„ 28	dorsal	Spitzen der Corp. quadrig. ant. . . .	rechts	+	+
	ventral	Vorderhälfte der Hirnstiele	links	—	+
„ 29	dorsal	Mitte der Corp. quadrig. ant.	rechts	Auge war krank	
	ventral	Hirnstiele links vor, rechts durch den Nervus oculomotorius	links	+·	+
„ 30	dorsal	kaudaler Teil der Corpora quadrig. anteriora	rechts		
	ventral	gerade oral von dem Pons	links	—	—
„ 31	dorsal	kaudaler Teil der Corp. quadrig. anteriora	rechts	—	+ schwach
	ventral	oral von dem Pons.	links		

Der Querschnitt bei dem Kaninchen 29 war der am meisten kaudal gelegene, bei dem die kompensatorischen vertikalen Augenabweichungen erhalten blieben. Er fällt fast genau in dieselbe Ebene wie bei Kaninchen 15.

Auch dieses Gehirn wurde mikroskopisch untersucht.

Kaninchen 29.

3. März 1922: Rechtes Auge entzündet, Konjunktiva rot, Kornea trübe (künstlich durch Senföl verursacht).

Kreuz auf die linke Kornea gebrannt. Äthernarkose, Tracheotomie. Künstliche Atmung mit Äther-Luftgemisch. Karotiden unterbunden. Vagi durchschnitten. Trepanation. Schädeldach entfernt. Mittelhirn quer durchschnitten. Hautnaht. Schluß der Narkose.

3 Uhr: Schluß der Operation.

3 Uhr 30: Linke Pupille sehr weit. Nur dieses Auge wurde auf die verschiedenen Augenreaktionen hin geprüft.

Vertikale kompensatorische Augenabweichungen nach oben   +,
nach unten   +.
Rotatorische kompensatorische Augenabweichungen
nach vorn   +,
nach hinten   +.
Vertikale Augendrehreaktionen nach oben   +,
nach unten   +.
Vertikale Augendrehnachreaktionen nach oben   +,
nach unten   +.
Rotatorische Augendrehreaktionen und -nachreaktionen
nach vorn (Oberpol)   +,
nach hinten   +.
Rotatorischer Augendrehnystagmus   +.
Horizontale Augendrehreaktionen und -nachreaktionen   +.
Horizontaler Augendrehnystagmus   +.

4 Uhr 30: Reflexe wie bisher. Tier durch Verbluten getötet.

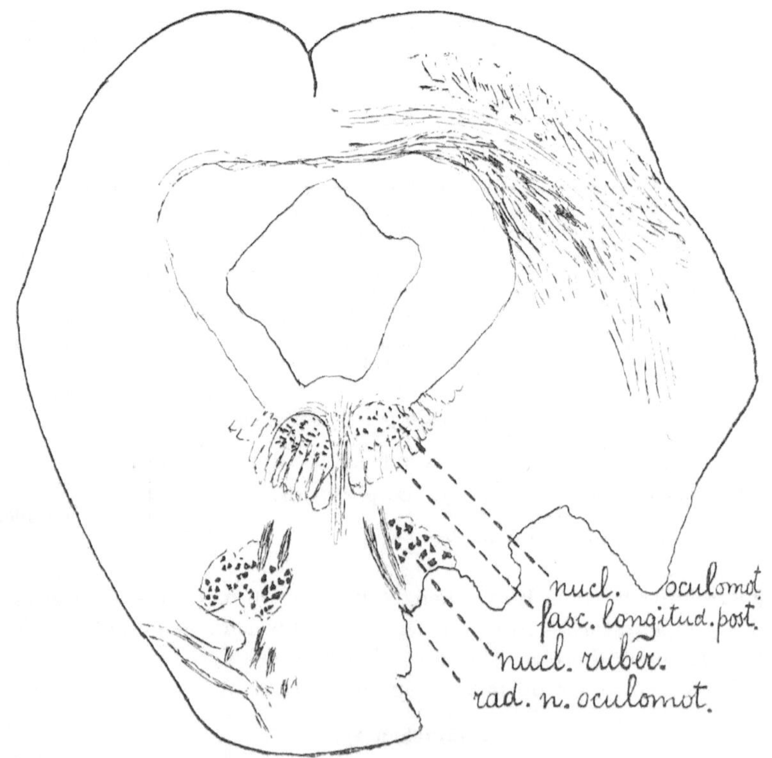

Abb. 208. Kaninchen 29. Schnitt 50.

Bei der makroskopischen Hirnuntersuchung scheint die Schnittfläche vor dem kaudalen Drittel der Corpora quadrigemina anteriora und durch die Hirnstiele, links gerade vor dem Ursprung des linken, rechts durch den Ursprung des rechten Nervus oculomotorius zu verlaufen.

Mikroskopische Untersuchung: Hirnpräparat in Serienschnitte von 30 μ Dicke zerlegt.

Die Schnitte 1—34 enthalten nur Blut.

Schnitt 35 ist ein Stück Hirngewebe, das mikroskopisch ein Stück von dem ventralen Mittelhirnteil zu sein scheint. Man erkennt Fasern einer Okulomotoriuswurzel.

Schnitt 47 ist zuerst ein Stück Mittelhirn mit intaktem dorsalem Rand, der von den Corpora quadrigemina anteriora gebildet wird. Auch die linke Hälfte des Schnittes ist vollständig. Rechts fehlt noch der ventrale Teil. Mikroskopisch erkennt man beiderseits die Okulomotoriuskerne und ihre Wurzeln. Links ist diese Okulomotoriuswurzel und ihr Übergang in den Nerven völlig intakt. Rechts sind die Okulomotoriuswurzeln durchschnitten.

Auch der Schnitt 50 (Abb. 208) enthält beide Okulomotoriuskerne und auf einer Seite die intakten Okulomotoriuswurzeln. Die Wurzeln der andern Seite sind nach ihrem Durchtritt durch den roten Kern noch durchtrennt. Einige Schnitte weiter kaudal ist auch die ganze rechte Mittelhirnhälfte intakt.

Die mikroskopische Untersuchung zeigt, daß der Querschnitt beim Kaninchen 29 durch die Spitze des linken Okulomotoriuskerne gegangen war. Das linke Auge des Tieres hatte noch vertikale kompensatorische Augenstellungen.

Der am meisten kaudal gelegene Hirnquerschnitt (s. vorstehende Tabelle), nach dem noch rotatorische kompensatorische Augenabweichungen beobachtet wurden, wurde bei Kaninchen 31 ausgeführt.

Auch dieses Gehirn wurde mikroskopisch untersucht.

Kaninchen 31.

3. März 1922: Kreuz auf die rechte Kornea gebrannt. Äthernarkose. Tracheotomie. Künstliche Atmung mit Äther-Luftgemisch. Karotiden unterbunden; Nervi vagi intakt gelassen. Trepanation. Schädeldach entfernt. Mittelhirn quer durchschnitten und die abgetrennten Hirnteile entfernt. Hautnaht. Schluß der Narkose.

11 Uhr: Schluß der Operation.

1 Uhr: Rechte Pupille weit. Bei Berührung der Kornea wird der Augapfel reflektorisch nach hinten zum Ohr hin bewegt.

Vertikale kompensatorische Augenabweichungen   —.

Rotatorische kompensatorische Augenabweichungen +, aber schwach. Hängt das Tier mit nach oben gerichteter Schnauze in der Luft, so ist der obere Pol etwas nach vorn abgewichen. Hängt das Tier mit der Schnauze nach unten, so weicht das Auge etwas nach hinten ab. Bei normaler Kopfstellung befindet sich das Auge in einer Zwischenstellung.

Horizontale kompensatorische Augenabweichungen +, bei starkem Drehen des Körpers um die dorso-ventrale Achse zum fixierten Kopf nach links oder rechts, also durch Halsreflexe.

Vertikale Augendrehreaktionen —.

Rotatorische Augendrehreaktionen schwach +, eine Nachreaktion über die Normalstellung hinaus tritt nicht auf, ebensowenig rotatorische Nystagmuserscheinungen.

Horizontale Augendrehreaktionen +, dabei treten auch keine Nystagmuserscheinungen auf.

4 Uhr: Das Tier ist dauernd in Ruhe gelassen worden. Die Reaktionen sind dieselben wie bisher, aber nicht deutlicher geworden. Das Tier wird deshalb durch Verbluten getötet.

Beim Öffnen der Schädelhöhle sind Pons und Zerebellum von einer Blutung bedeckt. Die Schnittfläche geht dorsal von den Corpora quadrigemina posteriora und ventral dicht vor dem Pons. Die Okulomotoriusnerven sind beiderseits durchschnitten, die Nervi trochleares und abducentes intakt.

Mikroskopische Hirnuntersuchung: Im Formalin ist der Hirnstamm stark geschrumpft. Das Kleinhirn ist über die Schnittfläche hinübergeklappt, so daß man diese Fläche nicht mehr sieht. Es ist deshalb unmöglich, die Mikrotomschnitte mit einiger Sicherheit parallel der Schnittfläche anzulegen.

Das Präparat wurde in Schnitte von 30 μ Dicke zerlegt.

Die Schnitte 1—20 der Serie 1 enthalten nur Kleinhirn.

Die Schnitte 21—36 der Serie 2 bestehen auch fast ausschließlich aus Kleinhirn. Gleichzeitig aber erscheint ein Stück Mittelhirn, in dem man Teile der Corpora quadrigemina posteriora erkennt.

In den Schnitten 37—64 der Serie 3 und 4 wird das Mittelhirnstück immer größer. Aber auch in diesen Schnitten besteht das Stück fast ausschließlich aus den vier Corpora quadrigemina.

Die Schnitte 65—76 der Serie 5 enthalten wieder außer Kleinhirn ein Mittelhirnstück. Letzteres stellt einen Schnitt durch den kaudalen Rand der Corpora quadrigemina anteriora und durch den oralen Teil der Corpora quadrigemina posteriora dar. Der ventrale Mittelhirnteil fehlt noch.

In den Schnitten 77—94 der Serie 6 und 7 verschwindet auf der einen Seite das Corpus quadrigeminum anticum.

In den Schnitten 95—112 der Serie 8 und 9 verschwindet auch das andersseitige Corpus quadrigeminum anticum. In den Schnitten 113—121 der Serie 10 erscheinen daher

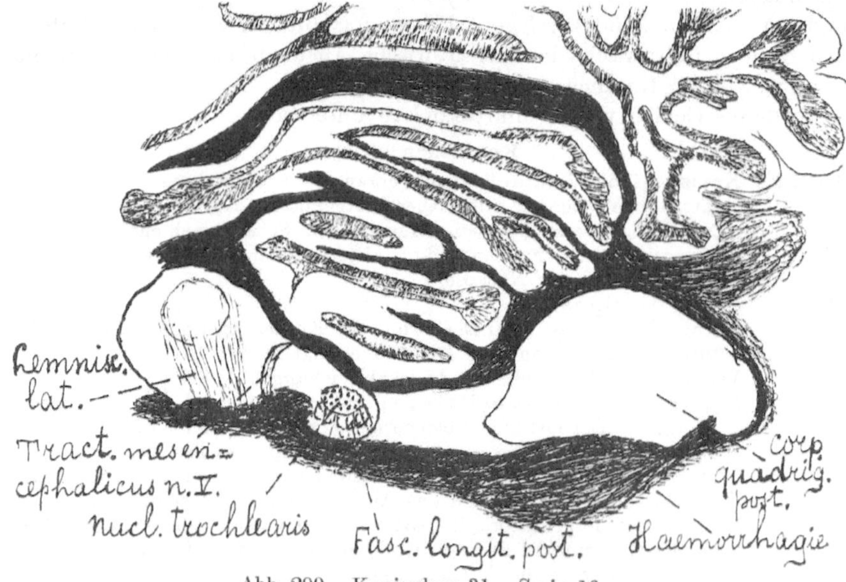

Abb. 209.   Kaninchen 31.   Serie 16.

nur noch die Corpora quadrigemina posteriora. Dieselben Verhältnisse zeigen auch die folgenden mehr kaudal gelegenen Schnitte. Endlich erscheinen in den Schnitten 167—175 der Serie 16 (Abb. 209) auf der linken Seite ventral vom Corpus quadrigeminum posticum der Lemniscus lateralis, der Tractus mesencephalicus nervi trigemini und die vom Fasciculus longitudinalis posterior umgebene Spitze des Trochleariskernes.

Auch die Schnitte 176—181 der Serie 17 (Abb. 210) enthalten auf der linken Seite immer noch den vom Fasciculus longitudinalis posterior umgebenen Trochleariskern. Das gleiche zeigen die Schnitte 182—187 der Serie 18. In all diesen Schnitten fehlt noch der ventrale Mittelhirnteil. Lateral von dem Trochleariskern liegen die Substantia grisea centralis, der Tractus mesencephalicus nervi trigemini und das Corpus quadrigeminum posticum mit dem Lemniscus lateralis.

In den Schnitten 206—214 der Serie 21 erscheint der Übergang des Aquaeductus Sylvii in den IV. Ventrikel. Um den Anfang des Ventrikels liegt die Substantia grisea centralis, ventral davon die Fasciculi longitudinales posteriores. Um die Substantia grisea centralis verlaufen seitlich die Fasern des Bracchium conjunctivum cerebelli. Sie biegen medialwärts zu der Wernekinkschen Kreuzung um, die beinahe ganz vorhanden ist. Lateral von den Bracchiumfasern liegt der Lemniscus lateralis.

In den Schnitten 233—241 der Serie 24 geht das linke Bracchium conjunctivum cerebelli in das Kleinhirn über. Die Wernekinksche Kommissur ist vorhanden. Auch hier fehlt immer noch der ventrale Rand der Schnitte.

In den Schnitten 242—247 der Serie 25 erscheinen beiderseits die Guddenschen Kerne ventral von der Substantia grisea centralis und bleiben auch weiterhin in den Schnitten 266 bis 271 der Serie 29 sichtbar. Auch in diesen letzten Schnitten ist der ventrale Rand noch nicht vollständig. Das geschieht erst in den Schnitten 272—277. Hier wird dieser Rand durch die beiden Pedes pedunculi cerebri und durch das Ganglion interpedunculare gebildet.

In dem Schnitt 353 der Serie 38 erscheinen zum erstenmal beiderseits entlang dem ventralen Rand Teile des Pons.

Bei Kaninchen 31 war also der Querschnitt dorsal durch den kaudalen Teil der Corpora quadrigemina anteriora, dann vor der Spitze oder durch die Spitze

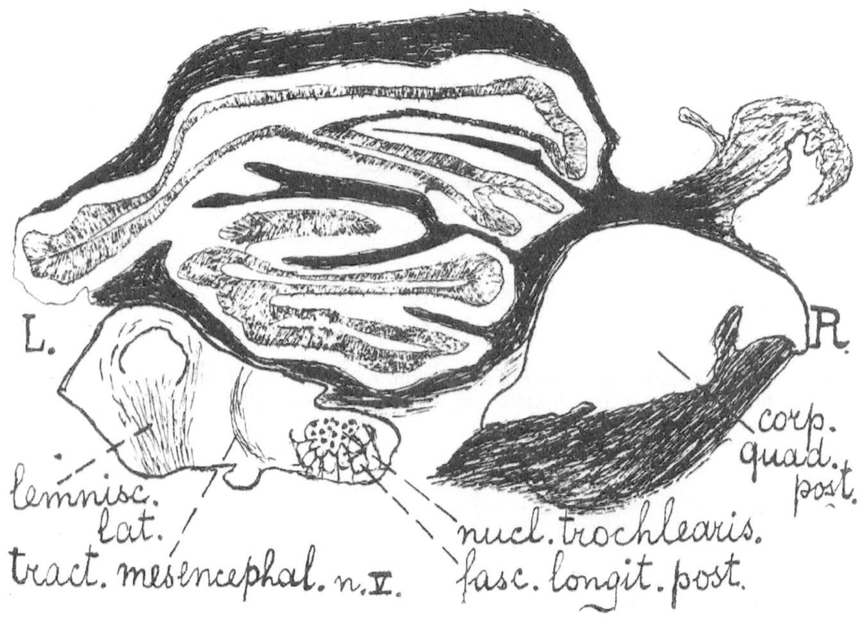

Abb. 210. Kaninchen 31. Serie 17.

des Trochleariskernes, vor der Decussatio bracchii conjunctivi cerebelli, vor den Guddenschen Kernen und durch das Ganglion interpedunculare vor dem Pons verlaufen.

Infolge der eigenartigen Richtung der Mikrotomschnitte ist es einigermaßen schwierig, die Schnittrichtung aus vorstehender Beschreibung zu rekonstruieren. Deshalb ist die Abbildung eines Sagitalschnittes durch das Kaninchenhirn beigefügt (Abb. 211). Hierin ist die Ebene des Operationsschnittes und die Richtung der Mikrotomschnitte eingezeichnet.

Als Kontrolle wurde der Sicherheit halber das exstirpierte Mittelhirnstück auch noch von kaudal nach oral in Serienschnitte zerlegt. Die ersten 9 Schnitte enthalten nur einen Teil des Umfanges des Aquaeductus Sylvii, ventral und lateral davon die Substantia grisea centralis.

In Schnitt 10 ist der Aquaeductus Sylvii rundum von der Substantia grisea centralis umgeben. In ihr erscheint links der untere Pol des Okulomotoriuskernes. Der Schnitt 11

(Abb. 212) enthält außer dem linkseitigen Okulomotoriuskern den rechtseitigen Übergang des Okulomotoriuskernes in den Trochleariskern.

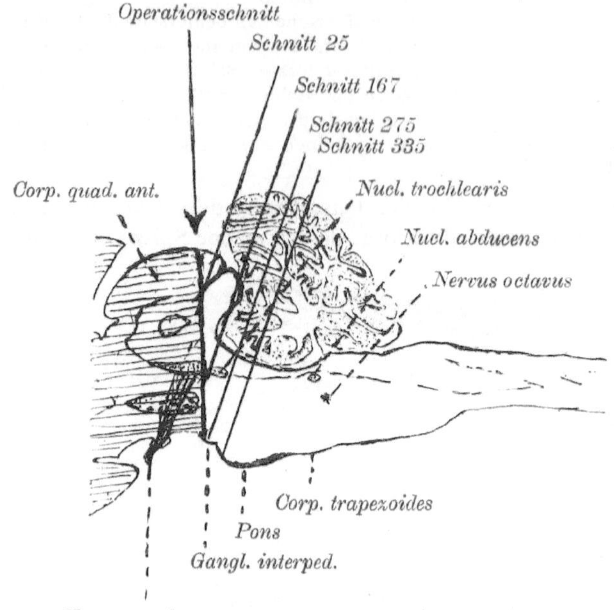

Abb. 211. Sagittalschnitt durch das Kaninchenhirn. Der Verlauf des beim Kaninchen 31 ausgeführten Operationsschnittes und der Mikrotomschnitte ist eingezeichnet.

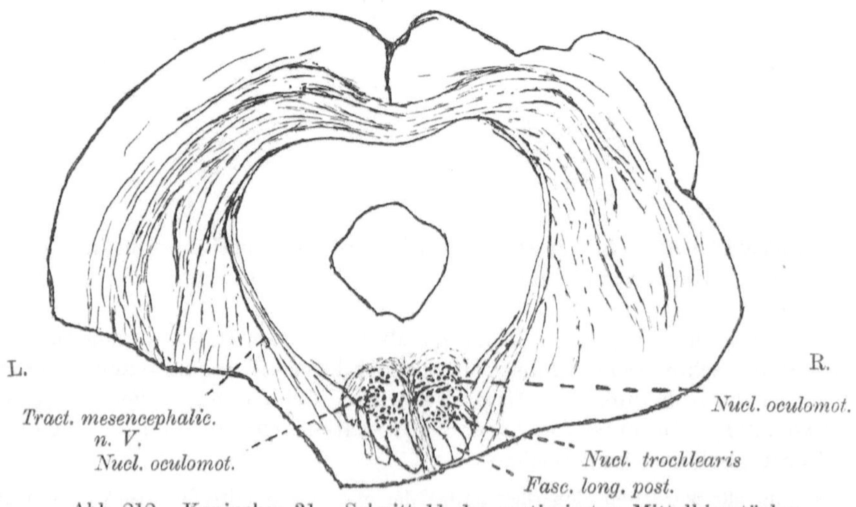

Abb. 212. Kaninchen 31. Schnitt 11 des exstirpierten Mittelhirnstückes.

Bei Kaninchen 31, bei dem rotatorische kompensatorische Augenstellungen auf dem rechten Auge vorhanden waren, war also der Querschnitt durch das Mittelhirn links gerade zwischen Okulomotorius- und Trochleariskern verlaufen.

Für das Zustandekommen der rotatorischen kompensatorischen Augenstellungen ist also ein oral vom Trochleariskern gelegenes Zentrum nicht erforderlich.

Der Vollständigkeit halber seien noch die Versuchsprotokolle der beiden anderen Kaninchen mitgeteilt, die mit einem Kreuz auf der Kornea untersucht wurden, obwohl die mikroskopische Hirnuntersuchung bei diesen Fällen unterlassen wurde.

Kaninchen 25.

17. Febr. 1922: Operation. — Technik ganz wie bei Kaninchen 31. — Vor der Operation auf beide Corneae ein Kreuz gebrannt.

11 Uhr: Schluß der Operation. Tier in Ruhe gelassen.

1 Uhr: Labyrinthäre kompensatorische Augenabweichungen:
verticale   rechtes Auge +, linkes Auge +.
rotatorische   rechtes Auge +, linkes Auge +, nach vorn und nach hinten.

Augendrehreaktionen und -nachreaktionen:
vertikale   rechtes Auge +, linkes Auge +.
rotatorische   rechtes Auge +, linkes Auge +.
horizontale   rechtes Auge +, linkes Auge +.

Die Abweichungen bei den einzelnen Augendrehreaktionen waren weit stärkere als bei den kompensatorischen Augenstellungen.

2 Uhr 30: Labyrinthäre kompensatorische Augenabweichungen:
vertikale   rechtes Auge +, linkes Auge +, nach oben und nach unten,
rotatorische   rechtes Auge +, linkes Auge +, nach vorn und nach hinten.

Augendrehreaktionen:
vertikale   rechtes Auge +, linkes Auge +,
rotatorische   rechtes Auge +, linkes Auge +,
horizontale   rechtes Auge +, linkes Auge +.

3 Uhr 30: Es treten keine neuen Reaktionen auf, die bisherigen werden schwächer. Das Tier deshalb getötet.

Sektion: Die Schnittfläche verläuft dorsal 1—2 mm oral von den Corpora quadrigemina anteriora und ventral ungefähr durch die Mitte der Hirnstiele, dicht vor den Austrittsstellen der Nervi oculomotorii.

Der Nervus oculomotorius, der Nervus trochlearis und der Nervus abducens sind beiderseits intakt.

Kaninchen 28.

27. Febr. 1922: Operation. Technik genau wie bei Kaninchen 31. — Vor der Operation auf jede Kornea ein Kreuz gebrannt.

10 Uhr 30: Schluß der Operation. Tier in Ruhe gelassen.

11 Uhr 30: Beide Pupillen weit. Links etwas weiter als rechts.
Kornealreflexe beiderseits +. Bei Berührung der rechten Kornea bewegt sich der Augapfel nach hinten oben. Bei Berührung der linken Kornea bewegen sich nur die drei Augenlider.
Labyrinthäre kompensatorische Augenabweichungen:
vertikale   rechtes Auge +, linkes Auge —,
rotatorische nach vorn   rechtes Auge +, linkes   +, schwach
rotatorische nach hinten   rechtes Auge +, linkes Auge +.
Beim Hang mit dem Kopf unten ist der obere Pol der rechten Kornea nur wenig rotiert. Der ganze Augapfel ist aber stark nach hinten gezogen.
Augendrehreaktionen:
vertikale   rechtes Auge +, linkes Auge —,
vertikaler Nystagmus   rechtes Auge —, linkes Auge —,

rotatorische	rechtes Auge +, linkes Auge + [1]), .
rotatorischer Nystagmus	rechtes Auge +, linkes Auge —,
horizontale	rechtes Auge +, linkes Auge +,
horizontaler Nystagmus	rechtes Auge +, linkes Auge +.

[1]) Schwache Abweichung mit dem oberen Pol nach vorn. Keine Abweichung mit dem oberen Pol nach hinten.

2 Uhr: Augenreaktionen wie bisher. Das Tier getötet.

Sektion: In der Schädelhöhle viel Blut.

Die Schnittfläche geht dorsal durch die Spitzen der Corpora quadrigemina anteriora und ventral durch die Hirnstiele vor den Ursprungsstellen der Nervi oculomotorii.

Der rechte Nervus oculomotorius ist intakt, der linke scheint durchtrennt zu sein. Der Nervus trochlearis und abducens sind beiderseits intakt.

Vertikale kompensatorische Augenstellungen nach Mittelhirnquerschnitt wurden also noch bei Kaninchen 25, 28, 15 und 29 beobachtet. Die Schnitte verliefen: bei Kaninchen 25 dorsal 2 mm oral von den Corpora quadrigemina anteriora, bei Kaninchen 28 dorsal durch die Spitzen der Corpora quadrigemina anteriora, bei den Kaninchen 15 und 29 dorsal durch die Mitte der Corpora quadrigemina anteriora, ventral bei allen vier Tieren durch die Hirnstiele oral von den Ursprungsstellen der Nervi oculomotorii.

Nach der mikroskopischen Untersuchung war der Schnitt bei einem Tier (Kaninchen 15) gerade oral von den Okulomotoriuskern verlaufen. Bei einem anderen Tier (Kaninchen 29) war der Querschnitt gerade durch die Spitzen der beiden Okulomotoriuskerne gegangen.

Die rotatorischen kompensatorischen Augenstellungen wurden noch nach einem Mittelhirnquerschnitt gerade zwischen dem Okulomotorius- und dem Trochleariskern (Kaninchen 31) beobachtet.

Für das Zustandekommen der labyrinthären kompensatorischen Augenstellungen sind also oral von den Augenmuskelkernen gelegene Zentren nicht erforderlich.

Wenn diese Reflexe außer über die Augenmuskelkerne auch noch über andere Mittelhirnzentren zustande kommen, müssen diese Zentren im Niveau der Augenmuskelkerne oder kaudal davon liegen.

Zur Feststellung eines eventuellen Einflusses anderer Mittelhirnzentren und zur Feststellung der Bahnen, längs denen die Erregungen für die kompensatorischen Augenstellungen die Augenmuskelkerne erreichen, wurden die Beobachtungen der verschiedenen, in Kapitel VII mitgeteilten, Versuche mit Stichwunden einer näheren Prüfung unterzogen. Die Beobachtungen erfolgten jedoch immer an Augen ohne eingebranntes Kreuz. Dadurch war eine Drehung des Augapfels als Folge der Operation nicht auszuschließen. Deshalb lassen sich aus diesen Beobachtungen keine sicheren Schlüsse ziehen. Bei Seitenlage eines Tieres zeigen die Augen außer einer vertikalen auch eine geringe rotatorische Abweichung. Diese rotatorische Abweichung kann eine vertikale Abweichung vortäuschen. Bei einem Auge, das schon bei Normalstellung des Kopfes nicht normal steht, kann diese scheinbar vertikale Reaktion ohne vorherige Anbringung eines Korneakreuzes nicht ausgeschlossen werden. Trotz dieser Erwägung sei auf die Beobachtungen bei Kaninchen X hingewiesen (Kap. VII, S. 147). Dieses Tier hatte noch alle Augenreaktionen nach einer Stichverletzung, die genau in der Mittellinie zwischen den Corpora quadrigemina, zwischen den beiden Okulomotoriuskernen, zwischen den Trochleariskernen, zwischen den beiden Fasciculi longitudinales posteriores und den beiden roten Kernen lag, und durch die Forelsche Kreuzung bis in das Ganglion interpedunculare reichte. Ebenso waren bei dem Kaninchen Mata Biroe (Kap. VII, S. 78) noch alle Augenreaktionen vorhanden. Die Corpora quadrigemina waren bei diesem Tier dorsal von den Augenmuskelkernen so gut wie abgeschnitten.

Die Augendrehreaktionen.

Es wurde schon mitgeteilt, daß, wie Mach (144) und Breuer (22 u. 23) zuerst annahmen, die Erregungen für diese Reaktionen von den Bogengängen ausgehen. Magnus und de Kleyn fanden sie beim Meerschweinchen nach Abschleuderung der Otolithen durch Zentrifugieren noch erhalten. Nach doppelseitiger Labyrinthexstirpation sind sie nicht mehr nachweisbar. Über diese Reaktionen, besonders über den Augendrehnystagmus und über den Augendrehnachnystagmus, existiert eine nicht mehr zu bewältigende Literatur. Trotz all dieser Veröffentlichungen und Untersuchungen ist der zentrale Mechanismus dieser Reaktionen noch nicht aufgeklärt. Fast alle diese Untersuchungen sind mit Hilfe von asymmetrischen Hirnläsionen oder mittels elektrischer Reizungen ausgeführt. Sie haben nur eine Menge von Einzeltatsachen ergeben, die vielleicht später für die Physiologie von Belang sind.

Eine Ausnahme macht die Untersuchung von Högyes (81). Er teilte 1881 mit, daß er nach Exstirpation des Großhirns mit den Thalami optici und ebenso nach querer Durchtrennung der Medulla oblongata kaudal von den Oktavuskernen Augendrehreaktionen und Augendrehnachreaktionen, Augendrehnystagmus und Augendrehnachnystagmus unverändert auftreten sah.

Wir haben schon erörtert, daß Winkler es aus anatomischen Gründen für wahrscheinlich hält, daß alle Drehreaktionen über den Deitersschen Kernen zustande kommen, und daß die Bogengangsimpulse über diesen Kern, entlang dem vorwiegend ungekreuzten Tractus vestibulo-mesencephalicus alle gleichseitigen Augenmuskelkerne erreichen. Außerdem verlaufen die Impulse längs einem kräftigen Bündel, welches aus dem Deitersschen Kern und aus dem Kern der Radix descendens entspringt und zuerst zu dem gleichseitigen Abduzenskern geht, dann in den beiden Fasciculi longitudinales posteriores weiterverläuft und in diesen aufsteigend alle übrigen Augenmuskelkerne erreicht.

Meine Untersuchung über die Augendrehreaktionen bestand wieder in der Prüfung ihres Verhaltens nach Mittelhirnquerschnitten. Sie schließt sich an die Untersuchungen von Magnus an, der ebenfalls den Hirnstamm systematisch in verschiedenen Niveaus durchtrennte und die Wirkung auf die verschiedenen Augenreaktionen verfolgte. Dabei fand Magnus die Augendrehreaktionen, die Augendrehnachreaktionen, den Augendrehnystagmus und -nachnystagmus bei einem Kaninchen noch erhalten, bei dem der Mittelhirnquerschnitt dorsal gerade durch die Mitte der Corpora quadrigemina anteriora und ventral durch die Hirnstiele 2 mm vor dem Pons angebracht war.

Bei einem anderen Kaninchen, dem das Mittelhirn gerade vor dem Pons abgeschnitten worden war, trat noch eine Augendrehreaktion auf, wenn das in aufrechter Haltung festgehaltene Tier um seine dorso-ventrale Achse gedreht wurde. Die Reaktion mußte also durch den allein noch übrig gebliebenen Abduzenskern und Abduzensnerv zustande gebracht worden sein.

		Niveau des Querschnitts		Augendreh-reaktionen und Augendreh-nachreaktionen			Augendreh-nystagmus und Augendreh-nachnystagmus		
				vert.	rot.	horiz.	vert.	rot.	horiz.
Kaninchen 1		Großhirnexstirpation vor dem Thalamus	rechts			+			+
„ 11	dorsal	mitten durch den Thalamus . .	rechts	+	+	+	+	+	+
	ventral	genau vor dem Corp. mammill.	links	+	+	+	+	+	+
„ 6	dorsal	genau vor den Corp. quadrig. anteriora	rechts	+		+	+		+
	ventral	vor dem Chiasma opticum. . .	links	+		+	+		+
„ 9	dorsal	genau vor den Corp. quadrig. anteriora	rechts	+	+	+	+		+
	ventral	gerade vor dem Chiasma opt. .	links	+	+	+	+		+
„ 2	dorsal	1—2 mm vor den Corp. quadrig. anteriora	rechts			+ schwach			
	ventral	Hirnstiele vor den Nervi oculomotorii	links			+ schwach			
„ 36	dorsal	Vorderrand der Corp. quadrig. anteriora	rechts	+	+	+	+	+	+
	ventral	durch das Corpus mammillare .	links	+	+	+	+	+	+
„ 35	dorsal	vordere Hälfte der Corp. quadrig. anteriora	rechts		+	+		+	+
	ventral	Hirnstiele gerade vor den Nervi oculomotorii	links		+	+		+	+
„ 5	dorsal	hintere Hälfte der Corp. quadrig. anteriora	rechts		+	+			
	ventral	Hirnstiele vor den Nervi oculomotorii	links		+	+			
„ 15	dorsal	Mitte der Corp. quadrig. anteriora	rechts	+	+	+		+	+
	ventral	Hirnstiele vor den Nervi oculomotorii	links	+ schwach		+ schwach			
„ 8	dorsal	genau vor den Corp. quadrig. anteriora	rechts			+			+
	ventral	dicht vor dem Pons	links			+			
„ 3	dorsal	vor der Mitte der Corp. quadrig. anteriora	rechts			+			
	ventral	dicht vor dem Pons	links			+ schwach			
„ 10	dorsal	Mitte der Corp. quadrig. anteriora	rechts			+			+
	ventral	Hirnstiele vor dem Pons . . .	links			+			+
„ 23	dorsal	vor den Corp. quadrig. post. .	rechts			+			+
	ventral	kaudaler Teil des Pons	links			+			+

Zusammen mit de Kleyn stellte Magnus fest, daß alle kompensatorischen Abweichungen, alle Augendrehreaktionen, und auch der Augendrehnystagmus und -nachnystagmus noch nach Kleinhirnexstirpation auftreten können.

Bevor wir auf die Beobachtungen an unseren Versuchstieren eingehen, sei noch mitgeteilt, was mit den verschiedenen Bezeichnungen gemeint ist, und wie die verschiedenen Augendrehreaktionen hervorgerufen werden.

Mit „vertikalen Augendrehreaktionen" werden Reaktionen, Augapfelbewegungen, bezeichnet, bei denen sich die Kornea nach dem unteren oder oberen

Rande der Augenhöhle hin bewegt. Beim Kaninchen erfolgen die Reaktionen also in der Frontalebene, d. h. in der Ebene, die, bei der Normalstellung der Augen im aufrecht gehaltenen Kopf mit horizontal gerichteter Mundspalte, durch die Ansatzstellen der Musculi recti superiores und der Musculi recti inferiores verläuft. Diese Reaktionen werden geprüft, indem man das Kaninchen mit ganz nach oben gerichteter Schnauze hängen läßt, so daß die naso-okzipitale Achse des Kopfes und die Längsachse des Tieres vertikal stehen. Dann wird das Tier um diese Achsen gedreht. Zuweilen werden diese Reaktionen durch Drehung um dieselben Achsen, aber bei nach unten hängender Schnauze, untersucht.

Mit „rotatorischen Augendrehreaktionen" bezeichnet man beim Kaninchen Rotationsbewegungen des Augapfels um die bitemporale Achse, also Augapfelbewegungen mit dem oberen Pol nach vorn, zur Nase, und nach hinten, zum Ohr. Diese Reaktionen werden geprüft, indem man das Kaninchen auf die Seite legt und es dann um die jetzt vertikal stehende, bitemporale Achse dreht.

Unter „horizontalen Augendrehreaktionen" versteht man Bewegungen des ganzen Augapfels nach vorn (zur Nase) oder nach hinten (zum Ohr). Es sind Augapfelbewegungen in der Ebene, die durch die vier Augenecken geht. Die horizontalen Reaktionen werden geprüft, indem man das Tier in Normalstellung hält, die Mundspalte in die Horizontalebene bringt und dann das Tier um die vertikal stehende, dorso-ventrale Achse dreht.

Vorstehende Tabelle enthält die entsprechenden Beobachtungen.

Die folgende Tabelle enthält die Beobachtungen an Kaninchen, bei denen vor der Operation ein Kreuz auf die Kornea gebrannt wurde.

		Niveau des Querschnitts	•	Augendreh-reaktionen oder Augendreh-nachreaktionen			Augendreh-nystagmus oder Augendreh-nachnystagmus		
				vert.	rot.	horiz.	vert.	rot.	horiz.
Kaninchen 25	dorsal	2 mm vor den Corp. quadrig. ant.	rechts	+	+	+			
	ventral	Hirnstiele vor den Nervi oculo-motorii	links	+	+	+			
„ 28	dorsal	Spitzen der Corp. quadrig. ant.	rechts	+	+	+		+	+
	ventral	vordere Hälfte der Hirnstiele .	links		+	+			+
„ 29	dorsal	Mitte der Corp. quadrig. ant. .	rechts						
	ventral	durch linken Hirnstiel vor dem Nervus oculomotorius . . .	links	+	+	+		+	+
„ 30	dorsal	kaudaler Teil der Corp. quadrig. anteriora	rechts		+				
	ventral	genau vor dem Pons	links		+				
„ 31	dorsal	kaudaler Teil der Corp. quadrig. anteriora	rechts		+	+			
	ventral	genau vor dem Pons	links						

Vertikale Augendrehreaktionen und -nachreaktionen wurden also noch beobachtet bei:

Kaninchen 36. Bei ihm verlief der Schnitt durch den Vorderrand der Corpora quadrigemina anteriora, durch das Corpus mammillare und, wie die mikroskopische

Untersuchung ergab, (S. 56) noch nicht ganz 2 mm oral von den Okulomotoriuskernen.

Kaninchen 15. Bei ihm ging der Querschnitt durch die Mitte der Corpora quadrigemina anteriora und durch die Hirnstiele, dicht vor den Ursprungsstellen der Nervi oculomotorii. Wie die mikroskopische Untersuchung (S. 37) zeigte, lag der Schnitt auf der einen Seite gerade vor der Spitze, auf der anderen Seite gerade durch die Spitze des Okulomotoriuskernes. Auf der einen Seite waren die vertikalen Augendrehreaktionen und -nachreaktionen stark, auf der anderen Seite schwach.

Kaninchen 25. Bei ihm war das Mittelhirn 2 mm vor den Corpora quadrigemina anteriora und durch die Hirnstiele vor den Austrittsstellen der Nervi oculomotorii durchschnitten worden.

Kaninchen 29. Bei ihm verlief der Schnitt durch den kaudalen Teil der Corpora quadrigemina anteriora und durch die Hirnstiele vor den Ursprungsstellen der Nervi oculomotorii. Nach der mikroskopischen Untersuchung ging der Schnitt beiderseits gerade durch die Spitzen der Okulomotoriuskerne.

Vertikale Augendrehreaktionen wurden noch beobachtet bei Kaninchen 28 nach einem Schnitt durch die Spitzen der Corpora quadrigemina anteriora und durch den vorderen Teil der Hirnstiele vor den Austrittsstellen der Okulomotoriusnerven.

Aus diesen Beobachtungen folgt, daß oral von den Okulomotoriuskernen gelegene Zentren für das Zustandekommen der vertikalen Augendrehreaktionen und -nachreaktionen nicht erforderlich sind.

Rotatorische Augendrehreaktionen und -nachreaktionen wurden außer bei den vorher genannten Kaninchen (36, 15, 25, 29, 28) auch noch beobachtet, bei:

Kaninchen 5. Bei ihm verlief der Schnitt durch den Hinterrand der Corpora quadrigemina anteriora und durch die Hirnstiele vor den Ursprungsstellen der Nervi oculomotorii, also durch die Mitte oder durch den kaudalen Teil der Okulomotoriuskerne.

Kaninchen 31. Bei ihm war der Schnitt durch den kaudalen Teil der Corpora quadrigemina anteriora und ventral durch die Hirnstiele dicht vor dem Pons gegangen. Nach der mikroskopischen Untersuchung (S. 279) lag der Schnitt gerade zwischen dem Okulomotoriuskern und dem Trochleariskern (eine Nachreaktion über die Normalstellung hinaus war dabei nicht deutlich).

Für die rotatorischen Augendrehreaktionen und -nachreaktionen sind also oral von den Trochleariskernen gelegene Zentren nicht erforderlich. Die Reaktionen können ohne die Okulomotoriuskerne und ohne andere oral von den Trochleariskernen gelegene Zentren auftreten.

Horizontale Augendrehreaktionen und -nachreaktionen wurden noch bei Kaninchen 23 nach einem Querschnitt vor den Corpora quadrigemina posteriora und dicht vor dem Pons beobachtet. Magnus sah sie noch nach einem Schnitt, der gerade das ganze Mittelhirn abtrennte.

Für das Zustandekommen der horizontalen Augendrehreaktionen sind also Mittelhirnzentren nicht erforderlich. Die Reaktionen können ohne die Okulomotoriuskerne, ohne die Trochleariskerne und ohne andere Mittelhirnzentren auftreten.

Vertikaler Augendrehnystagmus und -nachnystagmus wurden bei Kaninchen 36 noch nach einem Querschnitt durch den Vorderrand der Corpora quadrigemina anteriora und ventral durch das Corpus mammillare festgestellt. Nach der mikroskopischen Untersuchung lag der Schnitt nicht mehr als 2 mm vor den Okulomotoriuskernen.

Rotatorischer Augendrehnystagmus und -nachnystagmus waren vorhanden: bei Kaninchen 15 noch nach einem Querschnitt durch die Mitte der Corpora quadrigemina anteriora und durch die Hirnstiele vor den Ursprungsstellen der Nervi oculomotorii. Nach der mikroskopischen Untersuchung lag der Schnitt dicht vor den Okulomotoriuskernen (nur Nystagmus wurde beobachtet);
bei Kaninchen 35 nach einem Querschnitt durch das vordere Drittel der Corpora quadrigemina anteriora und durch die Hirnstiele gerade vor dem Beginn der Nervi oculomotorii;
bei Kaninchen 28 nach einem Querschnitt durch die Spitzen der Corpora quadrigemina anteriora und durch die vordere Hälfte der Hirnstiele (nur Drehnystagmus trat auf);
bei Kaninchen 29 nach einem Querschnitt durch die Mitte der Corpora quadrigemina anteriora und durch die Hirnstiele vor dem Ursprung der Nervi oculomotorii. Nach der mikroskopischen Untersuchung ging der Schnitt gerade durch die Spitzen der Okulomotoriuskerne (nur Drehnystagmus wurde beobachtet).
Daraus folgt, daß für das Zustandekommen des vertikalen und rotatorischen Augendrehnystagmus und Augendrehnachnystagmus oral vom Mittelhirn gelegene Zentren nicht erforderlich sind (wie auch bereits Högyes, Bauer und Leidler, Barany, Reich und Rothfeld, und Magnus zeigten).

Horizontaler Augendrehnystagmus und Augendrehnachnystagmus wurden noch beobachtet:
bei Kaninchen 10 nach einem Querschnitt durch die Mitte der Corpora quadrigemina anteriora und durch die Hirnstiele vor dem Pons;
bei Kaninchen 23 nach einem Querschnitt vor den Corpora quadrigemina posteriora (also hinter den Corpora anteriora) und ventral gerade vor dem Pons.
Der horizontale Augendrehnystagmus und Augendrehnachnystagmus können also noch nach Abtrennung des größten Teiles des Mittelhirns auftreten. Für ihr Zustandekommen ist wahrscheinlich ein Zentrum oral von dem Pons nicht erforderlich.

Auch die verschiedenen Drehreaktionen wurden bei den in Kapitel VII beschriebenen Tierversuchen geprüft. Aus den Beobachtungen dieser Versuche können aber noch weniger sichere Schlüsse als bei den kompensatorischen Augenstellungen gezogen werden, weil auch hierbei die Kornea vor der Operation nicht mit einem Kreuz versehen wurde.

Wie vorsichtig man mit Schlußfolgerungen bezüglich des zentralen Mechanismus bei Drehreaktionen sein muß, erhellt aus Folgendem.

Bei einigen Kaninchen fehlten vertikale Augendrehreaktionen, Reaktionen zwischen unterem und oberem Augenhöhlenrand, wenn man die Tiere mit nach oben gerichteter Schnauze hängen ließ und um die vertikal stehende Längsachse drehte. Wohl aber traten vertikale Drehreaktionen und vertikaler Drehnystagmus auf, wenn sie mit nach unten gerichteter Schnauze um die vertikal stehende Längsachse gedreht wurden (u. a. Kaninchen R. F., Kap. VII, S. 168).

Vielleicht kommt hier folgende Erklärung in Betracht. Denkt man sich auf die Kornea eines normalen Kaninchens, dessen Mundspalte horizontal gehalten wird, einen horizontalen Pfeil angebracht, dann verläuft dieser Pfeil ungefähr in der Linie, welche die Ansatzstellen des Musculus rectus externus und des Musculus rectus internus auf dem Augapfel verbindet (also: M. rect. ext. → M. rect. int.). Gleichzeitig liegt der Pfeil in der Richtung der Augenspalte, also von einem Augenwinkel zum anderen.

Läßt man nun das Kaninchen mit ganz nach unten gerichteter Schnauze hängen, dann wird der Pfeil durch die rotatorische kompensatorische Augenabweichung von 60° noch fast horizontal sein. Auch wird er noch in der Verbindungslinie der genannten Ansatzstellen liegen. Jedoch läuft er nun vom Unterrand zum Oberrand der Augenhöhlen.

Tritt nun durch Drehung des Tieres um die Längsachse eine Drehreaktion oder ein Drehnystagmus in der Pfeilrichtung auf, so werden sie einer vertikalen Drehreaktion, einem vertikalen Drehnystagmus, gleichen. Wahrscheinlich aber kommt weder diese Drehreaktion noch dieser Drehnystagmus durch Kontraktionen des Musculus rectus superior und des Musculus rectus inferior zustande. Vermutlich spielen Kontraktionen des Musculus rectus internus oder des Musculus rectus externus oder von beiden dabei eine Rolle.

Läßt man das Tier mit ganz nach oben gerichteter Schnauze hängen, so wird ein Nystagmus in der Pfeilrichtung viel weniger einem vertikalen Nystagmus gleichen, da jetzt die rotatorische kompensatorische Augenabweichung nur 40° beträgt. Beim Hang mit dem Kopf nach unten kann also ein fast vertikaler Nystagmus wahrscheinlich durch den Musculus rectus externus und den Musculus rectus internus zustande gebracht werden, beim Hang mit ganz nach oben gerichteter Schnauze aber nicht.

Will man also mit Erfolg weitere Untersuchungen über den zentralen Mechanismus der verschiedenen Augendrehreaktionen und des Drehnystagmus in verschiedenen Richtungen anstellen, so muß zuerst bestimmt werden, welche Muskeln die verschiedenen Drehreaktionen zustande bringen, und zwar sowohl bei Drehung des Tieres um die verschiedenen Achsen, als auch bei Drehung um dieselbe, aber verschieden gestellte Achse.

Aus den einzelnen Beobachtungen von Augendrehreaktionen bei den Tierversuchen mit Mittelhirnstich können also keine weiteren Rückschlüsse bezüglich des zentralen Mechanismus dieser Reaktionen gezogen werden. Doch sei auf die Beobachtungen bei Kaninchen Mata Biroe (S. 78) aufmerksam gemacht. Das Tier hatte Augendrehreaktionen, Augendrehnachreaktionen, Augendrehnystagmus und Augendrehnachnystagmus nach allen Richtungen auf beiden

Augen, obwohl das Mittelhirndach mit den Corpora quadrigemina so gut wie abgeschnitten war.

Ebenso zeigte Kaninchen Nanel (S. 75) nach Querschnitt durch den dorsalen Teil des Mittelhirns dorsal von den Trochleariskernen noch alle diese Reaktionen.

Bei dem Kaninchen X (S. 147) war der kaudale Teil des Mittelhirns durch einen Einstich in der Medianebene nahezu gespalten worden. Der Stich war dabei gerade zwischen die Corpora quadrigemina anteriora, zwischen die Okulomotoriuskerne, zwischen die Trochleariskerne, zwischen die Fasciculi longitudinales posteriores, zwischen die roten Kerne und durch die Forelsche Kreuzung gegangen und endigte im Ganglion interpedunculare. Auch dieses Kaninchen hatte noch alle erwähnten Reaktionen.

Zusammenfassung.

Der Gegenstand vorstehender Untersuchungen war die Feststellung der zentralen Mechanismen, welche die normale Muskeltonusverteilung aufrecht erhalten und es ermöglichen, unwillkürlich die normale Körperhaltung anzunehmen und beizubehalten. Der Ausgangspunkt war der Unterschied im Verhalten von Katzen und Kaninchen nach Großhirnexstirpation vor den Thalami und von Katzen und Kaninchen, denen das Großhirn mit Sherringtonschem Enthirnungsschnitt, also mit Mittelhirnquerschnitt, entfernt worden war.

Die Thalamustiere haben eine völlig normale Muskeltonusverteilung und eine intakte Stellfunktion (bei der Thalamuskatze fehlen die optischen Stellreflexe). Thalamustiere sitzen, stehen, laufen und springen mit ganz normaler Muskeltonusverteilung. Sie bewegen sich mit normaler Koordination. Sie fallen bei Bewegungen nicht um. Fallen sie hin, so richten sie sich gleich wieder auf.

Die dezerebrierten Tiere haben die Sherringtonsche Enthirnungsstarre. Sie sind völlig starr und liegen mit gestreckten Gliedmaßen und Rumpf dauernd auf der Seite. Der Streckmuskeltonus von Nacken, Rücken, Schwanz und Extremitäten ist erhöht. Die Tiere liegen, ohne jeglichen Versuch sich aufzurichten, auf der Seite. Auf die Beine gestellt, knicken sie nicht ein. Bei der geringsten Bewegung aber fallen sie um und bleiben wieder auf der Seite liegen.

Die Thalamustiere besitzen:

a) eine normale Muskeltonusverteilung,
b) Labyrinthstellreflexe,
c) Körperstellreflexe auf den Körper,
d) Körperstellreflexe auf den Kopf.
e) Halsstellreflexe,

Dezerebrierte Tiere haben:
A. erhöhten Strecktonus,
B. Halsstellreflexe.
Alle übrigen Stellreflexe (b, c, d) fehlen.

Die Untersuchung der Ursachen für das Auftreten des völlig anderen Zustandes nach Sherringtonschen Mittelhirnquerschnitten ergab:

I. Der Unterschied zwischen einer Thalamuskatze oder einem Thalamuskaninchen mit normalem Muskeltonus und normaler Stellfunktion und einer dezerebrierten Katze oder einem Kaninchen mit Enthirnungsstarre beruht hauptsächlich auf dem verschiedenen Verhalten der Funktionen der roten Kerne. Bei den ersten sind die Funktionen der roten Kerne erhalten, bei den dezerebrierten Tieren sind sie aufgehoben.

II. Mit Aufhebung der Funktionen der roten Kerne geht bei Katze und Kaninchen die normale Muskeltonusverteilung in einen Zustand mit erhöhtem Strecktonus über, auch bei völlig intaktem übrigem Gehirn.

III. Mit Aufhebung der Funktionen der roten Kerne fallen bei Katze und Kaninchen die Labyrinthstellreflexe und die Körperstellreflexe auf den Körper fort. Die Stellfunktion wurde dadurch so gestört, daß die Tiere sich nicht aufrecht setzen konnten, auch wenn das übrige Gehirn völlig intakt war.

IV. Die roten Kerne sind bei Katze und Kaninchen die Zentren, welche die normale Muskeltonusverteilung aufrecht erhalten. Sie behalten diese Fähigkeit auch nach Exstirpation des Großhirns mit Corpora striata und Thalami optici und mit dem oral von den roten Kernen gelegenen Mittelhirnteil, ebenso nach Entfernung des Mittelhirndaches mit Corpora quadrigemina.

V. Die roten Kerne sind bei Katze und Kaninchen die Zentren der Labyrinthstellreflexe. Diese Reflexe bleiben über diese Kerne noch nach Exstirpation des ganzen Großhirns mit Corpora striata, mit Thalami optici, mit dem oral von den roten Kernen gelegenen Mittelhirnteil erhalten, ebenso nach Abtrennung des Mittelhirndaches mit Corpora quadrigemina und auch nach Kleinhirnexstirpation (Magnus und de Kleyn).

VI. Die roten Kerne sind bei Katze und Kaninchen die Zentren der Körperstellreflexe auf den Körper. Diese Reflexe bleiben über diese Kerne noch nach Exstirpation des Großhirns mit Corpora striata und Thalami optici erhalten. Beim Kaninchen können sie noch nach Exstirpation des am meisten oral gelegenen Mittelhirnteiles und auch noch nach Abtrennung der Corpora quadrigemina auftreten.

VII. Die Körperstellreflexe auf den Kopf gehen nicht über die roten Kerne. Sie verschwinden immer nach Sherringtonscher Enthirnung zwischen vorderen und hinteren Corpora quadrigemina. Wie die Untersuchung nach doppelseitiger Labyrinthexstirpation zeigte, liegen die Zentren dieser Reflexe beim Kaninchen kaudal von dem Niveau, das durch den Vorderrand der Corpora quadrigemina anteriora und durch die Hirnstiele gerade vor den Ursprungsstellen der Nervi oculomotorii verläuft. Also kaudal von dem Niveau, das gerade vor den Spitzen oder durch die Spitzen der kleinzelligen roten Kerne liegt.

VIII. Die Zentren der Körperstellreflexe auf den Kopf liegen wahrscheinlich im Mittelhirn, im Niveau der roten Kerne. Diese Stellreflexe bleiben über diese Zentren noch erhalten, wenn, außer beiden Labyrinthen, das Großhirn mit Corpora striata, mit Thalami optici und mit dem oral von den roten Kernen gelegenen Mittelhirnteil exstirpiert ist.

IX. Bei Katzen gibt es außer Körperstellreflexen auf den Kopf auch noch Kopfstellreflexe auf den Kopf. Sie werden durch Erregungen aus der Kopfoberfläche ausgelöst.

X. Die Zentren der bei Thalamustieren und bei dezerebrierten Tieren nachweisbaren Halsstellreflexe müssen bei Katze und Kaninchen kaudal von dem vorderen Ponsteil liegen. Beim Kaninchen müssen die Zentren der Halsstellreflexe auf das Becken kaudal von dem Niveau gelegen sein, das hinter den Corpora quadrigemina anteriora und durch den Hinterrand des Corpus trapezoides verläuft. Nach den Beobachtungen von Magnus und de Kleyn können Halsstellreflexe auch noch nach Kleinhirnexstirpation vorhanden sein.

XI. Bei den Fällen mit Enthirnungsstarre beim Menschen durch Tumoren waren die roten Kerne immer lädiert. Der kaudale Tumorrand lag immer ungefähr in dem Niveau des Sherringtonschen Enthirnungsschnittes. Das geht aus der Beschreibung dieser Fälle und aus den ihr beigegebenen Abbildungen hervor.

XII. Bei den in der Literatur beschriebenen Fällen von Tumoren, tuberkulösen Herden, Erweichungsherden und von alten, verkalkten oder sklerosierten Herden mit einseitiger oder doppelseitiger Zerstörung der roten Kerne traten Erscheinungen auf, die mit den bei Katze und Kaninchen nach Zerstörung der roten Kerne oder der Forelschen Kreuzung beobachteten übereinstimmen. Nämlich: eine anormale Muskeltonusverteilung (Hypertonie), Ataxie, Störungen in dem Vermögen, die normale Körperhaltung anzunehmen und zu behalten. Daraus folgt, daß die roten Kerne beim Menschen gleichartige Funktionen haben wie bei Katze und Kaninchen.

XIII. Eine Durchtrennung der kortiko-spinalen Pyramidenbahnen verursacht weder bei Katze und Kaninchen (Thalamustiere!), noch bei Hunden (Goltz, Starlinger, Rothmann, Dusser de Barenne, Zeliony u. a.), noch bei Macacus (Economo und Karplus, Karplus und Kreidl) Hypertonie. Ebensowenig tritt Hypertonie bei anthropoiden Affen auf nach partieller doppelseitiger Entfernung des Ursprungsgebietes dieser Bahnen (Leyton u. Sherrington). Beim Menschen wird, wie aus der Durchsicht der neurologischen Literatur hervorgeht, der Einfluß einer Zerstörung der kortiko-spinalen Pyramidenbahnen auf die Entstehung der Hypertonie gewiß überschätzt.

XIV. Bei Katze und Kaninchen verursacht die Fortnahme der Corpora striata keine Hypertonie. Auch bei Hunden tritt nach Wegnahme des größten Teiles dieser Corpora mit Degenerationen in den übrigen Teilen keine Hypertonie auf. (Goltz-Gordon Holmes, Dusser de Barenne-Brouwer). Sie fehlt auch bei Macacus nach doppelseitiger Entfernung des größten Teiles dieser Corpora (Karplus und Kreidl) und bei anthropoiden Affen nach einseitiger oder doppelseitiger Läsion der Corpora striata (Kinnier Wilson, Lewy). Die Richtigkeit der Auffassung, daß Hypertonie beim Menschen auf Verlust der Funktionen der Corpora striata beruhen kann, ist noch nicht bewiesen; wie sich aus der Durchsicht der klinischen Literatur ergibt.

XV. Bei der Katze verursacht doppelseitige fast völlige Zerstörung der Substantia nigra keine Hypertonie. Ebenso tritt bei der Katze und bei Macacus nach doppelseitiger querer Durchtrennung der Substantia nigra keine Hypertonie auf (Economo und Karplus). Bei der Katze bewirkt der einseitige völlige Zellverlust der Substantia nigra (Magnus-Winkler), beim Hund der doppelseitige völlige Zellverlust der Substantia nigra (Goltz-Gordon Holmes) keine Hypertonie. Die Hypertonie fehlte auch, wenn gleichzeitig die Pyramidenbahnen durchtrennt waren. Und auch beim Menschen ist es nicht wahrscheinlich, daß Veränderungen der Substantia nigra die direkte Ursache der Hypertonie sein können.

Aus meinen Kaninchenversuchen geht ferner hervor:

XVI. Die Zentren der Liftreaktion und der Sprungbereitschaft liegen kaudal von dem Niveau, das dorsal hinter den Corpora quadrigemina posteriora und ventral durch die kaudale Ponshälfte verläuft.

XVII. Kopfdrehnystagmus und Kopfdrehnachnystagmus können beim Kaninchen noch nach einem Querschnitt dicht oral von den Corpora quadrigemina posteriora und gerade vor dem oralen Ponsrand ausgelöst werden. Magnus und de Kleyn beobachteten bei einem Kaninchen nach einem Querschnitt dicht vor dem Pons, aber hinter den Corpora quadrigemina posteriora, noch einen Kopfdrehnystagmus. Nach Kleinhirnexstirpation beobachteten sie noch beide Reaktionen.

XVIII. Kompensatorische vertikale Augenstellungen können beim Kaninchen noch nach einem Mittelhirnquerschnitt dicht vor den Spitzen oder durch die Spitzen der Okulomotoriuskerne auftreten. Diese Reaktionen benötigen also keine oral von den Augenmuskelkernen gelegene Zentren.

XIX. Kompensatorische rotatorische Augenstellungen können nach einem Mittelhirnquerschnitt gerade zwischen den Okulomotorius- und Trochleariskernen noch schwach erhalten bleiben. Sie sind beim Kaninchen nach einem Querschnitt durch die Okulomotoriuskerne noch stark vorhanden.

XX. Vertikale Augendrehreaktionen und Augendrehnachreaktionen können nach einem Mittelhirnquerschnitt dicht vor den Spitzen oder gerade durch die Spitzen der Okulomotoriuskerne noch vorhanden sein.

XXI. Rotatorische Augendrehreaktionen und Augendrehnachreaktionen bleiben nach einem Mittelhirnquerschnitt gerade zwischen Okulomotorius- und Trochleariskernen noch erhalten.

XXII. Vertikaler Augendrehnystagmus und vertikaler -nachnystagmus können noch nach einem Querschnitt vorhanden sein, der durch die Corpora quadrigemina anteriora, durch das Corpus mammillare und nicht mehr als 2 mm oral von den Okulomotoriuskernen verläuft.

XXIII. Rotatorischer Augendrehnystagmus und -nachnystagmus können nach einem Mittelhirnquerschnitt durch die Corpora quadrigemina anteriora, durch die Okulomotoriuskerne und durch die Hirnstiele vor den Nervi oculomotorii noch vorhanden sein.

XXIV. Horizontaler Augendrehnystagmus und -nachnystagmus können noch nach einem totalen Querschnitt vor den Corpora quadrigemina posteriora und ventral dicht vor dem Pons, also nach fast völliger Abtrennung des Mittelhirns, ausgelöst werden. Magnus beobachtete eine horizontale Augendrehreaktion mit Nachreaktion nach totaler Mittelhirnexstirpation.

XXV. Alle labyrinthären Augenreaktionen können vorhanden sein:

a) nach Abtrennung aller oral vom Mittelhirn gelegenen Zentren;

b) nach Entfernung des Mittelhirndaches mit Corpora quadrigemina, dorsal von den Augenmuskelkernen;

c) nach Querdurchtrennung des dorsalen Mittelhirnteiles, abwärts von den Trochleariskernen;

d) nach Spaltung des kaudalen Mittelhirnteiles durch einen Stich, der zwischen den Corpora quadrigemina, zwischen den beiden Okulomotoriuskernen, zwischen den beiden Trochleariskernen, zwischen den Fasciculi longitudinales posteriores, zwischen den beiden roten Kernen, durch die Forelsche Kreuzung bis in das Ganglion interpedunculare hindurchgeht;

ferner, wie Magnus und de Kleyn zeigten,

e) nach Kleinhirnexstirpation.

Weder für das Zustandekommen einer normalen Muskeltonusverteilung, noch für das Auftreten der verschiedenen Stellreflexe, der verschiedenen Drehreaktionen, der kompensatorischen Augenstellungen, noch für die Liftreaktion und die Sprungbereitschaft benötigt das Kaninchen Zentren, die oral von der Ebene liegen, welche dicht vor den Okulomotoriuskernen und den roten Kernen verläuft.

Versuchsprotokolle der Katzen mit Gehirnquerschnitten.

Katze 1.

Gewicht 1,57 kg. Tier hustet.

13. Sept. 1921: Äthernarkose. Tracheotomie. Künstliche Atmung mit Äther-Luft-gemisch. Karotiden unterbunden. Nervi vagi durchschnitten. Trepanation. Schädel-dach entfernt. Enthirnung unter temporärer Abklemmung der Arteriae vertebrales. Schädelhöhle mit Watte ausgefüllt. Hautnaht. Schluß der Narkose. 9 Uhr 50: Schluß der Operation. 9 Uhr 58: Kräftige Starre der Vorder- und Hinterbeine. Noch keine Spontanatmung. Patellarreflexe +, lebhaft. Ohrreflex —. Kornealreflex —. Gleich-seitiger Beugereflex —. Gekreuzter Streckreflex —. 12 Uhr: Noch keine Spontan-atmung. Ist völlig schlaff und atonisch geworden. Kein Ohrreflex. Keine Patellarreflexe. Kein gleichseitiger Beugereflex. Keine Kopfdrehreaktion. Herztätigkeit sehr schwach. Flüssige Stühle. Tier getötet.

Sektion: Starke Blutung in die Schädelhöhle. Die Schnittfläche geht dorsal durch den Vorderrand der Corpora quadrigemina posteriora und ventral etwas vor dem oralen Ponsrand.

Katze 2.

Gewicht 2 kg.

13. Sept. 1921: Äthernarkose. Tracheotomie. Künstliche Atmung mit Äther-Luft-gemisch. Karotiden unterbunden. Vagi durchschnitten. Trepanation. Dura eröffnet. Großhirn mit einem Spatel vom Stamm abgeschnitten. Gehirn in der Schädelhöhle belassen. Hautnaht. Schluß der Narkose.

9 Uhr 50: Schluß der Operation. Patellarreflexe +. Keine Starre. 9 Uhr 55: Katze jetzt starr, holt spontan Atem. 10 Uhr 05: Katze liegt in Seitenlage auf dem Tisch. Kopf und Nacken maximal hintenüber gestreckt. Schwanz auch steif. Rücken hohl. Vorderbeine gestreckt, Hinterbeine angezogen. Bei Kopfbeugung ventralwärts Streckung der Hinterbeine. Auf die Beine gestellt, tragen die Vorderbeine das Tier, die Hinterbeine nicht. Spontane Atmung. Kornealreflex +. Ohr- und Schnauz-haarreflex +. Bei Ohrkneifen zuweilen Schluckreflex. Gleichseitiger Beugereflex —. Tonische Halsreflexe auf die Extremitäten sehr deutlich, besonders bei ventraler und dorsaler Kopfbeuge in Seitenlage. Schwache tonische Labyrinthreflexe beim Umdrehen des Tieres aus Bauchlage in Rückenlage. 11 Uhr: Katze liegt dauernd auf der rechten Seite mit hintenüber gestrecktem Nacken, erhobenem Schwanz und stark gestreck-ten Vorderbeinen und angezogenen Hinterbeinen. Tonus der Streckmuskeln erhöht. Starker Widerstand gegen passive Beugebewegungen. Kopfdrehung in Seitenlage ver-ursacht hauptsächlich tonische Halsreflexe. Umlegen des Tieres in Rückenlage bewirkt schwache Zunahme des schon starken Strecktonus. Kopfbeugen ventralwärts und dorsal-wärts in Seitenlage verursacht starke tonische Halsreflexe auf die Vorder- und Hinterbeine. Kopfdrehung in Rückenlage verursacht tonische Halsreflexe der Hinterbeine, aber keine Halsstellreflexe auf das Becken. Labyrinth- und Körperstellreflexe fehlen. Beim Hang in der Luft mit Kopf nach unten wird der Kopf um 90° zum Becken nach rechts gedreht und auch etwas nach rechts gewendet gehalten. In linker Seitenlage in der Luft: Kopf in Seitenlage. In rechter Seitenlage in der Luft: Kopf hängt mit Schädeldach nach unten, 45° zum Rücken gedreht. In linker Seitenlage auf einer Unterlage: Kopf 45° zum Normal-stand aufgerichtet, wenn das Tier gereizt wird. In rechter Seitenlage auf einer Unterlage: Kopf in rechter Seitenlage platt auf der Unterlage. 12 Uhr 20: Starre +, besonders stark an den Vorderbeinen. Tonische Halsreflexe +. Labyrinthstellreflexe —. Körperstell-reflexe —. Halsstellreflexe —. Beim Hang in der Luft mit Kopf nach unten: Kopf stark nach rechts gedreht. 2 Uhr 25: Vorderbeine, Nacken, Rücken und Schwanz immer noch sehr starr und gestreckt. Keine Stellreflexe. Beim Hang in der Luft mit Kopf nach unten:

dauernde Kopfdrehung um mehr als 90° nach rechts. 5 Uhr: Zustand wie bisher. Tier getötet.

Sektion: Aus der Trepanationsöffnung quillt Hirnmasse. Auf der dorsalen Seite der ersten beiden Halsmarksegmente liegt ein kleines Blutgerinnsel, das beim Abziehen der Pia mitgeht. Die Schnittebene geht links durch den hinteren Teil des Corpus quadrigeminum anticum, rechts vor den Corp. quadrig. ant. und ventralwärts durch die Hirnstiele 2 mm vor dem oralen Ponsrand, gerade durch die Ursprungsstellen der Nervi oculomotorii.

Katze 3.

Gewicht 1,4 kg.

1. Nov. 1921: Äthernarkose. Tracheotomie. Künstliche Atmung mit Äther-Luftgemisch. Karotiden unterbunden. Nervi vagi intakt gelassen. Trepanation. Schädeldach bis auf eine mediane Knochenspange entfernt. Großhirnexstirpation vor den Thalami. Schluß der Narkose. Hautnaht. 9 Uhr 50: Schluß der Operation. Spontane Atmung. Tier sehr schlaff. Schwacher Strecktonus der Vorderbeine. Kornealreflex —. Ohrreflex —. Ohr-Schnauzhaarreflex —. Patellarreflexe +. Gleichseitige Beugereflexe der Vorderbeine +, der Hinterbeine —. 10 Uhr 05: Weniger schlaff. Kopf hoch aufgehängt. Kornealreflex +. Ohrreflex +. Zunge hängt etwas aus dem Maul. Tier leckt zuweilen seine Nase ab, macht alternierende Laufbewegungen. Normaler Muskeltonus der Extremitäten. Keine Spur Starre. Gleichseitiger Beugereflex +. Gekreuzter Streckreflex der Vorder- und Hinterbeine +. 10 Uhr 35: Starre —, keine Spur. Labyrinthstellreflexe +. Hält man das Tier in die Luft, dann hat der Kopf folgende Stellungen: In linker Seitenlage: Kopf deutlich zur Normalstellung hin gedreht. In rechter Seitenlage: Kopf beinahe in normaler, aufgerichteter Stellung. Hängend, mit dem Kopf nach oben: Kopf erst vorübergehend in die Normalstellung aufgerichtet, dreht dann nach links und beschreibt Zirkeltouren. Hängend, mit dem Kopf nach unten: Kopf um 90° zum Becken nach links gedreht. In Rückenlage: Kopf legt sich zuerst durch Linksdrehung auf die rechte Seite und richtet sich dann durch Wendung ventralwärts auf. Körperstellreflexe auf den Körper +, Schütteln des Tieres bei seitlich fixiertem Kopf verursacht deutliche Versuche, den Hinterkörper aufzurichten, was aber nicht ganz gelingt. Halsstellreflexe +. Stellt man den Kopf aus beiden Seitenlagen aufrecht, dann setzt sich zuerst der Vorderkörper und nach einiger Zeit auch der Hinterkörper auf. Kopfdrehung in Rückenlage bewirkt deutliche Beckendrehung. Wenn das Tier in linker Seitenlage liegt, dann geht der Kopf zuweilen langsam mehr und mehr hintenüber. Gleichzeitig dreht sich der Kopf dabei nach links, so daß das Schädeldach nach unten liegt. Die Vorderbeine werden dann stark gestreckt und machen Laufbewegungen. Der erhöhte Strecktonus und die Laufbewegungen verschwinden sofort wieder, wenn man den Kopf auf die linke Seite legt. Liftreaktion +. Sprungbereitschaft —. Sprungreflex +. Tonische Halsreflexe +. Tonische Labyrinthreflexe +. Kopfdrehung bei linker und rechter Seitenlage des Tieres verursacht deutliche tonische Halsreflexe. Bei normaler Haltung auf dem Tisch hat das Tier eine völlig normale Muskeltonusverteilung. Beugt man den Kopf ventralwärts, dann beugen sich die Vorderbeine. Hebt man den Kopf hintenüber, dann werden die Vorderbeine wie bei einer normalen Katze gestreckt. Legt man das Tier aus Bauchlage in Rückenlage, dann tritt nach einer langen Pause Streckung der Vorderbeine auf. Setzt man das Tier mit Wirbelsäule und Schnauze nach oben auf den Tisch, dann machen die Vorderbeine Laufbewegungen und die Hinterbeine gleichzeitig Sprungbewegungen. Kopfdrehreaktionen und -nachreaktionen +. Horizontale Augendrehreaktionen und -nachreaktionen +, bei Drehung nach rechts und links. Augendrehnystagmus —. Liftreaktion +. 1 Uhr: Sitzt aufrecht im Käfig. Läuft fortwährend rund und springt zuweilen gegen die Wand des Käfigs. 2 Uhr: Sehr unruhig. Atmung schlechter. Reflexe wie bisher. Das Tier getötet.

Sektion: Blutung auf der dorsalen und ventralen Oberfläche des Kleinhirns und der Medulla. Ein Blutgerinnsel im vorderen Teil der Schädelhöhle. Die Schnittfläche besteht aus zwei Teilen, die ungefähr einen Keil miteinander bilden. Hemisphären mit Corpora striata an beiden Seiten abgeschnitten. Ventral liegt das Chiasma opticum, beiderseits davon ein locker hängendes Stück Lobus pyriformis. Dorsal geht die Schnittfläche durch die Thalami optici.

Katze 4.

Gewicht 1,67 kg.

2. Nov. 1921: Äthernarkose. Tracheotomie. Künstliche Atmung mit Äther-Luftgemisch. Karotiden unterbunden. Nervi vagi intakt gelassen. Trepanation. Schädeldach entfernt. Großhirnexstirpation vor den Thalami. Hautnaht. Schluß der Narkose. 9 Uhr 45: Schluß der Operation. Spontane Atmung. Leckt zuweilen seine Nase. Kornealreflex +. Ohrreflex +. Patellarreflex +. Gleichseitiger Beugereflex +. „Rebound reflex" +. Gekreuzter Streckreflex +. Starre der vier Extremitäten. 10 Uhr 10: Das Tier ist nicht mehr starr und versucht wegzulaufen. Deutliche Stellreflexe aus rechter und linker Seitenlage auf dem Tisch. Es macht fortwährend Laufbewegungen. Beim Aufnehmen sehr starker Sprungreflex. In der Luft hängend, mit Kopf nach unten: Kopf zuerst um 90° nach rechts gewendet, dann in Normalstellung; mit Kopf nach oben: Kopf ganz in Normalstellung. In rechter Seitenlage: Kopf in aufgerichteter Normalstellung. In linker Seitenlage: Kopf in aufgerichteter Normalstellung. In Rückenlage: Kopf durch Ventralwärtsbeugen in Normalstellung. Starre —. Labyrinthstellreflexe +. Körperstellreflexe auf den Körper +, schwach. Versucht, bei seitlich fixiertem Kopf, den Hinterkörper aufrecht zu setzen. Dies gelingt aber nicht. Halsstellreflexe +, beim Zurechtsetzen des Kopfes richten sich Vorder- und Hinterkörper sofort auf. Tonische Halsreflexe +, stark bei Kopfdrehung in Seitenlage. Tonische Labyrinthreflexe +, beim Umlegen aus Bauch- und Rückenlage deutlich. Kopfdrehreaktionen und -nachreaktionen +. Augendrehreaktionen und -nachreaktionen +. Augendrehnystagmus und -nachnystagmus +. Liftreaktion +, sehr stark. Sprungbereitschaft + ?, nur am rechten Vorderbein deutlich. Sprungreflex +, sehr starker Sprungreflex, aus einer Sprungbewegung der Hinterbeine und Laufbewegungen der Vorderbeine bestehend. Der Reflex tritt sofort auf, wenn das Tier mit der Wirbelsäule vertikal auf den Tisch gesetzt wird, vor allem, wenn gleichzeitig der Kopf hintenüber gehalten wird. Auch in Rückenlage machen die Hinterbeine Sprungbewegungen, wenn der Kopf so gestellt wird, daß die Mundspalte im Winkel von 45° über der Horizontalebene steht, ebenso bei der Kopfstellung + 135°. Der Reflex entsteht nicht in Seitenlage bei gestrecktem Rücken, auch nicht bei Druck in der Längsrichtung auf die Wirbelsäule. Der Sprungreflex tritt aber bei Seitenlage auf, wenn man den Kopf zuerst in die Normalstellung bringt und dann die Schnauze vertikal nach oben hält. Für das Auftreten des Sprungreflexes ist eine Belastung der Beine nicht erforderlich. Sie unterstützt und erleichtert aber das Auftreten dieses Reflexes sehr deutlich. Auf den Boden gesetzt, kann sich das Tier aus beiden Seitenlagen aufrichten und einige Schritte kriechen. Es fällt aber oft, bald auf die eine, bald auf die andere Seite, um. 11 Uhr 35: Läuft besser. Kornealreflex +. Augenlidreflex +. Beißreflex +. Patellarreflexe +. 2 Uhr 45: Keine Starre. Labyrinthstellreflexe +; das Tier hält den Kopf bei rechter Seitenlage in der Luft völlig in normaler, aufgerichteter Stellung; bei linken Seitenlage in der Luft fast in Normalstellung; beim Hang mit dem Kopf unten in Normalstellung; beim Hang mit dem Kopf oben, in Normalstellung; bei Rückenlage in der Luft, in Normalstellung, zuweilen durch Ventralbeugung, zuweilen durch Drehung um 180°. Körperstellreflexe auf den Körper: +, bei in Seitenlage fixiertem Kopf versucht das Tier den Hinterkörper aufzurichten, was aber nicht völlig gelingt. Halsstellreflexe +. Tonische Halsreflexe +, deutlich bei Kopfdrehung in Seitenlage. Tonische Labyrinthreflexe +, schwach. Liftreaktion +, stark. Sprungbereitschaft +, deutlich. Sprungreflex +, sehr stark. Horizontale Augendrehreaktionen und -nachreaktionen +, sehr deutlich bei Rechts- und Linksdrehung. Horizontaler Augendrehnystagmus und -nachnystagmus +. Kopfdrehreaktionen und -nachreaktionen +. Das Tier kann einige Schritte laufen. Der Hinterkörper fällt aber, bald auf die rechte, bald auf die linke Seite um, richtet sich aber immer wieder auf. 3. Nov. 1921 abends: Katze tot aufgefunden.

Sektion: In der Schädelhöhle ein kleines Koagulum. Keine Blutung auf dem Pons oder der Medulla oblongata. Thalamus beiderseits intakt. Am Thalamus sitzen beiderseits ein Stückchen Ammonshorn und ein Stückchen Lobus pyriformis. Die Schnittfläche schrägt beiderseits ab, ist keilförmig.

An dem restierenden Hirnteil erkennt man ventral die Medulla oblongata, das Corpus trapezoides, die Brücke, die Pedes pedunculi cerebri, das Corpus mammillare, das Infundibulum, das Chiasma opticum und beiderseits ein Stück der Riechwindungen. Auf der dorsalen Seite liegen das Mittelhirn, die Commissura posterior, der III. Ventrikel, die Corpora habenulae und die Fornixsäulen.

Der Schnitt hat die Großhirnhemisphären genau von den Thalami abgeschnitten. Beiderseits ist nur ein Stückchen Ammonshorn sitzen geblieben. Ventral liegt rechts von der Mittellinie ein Stück des Lobus olfactorius.

Katze 5.

25. Nov. 1921: Äthernarkose. Tracheotomie. Künstliche Atmung mit Äther-Luftgemisch. Karotiden unterbunden. Vagi durchschnitten. Trepanation. Schädeldach mit Ausnahme einer medianen Knochenspange (Morita) entfernt. Großhirnexstirpation unter zeitlicher Abklemmung der Arteriae vertebrales. Hautnaht. Schluß der Narkose. 10 Uhr 55: Schluß der Operation. Schlechte Herztätigkeit. Noch keine spontane Atmung. Kornealreflex —. 11 Uhr 5: Herztätigkeit besser, Atmung spontan. Kornealreflex +. Ohrschnauzhaarreflex +. Gleichseitiger Beugereflex +. Patellarreflex +. 11 Uhr 10: Kräftige Starre. Vorderbeine stark gestreckt. Kopf hintenübergestreckt. Strecktonus der Hinterbeine nicht erhöht. Zuweilen Laufbewegungen. 11 Uhr 15: Starre weniger kräftig. Starke Streckung der Vorderbeine in Seiten- und Rückenlage. Keine Starre der Hinterbeine. Beim Schütteln richten sich Kopf und Vorderkörper aus beiden Seitenlagen auf. Dabei gleichzeitig Beugung der Vorderbeine und Verschwinden der Starre. Starre? Labyrinthstellreflexe +. Bei rechter Seitenlage in der Luft: Kopf völlig in Normalstellung. Bei linker Seitenlage in der Luft: Kopf aufgerichtet und gleichzeitig 45° nach links gewendet. Bei Rückenlage in der Luft: Kopf durch Drehung beinahe in Normalstellung. Beim Hang mit dem Kopf nach oben: Kopf aufgerichtet und 45° nach links gewendet. Beim Hang mit dem Kopf nach unten: Kopf 35° nach links zum Becken gedreht. Körperstellreflexe auf den Körper +, beim Schütteln des Tieres mit seitlich fixiertem Kopf versuchen der Vorder- und Hinterkörper sich aufzurichten. Der Hinterkörper fällt aber oft wieder zurück, und es glückt nicht, den Hinterkörper völlig aufrecht zu erhalten. Halsstellreflexe +, der Vorderkörper folgt sofort, wenn der Kopf aufrecht gesetzt wird. Kopfdrehung in Rückenlage bewirkt starke Beckendrehungen. Liftreaktion +. Sprungbereitschaft +. Kopfdrehreaktionen und -nachreaktionen +. Augendrehreaktionen und -nachreaktionen +, sowohl bei Drehung des aufrechtgehaltenen, wie in Seitenlage gebrachten Tieres, also sowohl horizontale wie vertikale Reaktionen. Augendrehnystagmus —. 12 Uhr: Starre der Vorderbeine. Nacken etwas retrahiert. Bei Kopfbeugung in Seitenlage verschwindet die Starre der Vorderbeine. Keine Starre der Hinterbeine. Starre? Labyrinthstellreflexe +. Beim Hang mit dem Kopf nach unten: hängt der Kopf hintenüber und ist gleichzeitig um 45° nach links gewendet. Bei rechter Seitenlage in der Luft: Kopf in Normalstellung. Beim Hang mit dem Kopf nach oben: Kopf auch in Normalstellung. Bei Rückenlage in der Luft: durch Linksdrehung und -wendung des Kopfes Kopf ungefähr in normaler, aufrechter Stellung. Das Tier wird plötzlich sehr unruhig. Es zeigt maximale Starre und macht heftige Laufbewegungen, welche immer stärker werden. Plötzlicher Tod.

Sektion: Auf der dorsalen Oberfläche von Medulla und Halsmark liegt ein Blutgerinnsel. Mittelhirn völlig intakt. Die Schnittebene verläuft dorsal durch den kaudalen Rand des Thalamus und ventral gerade vor dem Chiasma opticum. Ventral liegen, völlig intakt, der Hypothalamus und die Hirnstiele.

Katze 6.

Gewicht 2,7 kg.

28. Nov. 1921: Äthernarkose. Tracheotomie. Künstliche Atmung mit Äther-Luftgemisch. Karotiden unterbunden. Vagi durchschnitten. Trepanation unter Erhaltung einer medianen Knochenspange. Großhirnexstirpation. Hautnaht. Schluß der Narkose. 10 Uhr 15: Schluß der Operation. 10 Uhr 25: Katze noch sehr schlaff, erwacht nur sehr langsam aus der Narkose. Nur ab und zu spontane Atemzüge. Ohr-Schnauzhaarreflex +. Kornealreflex +. 10 Uhr 40: Atmet spontan, aber mit großen Atempausen. Kornealreflex +. Ohrmuschelreflex +. Patellarreflex +, aber schwach. Gleichseitiger Beugereflex —. Gekreuzter Streckreflex —. Keine Starre. 11 Uhr: Jetzt Starre aller vier Extremitäten, wenig am Nacken. Schluckreflex +. Ohrreflex +. Kornealreflex +. Patellarreflex +. Gekreuzter Streckreflex +. Gleichseitiger Beugereflex +. Starre +.

Labyrinthstellreflexe —. Körperstellreflexe auf den Kopf —, auf den Körper —. Halsstellreflexe —. Tonische Halsreflexe auf die Extremitäten +. Tonische Labyrinthreflexe auf die Extremitäten ?; keine deutliche Änderung des Muskeltonus der Extremitäten beim Umlegen des Tieres aus Bauch- in Rückenlage. Wird der Kopf bei Seitenlage des Tieres so gedreht, daß der Unterkiefer noch oben sieht, dann hat das oben liegende Bein mehr Tonus als das unten liegende. Liftreaktion —. Sprungbereitschaft —. Sprungreflex —. Kopfdrehreaktionen und -nachreaktionen +, stark. Horizontale Augendrehreaktionen +. 11 Uhr 20: Starre +. Deutliche Starre der vier Extremitäten, geringe am Nacken. Starke Vermehrung des Streckmuskeltonus beim Umlegen aus Bauch- in Rückenlage. Nach einiger Zeit werden die Beine maximal gestreckt und der Nacken retrahiert. Schließlich entstehen Laufbewegungen. Die Katze kann auf ihren vier Beinen stehen. Tonische Labyrinthreflexe +, stark. Tonische Halsreflexe +, auch stark, besonders beim Heben und Vornüberbeugen des Kopfes in Seitenlage des Tieres. Labyrinthstellreflexe —, in Seitenlage in die Luft gehalten, wird der Kopf seitlich gehalten. Körperstellreflexe auf den Kopf —. Körperstellreflexe auf den Körper —, auch bei Reizung kein Versuch, sich aufzusetzen. Halsstellreflexe auf den Vorderkörper —, auf das Becken + ?, Kopfdrehung in Rückenlage bewirkt nur geringe Beckendrehung. Kopfdrehreaktionen und -nachreaktionen +. Horizontale Augendrehreaktion rechtes Auge +, sehr träge. Horizontale Augendrehnachreaktion rechtes Auge +, sehr träge. Horizontale Augendrehreaktion linkes Auge +. Horizontale Augendrehnachreaktion linkes Auge +. Horizontaler Augendrehnystagmus, linkes Auge +. 11 Uhr 50: Starre +. Labyrinthstellreflexe —, Körperstellreflexe —. Halsstellreflexe —. Sprungbereitschaft —. Liftreaktion —. Sprungreflex —. Kopfdrehreaktionen und -nachreaktionen +, stark, mit Kopfdrehnystagmus. Horizontale Augendrehreaktionen rechts +, träge. Horizontale Augendrehnachreaktionen rechts +, träge. Horizontaler Augendrehnystagmus rechts +. Horizontale Augendrehreaktionen links +. Horizontale Augendrehnachreaktion links +. Horizontaler Augendrehnystagmus links +. 2 Uhr: Starre +, maximal stark, so stark, daß beim Umlegen aus Bauch- in Rückenlage kein deutlicher Tonusunterschied mehr auftritt. Beiderseits gestützt, bleibt das Tier auf seinen Beinen stehen. Es knickt nicht ein. Tonische Halsreflexe fast ohne Einfluß auf den Muskeltonus. Nur beim Beugen des Kopfes zwischen die Vorderbeine nimmt der Streckmuskeltonus am Vorderbein etwas ab. Labyrinthstellreflexe —, bei allen Haltungen in der Luft. Körperstellreflexe auf den Kopf —. Körperstellreflexe auf den Körper —. Halsstellreflexe auf den Vorderkörper —. Halsstellreflexe auf das Becken —. Liftreaktion —, die Reaktion ist infolge der kräftigen Starre schwer zu prüfen. Sprungbereitschaft —. Tonische Halsreflexe auf die Extremitäten +. Tonische Labyrinthreflexe +. Die Halsreflexe sind am stärksten. Dreht man den Kopf bei linker Seitenlage des Tieres so, daß der Kiefer nach oben sieht, dann hat das oben liegende Bein etwas mehr Tonus als das unten liegende. Dreht man den Kopf so, daß der Unterkiefer nach unten sieht, dann hat das unten liegende linke Bein mehr Tonus als das rechte. In Rückenlage mit Mundspalte 45° über die Horizontale sehr starker Tonus der Extremitäten. Er wird noch stärker, wenn Kopf und Nacken stark hintenüber gestreckt werden. Schließlich entstehen Laufbewegungen. Kopfdrehreaktionen und -nachreaktionen +. Horizontale Augendrehreaktion rechts +, schwach. Horizontale Augendrehnachreaktion rechts +, schwach. Horizontaler Augendrehnystagmus rechts —. Horizontale Augendrehreaktion links +. Horizontale Augendrehnachreaktion links +. Horizontaler Augendrehnystagmus links +. 5 Uhr 30: Zustand wie bisher. Tier getötet; Sektion.

Makroskopische und mikroskopische Untersuchung des Hirnrestes s. Kap. IV, S. 50.

Katze 7.

Gewicht 2,42 kg.

29. Nov. 1921: Äthernarkose. Tracheotomie. Künstliche Atmung mit Äther-Luft-. gemisch. Karotiden unterbunden. Nervi vagi durchschnitten. Trepanation. Schädeldach entfernt. Großhirnexstirpation. Eine starke Nachblutung gestillt. Hautnaht. Schluß der Narkose. 10 Uhr 45: Schluß der Operation. Keine spontane Atmung. Kornealreflex +. Ohrreflex +. 11 Uhr: Kräftige Starre von Nacken und Beinen. Laufbewegungen. Spontane, aber noch nicht regelmäßige Atmung. Patellarreflexe +. Schwanzreflex +. Gekreuzter Streckreflex +. Gleichseitiger Beugereflex +. 11 Uhr 30:

Muskeltonus jetzt normal. Ab und zu Anfälle von Starre, wobei der Kopf hintenüber geht, die Vorderbeine gestreckt werden und Laufbewegungen auftreten. Am Becken mit Kopf nach unten in die Luft gehalten, wird der Kopf um 45° zum Becken nach links gedreht. 11 Uhr 45: Keine Starre. Die Kopfstellungen sind beim Hang mit dem Kopf nach unten: Kopf abwechselnd nach rechts und nach links, zuweilen ganz symmetrisch hängend; bei linker Seitenlage in der Luft: Kopf fast in Normalstellung; bei rechter Seitenlage in der Luft: Kopf fast in Normalstellung; bei Rückenlage: durch Ventralwärtsbeugung Kopf in aufrechter Stellung; beim Hang mit dem Kopf nach oben: Kopf in normaler, aufrechter Stellung. Labyrinthstellreflexe +. Körperstellreflexe auf den Körper —. Halsstellreflexe auf den Vorderkörper +. Halsstellreflexe auf das Becken +, bei Kopfdrehung in Rückenlage. Stellt man den Kopf normal, dann setzt sich der ganze Körper aus rechter und linker Seitenlage auf. Tonische Halsreflexe +, schwach. Tonische Labyrinthreflexe +, schwach. Liftreaktion +. Sprungbereitschaft +. Sprungreflex +. Kopfdrehreaktionen und -nachreaktionen +. Augendrehreaktionen und -nachreaktionen +, auf beiden Augen. Augendrehnystagmus vertikal +, auf beiden Augen. Augendrehnystagmus rotatorisch +, auf beiden Augen. Augendrehnystagmus horizontal +, auf beiden Augen. 2 Uhr 40: Temperatur rektal 27, 5°. Keine Starre. Labyrinthstellreflexe +, sehr deutlich und stark. Beim Hang mit dem Kopf nach unten: Kopf zuerst 45° nach links gedreht, dann in normaler, symmetrischer Haltung. Beim Hang mit dem Kopf nach oben: Kopf in Normalstellung. Bei linker Seitenlage in der Luft: Kopf in aufrechter Stellung. Bei rechter Seitenlage in der Luft: Kopf in Normalstellung. Bei Rückenlage in der Luft: Kopf fällt zuerst hintenüber, dreht dann 120° nach rechts und richtet sich auf. Körperstellreflexe auf den Körper —, bei seitlich fixiertem Kopf richtet der Hinterkörper sich nicht auf. Halsstellreflexe +. Keine Starre. Zuweilen Anfälle von leichter Starre mit Nackenretraktion, Streckung der Beine und Laufbewegungen. 4 Uhr 50: Keine Starre. Auch keine Anfälle von Starre mehr. In Rückenlage (Mundspalte 45°) keine Streckung der Beine. Sitzt wie eine normale Katze. 5 Uhr 30: Zustand unverändert. Keine Starre. Keine Streckkrämpfe mehr. Stellreflexe wie bisher. Tier getötet.

Sektion: Die Schnittfläche beginnt dorsal gerade vor den Corpora quadrigemina anteriora, geht dann ventralwärts immer mehr oral, so daß sie vor dem Infundibulum endigt. Auch nach der mikroskopischen Untersuchung verläuft der Schnitt dorsal durch den kaudalen Rand des Thalamus, durch die Commissura posterior, durch den Hypothalamus und durch das Infundibulum. Außer dem ganzen Mittelhirn war also eine schmale Schicht des Thalamus posterior beiderseits kaudal von dem Schnitt stehen geblieben.

Katze 8.

30. Nov. 1921: Äthernarkose. Tracheotomie. Künstliche Atmung mit Äther-Luftgemisch. Karotiden unterbunden. Vagi durchschnitten. Trepanation. Schädeldach entfernt. Großhirnexstirpation. Leichte Nachblutung gestillt. Hautnaht. Schluß der Narkose. 10 Uhr 25: Schluß der Operation. Spontane Atmung. Kornealreflex +. Ohrreflex +. 10 Uhr 45: Das Tier ist starr. Patellarreflex +. Gleichseitiger Beugereflex +. Gekreuzter Streckreflex +. 11 Uhr: Das Tier liegt noch dauernd auf der Seite, ist aber gar nicht starr. Beim Hang in die Luft mit dem Kopf nach unten hängt der Kopf symmetrisch zum Becken. Labyrinthstellreflexe —. Körperstellreflexe —. Halsstellreflexe —. Tonische Halsreflexe +. Hintenüberstrecken des Kopfes in Seitenlage des Tieres macht den Tonus der Streckmuskeln stärker; beim Ventralwärtsbeugen des Kopfes werden die Vorderbeine gebeugt. Tonische Labyrinthreflexe +, beim Umlegen aus Bauch- in Rückenlage sehr deutlich. In Rückenlage mit Mundspalte + 45°: deutlicher Extensortonus. In der Rückenlage mit Mundspalte — 90°: deutlicher Extensortonus; mit Mundspalte — 135° (Kopf ganz ventralwärts): Extremitäten schlaff. Liftreaktion —. Sprungbereitschaft —. Sprungreflex —. Kopfdrehreaktionen und -nachreaktionen +. Augendrehreaktionen und -nachreaktionen +. 11 Uhr 25: Keine abnorme Muskeltonusverteilung. Tier liegt noch dauernd auf der Seite. Beim Hin- und Herschütteln wird der Kopf aus beiden Seitenlagen ganz bis zur Normalstellung aufgerichtet. Beim Hang in der Luft, mit dem Kopf nach unten und oben, steht der Kopf ganz in Normalstellung. Bei Seitenlage in der Luft wird der Kopf etwas aufgerichtet. Auch bei Rückenlage in der Luft sind deutliche Stellreflexe vorhanden. Starre—. Labyrinthstellreflexe +, schwach. Körper-

stellreflexe auf den Körper—. Halsstellreflexe +. Tonische Halsreflexe +. Tonische Labyrinthreflexe +, stärker als die tonischen Halsreflexe. Liftreaktion +, schwach. 4 Uhr: Zustand ganz wie bisher. Ab und zu kurze klonischen Zuckungen der Haut und der Extremitäten. Starre —. Labyrinthstellreflexe +. Körperstellreflexe auf den Körper—. Halsstellreflexe +·, auf den Vorderkörper und bei Kopfdrehung in Rückenlage auf das Becken. Liftreaktion? Sprungbereitschaft—. Kopfdrehreaktionen und -nachreaktionen +. Augendrehreaktionen und -nachreaktionen +. Augendrehnystagmus +. 4 Uhr 30: Zustand unverändert. Tier getötet.

Makroskopische und mikroskopische Gehirnuntersuchung s. Kap. II, S. 31.

<h2 style="text-align:center">Katze 9.</h2>

Gewicht 1,42 kg.

1. Dez. 1921: Äthernarkose. Tracheotomie. Künstliche Atmung mit Äther-Luftgemisch. Karotiden unterbunden. Vagi durchschnitten. Trepanation. Schädeldach bis auf eine mediane Knochenspange (Morita) entfernt. Großhirnexstirpation unter vorübergehender manueller Kompression der Arteriae vertebrales. Keine Blutung. Hautnaht. Schluß der Narkose. 10 Uhr 5: Schluß der Operation. Tier scheint krank zu sein. Hat schaumige, schleimige Durchfälle mit Prolapsus ani. 10 Uhr 15: Spontane Atmung. Patellarreflexe +. Gleichseitiger Beugereflex +. 10 Uhr 40: Kräftige Starre. Kopf hintenübergestreckt. Beine gestreckt. Kornealreflex +. Ohrreflex +. Gekreuzter Streckreflex +. 11 Uhr 15: In Seitenlage deutliche Starre der Vorderbeine. Wird das Tier auf die Beine gestellt, dann fällt der Kopf meist nach unten, die Vorderbeine werden gebeugt. Zuweilen bleibt aber der Nacken steif, und die Vorderbeine können das Tier dann tragen. Zum vollständigen Stehen kommt es aber nicht. Starre +. Labyrinthstellreflexe +. In der Luft beim Hang mit dem Kopf nach unten: Kopf symmetrisch; beim Hang mit dem Kopf nach oben: Kopf hintenüberhängend; beim Hang in linker Seitenlage: Kopf 45° zur Normalstellung aufgerichtet; beim Hang in rechter Seitenlage: Kopf 45° zur Normalstellung gedreht; beim Hang in Rückenlage: wird durch Ventralwärtsbeugung der Kopf aufzurichten versucht, was aber nicht gelingt. Körperstellreflexe auf den Körper —. Halsstellreflexe +, deutlich auf den Vorderkörper beim Aufrechtsetzen des Kopfes aus Seitenlage des Tieres. Der Vorderkörper richtet sich aber nicht völlig auf. Die Reflexe auf den Hinterkörper sind bei Kopfdrehung in Rückenlage deutlich. Tonische Halsreflexe +, stark bei Kopfbewegungen nach vorn- und hintenüber bei Seitenlage des Tieres. Tonische Labyrinthreflexe +, deutlich beim Umlegen aus Bauch- in Rückenlage mit zum Rumpf fixiertem Kopfe. Liftreaktion +. Sprungbereitschaft —, läßt man die Katze mit dem Kopf nach untenhängen, so werden Vorderbeine und Nacken stark gestreckt. Keine Reflexbewegungen der gestreckten Extremitäten bei Abwärtsbewegung. Sprungreflex —. Kopfdrehreaktionen und -nachreaktionen +, sehr stark. Augendrehreaktionen und -nachreaktionen +. sehr stark. Augendrehnystagmus und -nachnystagmus +. Rechte Pupille weit und starr. Linke Pupille eng, wechselnd groß, reagiert auf Licht. Deutlicher horizontaler, rotatorischer und vertikaler Drehnystagmus auf dem linken Auge. Auf dem rechten Auge ebenfalls Drehnystagmus. Die Richtung infolge der weiten Pupille nicht genau feststellbar. 3 Uhr 50: Tier liegt dauernd völlig starr auf der Seite, ohne Versuch sich aufzurichten. Kopf und Nacken hintenüber gestreckt. Vorderbeine gestreckt. Schwanz gehoben. Beim Aufheben des Tieres an Schwanz und Nackenhaut wird der Streckmuskeltonus der Extremitäten etwas geringer. Läßt man das Tier so auf den Beinen stehen, dann knicken die Beine ein. Starre +, nicht maximal stark. Labyrinthstellreflexe +, schwach. Beim Hang mit dem Kopf nach unten: Kopf symmetrisch; nach oben: Kopf hintenüber hängend; in rechter Seitenlage: Kopf etwas zur Normalstellung aufgerichtet; in linker Seitenlage: Kopf etwas zur Normalstellung hin gedreht. Beim Hang in Rückenlage: Tier sehr unruhig, hält den Kopf 90° bald nach links, bald nach rechts gedreht. Körperstellreflexe auf den Kopf —. auf den Körper —. Halsstellreflexe +, die Reflexe auf den Vorderkörper beim Aufrechtsetzen des Kopfes in Seitenlage des Tieres sind nicht deutlich, wohl aber die Reflexe auf den Hinterkörper bei Kopfdrehung in Rückenlage. Liftreaktion —. Sprungbereitschaft —. Sprungreflex —. Kopfdrehreaktionen und -nachreaktionen +. Augendrehreaktionen und -nachreaktionen +. Augendrehnystagmus und -nachnystagmus +. Tonische Halsreflexe +. Tonische Labyrinthreflexe +, bei Kopfdrehung in Seitenlage sind die tonischen Labyrinth-

reflexe stärker als die tonischen Halsreflexe. 5 Uhr: Zustand unverändert. Tier getötet.

Sektion: Die Schnittfläche geht dorsal durch den oralen Teil der Corpora quadrigemina anteriora und ventral durch die Hirnstiele vor den Austrittsstellen der Nervi oculomotorii.

Katze 10.

Gewicht 2,58 kg.

2. Dez. 1921: Äthernarkose. Tracheotomie. Künstliche Atmung mit Äther-Luftgemisch. Karotiden unterbunden. Vagi durchschnitten. Trepanation. Schädeldach bis auf eine mediane Knochenspange nach Morita entfernt. Großhirnexstirpation mit Querschnitt durch die Corpora quadrigemina anteriora bei manueller Kompression der Arteriae vertebrales. Hautnaht. Schluß der Narkose. 11 Uhr: Schluß der Operation. 11 Uhr 15: Noch keine spontane Atmung. Kornealreflex —. Ohrreflex —. Patellarreflex +. Gleichseitiger Beugereflex +. Gekreuzter Streckreflex +. 11 Uhr 30: Ab und zu spontane, aber unregelmäßige Atmung. Der Tonus der Extremitätenmuskeln wird durch die außerordentlich starken tonischen Hals- und Labyrinthreflexe beherrscht. Streckt man bei Seitenlage des Tieres den Kopf stark hintenüber, so werden die Vorderbeine stark gestreckt. Beim Vornüberbeugen des Kopfes verschwindet der Strecktonus (tonische Halsreflexe also stark +). In Rückenlage des Tieres sind die Beine stark gestreckt. In Bauchlage mit gleichartig gestelltem Kopf werden die Beine gebeugt (tonische Labyrinthreflexe also auch stark +). Dreht man den Kopf des auf der der Seite liegenden Tieres in Rückenlage, also mit dem Unterkiefer nach oben, dann werden beide Vorderbeine, auch das unten liegende Vorderbein, maximal gestreckt. Die tonischen Labyrinthreflexe sind also stärker als die tonischen Halsreflexe. Bei Drehung des Kopfes in die aufrechte Stellung mit Unterkiefer nach unten verschwindet der Strecktonus aus beiden Vorderbeinen, aus dem unten liegenden Beine aber nicht völlig, so daß bei dieser Kopfstellung die tonischen Halsreflexe nachweisbar sind. 12 Uhr: Spontane, regelmäßige Atmung. Jetzt sehr kräftige Starre. Schnauze nach oben, Nacken retrahiert, Opisthotonus des Rückens, Dorsalwärtsstreckung des Schwanzes. Streckung der Hinter- und Vorderbeine, besonders der Vorderbeine, weniger der Hinterbeine (Einfluß der tonischen Halsreflexe). Das Tier kann nicht auf seinen Beinen stehen, da sich beim Aufrechtsetzen des Tieres sofort die tonischen Labyrinthreflexe geltend machen. Maximale Starre und maximale Streckung der Beine in Rücken- und Seitenlage des Tieres. In Bauchlage, sowohl auf einer Unterlage wie in der Luft, sind die Beine etwas gebeugt. Vornüberbeugen des Kopfes in Rückenlage bewirkt Verminderung des Strecktonus. Auf Kopfwendungen in Rückenlage reagieren besonders die Hinterbeine. Bei Wendung nach rechts ist das rechte Hinterbein gestreckt, das linke gebeugt, umgekehrt bei Linkswendung. In der Luft, beim Hang mit dem Kopf nach unten: Kopf 30° nach rechts gedreht; mit dem Kopf nach oben: Kopf hintenüber hängend; in rechter Seitenlage: Kopf seitlich hängend mit etwas abhängendem Schädeldach; in linker Seitenlage: Kopf etwas zur aufrechten Stellung hin gehalten, etwas nach rechts gedreht; in Rückenlage: Kopf etwas nach rechts gedreht. Labyrinthstellreflexe also —, die geringe Kopfdrehung zur aufrechten Stellung hin beim Hang in linker Seitenlage in der Luft wird wahrscheinlich durch den asymmetrischen Tonus der Halsmuskeln verursacht. Körperstellreflexe auf den Kopf —, aus rechter Seitenlage auf einer Unterlage richtet das Tier den Kopf nicht auf, aus linker Seitenlage etwas bei Reizung. Auch das ist wahrscheinlich wieder durch den asymmetrischen Tonus der Halsmuskeln verursacht. Körperstellreflexe auf den Körper —. Halsstellreflexe +, nur bei Kopfdrehung in Rückenlage deutlich. Dadurch entstehen Beckendrehungen und ein starker Wechsel im Tonus der Streckmuskulatur der Hinterbeine. Liftreaktion —. Sprungbereitschaft —. Sprungreflex —, Kopfdrehreaktionen und -nachreaktionen +. Augendrehreaktionen und -nachreaktionen +. Augendrehnystagmus —. 3 Uhr 45: Atmung und Herztätigkeit jetzt sehr gut und ruhig. Tier liegt dauernd auf der Seite, ohne Versuch sich aufzurichten, und ist sehr starr. Kopf und Nacken hintenüber gehalten, Schwanz dorsalwärts gestreckt. Maximaler Strecktonus der Vorderbeine. Hinterbeine etwas angezogen. Auf die Beine gestellt, knickt das Tier ein. Der Einfluß der tonischen Labyrinthreflexe noch immer sehr stark. Labyrinthstellreflexe —. Körperstellreflexe —. Halsstellreflxe +, nicht stark. Kopfdrehreaktionen und -nachreaktionen +. Augendrehreaktionen und -nachreaktionen +. Lift-

reaktion —. Sprungbereitschaft —. Sprungreflex —. 4 Uhr 30: Zustand wie bisher. Das Tier liegt dauernd starr auf der Seite. Das Tier getötet. Sektion.

Makroskopische und mikroskopische Gehirnuntersuchung s. Kap. II, S. 33 und 34.

Katze 11.

Gewicht 2,85 kg.

6. Dez. 1921: Äthernarkose. Tracheotomie. Künstliche Atmung mit Äther-Luftgemisch. Karotiden unterbunden. Vagi durchschnitten. Trepanation. Schädeldach entfernt. Arteriae vertebrales manuell zugedrückt. Großhirnexstirpation. Leichte Nachblutung gestillt. Schluß der Narkose. Hautnaht. 11 Uhr 15: Schluß der Operation. Kornealreflex +. Ohrreflex +. 12 Uhr: Noch keine Spontanatmung. Schluckt fortwährend. Gleichseitiger Beugereflex +. Gekreuzter Streckreflex +. Tier leicht starr. Starre +, schwach. Labyrinthstellreflexe —. Körperstellreflexe —. Halsstellreflexe +. Tonische Labyrinthreflexe +. Tonische Halsreflexe +. Setzt man den Kopf des auf der Seite liegenden Tieres aufrecht, dann richtet sich der Vorderkörper nicht auf. Kopfdrehung in Rückenlage verursacht aber Beckendrehung. Kopfdrehung in Seitenlage macht den Einfluß der tonischen Labyrinth- und der tonischen Halsreflexe deutlich. Die tonischen Halsreflexe sind am stärksten. Dreht man bei rechter Seitenlage den Kopf so, daß der Unterkiefer nach oben liegt, dann wird das linke Vorderbein gestreckt, das rechte gebeugt. Setzt man den Kopf normal aufrecht, dann ist das rechte Vorderbein gestreckt. Durch Wechsel von Bauch- in Rückenlage, und noch mehr bei gleichzeitiger, starker Hintenüberstreckung des Kopfes, nimmt der Tonus der Streckmuskeln stark zu. Bei Kopfbewegung in Rückenlage ganz ventralwärts wird der Strecktonus viel geringer. Beim Hang in der Luft mit dem Kopf nach unten hängt der Kopf symmetrisch zum Körper. 1 Uhr: Jetzt kräftige Starre. Spontane, aber noch nicht regelmäßige Atmung. 2 Uhr: Tier dauernd starr geblieben. Atmung und Herztätigkeit gut. 4 Uhr: Liegt dauernd, ohne Versuch sich aufzurichten, sehr starr auf der Seite. Starre +. Labyrinthstellreflexe —. Kopfdrehreaktionen und -nachreaktionen +. Horizontale Augendrehreaktionen und -nachreaktionen +. Rotatorische Augendrehreaktionen +. Vertikale Augendrehreaktionen —. Augendrehnystagmus —. Liftreaktion —, infolge der kräftigen Starre schlecht zu prüfen. Sprungreflex —. Sprungbereitschaft —. Tonische Halsreflexe +. Tonische Labyrinthreflexe +. 4 Uhr 30: Tier ist dauernd sehr starr. Auch die übrigen Reflexe ganz wie bisher. Tier getötet.

Sektion: In der Schädelhöhle liegt ein Blutgerinnsel. Die Schnittfläche geht durch den oralen Rand der Corpora quadrigemina posteriora und durch den Vorderteil des Pons.

Katze 12.

Gewicht 1,5 kg.

7. Dez. 1921: Äthernarkose. Tracheotomie. Künstliche Atmung mit Äther-Luftgemisch. Karotiden unterbunden. Vagi durchschnitten. Schädeldach bis auf eine mediane Knochenspange entfernt. Arteriae vertebrales manuell zugedrückt. Enthirnung. Hautnaht. Schluß der Narkose. 10 Uhr 25: Schluß der Operation. Kornealreflex —. Ohrreflex —. Patellarreflex +. Gleichseitiger Beugereflex +. Gekreuzter Streckreflex +. Noch keine Spontanatmung. 11 Uhr 25: Spontane, aber noch nicht regelmäßige Atmung. Deutliche Starre, aber nicht maximal. Beide Pupillen sehr weit. Kornealreflex —. Ohrreflex +. Starre +. Tonische Halsreflexe +, schwach; bei Vorn- und Hintenüberbewegen des Kopfes in Seitenlage geringer Einfluß auf den Tonus der Extremitätenmuskeln. Tonische Labyrinthreflexe +, stark. Starke Zunahme des Strecktonus bei Umlegen von Bauch- in Rückenlage. Dreht man in Seitenlage des Tieres den Kopf so, daß der Unterkiefer nach oben kommt, dann sind beide Vorderbeine stark gestreckt. Dreht man so, daß der Kiefer unten und das Schädeldach oben liegt, dann nimmt der Strecktonus in beiden Beinen ab. Man beobachtet fast ausschließlich den Einfluß der tonischen Labyrinthreflexe. Labyrinthstellreflexe —. Körperstellreflexe —. Halsstellreflexe —, auch keine Beckendrehung bei Kopfdrehung in Rückenlage. Liftreaktion —. Sprungbereitschaft —. Sprungreflex —. Kopfdrehreaktionen und -nachreaktionen +, deutlich, aber nicht stark. Augendrehreaktionen —. 2 Uhr: Zustand derselbe. Starre noch immer deutlich. Herztätigkeit viel schwächer. 2 Uhr 30: Gestorben.

Sektion: Schnitt geht durch den kaudalen Teil der Corpora quadrigemina posteriora, von denen links nur eine dünne Lamelle, rechts ein 2 mm dickes Stück stehen geblieben ist. Ventral geht der Schnitt durch die Mitte des Pons. In der Mitte der Schnittfläche ist der Kleinhirnwurm in der Öffnung zwischen den ventralen Teilen der Corpora quadrigemina posteriora sichtbar. Das Mittelhirn ist so gut wie abgeschnitten. Die Nervi abducentes sind abgeschnitten.

Katze 13.

Gewicht 1,64 kg..

8. Dez. 1921: Äthernarkose. Tracheotomie. Künstliche Atmung mit Äther-Luftgemisch. Karotiden unterbunden. Vagi durchschnitten. Trepanation. Schädeldach entfernt. Ventrale Spitze des Tentoriums in der Mittellinie abgeschnitten. Arteriae vertebrales manuell komprimiert. Tiefe Enthirnung. Nur geringe Blutung. Schluß der Narkose. Hautnaht. 10 Uhr 15: Schluß der Operation. Spontane Atmung, 21 mal pro Minute. 11 Uhr 15: Pupillen maximal weit. Kornealreflex—. Kein Ohr-Schnauzhaarreflex. Ohrreflex +. Patellarreflex +. Gleichseitiger Beugereflex +. Gekreuzter Streckreflex +. Starre +, nicht stark. Labyrinthstellreflexe —. Körperstellreflexe —. Halsstellreflexe—, keine Beckendrehung bei Kopfdrehung in Rückenlage. Liftreaktion—. Sprungbereitschaft —. Sprungreflex —. Tonische Halsreflexe +, schwach. Tonische Labyrinthreflexe +, sehr stark und stärker als die tonischen Halsreflexe bei Kopfdrehung in Seitenlage. Kopfdrehreaktionen und -nachreaktionen +. Horizontale Augendrehreaktionen und -nachreaktionen +, kein Augendrehnystagmus und -nachnystagmus. 12 Uhr 15: Starre +, stark. Tonische Halsreflexe +. Tonische Labyrinthreflexe +, sehr stark. Stellreflexe—. Progressivreaktionen—. Sprungreflex—. Kopfdrehreaktionen und -nachreaktionen +. Augendrehreaktionen —. 3 Uhr 15: Ruhige, regelmäßige Atmung. Das Tier liegt auf der Seite, völlig starr, mit gestrecktem Nacken, Opisthotonus, dorsalwärts erhobenem Schwanz und gestreckten Vorder- und Hinterbeinen. Auf die Beine gestellt oder bei Bauchlage in der Luft wird der Strecktonus bedeutend geringer. In Rücken- und Seitenlage maximaler Strecktonus. Pupillen groß, weit und starr. Kornealreflex—. Ohrreflex +, sehr empfindlich. Ohr-Schnauzhaarreflex —. Starre +, maximal stark. Labyrinthstellreflexe —. Körperstellreflexe —. Halsstellreflexe —, keine Beckendrehung bei Kopfdrehung in Rückenlage. Tonische Halsreflexe +, stark. Tonische Labyrinthreflexe +, noch stärker als die vorigen Reflexe. Progressivreaktionen —. Kopfdrehreaktionen und -nachreaktionen +. Augendrehreaktionen und -nachreaktionen—. Kopfdrehung in Rükkenlage verursacht sehr starke tonische Labyrinthreflexe auf die Hinterbeine, aber keine Beckendrehung. 9. Dez. am Morgen: Tier lebt noch, Herztätigkeit aber sehr schlecht. Starre, Kopfdrehreaktionen und -nachreaktionen noch deutlich vorhanden. Auch sonst ganz wie gestern. Das Tier getötet.

Sektion: Schnittfläche geht dorsal hinter den Corpora quadrigemina posteriora und ventral hinter dem oralen Drittel des Pons. (Fast $^2/_3$ des Pons sind also übriggeblieben.) Die Ursprungstellen der Nervi abducentes sind intakt. Es war nicht festzustellen, ob die Nerven selbst auch völlig unversehrt waren.

Katze 14.

12. Dez. 1921: Äthernarkose. Tracheotomie. Künstliche Atmung mit Äther-Luftgemisch. Karotiden unterbunden. Vagi durchschnitten. Trepanation. Schädeldach bis auf eine mediane Knochenspange entfernt. Großhirnexstirpation unter zeitlicher Abklemmung der Arteriae vertebrales. Starke Blutung gestillt. Hautnaht. Schluß der Narkose. 10 Uhr 40: Schluß der Operation. Tier sehr schlaff. Spontane, aber oberflächliche Atmung. Kornealreflex links +, rechts—. Ohrreflex +. Ohr-Schnauzhaarreflex +. Gleichseitiger Beugereflex +. Gekreuzter Streckreflex +. 11 Uhr 10: Starre +, stark. Labyrinthstellreflexe—(beim Hang mit dem Kopf nach unten Kopf 45° nach links gedreht). Körperstellreflexe —, weder auf den Kopf noch auf den Körper. Halsstellreflexe +, auch Beckendrehung durch Kopfdrehung in Rückenlage. Liftreaktion +. Sprungbereitschaft—. Sprungreflex—. Kopfdrehreaktionen und -nachreaktionen +. Augendrehreaktionen und -nachreaktionen—. Pupillen beiderseits sehr weit. Rechts Tension des Augapfels gering, Kornealreflex fehlt. Links Kornealreflex +. 11 Uhr 50: Dauernd geringe Starre +. Labyrinthstellreflexe —. Körperstellreflexe —. Halsstellreflexe +. Tonische Halsreflexe +, schwach. Tonische Labyrinthreflexe +. Beide Formen der tonischen Reflexe fast gleich stark vor-

handen, die tonischen Labyrinthreflexe etwas stärker als die tonischen Halsreflexe. Liftreaktion +. Sprungbereitschaft —. Sprungreflex —. Kopfdrehreaktionen und -nachreaktionen +. Augendrehreaktionen und -nachreaktionen —. 3 Uhr: Das Tier ist noch etwas starr, aber wenig. Bei Bauchlage in der Luft kein erhöhter Strecktonus. Kopfdrehreaktionen +. Liftreaktion +. Halsstellreflexe +. 4 Uhr 15: Zustand wie bisher. Das Tier getötet.

Sektion: Die Schnittfläche verläuft dorsal: links vor der Spitze, rechts durch die Spitze des Corpus quadrigeminum anticum; ventral: durch die Hirnstiele, rechts dicht vor der Austrittsstelle des Nervus oculomotorius, links etwas mehr oral davon. Die Schnittoberfläche ist unregelmäßig und beschädigt. Schädelhöhle ganz mit Blut gefüllt.

Katze 15.

Gewicht 3,37 kg.

13. Dez. 1921: Äthernarkose. Tracheotomie. Künstliche Atmung mit Äther-Luftgemisch. Karotiden unterbunden. Vagi durchschnitten. Trepanation. Schädeldach bis auf eine mediane Knochenspange entfernt. Großhirnexstirpation unter zeitlicher Abklemmung der Arteriae vertebrales. Ziemlich starke Nachblutung gestillt. Hautnaht. Schluß der Narkose. 10 Uhr 30: Schluß der Operation. Kornealreflex +. Ohrreflex +. 10 Uhr 40: Spontane Atmung. Gute Herztätigkeit. 11 Uhr 20: Liegt dauernd auf der Seite, sehr unruhig, leckt fortwährend die Nase, macht Laufbewegungen und ist starr. Starre +. Labyrinthstellreflexe —. In die Luft gehalten mit Kopf nach unten: hält den Kopf 30—45° nach links gedreht; in rechter Seitenlage: hält den Kopf etwas erhoben, 45° nach links gedreht; in linker Seitenlage: Kopf in Seitenlage; in Rückenlage: Kopf hintenüber hängend und nach links gedreht; mit dem Kopf nach oben: Kopf hintenüber hängend und 45° nach links gedreht. Körperstellreflexe —. Halsstellreflexe +, der Vorderkörper richtet sich beim Zurechtsetzen des Kopfes aus beiden Seitenlagen auf. Kopfdrehung in Rückenlage verursacht Beckendrehung. Tonische Halsreflexe auf die Extremitäten +, schwach. Tonische Labyrinthreflexe +, auch schwach, aber stärker als die vorigen. Sprungreflex +. Liftreaktion +. Sprungbereitschaft —. Kopfdrehreaktionen und -nachreaktionen +. Kopfdrehnystagmus +. Augendrehreaktionen und -nachreaktionen +, horizontal, rotatorisch und vertikal. Augendrehnystagmus +, horizontal, rotatorisch und vertikal. 3 Uhr 30: Ab und zu mühsame Atmung. Schwache Herztätigkeit. Das Tier liegt starr auf der Seite. Kopf und Nacken nicht retrahiert. Kein Opisthotonus, Schwanz nicht erhoben. Beine starr; auch bei Bauchlage Strecktonus der Beine. Beim Wechsel aus Bauch- in Rückenlage nach langer Pause starke Zunahme des Strecktonus. Beim Schütteln oder bei andersartiger Reizung des Tieres in rechter Seitenlage beugen sich die Vorderbeine und das Tier setzt sich mit nach links konkavem Rücken und mit etwas nach links gedrehtem und gewendetem Kopfe auf. Auch aus linker Seitenlage sucht das Tier bei Reizung den Kopf aufzurichten. Der Kopf fällt aber immer wieder zurück. Die Kopfstellungen bei den verschiedenen Haltungen in der Luft verhalten sich ganz wie bisher. Also Starre + (außer nach Reizung des in rechter Seitenlage auf einer Unterlage liegenden Tieres). Labyrinthstellreflexe —. Körperstellreflexe auf den Kopf +. Körperstellreflexe auf den Körper —. Halsstellreflexe +. Augendrehreaktionen und -nachreaktionen +. Kopfdrehreaktionen und -nachreaktionen +. Augendrehnystagmus +. Sprungreflex +. Liftreaktion +. Sprungbereitschaft —. 4 Uhr: Kleinhirnexstirpation durch Prof. Magnus, danach noch spontane, aber sehr unregelmäßige Atmung. Stirbt kurz darauf.

Makroskopische Untersuchung des Hirnstumpfes: Auf der ventralen Seite befinden sich Rückenmark, Medulla oblongata, Corpus trapezoides, Pedes pedunculi cerebri und die Ursprünge der Nervi oculomotorii. Mehr oral sind noch ein Stück Hypothalamus und das Infundibulum vorhanden. Seitlich hängen Stücke, die wahrscheinlich Thalamusteile sind. Auf der dorsalen Seite liegen das Rückenmark, die Medulla oblongata, der IV. Ventrikel, das ganze Mittelhirn mit den Corpora quadrigemina posteriora und anteriora und auch noch ein Stück von der Hinterwand des Thalamus. Der Querschnitt beginnt dorsal etwa 1 mm vor dem Mittelhirn und liegt ventral dicht kaudal vom Chiasma opticum.

Katze 16.

Gewicht 1,75 kg.

14. Dez. 1921: Äthernarkose. Tracheotomie. Künstliche Atmung mit Äther-Luftgemisch. Karotiden unterbunden. Vagi durchschnitten. Trepanation. Schädeldach

entfernt. Großhirnexstirpation (Arteriae vertebrales zeitlich abgeklemmt). Geringe Nachblutungen gestillt. Hautnaht. Schluß der Narkose. 10 Uhr 30: Schluß der Operation. Kornealreflex +. Ohrreflex +. Gleichseitiger Beugereflex +. Gekreuzter Streckreflex +. 10 Uhr 35: Tier nicht starr. Kopfdrehreaktionen und -nachreaktionen +. Augendrehreaktionen und -nachreaktionen +. Augendrehnystagmus —. 12 Uhr 5: Tier nun deutlich starr, ab und zu Anfälle von sehr kräftiger Starre. Atmung oft behindert. Starre +. Labyrinthstellreflexe —. Körperstellreflexe —. Halsstellreflexe +, auf das Becken. Beim Hang in der Luft mit dem Kopf nach unten, hängt der Kopf symmetrisch zum Becken. Tonische Halsreflexe +. Tonische Labyrinthreflexe +. Liftreaktion —. Sprungbereitschaft —. Kopfdrehreaktionen und -nachreaktionen +. Augendrehreaktionen und -nachreaktionen +. Augendrehnystagmus —. 2 Uhr: Noch dauernd starr, aber nicht stark. Regelmäßige, ruhige Atmung. Gute Herztätigkeit. Starre +. Labyrinthstellreflexe —. Körperstellreflexe —. Halsstellreflexe +. Tonische Labyrinthreflexe +. Tonische Halsreflexe +. Liftreaktion —. Sprungbereitschaft —. Sprungreflex —. 5 Uhr: Zustand ganz wie bisher. 15. Dez. 1921: 9 Uhr: Katze lebt noch, holt regelmäßig Atem, ist aber viel schwächer geworden. Die Extremitätenmuskeln sind noch starr. Starre +. Halsstellreflexe +. Kopfdrehreaktionen und -nachreaktionen +. Die übrigen Labyrinth- und Stellreflexe nicht nachweisbar. 10 Uhr: Zustand wie bisher. 10 Uhr 45: Kleinhirn exstirpiert. Darauf baldiger Tod.

Sektion: Keine Blutung in der Schädelhöhle. Die Schnittfläche geht durch den kaudalen Teil der Corpora quadrigemina anteriora und durch die Hirnstiele ± 1 mm vor dem Pons.

Katze 17

stirbt infolge unstillbarer Nachblutungen eine Stunde nach der Operation.

Katze 18.

Gewicht 2,51 kg.

16. Dez. 1921: Äthernarkose. Tracheotomie. Künstliche Atmung mit Äther-Luftgemisch. Karotiden unterbunden. Vagi durchschnitten. Trepanation. Schädeldach entfernt. Großhirnexstirpation (Arteriae vertebrales manuell abgeklemmt). Hautnaht. Schluß der Narkose. 10 Uhr 45: Schluß der Operation. 11 Uhr 50: Spontane Atmung. Kornealreflex +. Schnauzhaarreflex +. Keine Starre. Starre —. Labyrinthstellreflexe —. Körperstellreflexe —. Halsstellreflexe +, setzt man aus Seitenlage den Kopf aufrecht, dann richtet sich auch der Vorderkörper auf. Kopfdrehung in Rückenlage bewirkt deutliche Beckendrehung. Liftreaktion —. Sprungbereitschaft —. Sprungreflex —. Tonische Halsreflexe +, sehr schwach. Tonische Labyrinthreflexe +, sehr schwach. Kopfdrehreaktionen und -nachreaktionen +. Augendrehreaktionen und -nachreaktionen +, deutlich. 12 Uhr 30: Kein erhöhter Strecktonus, weder in Seiten-, noch in Rückenlage. 2—5 Uhr: Reflexe dauernd unverändert. Ab und zu anfallsweise etwas erhöhter Strecktonus der Hinterbeine. 17. Dez.: Das Tier lebt noch. Keine Starre. Auch in Rückenlage kein deutlich erhöhter Strecktonus. Labyrinthstellreflexe —. Körperstellreflexe —. Halsstellreflexe +. Kopfdrehreaktionen und -nachreaktionen +, schwach. Augendrehreaktionen —. Tonische Halsreflexe +, schwach. Tonische Labyrinthreflexe +, schwach. 1 Uhr: Zustand unverändert. Tier getötet.

Sektion: Die Schnittfläche verläuft dorsal ungefähr durch die Mitte der Corpoar quadrigemina anteriora und ventral durch die Hirnstiele dicht vor den Ursprungsstellen der Nervi oculomotorii.

Katze 19.

19. Dez. 1921: Äthernarkose. Tracheotomie. Künstliche Atmung mit Äther-Luftgemisch. Karotiden unterbunden. Vagi durchschnitten. Trepanation. Schädeldach entfernt. Arteriae vertebrales manuell abgeklemmt. Großhirn exstirpiert. Hautnaht. Schluß der Narkose. 3 Uhr: Schluß der Operation. 3 Uhr 15: Spontane Atmung. Zeitweilig Schluckbewegungen. Tier leckt dauernd die Nase ab. Kornealreflex +. Ohrreflex +. Starre —. Labyrinthstellreflexe —, der Kopf wird zwar aus linker Seitenlage in der Luft etwas aufgerichtet, ist aber im Hang mit dem Kopf nach unten um 30° zum Becken nach rechts gedreht. Körperstellreflexe —. Halsstellreflexe +, auf Vorderkörper und Becken. Liftreaktion + ?. Sprungbereitschaft —. Sprungreflex —. Kopfdrehreak-

tionen und -nachreaktionen +. Augendrehreaktionen und -nachreaktionen +, auf dem rechten Auge. Augendrehnachnystagmus +, auf dem rechten Auge. Das linke Auge reagiert nicht. Die rechte Pupille ist eng und von wechselnder Größe. 5 Uhr: Die Untersuchung des Tieres ist sehr schwierig. Bei den einzelnen Manipulationen der Untersuchung verstopft sich zeitweilig die Trachealkanüle. Dadurch wird das Tier starr und es treten Nachblutungen auf. Sobald die Atemwege wieder frei sind, verschwindet auch die Starre. 5 Uhr 15: Infolge der Nachblutungen wurde das Tier immer schwächer und starb schließlich.

Sektion: Ganze Schädelhöhle voll Blut. Die Schnittfläche geht dorsal durch die Spitzen der Corpora quadrigemina anteriora, rechts etwas mehr oral als links. Ventral ist der Schnitt fast 2 mm (rechts etwas mehr oral als links) vor den Austrittsstellen der Nervi oculomotorii durch die Hirnstiele gegangen.

Katze 20.

Nach der Operation anhaltende Nachblutungen in die Schädelhöhle.

Katze 21.

2. Jan. 1922: Äthernarkose. Tracheotomie. Künstliche Atmung mit Äther-Luftgemisch. Karotiden unterbunden. Nervi vagi durchschnitten. Trepanation. Schädeldach entfernt. Arteriae vertebrales abgeklemmt. Großhirnexstirpation. Hautnaht. Schluß der Narkose. 11 Uhr 50: Schluß der Operation. 12 Uhr 30: Starre zweifelhaft. Tier liegt, ohne Versuch sich aufzurichten, auf der Seite. 3 Uhr: Starre ?. Weder in Bauchlage, noch auf einer Unterlage liegend oder in die Luft gehalten, ist Starre vorhanden. Bei Seitenlage schwacher Strecktonus der Hinterbeine, vielleicht auch etwas der Vorderbeine. In Rückenlage (Mundspalte horizontal) nach langer Pause kräftige Starre. Nacken dann retrahiert, Opisthotonus und starke Streckung der Vorderbeine. Labyrinthstellreflexe +. Körperstellreflexe auf den Körper —. Halsstellreflexe +, beim Aufsetzen des Kopfes richtet sich der Vorderkörper nicht ganz auf. Beim Hang in der Luft mit dem Kopf nach unten: Kopf symmetrisch zum Becken. Aus beiden Seitenlagen in der Luft: Kopf etwas zur Normalstellung hin gehalten. In Rückenlage in der Luft wird das Tier sehr unruhig und zappelt. Es gelingt ihm aber nicht, den Kopf in die Normalstellung zu bringen. Schüttelt man das in Seitenlage auf einer Unterlage liegende Tier etwas hin und her, dann richtet sich der Kopf etwas auf. Tonische Halsreflexe +. Tonische Labyrinthreflexe +, sehr stark. Bei Seitenlage auf einer Unterlage haben die Hinterbeine etwas Strecktonus. Dreht man jetzt den Kopf so, daß der Unterkiefer nach unten kommt, der Kopf also in aufrechter Stellung steht, dann sind alle vier Beine schlaff. Dreht man den Kopf so, daß der Unterkiefer oben und das Schädeldach unten liegt, dann werden die Beine stark gestreckt. Bewegt man in Seitenlage des Tieres den Kopf ventral- und dorsalwärts, dann tritt fast keine Veränderung des Muskeltonus auf, wohl aber bei Rückenlage des Tieres. Der Strecktonus ist dann am stärksten, wenn die Mundspalte fast horizontal liegt. Der Tonus wird weniger stark, wenn der Kopf mehr ventralwärts oder mehr dorsalwärts bewegt wird. Kopfdrehreaktionen und -nachreaktionen +. Augendrehreaktionen und -nachreaktionen +. Kalorischer Nystagmus +. Durchströmen des rechten Ohres mit kaltem Wasser (Kopf in Normalstellung) verursacht eine horizontale Abweichung des rechten Auges nach rechts mit nachfolgendem Nystagmus mit schneller Phase nach links. Das linke Auge zeigt im Beginn der Durchspülung auch eben Nystagmus, später nicht mehr. Nach Schluß der Durchströmung bleibt auf dem rechtem Auge einige Zeit Nystagmus fortbestehen. Durchströmen des linken Ohres mit kaltem Wasser bewirkt Nystagmus nur auf dem linken Auge. Das rechte Auge bleibt dabei vollkommen still stehen, auch wenn man gleichzeitig dabei die Nasenschleimhaut reizt. Das Tier zeigte also auf beiden Seiten fast nur einen gleichseitigen, kalorischen Nystagmus. 4 Uhr: In den Vorderbeinen etwas überwiegender Tonus der Flexoren, übrige Reflexe wie bisher. Tier getötet.

Sektion: In der Schädelhöhle kleine Blutgerinnsel. Die Schnittfläche geht rechts durch die Spitze, links durch den kaudalen Teil des Corpus quadrigeminum anticum und ventral durch die Hirnstiele dicht vor den Ursprungsstellen der Nervi oculomotorii. Rechts ist von den Hirnstielen etwas mehr stehen geblieben als links.

Versuchsprotokolle der Kaninchen mit Gehirnquerschnitten.

Kaninchen 1.

5. Okt. 1921: Äthernarkose. Tracheotomie. Künstliche Atmung mit Äther-Luftgemisch. Karotiden unterbunden. Vagi intakt. Trepanation. Schädeldach bis auf eine mediane Knochenspange entfernt. Arteriae vertebrales manuell abgeklemmt. Großhirnexstirpation vor den Thalami. Schluß der Narkose. Hautnaht. 10 Uhr 55: Schluß der Operation. 10 Uhr 57: Spontane Atmung. Patellarreflexe +. Kornealreflexe +. Keine typische Enthirnungsstarre. In Seitenlage auf dem Tisch wird der Kopf zur Normalstellung aufgerichtet. 12 Uhr 15: Sitzt in normaler Haltung mit völlig normaler Muskeltonusverteilung, aber unbeweglich, im Käfig. Stößt man das Tier an, dann springt es auf und läuft geradeaus nach vorn weg, bis es irgendwo gegenstößt. Fällt beim Laufen nicht um. Legt man das Tier in Seitenlage auf die Erde, dann richtet es sich aus beiden Seitenlagen sofort auf. Bringt man das Tier in linker Seitenlage in die Luft: Kopf 45° zur Normalstellung aufgerichtet; in rechter Seitenlage in die Luft: Kopf 45° zur Normalstellung aufgerichtet; in linker Seitenlage auf einer Unterlage: Kopf und Vorderkörper ganz aufgerichtet; in rechter Seitenlage auf einer Unterlage: sofortige Einnahme der normalen Haltung des ganzen Tieres. Legt man das Tier in linker Seitenlage auf eine Unterlage und hält den Kopf in Seitenlage fest, dann richtet sich der Hinterkörper nicht auf, wohl aber aus rechter Seitenlage. Starre —. Labyrinthstellreflexe +. Körperstellreflexe auf den Körper +, nur aus rechter Seitenlage. Halsstellreflexe +. Tonische Labyrinthreflexe auf die Extremitäten +, schwach. Tonische Halsreflexe auf die Extremitäten +. Liftreaktion —. Sprungbereitschaft —. Kopfdrehreaktionen und -nachreaktionen +. Kompensatorische Augenstellungen +. Augendrehreaktionen und -nachreaktionen +. Augendrehnystagmus —. 3 Uhr 5: Das Tier sitzt dauernd unbeweglich in normaler Haltung im Käfig. Setzt man das Tier auf die Erde und reizt es, dann läuft es mit großen Sprüngen durch das Zimmer, bis es irgendwo anstößt. Laufen und Springen erfolgen mit normaler Koordination und Muskeltonusverteilung. In rechter Seitenlage in der Luft: Kopf 45° zur Normalstellung aufgerichtet. In linker Seitenlage in der Luft: Kopf völlig in Normalstellung. Im Hang mit dem Kopf nach unten: Kopf symmetrisch zum Becken. Das Tier richtet sich von einer Unterlage sofort aus beiden Seitenlagen auf. Bei seitlich fixiertem Kopf wird auch der Hinterkörper erhoben. Diese gelingt besser aus rechter als aus linker Seitenlage. Vorder- und Hinterkörper folgen dem Kopf, sowohl wenn man ihn aus Seitenlage aufrichtet, als wenn man den Kopf aus der Normalstellung in Seitenlage bringt. Starre —. Labyrinthstellreflexe +. Körperstellreflexe auf den Körper +. Halsstellreflexe +. Tonische Labyrinthreflexe auf die Extremitäten: undeutlich. Tonische Halsreflexe auf die Extremitäten +. Kopfdrehreaktionen und -nachreaktionen +. Augendrehreaktionen und -nachreaktionen +. Augendrehnystagmus +. Kompensatorische Augenstellungen +. 3 Uhr 30: Liftreaktion +. Sprungbereitschaft +. Sprungreflex —. 3 Uhr 40: Zweite Operation. Schädelnaht eröffnet. Arteriae vertebrales wieder abgeklemmt. Querschnitt dicht vor den Corpora quadrigemina anteriora. Hautnaht. 3 Uhr 45: Schluß der Operation. Spontane Atmung. Tier liegt auf der linken Seite und ist völlig starr. Kopf und Nacken werden hintenüber gehalten; die Beine, besonders die Vorderbeine, sind stark gestreckt. Deutlicher, erhöhter Tonus der Streckmuskeln von Nacken und Extremitäten. Auf einer Unterlage richtet sich der Kopf aus rechter Seitenlage auf. In Rückenlage ist die Starre von den Vorder- und Hinterbeinen rechts stärker als links. Im Hang mit dem Kopf nach unten, ist der Kopf stark nach links gedreht und macht fortwährend Rollbewegungen nach links. Keine Augendeviation. Kein spontaner Nystagmus. Nach dem Hang starke Lauf- und Sprungbewegungen. Sehr unruhig. Atmung wird schlecht. Der Kopf des Tieres wird wieder eingespannt, künstliche Atmung eingeschaltet und die Schädelnaht geöffnet. Blutung in die Schädelhöhle. Das Blut entfernt und das Tier in Ruhe gelassen; der Kopf in der Kopfklemme in die Höhe gehalten. 4 Uhr 25: Tier losgemacht. Kopfstellung bei Haltung des Tieres in die Luft, in Normalstellung: Kopf 90° nach links gedreht; mit dem Kopf nach unten hängend: Kopf um 90° zum Becken nach links gedreht; mit dem Kopf nach oben hängend: Kopf 90° nach links gewendet; in linker Seitenlage: Kopf in Seitenlage mit abhängendem Schädeldach; in rechter Seitenlage: Kopf in Seitenlage. Auch auf einer Unterlage liegend, wird der Kopf aus Seitenlage nicht aufgerichtet. In linker Seitenlage ist der Nacken etwas starr und etwas hintenüber

gestreckt. Die Vorderbeine haben einen leicht erhöhten Strecktonus. Der Streckmuskeltonus der Hinterbeine ist nicht deutlich erhöht. Bei rechter Seitenlage sind die Vorderbeine nicht starr. Bei aufrechter Kopfstellung keine Augendeviation und kein spontaner Nystagmus. Starre +, schwach. Labyrinthstellreflexe —. Körperstellreflexe —. Halsstellreflexe —. Tonische Halsreflexe +. Liftreaktion —. Sprungbereitschaft —. Kopfdrehreaktionen +. Kompensatorische Augenstellungen —. Augendrehreaktionen —. Augendrehnystagmus —. 6. Okt. 1921, 10 Uhr 30: Das Kaninchen lebt noch. Liegt ruhig. Atmet regelmäßig. Das Tier fühlt sich aber kalt an. Rektaltemperatur 24,5°. Tier auf eine geheizte Platte gelegt. 11 Uhr: Keine Starre mehr. Die Extremitäten haben normalen Tonus. Die Kopfstellungen sind beim Hang in der Luft, mit dem Kopf nach unten: Kopf 45° nach links gedreht; mit Kopf nach oben: Kopf in linker Seitenlage; in normaler Haltung: Kopf 45° nach links gedreht und gleichzeitig gewendet; in linker Seitenlage: Kopf 45° zur aufrechten Stellung hin gedreht; in rechter Seitenlage: Kopf in Seitenlage mit abhängendem Schädeldach; in Rückenlage: Kopf durch Linksdrehung in rechter Seitenlage. Starre —. Labyrinthstellreflexe —. Körperstellreflexe auf den Körper —. Legt man das Tier in rechter Seitenlage auf den Boden, dann richtet sich der Kopf auf, und das Tier rollt über den Bauch auf die linke Seite. Legt man es in linker Seitenlage auf den Boden, dann bleibt es, ohne jeden Versuch sich aufzurichten, liegen. In rechter Seitenlage bei auf der Unterlage seitlich fixiertem Kopf richtet sich der Hinterkörper nicht auf. Setzt man das Tier aufrecht auf seine vier Beine, dann macht es Laufbewegungen und fällt direkt auf die linke Seite um. Tonische Labyrinthreflexe auf die Extremitäten ?, nicht deutlich. Tonische Halsreflexe auf die Extremitäten +, bei Kopfdrehung in Seiten- und in Rückenlage. Liftreaktion +, stark. Sprungbereitschaft —. Kopfdrehreaktionen und -nachreaktionen +. Augendrehreaktionen ?, zuweilen eine zweifelhafte horizontale Reaktion. Kornealreflex —. Patellarreflexe +, lebhaft. Sprungreflex +, stark. 12 Uhr: Temperatur 27°. Labyrinthstellreflexe —. Körperstellreflexe auf den Körper —. Schüttelt man das Tier in rechter Seitenlage etwas hin und her, dann richtet sich der Kopf etwas auf. Halsstellreflexe auf den Vorderkörper +. Halsstellreflexe auf das Becken +. Setzt man den Kopf des in Seitenlage befindlichen Tieres aufrecht, dann richtet sich der Vorderkörper, nicht aber der Hinterkörper, auf. Kopfdrehung in Rückenlage bewirkt deutliche Beckendrehungen. Tonische Labyrinthreflexe +. Tonische Halsreflexe +. Vertikale kompensatorische Augenstellungen —. Augendrehreaktionen und -nachreaktionen +, horizontale, deutliche, aber sehr langsame Reaktionen. Augendrehnystagmus —. 2 Uhr 30: Temperatur 32°. Sehr schnelle Atmung. Zustand des Tieres ganz wie bisher. Keine Enthirnungsstarre. Keine Labyrinthstellreflexe. Keine Körperstellreflexe auf den Körper, allein deutliche Halsstellreflexe. 2 Uhr 50: Tier gestorben.

Sektion: Keine Blutgerinnsel in der Schädelhöhle. An der dorsalen Seite des Hirnrestes erkennt man die Medulla oblongata, das Kleinhirn, die Corpora quadrigemina posteriora und anteriora. Das linke Corpus quadrigeminum anticum ist oberflächlich beschädigt. Auf der ventralen Seite befinden sich das Corpus trapezoides, der Pons und ein Stück der Hirnstiele, die von einem Blutgerinnsel bedeckt sind.

<h3 style="text-align:center">Kaninchen 2.</h3>

Gewicht 2,15 kg.

6. Okt. 1921: Äthernarkose. Tracheotomie. Künstliche Atmung mit Äther-Luftgemisch. Karotiden unterbunden. Vagi intakt. Schädeldach bis auf eine mediane Knochenspange entfernt. Großhirn mit einem Querschnitt dicht vor den Corpora quadrigemina anteriora abgeschnitten. Blutung gestillt. Hautnaht. Schluß der Narkose. 9 Uhr 40: Schluß der Operation. Sofort spontane Atmung. Kornealreflex +. Patellarreflexe +. Gleichseitiger Beugereflex +. Gekreuzter Streckreflex +. Letztere Reflexe an den Vorder- und Hinterbeinen sehr stark. Kein erhöhter Muskeltonus der Extremitäten. 10 Uhr 25: Kaninchen sehr reizbar. Bei Berührung starke Sprung- und Laufbewegungen. Keine Spur Enthirnungsstarre. Beim Hang in der Luft sind die Kopfstellungen; beim Hang mit dem Kopf nach unten: Kopf symmetrisch zum Becken; beim Hang in linker Seitenlage: Kopf in Seitenlage, etwas abhängend; beim Hang in rechter Seitenlage: Kopf in Seitenlage; beim Hang in Rückenlage: Kopf zuweilen in linker Seitenlage, zuweilen hintenüber; heim Hang mit dem Kopf nach oben: Kopf hintenüber. Auf eine Unterlage gelegt,

richten sich aus beiden Seitenlagen Kopf und Vorderkörper sofort auf. Auch der Hinterkörper versucht sich aufzurichten. Hält man den Kopf in Seitenlage fest, dann richtet
sich bei leichtem Hin- und Herschütteln des Tieres der Vorderkörper auf, der Hinterkörper
nicht. Kopfdrehung in Rückenlage des Tieres bewirkt Beckendrehung. Auch die Halsstellreflexe auf den Vorderkörper sind deutlich. Starre —. Labyrinthstellreflexe —.
Körperstellreflexe auf den Kopf +. Körperstellreflexe auf den Körper +? (nur auf den
Vorderkörper). Tonische Halsreflexe auf die Extremitäten +. Tonische Labyrinthreflexe?,
nicht nachweisbar. Sprungbereitschaft +, nur schwache Streckung der Vorderbeine. Kopfdrehreaktionen und -nachreaktionen +, schwach. Augendrehreaktionen —. Kompensatorische Augenstellungen —. 11 Uhr: Das Tier hält Kopf und Vorderkörper immer in
normaler, aufrechter Stellung. Der Hinterkörper liegt aber auf der Seite. Keine Spur
Enthirnungsstarre. In der Luft sind die Kopfstellungen: beim Hang mit dem Kopf nach
unten: Kopf symmetrisch zum Becken; beim Hang in rechter Seitenlage: Kopf zur Normalstellung aufgerichtet; beim Hang in linker Seitenlage: Kopf zur Normalstellung aufgerichtet; beim Hang mit dem Kopf nach oben: Kopf wird hin und her bewegt, Tier sehr
unruhig; beim Hang in Rückenlage: Tier unruhig, hält schließlich den Kopf etwas mehr
als 90° nach rechts gedreht. In Seitenlage auf eine Unterlage gelegt, richten sich Kopf
und Vorderkörper sofort auf. Schüttelt oder kneift man das Tier ,dann richtet sich auch
der Hinterkörper auf. Hält man den Kopf in Seitenlage fest und schüttelt das Tier etwas
hin und her, dann macht auch der Hinterkörper deutliche Versuche sich aufzurichten,
kommt aber nicht völlig aufrecht. Starre —. Labyrinthstellreflexe +, nicht stark. Körperstellreflexe auf den Körper +, deutlich auf den Vorderkörper, schwach auf den Hinterkörper. Halsstellreflexe +. Liftreaktion —. Sprungbereitschaft —. Kopfdrehreaktionen
und -nachreaktionen +. Augendrehreaktionen —. Kompensatorische Augenstellungen —.
11 Uhr 30: Das Kaninchen sitzt in völlig normaler Haltung im Käfig. Es ist sehr schwierig
zu untersuchen, da es sofort erschöpft wird und Atmung und Herztätigkeit schlecht
werden. Labyrinthstellreflexe (in der Luft in Seitenlage) +. Liftreaktion +. Sprungbereitschaft +. Das Tier springt plötzlich mit einem großen Sprung aus dem Käfig und
fällt auf die Erde, bleibt auf der Seite liegen und macht starke Laufbewegungen. 12 Uhr 15:
Die Tonusverteilung ist nach dem Fall nicht mehr ganz normal. Bei rechter Seitenlage
des Tieres sind die Vorderbeine starr. Nach Schütteln wird die Starre stärker, auch wird
dann der Nacken dorsalwärts gestreckt. In linker Seitenlage hat das Tier keine Starre und
sucht sich aufzurichten. In Rückenlage mit symmetrisch zum Thorax gestelltem Kopf
scheint der Strecktonus etwas erhöht zu sein. Beim Umlegen von Bauch- in Rückenlage
deutliche tonische Labyrinthreflexe. Beim Hang mit dem Kopf nach unten: Kopf 30° nach
rechts zum Becken gedreht. 2 Uhr 25: Die Erhöhung des Strecktonus ist wieder verschwunden. Es besteht wieder eine völlig normale Muskeltonusverteilung. Auf eine Unterlage
gelegt, werden Kopf und Vorderkörper aus beiden Seitenlagen aufgerichtet. Die Halsstellreflexe sind noch vorhanden. Die Labyrinthstellreflexe, die Körperstellreflexe auf den
Körper sind nicht mehr nachweisbar. Die Kopfdrehreaktionen und -nachreaktionen und
die horizontalen Augendrehreaktionen sind schwach vorhanden. 7. Okt. 1921, 10 Uhr: Tier
tot im Käfig aufgefunden.

　　Sektion: Keine wesentlichen Blutungen in der Schädelhöhle. Die Schnittfläche verläuft dorsal einige Millimeter (± 2) vor den Corpora quadrigemina anteriora und ventral
durch die Hirnstiele 4 mm vor dem Pons. Rechts steht etwas mehr von den Hirnstielen
als links. Das rechte Corpus geniculatum laterale ist intakt, das linke stark beschädigt.
Die Corpera geniculata medialia sind beide intakt.

Kaninchen 3.

Gewicht 1,98 kg.

　　25. Okt. 1921: Äthernarkose. Tracheotomie. Künstliche Atmung mit Äther-
Luftgemisch. Karotiden unterbunden. Vagi durchschnitten. Großhirn exstirpiert.
Starke Nachblutung gestillt. Hautnaht. Schluß der Narkose. 9 Uhr 55: Schluß der
Operation. Spontane Atmung. Tier sehr schwach. Hypotonie der Extremitätenmus-
keln. Kornealreflex —. Patellarreflexe —. 10 Uhr 20: Mäßige Starre der Vorder- und
Hinterbeine. Bei Kopfdrehung in Seitenlage deutliche tonische Hals- und Labyrinth-
reflexe. Labyrinthreflexe sind am stärksten. Bringt man das Tier ohne Änderung der

Kopfstellung zum Thorax aus Bauch- in Rückenlage, dann werden die Beine stark gestreckt. Kopfwendungen in Rückenlage verursachen nur schwache tonische Halsreflexe. Keine Labyrinth-, Körper- und Halsstellreflexe vorhanden. Keine kompensatorischen Augenabweichungen und Augendrehreaktionen. Kopfdrehreaktionen und -nachreaktionen vorhanden. 12 Uhr 30: Jetzt kräftige und regelmäßige Atmung. Kornealreflex —. Patellarreflexe schwach +. Leichte Starre der Vorder- und Hinterbeine. Keine Labyrinth-, Körper- und Halsstellreflexe. Dreht man bei Seitenlage des Tieres den Kopf so, daß der Unterkiefer oben liegt, dann sind alle vier Beine, am stärksten die oben liegenden, starr. Umlegen aus Bauch- in Rückenlage verursacht eine Vermehrung des Strecktonus. Kopfdrehung nach rechts in Rückenlage bewirkt eine stärkere Streckung der linken Beine, Kopfwenden nach rechts eine solche der rechten Beine. Die tonischen Hals- und Labyrinthreflexe sind deutlich vorhanden. Auch die Kopfdrehreaktionen sind nachweisbar. Keine Augendrehreaktionen, keine kompensatorischen Augenstellungen, keine Liftreaktion. 2 Uhr 15: In Seitenlage nur schwache, in Rückenlage deutliche Starre. Strecktonus aller vier Extremitäten dann erhöht. Kornealreflex —. Patellarreflexe +. Starre +. Stellreflexe auf den Kopf —. Körperstellreflexe auf den Körper —. Tonische Halsreflexe +. Tonische Labyrinthreflexe +. Liftreaktion +. Sprungbereitschaft? Kompensatorische Augenstellungen —. Horizontale Augendrehreaktionen +, rechts stärker als links. Augendrehnystagmus —. 4 Uhr: Reflexe wie bisher. Tier getötet.

    Sektion: Starke Blutung in die Schädelhöhle. Blutgerinnsel auf der Medulla oblongata und auf der ventralen Ponsfläche. Auch die Schnittfläche ist von einem Blutgerinnsel bedeckt. Die Schnittfläche verläuft links vor der Spitze, rechts durch die Spitze des Corpus quadrigeminum anticum, ventral durch die Hirnstiele vor dem Pons. Sie liegt links etwas mehr oral als rechts.

Kaninchen 4.

Gewicht 1,83 kg.

26. Okt. 1921: Äthernarkose. Tracheotomie. Künstliche Atmung mit Äther-Luftgemisch. Karotiden intakt gelassen. Nervi vagi durchschnitten. Trepanation. Enthirnung (Großhirn in der Schädelhöhle belassen). Hautnaht. Schluß der Narkose. 9 Uhr 40: Schluß der Operation. Maximale Starre aller vier Extremitäten. Der Kopf wird hintenüber gehalten, Nacken retrahiert. Zeitweilig Laufbewegungen. Weder in linker noch rechter Seitenlage Stellreflexe. Kornealreflex +. 10 Uhr: Sehr unruhig. Trachealkanüle verstopft sich zeitweilig. Kanüle entfernt. Trachea vernäht. 10 Uhr 30: Das Tier liegt ruhig auf dem Tisch mit starren, gestreckten Beinen und Nacken, ohne Versuch sich aufzurichten. Regelmäßige Atmung. Kornealreflex +. Auf seine Beine gesetzt, kann das Tier stehen. Beim Hang in der Luft mit dem Kopf nach unten: Kopf 30° nach rechts gewendet; in rechter Seitenlage: Kopf 45° nach rechts, dem Rücken zu, gedreht, also mit nach unten hängendem Schädeldach; in linker Seitenlage: Kopf in linker Seitenlage. Ruht das Tier auf einer Unterlage, so nimmt der Kopf folgende Stellungen ein: In rechter Seitenlage: Kopf platt auf der Unterlage; in linker Seitenlage: Kopf etwas nach rechts gewendet, wenn man das Tier zart reizt. Setzt man den Kopf bei linker Seitenlage des Tieres aufrecht, dann richtet sich auch der Vorderkörper auf. Beim Schütteln hat auch der Hinterkörper Neigung zu folgen. Setzt man den Kopf aus rechter Seitenlage aufrecht, dann folgt der Körper nicht. Kopfdrehungen in Rückenlage bewirken deutliche Beckendrehungen. Starre +, deutlich. Labyrinthstellreflexe —. Körperstellreflexe auf den Körper —. Halsstellreflexe +. Tonische Halsreflexe +. Tonische Labyrinthreflexe +. Die tonischen Halsreflexe sind bei Kopfwendungen in Rückenlage des Tieres besonders deutlich, ebenso die tonischen Labyrinthreflexe beim Umlegen aus Bauch- in Rückenlage (Kopf zum Thorax fixiert). Liftreaktion +. Sprungbereitschaft?. Kompensatorische Augenstellungen; rotatorische +, vertikale +, links und rechts. Kopfdrehreaktionen und -nachreaktionen +. Augendrehreaktionen und -nachreaktionen +, auf beiden Augen, nach allen Richtungen und sowohl bei Rechts- wie Linksdrehung. Augendrehnystagmus und -nachnystagmus +. 1 Uhr 15: In Seitenlage deutliche Starre der Vorder- und Hinterbeine, die bei Rückenlage zunimmt, bei Bauchlage abnimmt. Starre +. Labyrinthstellreflexe —. Körperstellreflexe — (aus linker Seitenlage richtet das Tier den Kopf zuweilen etwas auf. Beim Hang in der Luft, mit dem Kopf nach unten, ist aber der Kopf nach rechts gedreht). Halsstellreflexe +, schwach. Liftreaktion +, stark. Sprungbereitschaft ?, nicht deutlich. Kopf-

drehreaktionen und -nachreaktionen +, kein Kopfdrehnystagmus. Kompensatorische Augenstellungen: vertikale +, stark; rotatorische ?, zweifelhaft. 2 Uhr: Nach dieser Untersuchung ist das Tier sehr erschöpft und schwach. Atmung mühsam. 3 Uhr: Gestorben.

Sektion: Keine Blutung in die Schädelhöhle. Herausnahme des Gehirns aus der Schädelhöhle. Es ist nicht möglich, die vor und hinter dem Schnitt gelegenen Teile voneinander zu unterscheiden. Dadurch ist die Lage der Schnittfläche nicht zu bestimmen. (Die Enthirnung war hierbei mit einem Spatel ausgeführt worden, der durch die Trepanationsöffnung in die Schädelhöhle eingeführt worden war. Unter Leitung des Tentoriums war dann das Mittelhirn damit durchschnitten worden.)

Kaninchen 5.

Gewicht 1,60 kg.

24. Nov. 1921: Äthernarkose. Tracheotomie. Künstliche Atmung mit Äther-Luftgemisch. Karotiden unterbunden. Nervi vagi durchschnitten. Trepanation. Schädeldach entfernt. Arteriae vertebrales manuell abgeklemmt. Großhirnexstirpation durch Mittelhirnquerschnitt. Blutstillung. Hautnaht. Schluß der Narkose. (Beim Abbinden der Karotiden scheuerte an der einen Seite die Karotis durch, wodurch sehr starker Blutverlust.) 10 Uhr 25: Schluß der Operation. Atmung spontan. Kornealreflex +. 10 Uhr 45: Patellarreflexe +. Kornealreflexe +. Gleichseitiger Beugereflex +. Gekreuzter Streckreflex +. Keine Starre. Starre —. Labyrinthstellreflexe —. Körperstellreflexe auf den Kopf +, auf den Körper —. Halsstellreflexe auf Vorder- und Hinterkörper +. Tonische Halsreflexe ?. Tonische Labyrinthreflexe +. Auf einer Unterlage liegend, richtet das Tier aus Seitenlage den Kopf sofort auf. Aus linker Seitenlage nur den Kopf, aus rechter Seitenlage auch den Vorderkörper. Umlegen des Tieres aus Bauch- in Rückenlage (Kopf zum Thorax fixiert) verursacht eine schwache Streckung der Vorderbeine. Kopfdrehung bei Seitenlage des Tieres und Kopfdrehung oder -wendung in Rückenlage hat keinerlei Einfluß. 11 Uhr 35: Starre —. Labyrinthstellreflexe —. Körperstellreflexe auf den Kopf + schwach, auf den Körper —. Halsstellreflexe +. Tonische Labyrinthreflexe ?, nicht deutlich nachweisbar. Tonische Halsreflexe ?, nicht deutlich nachweisbar. Kopfdrehreaktionen und -nachreaktionen +. Kompensatorische Augenstellungen —. Augendrehreaktionen und -nachreaktionen: horizontale +, rotatorische +. Augendrehnystagmus —. Sprungbereitschaft —. Liftreaktion —. Das Tier ist sehr schwach. 2 Uhr: Das Tier noch schwächer. Reflexe ganz wie bisher. Das Tier getötet.

Sektion: In der Schädelhöhle großes Blutgerinnsel. Die Schnittfläche geht durch die kaudalen Teile der Corpora quadrigemina anteriora und durch die Hirnstiele 4 mm oral von dem Pons, gerade oral von den Ursprungsstellen der Nervi oculomotorii.

Kaninchen 6.

9. Jan. 1922: Äthernarkose. Tracheotomie. Künstliche Atmung mit Äther-Luftgemisch. Karotiden unterbunden. Vagi durchschnitten. Trepanation. Schädeldach bis auf eine mediane Knochenspange entfernt. Großhirn exstirpiert. Hautnaht. Schluß der Narkose. 10 Uhr 15: Schluß der Operation. 10 Uhr 25: Spontane Atmung. Keine Starre. Kornealreflexe +. 11 Uhr: Völlig normaler Muskeltonus. Kornealreflexe +. Gleichseitiger Beugereflex +. Gekreuzter Streckreflex +. Starre —. Labyrinthstellreflexe +, in die Luft gehalten, sind die Kopfstellungen; im Hang mit dem Kopf nach unten: Kopf 45° nach rechts gedreht; im Hang mit Kopf nach oben: Kopf in Normalstellung, etwas nach rechts gewendet; in rechter Seitenlage: Kopf etwas aufgerichtet; in linker Seitenlage: Kopf in Normalstellung. 11 Uhr 25: Das Tier sitzt mit normaler Muskeltonusverteilung in normaler Haltung. Der Kopf zeigt Nystagmus, der beim Drehen des Tieres viel stärker wird. Das in normaler Haltung sitzende Tier zeigt auch einen spontanen horizontalen Augennystagmus, dessen schnelle Phase auf dem linken Auge nach hinten, auf dem rechten Auge nach vorn gerichtet ist. Bei Seitenlage des Tieres haben beide Augen einen vertikalen Nystagmus. Starre —. Labyrinthstellreflexe +, stärker als vorher. Körperstellreflexe auf den Körper +, der Körper richtet sich auf, wenn man das Tier seitlich auf eine Unterlage legt, und der Kopf in Seitenlage fixiert wird. Halsstellreflexe +. Liftreaktion +. Sprungbereitschaft +. Kopfdrehreaktionen und -nachreaktionen +, mit Nystagmus. Augendrehreaktionen und -nachreaktionen +, vertikal und horizontal.

Augendrehnystagmus und -nachnystagmus +, vertikal und horizontal. Vertikale kompensatorische Augenstellungen +. Bekommt während der Untersuchung eine Nachblutung. Das Blut tröpfelt aus der Schädelnaht. Das Tier wird sehr schwach und zugleich starr. Tier getötet.

Sektion: Die ganze Schädelhöhle ist voll Blut. Die Schnittfläche geht auf der dorsalen Seite dicht vor den Corpora quadrigemina anteriora, ventralwärts durch den Hypothalamus und gerade oral vom Chiasma opticum.

Kaninchen 7.

Gewicht 1,8 kg.

10. Jan. 1922: Äthernarkose. Tracheotomie. Künstliche Atmung mit Äther-Luftgemisch. Karotiden unterbunden. Vagi durchschnitten. Trepanation. Schädeldach bis auf eine mediane Knochenspange entfernt. Großhirn mit einem Querschnitt durch den Hirnstamm exstirpiert. Ziemlich starke Nachblutung gestillt. 11 Uhr: Schluß der Operation. Spontane Atmung. Kornealreflex +. 11 Uhr 50: Kräftige Starre. Nacken, Vorder- und Hinterbeine stark gestreckt. Kornealreflex +. Patellarreflexe +. Gleichseitiger Beugereflex +. Gekreuzter Streckreflex +. Nach Schwanzkneifen macht das Tier Laufbewegungen. Starre +. Labyrinthstellreflexe —. Körperstellreflexe auf den Kopf —, auf den Körper —. Halsstellreflexe +, stark. Der Vorderkörper richtet sich beim Aufsetzen des Kopfes sofort auf. In Rückenlage bewirkt Kopfdrehung starke Beckendrehung. Tonische Halsreflexe auf die Extremitäten +, aber schwach, sowohl bei Kopfwendung in Rückenlage des Tieres als bei Kopfbeugen und -strecken in Seitenlage des Tieres. Tonische Labyrinthreflexe auf die Extremitäten +, stark beim Umlegen des Tieres aus Bauch- in Rückenlage, wobei der Kopf zum Rumpf fixiert bleibt. Kopfdrehung in Seitenlage des Tieres verursacht allein tonische Labyrinthreflexe. Ist der Kopf mit Unterkiefer nach oben gedreht, dann ist der Streckmuskeltonus an allen vier Extremitäten stark. Ist der Kopf mit dem Unterkiefer nach unten gedreht, dann nimmt der Streckmuskeltonus der vier Beine ab. Liftreaktion +, stark. Am Schluß der Fallbewegung fühlt man den Streckmuskeltonus plötzlich verschwinden und am Ende der aufsteigenden Bewegung stärker werden. Das Tier bleibt dann einige Augenblicke auf den stark gestreckten Beinen stehen. Sprungbereitschaft —. Sprungreflex ?; setzt man das Tier mit erhobenem Kopf und gestrecktem Rücken mit den Hinterbeinen vertikal auf den Tisch, dann machen die Hinterbeine starke Laufbewegungen und ab und zu eine sprungähnliche Bewegung. Kopfdrehreaktionen und -nachreaktionen +, bei Rechts- und Linksdrehung. Kompensatorische Augenstellungen —. Augendrehreaktionen —. 2 Uhr: Das Tier ist sehr starr. Auch sonst ist der Zustand unverändert. Reflexe ganz wie bisher. 4 Uhr: Das Tier ist völlig schlaff geworden und die Muskeln sind nun ganz ohne Tonus. Auch in Rückenlage haben die Extremitätenmuskeln keinen Tonus, auch keinen Beritoffschen Beugetonus. Die Herztätigkeit ist sehr schwach geworden und beinahe nicht mehr zu fühlen. Vermutlich ist nach der letzten Untersuchung eine Blutung in die Schädelhöhle eingetreten. Das Tier getötet.

Sektion: Die Schädelhöhle ist voll Blut. Die Blutung hat sich unter der Dura bis über das Kleinhirn und das Rückenmark ausgebreitet.

Makroskopische und mikroskopische Untersuchung des Hirnrestes s. Kap. IV, S. 42.

Kaninchen 8.

Gewicht 2,06 kg.

11. Jan. 1922: Äthernarkose. Tracheotomie. Künstliche Atmung mit Äther-Luftgemisch. Karotiden unterbunden. Nervi vagi durchschnitten. Trepanation. Schädeldach entfernt. Großhirn exstirpiert durch einen Schnitt vor den Corpora quadrigemina anteriora. Schluß der Narkose. Hautnaht. 10 Uhr 5: Schluß der Operation. Das Tier atmet spontan. Kornealreflexe +. Aus der Schädelhautnaht tropft Blut. 10 Uhr 15: Auf Anraten von Prof. Weiland Tier mit herabhängendem Kopf und Beckenhochlage hingelegt. Die Blutung hält aber an. Schädelnaht geöffnet. Blut entfernt. Schädelhaut wieder genäht und Kopf hoch gehängt. 10 Uhr 25: Blutung steht. 11 Uhr 10: Das Tier ist deutlich starr, aber nicht stark. Starre +. Labyrinthstellreflexe —. Beim Hang mit dem Kopf nach unten hängt der Kopf etwas, abwechselnd 0—45°, nach rechts gedreht. Körperstellreflexe auf den Kopf —. Körperstellreflexe auf den Körper —. Hals-

stellreflexe auf den Vorderkörper +, deutlich. Halsstellreflexe auf das Becken +. deutlich,
Tonische Halsreflexe auf die Extremitäten +, stark. Tonische Labyrinthreflexe auf die
Extremitäten +, stärker als die Halsreflexe. Liftreaktion +. Sprungbereitschaft —.
Kopfdrehreaktionen und -nachreaktionen +, kein Kopfdrehnystagmus. Kompensatorische
Augenstellungen —. Horizontale Augendrehreaktionen +, schwach. Kein Nystagmus.
Kornealreflexe +. Patellarreflexe +. Beim Pfotenkneifen treten Laufbewegungen der Beine
auf. Keine alternierenden Bewegungen. 12 Uhr 30: Das Tier war anhaltend starr, wurde
aber bei der Untersuchung auf die Labyrinthstellreflexe, beim Hang mit dem Kopf nach
unten, plötzlich völlig schlaff und atonisch. 2 Uhr 15: Muskeltonus wieder hergestellt. In
Seitenlage leichte Starre. In Bauchlage keine Starre. In Rückenlage deutliche Starre. In
die Luft gehalten, zeigt das Tier keine Labyrinthstellreflexe. Auch fehlen die Körperstellreflexe. Starre +, nicht stark. Labyrinthstellreflexe —. Körperstellreflexe auf den
Körper —. Tonische Labyrinthreflexe auf die Extremitäten ·+, stark. Kompensatorische
Augenstellungen —. Horizontale Augendrehreaktionen +, deutlich. Beim Drehen tritt
auf dem linken Auge auch ein horizontaler Nystagmus mit Nachnystagmus auf. 3 Uhr 45:
Liegt das Tier in linker Seitenlage auf einer Unterlage, so richtet es beim Schütteln den
Kopf etwas auf, nicht aber aus rechter Seitenlage. Setzt man den Körper passiv in auf-
rechter Stellung auf den Tisch, dann hält das Tier den Kopf nach rechts (15°) gedreht.
Hängt man das Tier in die Luft, mit dem Kopf nach unten, dann ist der Kopf um 45° zum
Becken nach rechts gedreht. Hält man das Tier in die Luft, dann steht der Kopf folgender-
maßen: beim Hang mit dem Kopf nach oben: Kopf 45° nach rechts gewendet; in rechter
Seitenlage: Kopf in Seitenlage mit Schädeldach etwas nach unten hängend; in linker
Seitenlage: Kopf 30—45° zur Normalstellung hin gedreht. 6 Uhr: Zustand ganz wie bis-
her. 12. Jan. morgens: Tier tot aufgefunden.

Sektion: In der Schädelhöhle keine Blutgerinnsel. Ein kleines Blutgerinnsel liegt auf
der ventralen Ponsseite.

Die Schnittfläche verläuft auf der dorsalen Seite dicht vor den Corpora quadrigemina
anteriora und ventral vor dem Pons. Die Nervi oculomotorii sind abgeschnitten.

Kaninchen 9.

Gewicht 1,84 kg.

12. Jan. 1922: Äthernarkose. Tracheotomie. Künstliche Atmung mit Äther-
Luftgemisch. Karotiden unterbunden. Nervi vagi durchschnitten. Trepanation. Schädeldach entfernt. Großhirn exstirpiert. Schluß der Narkose. Hautnaht. 10 Uhr 45:
Schluß der Operation. Atmung spontan. Kornealreflexe +. 12 Uhr 30: Das Tier ist
durchaus nicht starr. Auf dem Boden läuft und springt es wie ein normales Kaninchen.
Es läuft geradeaus durch den Saal und durch die Tür auf den Gang, ohne umzufallen
und sich zu stoßen. Die Kopfstellungen des Tieres sind: beim Hang mit dem Kopf
nach unten: Kopf um 45° zum Becken nach rechts gedreht; in linker Seitenlage in die Luft
gehalten: Kopf 45° zur Normalstellung hin gedreht; in rechter Seitenlage in die Luft:
Kopf 45° zur Normalstellung hin gedreht; in linker Seitenlage auf einer Unterlage: Kopf
geht in Normalstellung, und das ganze Tier folgt; in rechter Seitenlage auf einer Unterlage:
Kopf geht in Normalstellung und auch nun folgt das ganze Tier. Der Körper richtet sich
auch aus Seitenlage bei seitlich fixiertem Kopf auf. Starre —. Labyrinthstellreflexe +.
Körperstellreflexe auf den Kopf + ?. Körperstellreflexe auf den Körper +. Halsstell-
reflexe +, stark auf Vorderkörper und Becken. Tonische Labyrinthreflexe auf die Extre-
mitäten +, schwach. Tonische Halsreflexe auf die Extremitäten +. Liftreaktion —.
Sprungbereitschaft +. Kopfdrehreaktionen und -nachreaktionen +. Kompensatorische
Augenstellungen +. Vertikale Augendrehreaktionen und -nachreaktionen +. Horizon-
tale Augendrehreaktionen und -nachreaktionen +. Vertikaler Augendrehnystagmus +.
Horizontaler Augendrehnystagmus +. Auch die horizontalen Augenabweichungen durch
Halsreflexe sind vorhanden. Körperwendung nach links bei in aufrechter Stellung fixiertem
Kopf verursacht ein Abweichen des linken Auges nach vorn, begleitet von einzelnen
Nystagmusschlägen. 3 Uhr: Tier durch die vorhergehende Untersuchung sehr geschwächt
und erschöpft. Die verschiedenen Reflexe wurden dadurch viel weniger stark. Auch jetzt,
nachdem es dauernd in Ruhe gelassen wurde, hat es sich noch nicht ganz erholt. Absolut
keine Starre. Die Labyrinthstellreflexe sind nicht mehr deutlich. Das Tier bringt auf

eine Unterlage gelegt, den Kopf noch sofort in die normale, aufrechte Stellung, es richtet sich aber aus Seitenlage nicht mehr ganz auf. Auch die Körperstellreflexe auf den Körper sind bei seitlich fixiertem Kopf nicht mehr auszulösen. Halsstellreflexe noch deutlich vorhanden, weniger deutlich die tonischen Reflexe auf die Extremitätenmuskeln. Die tonischen Labyrinthreflexe sind stärker als die tonischen Halsreflexe. Kopfdrehreaktionen und -nachreaktionen +, beim Drehen tritt ebenfalls ein starker Kopfdrehnystagmus auf. Vertikale kompensatorische Augenstellungen +. Rotatorische kompensatorische Augenstellungen +. Augendrehreaktionen und -nachreaktionen +, stark, vertikale, rotatorische und horizontale Reaktionen. Augendrehnystagmus und -nachnystagmus +, vertikaler und horizontaler Nystagmus. Während der Untersuchung auf die vertikalen Augendrehreaktionen, während der Drehung des Tieres im Hang mit dem Kopf nach unten tritt plötzlich Atemstillstand ein, und das Tier stirbt.

Sektion: In der Schädelhöhle liegt ein kleines Blutgerinnsel. Die Schnittfläche. beginnt auf der dorsalen Seite dicht vor den Corpora quadrigemina anteriora, geht durch den Thalamus und endigt ventral oral von dem Chiasma opticum. Im rechten Corpus quadrigeminum anticum befindet sich eine kleine Höhle, die ein rundes, schwarzes Körperchen enthält.

<h3 align="center">Kaninchen 10.</h3>

Gewicht 1,92 kg.

16. Jan. 1922: Äthernarkose. Tracheotomie. Künstliche Atmung mit Äther-Luftgemisch. Karotiden unterbunden. Vagi durchschnitten. Trepanation. Schädeldach entfernt. Großhirn mit einem Querschnitt durch das Mittelhirn exstirpiert. Schluß der Narkose. Hautnaht. 10 Uhr 20: Schluß der Operation. Spontane Atmung. Kornealreflexe +. 11 Uhr 20: Kornealreflexe +. Patellarreflexe +. Gleichseitige Beugereflexe +. Gekreuzte Streckreflexe +. Starre +, deutlich, besonders an den Hinterbeinen, schwächer an den Vorderbeinen. Labyrinthstellreflexe —, in die Luft gehalten in linker Seitenlage: Kopf in linker Seitenlage; in rechter Seitenlage: Kopf in rechter Seitenlage; mit dem Kopf nach unten: Kopf symmetrisch zum Körper. Körperstellreflexe auf den Kopf +, aus linker Seitenlage. Schüttelt man in linker Seitenlage das Tier etwas hin und her, dann richtet es den Kopf auf, aber nicht ganz bis in die Normalstellung. Aus rechter Seitenlage wird der Kopf nicht aufgerichtet. Halsstellreflexe +, auf Vorderkörper und Becken. Tonische Halsreflexe +, schwach. Tonische Labyrinthreflexe +, schwach. Liftreaktion —. Sprungbereitschaft —. Kopfdrehreaktionen und -nachreaktionen +. Kompensatorische Augenstellungen?. Horizontale Augendrehreaktionen und -nachreaktionen +. Horizontaler Augendrehnachnystagmus +. Vertikaler Augendrehnachnystagmus —. 12 Uhr: Das Tier hat Lungenödem, zeigt noch dauernd eine schwache Starre. 12 Uhr 30: Dauernde Zunahme des Lungenödems. Das Tier getötet.

Sektion: Die Schnittfläche verläuft durch die Mitte der Corpora quadrigemina anteriora und durch die Hirnstiele dicht vor dem Pons. Die Nervi oculomotorii sind abgeschnitten.

<h3 align="center">Kaninchen 11.</h3>

Gewicht 1,7 kg.

17. Jan. 1922: Äthernarkose. Tracheotomie. Künstliche Atmung mit Äther-Luftgemisch. Karotiden unterbunden. Vagi durchschnitten. Trepanation. Schädeldach entfernt. Großhirnexstirpation. Geringe Blutung gestillt. Hautnaht. Schluß der Narkose. 10 Uhr 20: Schluß der Operation. Spontane Atmung. Kornealreflexe +. 10 Uhr 40: Das Tier richtet sich aus beiden Seitenlagen sofort auf. Es läuft durch das Zimmer. 11 Uhr 20: Das Tier sitzt dauernd in völlig normaler Haltung. Ist gar nicht starr. Bei Seiten- oder Rückenlage in der Luft wird der Kopf sofort in die normale, aufrechte Stellung gebracht. Beim Hang mit dem Kopf nach unten hängt der Kopf symmetrisch zum Becken. Legt man das Tier in Seitenlage auf eine Unterlage und hält den Kopf in Seitenlage fest, dann richtet der Hinterkörper sich auf. Starre —. Labyrinthstellreflexe +. Körperstellreflexe auf den Körper +. Halsstellreflexe +, auf den Vorderkörper und das Becken. Tonische Labyrinthreflexe?, Tonische Halsreflexe +. Liftreaktion +, schwach. Sprungbereitschaft +, stark. Sprungreflex +. Kopfdrehreaktionen und -nachreaktionen +, auch etwas Kopfdrehnystagmus. Kompensatorische Augenstellungen +, vertikale, rotatorische und horizontale Abweichungen. Augendrehreaktionen

und -nachreaktionen +, stark nach allen Richtungen. Augendrehnystagmus +, vertikaler, rotatorischer und horizontaler Drehnystagmus. 3 Uhr: Zustand völlig derselbe. Das Tier läuft und springt durch das Zimmer wie ein normales Kaninchen. Reflexe alle wie bisher. Vom Tisch springend, fällt es auf seine Beine auf. Ebenso, wenn man das in Rückenlage festgehaltene Tier fallen läßt. 3 Uhr 30: Das Tier getötet.

Sektion: Der Schnitt ist dorsal durch die Pars posterior thalami und ventral durch das Corpus mammillare gegangen. Der größte Teil hiervon ist nicht abgeschnitten.

Kaninchen 12.

Gewicht 1,88 kg.

20. Jan. 1922: Äthernarkose. Tracheotomie. Künstliche Atmung mit Äther-Luftgemisch. Karotiden unterbunden. Vagi durchschnitten. Trepanation. Schädeldach entfernt. Großhirnexstirpation durch Schnitt kaudal vom Mittelhirn. Eine ziemlich starke Nachblutung gestillt. Schluß der Narkose. Hautnaht. 11 Uhr 15: Schluß der Operation. 11 Uhr 35: Das Tier beginnt spontan zu atmen. 12 Uhr 30: Atmung spontan, aber langsam. Das Tier ist nicht starr. Patellarreflexe +. Gleichseitige Beugereflexe +. Gekreuzte Streckreflexe +. Das Tier zeigt absolut keine Stellreflexe, auch keine Halsstellreflexe. Ebensowenig sind tonische Labyrinth- und Halsreflexe auf die Extremitäten auszulösen. Die Kopfdrehreaktionen sind mit schwachen Nachreaktionen vorhanden. nicht aber der Kopfdrehnystagmus. Die Augen haben weder kompensatorische Abweichungen noch Drehreaktionen. Liftreaktion und Sprungauffangreflex fehlen ebenfalls. 3 Uhr: Leichte, aber deutliche Starre. Auch die tonischen Halsreflexe sind auszulösen. Die tonischen Labyrinthreflexe sind aber immer noch nicht deutlich. Übrige Reflexe ganz wie bisher. 5 Uhr: Zustand völlig unverändert. Starre +, nicht stark. Tonische Halsreflxe auf die Extremitäten +. Tonische Labyrinthreflexe?. Kopfdrehreaktionen und -nachreaktionen +. 21. Jan. 1922, morgens: Das Tier tot aufgefunden.

Sektion: Unter der Dura des Kleinhirns liegt ein Blutgerinnsel. Die Schnittfläche verläuft auf der dorsalen Seite durch die Medulla, dicht vor dem Tuberculum acusticum und auf der ventralen Seite durch den kaudalen Ponsteil.

Kaninchen 13.

23. Jan. 1922: Äthernarkose. Tracheotomie. Künstliche Atmung mit Äther-Luftgemisch. Karotiden unterbunden. Vagi durchschnitten. Trepanation. Schädeldach entfernt. Großhirn durch Mittelhirnquerschnitt exstirpiert. Nachblutung gestillt. Hautnaht. Schluß der Narkose. 10 Uhr 10: Schluß der Operation. Spontane Atmung. Kornealreflexe +. 10 Uhr 30: Tier liegt maximal starr auf der Seite. Es macht zeitweilig Laufbewegungen. 10 Uhr 45: Dauernd maximale Starre des Nackens, Rückens, der Vorder- und Hinterbeine. Starre +. Labyrinthstellreflexe —. Körperstellreflexe —. Das Tier richtet den Kopf nicht auf, auch wenn es in Seitenlage auf einer Unterlage ruht. Einige Male zeigt das Tier einen Kratzreflex, wobei es den Kopf aufrichtet. Das auf der rechten Seite liegende Tier richtet spontan den Kopf auf und kratzt sich mit dem linken Hinterbein hinter dem linken Ohr. Legt man das Tier auf die linke Seite und zieht an den Haaren hinter dem rechten Ohr, dann richtet es auch den Kopf auf und kratzt sich mit dem rechten Hinterbein hinter diesem Ohr. Beim Hang in der Luft mit Kopf nach unten hängt der Kopf symmetrisch zum Körper. Halsstellreflexe +, auf Vorderkörper und Becken. Liftreaktion?. Sprungbereitschaft +, schwach. Tonische Halsreflexe +, schwach aber deutlich. Tonische Labyrinthreflexe +, stark. Kopfdrehreaktionen und -nachreaktionen +. Augendrehreaktionen und -nachreaktionen —. Augendrehnystagmus —. Kompensatorische Augenstellungen —. Die Patellarreflexe sind lebhaft, der gleichseitige Beugereflex und der gekreuzte Streckreflex schwach. 12 Uhr 10: Dauernd kräftige Starre. Stellreflexe wie bisher. Liftreaktion +. Sprungbereitschaft —. Kopfdrehreaktionen +. Augendrehreaktionen und -nachreaktionen —. Kompensatorische Augenstellungen —. 12 Uhr 20: Das Tier bekommt Lungenödem, wird deshalb getötet.

Sektion: Im Winkel zwischen Medulla oblongata und Kleinhirn liegt ein Blutgerinnsel.

Die Schnittfläche verläuft auf der dorsalen Seite dicht vor den Corpora quadrigemina posteriora und auf der ventralen Seite 2 mm vor dem Pons.

Die Nervi oculomotorii und die Nervi trochleares sind durchschnitten, die Nervi abducentes intakt.

Kaninchen 14.

Gewicht 1,67 kg.

24. Jan. 1922: Äthernarkose. Tracheotomie. Künstliche Atmung mit Äther-Luftgemisch. Karotiden unterbunden. Vagi durchschnitten. Trepanation. Schädeldach entfernt. Enthirnung. Starke Nachblutung gestillt. Hautnaht. Schluß der Narkose. 10 Uhr 45: Schluß der Operation. Ab und zu spontane Atembewegungen. 2 Uhr 15: Atmung immer noch nicht gut, so daß die künstliche Atmung immer noch fortgesetzt werden muß. Kornealreflexe —. Patellarreflexe +. Gleichseitige Beugereflexe +. Gekreuzte Streckreflexe +. Starre +, stark. Labyirnthstellreflexe —. Körperstellreflexe auf den Kopf —. Körperstellreflexe auf den Körper —. Halsstellreflexe auf den Vorderkörper +. Halsstellreflexe auf das Becken +. Tonische Halsreflexe +, stark. Tonische Labyrinthreflexe +, stark, stärker als die tonischen Halsreflexe. Liftreaktion +, deutlich. Sprungbereitschaft +, sehr stark, auch an den Hinterbeinen. Kompensatorische Augenstellungen —. Kopfdrehreaktionen und -nachreaktionen +. Augendrehreaktionen und -nachreaktionen —. 5 Uhr: Zustand ganz wie bisher. Dauernd kräftige Starre. Die Stellreflexe fehlen dauernd. Spontane, regelmäßige Atmung. Gute Herztätigkeit. Das Tier getötet.

Sektion: Kleine Blutgerinnsel in der Schädelhöhle. Die Schnittfläche verläuft durch den am meisten kaudal gelegenen Teil der Corpora quadrigemina anteriora und durch die Mitte des Pons. Die Nervi oculomotorii sind durchschnitten, der linke Nervus trochlearis ist bei der Operation entzweigerissen worden.

Kaninchen 15.

Gewicht 3,7 kg.

25. Jan. 1922: Äthernarkose. Tracheotomie. Künstliche Atmung mit Äther-Luftgemisch. Karotiden unterbunden. Vagi intakt. Trepanation. Schädeldach entfernt. Großhirn durch einen Mittelhirnquerschnitt exstirpiert. Hautnaht. Schluß der Narkose. 11 Uhr 15: Schluß der Operation. Spontane Atmung. Kornealreflex +. 12 Uhr: Das Tier liegt mit normaler Muskeltonusverteilung auf dem Tisch und hat Kopf und Vorderkörper aufgerichtet. Auf die Seite gelegt, richten sich Kopf und Vorderkörper sofort auf. Das Aufrichten erfolgt aus rechter Seitenlage schneller und besser als aus linker. Kornealreflex +. Patellarreflexe +. Gekreuzte Streckreflexe +. Gleichseitige Beugereflexe +. Hält man das Tier in die Luft, mit dem Kopf nach unten: Kopf symmetrisch zum Körper; in rechter Seitenlage: Kopf nahezu bis zur Normalstellung aufgerichtet; in linker Seitenlage: Kopf ebenfalls deutlich zur Normalstellung hin aufgerichtet, aber weniger als bei rechter Seitenlage. Starre —. Labyrinthstellreflexe +. Körperstellreflexe auf den Kopf + ?. Körperstellreflexe auf den Körper —. Halsstellreflexe +, auf Vorderkörper und Becken. Liftreaktion +. Sprungbereitschaft —. Sprungreflex —. Kompensatorische Augenstellungen —. Horizontale Augendrehreaktionen —. 12 Uhr 30: Labyrinthstellreflexe +, der Kopf wird aus beiden Seitenlagen in der Luft 45° zur Normalstellung hin gedreht. Körperstellreflexe auf den Kopf + ?, auf dem Tisch richtet das Tier beim Schütteln aus beiden Seitenlagen den Kopf sofort in die Normalstellung auf, und auch der Vorderkörper folgt. Körperstellreflexe auf den Körper —, bei in Seitenlage fixiertem Kopf richtet sich auch nach Schütteln der Körper nicht auf. Halsstellreflexe +. Starre —, auch bei Rückenlage normaler Tonus. Tonische Halsreflexe auf die Extremitäten +, stark. Tonische Labyrinthreflexe?, beim Umlegen aus Bauch- in Rückenlage mit zum Thorax fixiertem Kopf keine deutliche Veränderung des Tonus der Extremitätenmuskeln. Kopfdrehreaktionen und -nachreaktionen +. Kompensatorische Augenstellungen —?. Horizontale Augendrehreaktionen und -nachreaktionen +. Horizontaler Augendrehnystagmus +. 2 Uhr 10: Alle Reflexe wie bisher. Auf beide Corneae ein Kreuz gebrannt.

Kompensatorische Augenstellungen:	rechtes Auge	linkes Auge
rotatorische	+	?
vertikale	+	?
Horizontale Augendrehreaktionen	+, stark	+, schwach
Horizontale Augendrehnachreaktionen	+, stark	+, schwach
Horizontaler Augendrehnystagmus	+, stark	?
Vertikale Augendrehreaktion	+, stark	+, schwach

	rechtes Auge	linkes Auge
Vertikale Augendrehnachreaktion	+, stark	+, schwach
Rotatorische Augendrehreaktionon	+	?
Rotatorischer Augendrehnystagmus	+	—

5 Uhr: Zustand dauernd unverändert. Ab und zu verstopft sich die Trachealkanüle. Hebt man das Tier am Nacken auf, so zeigt es einen starken Sprungreflex. Tier getötet. Hirnrest in 10proz. Formalin aufgehoben.

Makroskopische und mikroskopische Gehirnuntersuchung s. Kap. II, S. 37.

Kaninchen 16.

Gewicht 1,9 kg.

30. Jan. 1922: Äthernarkose. Tracheotomie. Künstliche Atmung mit Äther-Luftgemisch. Karotiden unterbunden. Vagi intakt. Trepanation. Schädeldach entfernt. Querschnitt durch das Mittelhirn und Entfernung des abgetrennten Hirnteiles. Sehr starke Nachblutung gestillt. Hautnaht. Schluß der Narkose. 10 Uhr 30: Schluß der Operation. Spontane Atmung. Kornealreflex +.. Patellarreflex +. Gekreuzter Streckreflex +. Gleichseitiger Beugereflex +. Tier sehr starr. 11 Uhr 15: Tier dauernd maximal starr, kann gestützt auf seinen Beinen stehen. Es steht mit stark hintenüber gestrecktem Nacken und steifen Vorder- und Hinterbeinen. Hält man das Tier in die Luft, mit dem Kopf nach unten: Kopf symmetrisch zum Körper; in linker Seitenlage: Kopf in Seitenlage mit abhängendem, nach unten gerichtetem Schädeldach; in rechter Seitenlage: Kopf in Seitenlage mit nach unten gerichtetem Schädeldach; mit dem Kopf nach oben: Kopf hintenüberhängend; in Rückenlage: Kopf ebenso hintenüber hängend. Auf einer Unterlage liegend, macht das Tier keinen Versuch sich aufzurichten, auch dann nicht, wenn man das Tier reizt. Starre +. Labyrinthstellreflexe —. Körperstellreflexe —. Halsstellreflexe +, auf Vorderkörper und Becken. Tonische Halsreflexe +. Tonische Labyrinthreflexe +, aber nicht deutlich, da das Tier in Rücken- und Bauchlage starr ist. Liftreaktion —, bei der Abwärtsbewegung bleiben die Beine völlig starr. Sprungbereitschaft —. Kompensatorische Augenstellungen —, weder vertikale noch rotatorische. Augendrehreaktionen —, weder vertikale noch rotatorische noch horizontale. Kopfdrehreaktionen und -nachreaktionen +. Kopfdrehnystagmus —. 11 Uhr 45: Liftreaktion +, deutlich. Sprungbereitschaft —. Sprungreflex —. Kopfdrehreaktionen und -nachreaktionen +. Kopfdrehnystagmus und -nachnystagmus —. Augendrehreaktionen und -nachreaktionen —. 2 Uhr 10: Starre +, sehr stark; Vorder- und Hinterbeine sind sehr starr und gestreckt. Labyrinthstellreflexe —. Bei rechter Seitenlage in der Luft hält das Tier den Kopf etwas, aber noch nicht 30°, zur Normalstellung hin gedreht. Beim Hang mit dem Kopf nach unten ist der Kopf ebenfalls nach links zum Becken gedreht. Legt man das Tier in rechter Seitenlage auf eine Unterlage und schüttelt oder reizt das Tier durch Schwanzkneifen, so richtet es etwas den Kopf auf. Körperstellreflexe —. Halsstellreflexe +. Tonische Halsreflexe +, sehr deutlich. Tonische Labyrinthreflexe +, sehr stark; stärker als die vorigen. Kompensatorische Augenstellungen —. Durch Halsreflexe läßt sich eine horizontale Augenabweichung auslösen. Der linke Augapfel macht ab und zu spontane Bewegungen nach hinten, zum Ohr. Sprungbereitschaft +. Liftreaktion +. 3 Uhr: Starre +, sehr stark. Kopfdrehreaktionen und -nachreaktionen +, zuweilen tritt ein schwacher Kopfdrehnystagmus beim Drehen auf. Augendrehreaktionen und -nachreaktionen —, auch mit Kreuz auf der Kornea nicht nachweisbar. Die Atmung wird seit dieser Untersuchung viel schlechter. Die Untersuchung auf Augendrehreaktionen verträgt das Tier besonders schlecht. 5 Uhr 10: Das Tier ist sehr schwach geworden und in schlechtem Zustand. Starre +. Stellreflexe —. Das Tier getötet.

Sektion: Die Schnittfläche geht mitten durch die Corpora quadrigemina anteriora und vor der Ponsmitte. Die Nervi oculomotorii sind abgeschnitten, der linke Nervus trochlearis ist durchgeschnitten.

Kaninchen 17.

Gewicht 1,83 kg.

2. Febr. 1922: Äthernarkose. Tracheotomie. Künstliche Atmung mit Äther-Luftgemisch. Karotiden unterbunden. Vagi intakt gelassen. Trepanation. Schädeldach entfernt. Querschnitt durch das Mittelhirn und die abgetrennten Hirnteile entfernt. Geringe Nachblutung gestillt. Hautnaht. Schluß der Narkose. 10 Uhr 45:

Schluß der Operation. 10 Uhr 55: Das Tier atmet spontan und regelmäßig. Kornealreflex +. 11 Uhr 20: Das Tier liegt sehr starr in Seitenlage. Patellarreflexe +. Gleichseitiger Beugereflex +. Gekreuzter Streckreflex +. 11 Uhr 50: Starre +, stark. Labyrinthstellreflexe —. Körperstellreflexe auf den Kopf —. Körperstellreflexe auf den Körper —. Halsstellreflexe auf den Vorderkörper —, nicht nachweisbar wegen der Steifigkeit der Vorderbeine. Halsstellreflexe auf das Becken +, bei Kopfdrehung in Rückenlage des Tieres. Das Tier liegt dauernd starr auf der Seite ohne jeden Versuch, sich aufzurichten. Beim Hang mit dem Kopf nach unten hält das Tier zuweilen den Kopf etwas nach rechts gedreht, zuweilen hängt der Kopf symmetrisch. Tonische Halsreflexe?, wegen der kräftigen Starre nicht deutlich. Tonische Labyrinthreflexe?, Tier ist in Bauch- und Rückenlage völlig starr. Liftreaktion +. Sprungbereitschaft —. Sprungreflex —. Kopfdrehreaktionen und -nachreaktionen +. Kompensatorische Augenstellungen —, zweifelhafte rotatorische Abweichungen. Augendrehreaktionen und -nachreaktionen: vertikale —, rotatorische —, horizontale +, stark, nur auf dem rechten Auge. Das linke Auge hat keine horizontalen Augendrehreaktionen. Pupillen sehr weit. Kornealreflexe vorhanden. 2 Uhr 30: Das Tier liegt dauernd starr auf der Seite ohne Stellreflexe und ohne Stellversuche zu machen.

Während einer erneuten Untersuchung auf die Augendrehreaktionen wurde die Herztätigkeit sehr schlecht, und das Tier starb.

Sektion: Die Schnittfläche verläuft durch das orale Drittel der Corpora quadrigemina anteriora und durch den Vorderteil des Pons. Die Nervi oculomotorii sind abgeschnitten. Der linke Nervus trochlearis ist intakt, der rechte ist ganz in Blutgerinnsel gehüllt. Die Nervi abducentes sind beide intakt geblieben, s. Kap. II, S. 39.

Kaninchen 18.

Gewicht 2,27 kg.

2. Febr. 1922: Äthernarkose. Tracheotomie. Künstliche Atmung mit Äther-Luftgemisch. Karotiden unterbunden. Nervi vagi intakt. Trepanation. Schädeldach entfernt. Enthirnung. Geringe Blutung gestillt. Hautnaht. Schluß der Narkose. 10 Uhr 20: Schluß der Operation. Kornealreflexe —. Noch keine spontane Atmung. 10 Uhr 25: Spontane Atmung. 10 Uhr 50: Keine Starre. Deutlicher Beugetonus der Vorderbeine. Patellarreflexe sehr lebhaft. Klonus beim Beklopfen der Kniesehne. Umlegen des Tieres aus Bauch- in Rückenlage verursacht klonische Kontraktionen der Hinterbeine. Die Labyrinthstellreflexe, die Körperstellreflexe auf den Körper und die Halsstellreflexe auf den Vorderkörper fehlen. 11 Uhr 40: Keine Streckstarre. Beugekontraktur der Vorder- und Hinterbeine, besonders der Vorderbeine. Die Vorderbeine sind in Schulter- und Ellenbogengelenk angezogen. Beide Augen treten etwas vor und stehen nach hinten zu den Ohren abgewichen. Pupillen weit. Kornealreflexe —. Beim Hang in der Luft, mit dem Kopf nach unten, ist der Kopf um 45° zum Becken nach rechts gedreht. Starre —. Labyrinthstellreflexe —. Körperstellreflexe auf den Kopf —. Körperstellreflexe auf den Körper —. Halsstellreflexe —, zuweilen war bei Kopfdrehung in Rückenlage des Tieres ein zweifelhafter Reflex auf das Becken nachweisbar. Liftreaktion —. Sprungbereitschaft —. Kopfdrehreaktionen und -nachreaktionen +. Augendrehreaktionen —. Kompensatorische Augenstellungen —. 12 Uhr 30: Tier gestorben.

Sektion: Auf dem Hirnstumpf liegt ein großes Blutgerinnsel. Die Schnittfläche verläuft auf der dorsalen Seite hinter den Corpora quadrigemina posteriora und ventral durch den kaudalen Rand des Pons.

Kaninchen 19.

Gewicht 1,9 kg.

6. Febr. 1922: Äthernarkose. Tracheotomie. Künstliche Atmung mit Äther-Luftgemisch. Karotiden unterbunden. Vagi intakt. Trepanation. Schädeldach entfernt. Enthirnung. Hautnaht. Schluß der Narkose. 10 Uhr 20: Schluß der Operation. 11 Uhr 40: Spontane, regelmäßige Atmung. Keine Starre. Keine Streckung der Vorderbeine. Kornealreflexe —. Patellarreflexe +. 12 Uhr 40: Keine Enthirnungsstarre. Leichte Beugekontraktur der Vorderbeine in Schulter- und Ellenbogengelenk. Starre —. Labyrinthstellreflexe —. Körperstellreflexe —. Halsstellreflexe +, nämlich der Reflex auf das Becken. Die Halsstellreflexe auf den Vorderkörper sind nicht nachweisbar.

Liftreaktion —. Sprungbereitschaft —. Sprungreflex —. Kopfdrehreaktionen +, schwach, mit zweifelhaften Nachreaktionen. Kompensatorische Augenstellungen —. Augendrehreaktionen und -nachreaktionen —. 4 Uhr: Keine Starre. Auch kein deutlicher Beugetonus mehr vorhanden. Muskeln hypotonisch. Patellarreflexe +. Gleichseitige Beugereflexe +. Gekreuzte Streckreflexe +. Die spinalen Reflexe sind also vorhanden. Die übrigen Reflexe ganz wie bisher. 4 Uhr 30: Tier getötet.

Sektion: Die Schnittfläche verläuft auf der dorsalen Seite kaudal von den Corpora quadrigemina posteriora und ventral durch die Ponsmitte. Die Nervi trochleares sind beiderseits intakt. Die Schnittfläche liegt gerade vor den Austrittsstellen dieser Nerven.

Kaninchen 20.

7. Febr. 1922: Äthernarkose. Tracheotomie. Künstliche Atmung mit Chloroform-Luftgemisch. Karotiden unterbunden. Vagi durchschnitten. Trepanation. Schädeldach entfernt. Tiefe, kaudale Enthirnung. Starke Blutung auf der ventralen Seite des Hirnstamms gestillt. Hautnaht. Schluß der Narkose. (Operation durch Prof. Magnus ausgeführt.) 9 Uhr 55: Schluß der Operation. 10 Uhr 40: Das Tier liegt dauernd auf der Seite ohne Versuch, sich aufzurichten. Beide Hinterbeine und das linke Vorderbein sind starr. Das rechte Hinterbein ist weniger starr als das linke. Das rechte Vorderbein ist völlig schlaff. Beim Hang in der Luft, mit dem Kopf nach unten, hängt der Kopf symmetrisch zum Rumpf. Starre +. Labyrinthstellreflexe —. Körperstellreflexe —. Halsstellreflexe +, deutlich. Setzt man den Kopf aus Seitenlage aufrecht, dann folgt der Vorderkörper, nicht der Hinterkörper. Tonische Halsreflexe +, Kopfwendung in Rückenlage des Tieres verursacht schwache tonische Halsreflexe, ebenso Drehung und auch Vornüber- und Hintenüberbeugen des Kopfes in Seitenlage. Tonische Labyrinthreflexe +, sehr deutlich beim Umlegen aus Bauch- in Rückenlage. Der Einfluß des Lagewechsels auf den Tonus der Nackenmuskulatur ist ebenfalls deutlich. Liftreaktion —?, nur geringe Reaktion des Kopfes, nicht der Beine. Sprungbereitschaft —. Kompensatorische Augenstellungen —. Kopfdrehreaktionen und -nachreaktionen +. Augendrehreaktionen —. 11 Uhr: Keine deutliche Starre mehr. Kornealreflex —. Patellarreflexe +, lebhaft. Gleichseitiger Beugereflex +. Gekreuzter Streckreflex +. Liftreaktion —. Sprungbereitschaft —. Kopfdrehreaktionen +. Augendrehreaktionen —. Das Tier liegt auf der Seite, hat weder labyrinthäre noch Körperstellreflexe. 3 Uhr: Zustand des Tieres und Reflexe ganz wie bisher. Keine deutliche Starre. Tier getötet.

Sektion: Blutgerinnsel in der Schädelhöhle, auf dem Pons, auf dem Kleinhirn und um die Medulla oblongata. Die Schnittfläche beginnt dorsal hinter den Corpora quadrigemina posteriora. Der übrige Verlauf der Schnittfläche ist durch Blutgerinnsel unkennbar. Die Nervi oculomotorii und die Nervi trochleares sind durchschnitten. Die Nervi abducentes und trigemini sind intakt.

Kaninchen 21.

Gewicht 1,95 kg.

8. Febr. 1922: Äthernarkose. ·Tracheotomie. Künstliche Atmung mit Chloroform-Äthergemisch. Karotiden unterbunden. Vagi durchschnitten. Trepanation. Schädeldach entfernt. Tier kaudal dezerebriert. Starke Blutung aus der Arteria basilaris gestillt. Hautnaht. Schluß der Narkose. 10 Uhr 45: Schluß der Operation. 11 Uhr 45: Tier in Ruhe gelassen, Kopf im Kopfhalter hochgehalten. Sobald man versucht, das Tier auf die Seite zu legen, beginnt die Blutung in die Schädelhöhle von neuem. Keine Starre. 12 Uhr: Atmung immer noch nicht spontan. Keine Starre. Beine in leichter Beugestellung. Patellarreflexe, gleichseitige Beugereflexe und gekreuzte Streckreflexe lebhaft. Der Ohr-Schnauzhaarreflex ist vorhanden, die Kornealreflexe fehlen. Starre —. Labyrinthstellreflexe —. Körperstellreflexe —. Halsstellreflexe auf den Vorderkörper —, auf das Becken +. Liftreaktion —. Sprungbereitschaft —. Kopfdrehreaktionen —. Augendrehreaktionen —. Kopfdrehung in Seitenlage des Tieres verursacht Änderungen im Beugetonus. Es ist nicht klar, ob dabei der Einfluß der tonischen Labyrinthreflexe oder der tonischen Halsreflexe überwiegt. Beim Hang mit dem Kopf nach unten ist der Kopf etwas nach rechts gedreht. 3 Uhr: Atmung jetzt spontan. Keine Streckstarre. Alle spinalen Reflexe vorhanden, auch der Ohrmuschelreflex. Beim Ohrkneifen wird der Kopf gewendet, die Schnauze erhebt sich von der Unterlage. Die Kornealreflexe fehlen. Laby-

rinthstellreflexe —. Körperstellreflexe —. Halsstellreflexe +. Liftreaktion —. Sprungbereitschaft —. Kopfdrehreaktionen +. Augendrehreaktionen —. Kompensatorische
Augenstellungen —. 4 Uhr: Die Reflexe sind ganz wie bisher. Auch die Muskeltonusverteilung nicht verändert. Keine Streckstarre. Zuweilen zeigen die Extremitäten etwas
Beugetonus, zuweilen sind sie schlaff. Tier getötet.

Sektion: Die Schnittfläche verläuft auf der dorsalen Seite hinter den Corpora quadrigemina posteriora und ventral durch den kaudalen Teil des Corpus trapezoides.

Die Nervi trochleares, die Nervi trigemini und vermutlich auch der rechte Nervus
octavus waren durchschnitten. Infolge Blutgerinnsels war das letztere nicht sicher zu entscheiden. Der linke Nervus octavus und die Nervi abducentes waren intakt.

Kaninchen 22.

9. Febr. 1922: Äthernarkose. Tracheotomie. Künstliche Atmung mit Chloroform-
Luftgemisch. Karotiden unterbunden. Vagi durchschnitten. Trepanation. Schädeldach entfernt. Hirnstamm hinter den Corpora quadrigemina posteriora durchschnitten.
Entfernung der abgeschnittenen Hirnteile. Keine wesentliche Nachblutung. Hautnaht.
Schluß der Narkose. 10 Uhr 45: Schluß der Operation. 10 Uhr 55: Kräftige Starre;
sowohl Nacken wie Vorder- und Hinterbeine sind starr. Atmung spontan. Starre +.
Labyrinthstellreflexe —. Körperstellreflexe —. Halsstellreflexe +. Hängt man das Tier
mit dem Kopf nach unten, dann hängt der Kopf zuerst symmetrisch, dreht sich dann aber
langsam immer mehr bis 45° nach rechts. Bei Seitenlage des Tieres in der Luft wird der
Kopf in Seitenlage gehalten. Auf eine Unterlage gelegt, macht das Tier keinen Versuch,
sich aufzurichten. Setzt man den Kopf des auf der Seite liegenden Tieres aufrecht, dann
folgt der Vorderkörper etwas. Kopfdrehung in Rückenlage des Tieres verursacht Beckendrehungen. Tonische Halsreflexe +. Tonische Labyrinthreflexe +. Die tonischen Labyrinthreflexe sind, besonders bei Kopfdrehung in Seitenlage des Tieres, deutlich. Liftreaktion +. Sprungbereitschaft —. Kompensatorische Augenstellungen —. Auf Augendrehreaktionen wird zur Verhütung von Nachblutungen nicht untersucht. 3 Uhr: Kräftige
Starre. Kornealreflexe +. Kopfdrehreaktionen und -nachreaktionen +, nach beiden
Richtungen. Kompensatorische Augenstellungen —. Augendrehreaktionen und -nachreaktionen —. Liftreaktion +. Sprungbereitschaft +, das Vorhandensein dieses Reflexes
ist etwas zweifelhaft, da das Kaninchen beim Hang mit dem Kopf nach unten sehr unruhig wird und dauernd Laufbewegungen macht. Kalorischer Nystagmus —. Ohr-Schnauzhaarreflex +. Patellarreflexe +. Gleichseitige Beugereflexe +. Gekreuzte Streckreflexe +.
5 Uhr: Tier noch dauernd sehr starr. Es liegt, ohne jeden Versuch sich aufzurichten, fortwährend auf der Seite. Die verschiedenen Reflexe sind ganz wie bisher. Ruhige, regelmäßige Atmung. Gute Herztätigkeit. Tier getötet.

Sektion: Nur kleine Blutgerinnsel in der Schädelhöhle. Der rechte Nervus trochlearis
ist durchschnitten. Der linke Nervus trochlearis, die Nervi abducentes, die Nervi trigemini
und die Nervi octavi sind intakt. An dem übriggebliebenen Hirnrest erkennt man auf der
ventralen Seite das Corpus trapezoides, ein Stückchen Pons und die Ursprungsstellen der
Nervi abducentes, der Nervi octavi und der Nervi trigemini. Die Schnittfläche des Hirnstammes ist ganz vom Kleinhirn bedeckt, von dessen Lobus anterior ein Stück abgeschnitten ist. Vom Kleinhirn sind der Lobulus petrosus und der Lobulus ansatus beiderseits
völlig intakt.

Die mikroskopische Untersuchung des verbliebenen Hirnrestes s. Kap. II, S. 43.

Kaninchen 23.

Gewicht 1,3 kg.

10. Febr. 1922: Äthernarkose. Tracheotomie. Künstliche Atmung mit Chloroform-Luftgemisch. Karotiden unterbunden. Vagi durchschnitten. Trepanation. Schädeldach entfernt. Kaudale Enthirnung. Starke Blutung gestillt. Schluß der Narkose.
Hautnaht. 11 Uhr 40: Schluß der Operation. Tier zeigt kräftige Starre. 12 Uhr 25:
Tier sehr starr. Liegt, ohne Versuch sich aufzurichten, auf der Seite. Kornealreflexe +.
Vertikale kompensatorische Augenstellungen —. Rotatorische kompensatorische Augenstellungen?, bei Drehung des Tieres um die bitemporale Achse scheint das Auge nicht
mitzudrehen, sondern mehr oder weniger zurückzubleiben. Die Augendrehreaktionen,
auch die horizontalen, sind nicht deutlich auszulösen. Bei Durchströmung des rechten

Gehörganges mit kaltem Wasser tritt kein Nystagmus auf. Wohl aber trat nach der Durchströmung ein horizontaler Nystagmus mit schneller Phase nach hinten zum Ohr auf dem rechten Auge auf. 2 Uhr 30: Tier dauernd sehr starr, versucht nicht sich aufzurichten. Ruhige, regelmäßige Atmung. Gute Herztätigkeit. Pupillen klein. Kornealreflexe +. Patellarreflexe +. Gleichseitige Beugereflexe +. Gekreuzte Streckreflexe +. Beim Hang in der Luft, mit dem Kopf nach unten, hängt der Kopf symmetrisch zum Rumpf. Starre +, sehr stark. Labyrinthstellreflexe —. Körperstellreflexe —. Halsstellreflexe auf das Becken +. Tonische Halsreflexe +, schwach. Tonische Labyrinthreflexe +, stark. Liftreaktion +. Sprungbereitschaft +. Kopfdrehreaktionen +. Kopfdrehnachreaktionen +. **Kopfdrehnystagmus +, sehr stark. Kopfdrehnachnystagmus +, sehr deutlich.** Horizontale Augendrehreaktionen +. Horizontale Augendrehnachreaktionen +. Horizontaler Augendrehnystagmus +. Horizontaler Augendrehnachnystagmus +. Das rechte Auge macht ab und zu spontane, horizontale Bewegungen zur hinteren Augenecke hin. 3 Uhr 20: Tier liegt dauernd sehr starr auf der Seite. Starre +. Labyrinthstellreflexe —. Körperstellreflexe —. Halsstellreflexe +. Tonische Labyrinthreflexe +. Liftreaktion +. Sprungbereitschaft +. Kopfdrehreaktionen und -nachreaktionen +, jetzt aber kein Nystagmus. Augendrehreaktionen und -nachreaktionen —, auch keine horizontalen Reaktionen und kein Augendrehnystagmus. Kalorischer Nystagmus —. Kalorischer Nachnystagmus —. 4 Uhr 30: Noch immer starr. Die Reaktionen ganz wie bei der letzten Untersuchung. Auch jetzt fehlen Nystagmuserscheinungen. Tier getötet.

Sektion: In der Schädelhöhle liegen kleine Blutgerinnsel. Auf der ventralen Ponsfläche ein kleines Gerinnsel.

Die Schnittfläche verläuft auf der dorsalen Seite vor den Corpora quadrigemina posteriora und ventral durch den kaudalen Ponsrand. Beide Nervi trochleares intakt.

Kaninchen 24.

Gewicht 1,75 kg.

13. Febr. 1922: Äthernarkose. Tracheotomie. Künstliche Atmung mit Äther-Luftgemisch. Karotiden unterbunden. Vagi durchschnitten. Trepanation. Schädeldach entfernt. Dezerebrierung. Hautnaht. Schluß der Narkose. Die Blutung während der Operation war nur sehr gering. 10 Uhr 30: Schluß der Operation. Kornealreflexe —. 10 Uhr 45: Tier sehr starr. Ab und zu spontane Atmung. Kornealreflex nun rechts +, links —. 11 Uhr 15: Das Tier ist dauernd sehr starr. Atmung spontan und regelmäßig. Tier hat leichtes Lungenödem. Kornealreflex beiderseits +. Starre +, maximal stark. Labyrinthstellreflexe —; hält man das Tier in die Luft, hängend mit dem Kopf nach unten: dann hält das Tier den Kopf 45° nach rechts gedreht und gleichzeitig 55° nach rechts gewendet; hängend mit dem Kopf nach oben: dann hängt der Kopf in rechter Seitenlage mit nach unten gerichteter Schnauze; in linker Seitenlage: dann hält das Tier den Kopf 30—45° nach der Normalstellung hin aufgerichtet; in rechter Seitenlage: dann läßt das Tier den Kopf mit nach unten gerichtetem Schädeldach herabhängen.

Auf einer Unterlage, in linker Seitenlage, richtet das Tier den Kopf zuerst nach der Normalstellung hin auf und wendet sodann den Kopf stark nach rechts; in rechte Seitenlage hingelegt, bleibt das Tier starr, platt auf der Unterlage, liegen. Körperstellreflexe auf den Kopf —?, das Aufrichten des Kopfes aus linker Seitenlage auf einer Unterlage ist wahrscheinlich die Folge der Drehung von Kopf und Becken zueinander. Körperstellreflexe auf den Körper —. Halsstellreflexe +, stark, auf Vorderkörper und Becken. Tonische Halsreflexe +, deutlich, besonders bei Hintenüberstrecken und Ventralwärtsbeugen des Kopfes des auf die Seite gelegten Tieres. Tonische Labyrinthreflexe +, stark; bei Kopfdrehung des auf die Seite gelegten Tieres sieht man beinahe ausschließlich den Einfluß dieser Reflexe. Liftreaktion +. Sprungbereitschaft —. Sprungreflex —. Kopfdrehreaktionen +. Kopfdrehnachreaktionen +. Kompensatorische Augenstellungen —. Augendrehreaktionen —. Augendrehnachreaktionen —. Augendrehnystagmus —. Augendrehnachnystagmus —. Kalorischer Nystagmus —. Kalorischer Nachnystagmus —. 12 Uhr 30: Das Tier liegt dauernd, ohne Versuch sich aufzurichten, auf der rechten Seite. Starre +, maximal stark. Liftreaktion +. Sprungbereitschaft +, allein an den Hinterbeinen deutlich. Augendrehreaktionen und -nachreaktionen —. 3 Uhr: Tier noch maximal starr. Liegt dauernd auf der rechten Seite. Reizt man das Tier durch Hin- und Herschütteln oder durch Schwanzkneifen, dann wird der Kopf nach rechts gedreht, so daß das Schädeldach auf der Unterseite liegt. Kornealreflexe —. Spinale Reflexe alle sehr lebhaft. Labyrinthstellreflexe —. Körperstellreflexe —. Kopfdrehreaktionen und -nachreaktionen +. Kopfdrehnystagmus —. Augendrehreaktionen und -nachreaktionen —. Seit der Drehung des Tieres bleibt der Kopf plötzlich nach links gedreht stehen. Läßt man das Tier mit dem Kopf nach unten hängen, dann wird der Kopf ebenfalls nach links gedreht gehalten. 4 Uhr 30: Tier immer noch starr. Die verschiedenen Reflexe wie bisher. Tier getötet.

Sektion: In der Schädelhöhle kleine Blutgerinnsel. Die Schnittfläche verläuft auf der dorsalen Seite zwischen dem mittleren und kaudalen Drittel der Corpora quadrigemina anteriora und ventral vor der Ponsmitte. Beide Nervi trochleares und beide Nervi abducentes intakt.

Kaninchen 25.
(Untersuchung auf die einzelnen Augenreaktionen.)

17. Febr. 1922: Corneae mit Kokain anästhesiert und Kreuz eingebrannt. Äthernarkose. Tracheotomie. Künstliche Atmung mit Äther-Luftgemisch. Karotiden unterbunden. Vagi durchschnitten. Mittelhirn quer durchschnitten und die abgeschnittenen Hirnteile entfernt. Hautnaht. Schluß der Narkose. 11 Uhr: Schluß der Operation. 12 Uhr 30 bis 1 Uhr: Augendrehreaktionen und -nachreaktionen: verticale +, horizontale +, rotatorische mit Oberpol nach vorn +, rotatorische mit Oberpol nach hinten +. Labyrinthäre kompensatorische Augenstellungen: vertikale +, rotatorische mit Oberpol nach vorn +, rotatorische mit Oberpol nach hinten +. Die Abweichungen der kompensatorischen Augenstellungen sind schwächer als die der Augendrehreaktionen. 2 Uhr 30: Augendrehreaktionen und -nachreaktionen: vertikale +, horizontale +, rotatorische mit Oberpol nach vorn +, schwach, rotatorische mit Oberpol nach hinten +. Labyrinthäre kompensatorische Augenstellungen: vertikale +, rotatorische mit Oberpol nach vorn +, rotatorische mit Oberpol nach hinten +. 3 Uhr 30: Die Membrana atlanto-occipitalis wird freigelegt und gespalten und dann das Rückenmark durchschnitten. Danach sind keine Augenreaktionen mehr nachweisbar. Tier stirbt bald darauf.

Sektion: Die Schnittfläche des ersten Schnittes liegt dorsal 2 mm oral von dem Vorderrand der Corpora quadrigemina anteriora, ventral in den Hirnstielen, dicht vor den Ursprungsstellen der Nervi oculomotorii. Die Nervi oculomotorii, die Nervi trochleares und die Nervi abducentes sind alle intakt.

Kaninchen 26.
(Untersuchung auf Augenreaktionen.)

22. Febr. 1922: Linke Kornea mit Kokain anästhesiert. Kreuz eingebrannt. Äthernarkose. Karotiden unterbunden. Vagi durchschnitten. Schädeldach entfernt. Mittelhirn quer durchschnitten und die abgeschnittenen Hirnteile entfernt. Hautnaht. Schluß der Narkose. 2 Uhr 45: Kompensatorische Augenstellungen —. Horizontale Augendrehreaktionen +. Horizontale Augendrehnachreaktionen +. Horizontaler Augendrehnystagmus +. Rotatorische Augendrehreaktionen —. Rotatorische Augendrehnachreaktionen —. Vertikale Augendrehreaktionen —. Vertikale Augendrehnachreaktionen —. Das linke Auge zeigt ab und zu spontane Bewegungen nach hinten und zuweilen etwas nach oben. 4 Uhr 30: Augenreaktionen ganz wie bisher. Keine sicheren kompensatorischen Augenabweichungen, keine vertikalen und rotatorischen Augendrehreaktionen. Tier getötet.

Sektion: Die Schnittfläche beginnt auf der dorsalen Seite im vordersten Teil der Corpora quadrigemina anteriora und verläuft ventral durch die Hirnstiele hinter den Ursprungsstellen der Nervi oculomotorii. Beide Nervi trochleares intakt.

Kaninchen 27.
(Untersuchung auf Augenreaktionen.)

Das Tier zeigte, nach Durchschneidung des Mittelhirns durch die Mitte der Corpora quadrigemina anteriora und durch die Hirnstiele kaudal von den Nervi oculomotorii, gar keine Augenreaktionen.

Kaninchen 28 und 29.
(Untersuchung auf Augenreaktionen.)

S. Kap. XII, S. 283 und S. 277.

Kaninchen 30.

(Untersuchung auf Augenreaktionen.)

7. März 1922: Unter Kokainanästhesie· Kreuz auf die Corneae eingebrannt. Äthernarkose. Tracheotomie. Künstliche Atmung mit Äther-Luftgemisch. Karotiden unterbunden. Vagi durchschnitten. Trepanation. Schädeldach entfernt. Mittelhirnquerschnitt. Abgeschnittene Hirnteile entfernt. Hautnaht. Schluß der Narkose. 10 Uhr: Schluß der Operation. 11 Uhr 30: Horizontale Augenabweichungen durch Halsreflexe +. Horizontale Augendrehreaktionen +, kein Nystagmus. Alle übrigen Augenreaktionen fehlen. Tier hat etwas Lungenödem. 12 Uhr: Während der vorigen Untersuchung starke Nachblutung in die Schädelhöhle. Dadurch Zunahme des Lungenödems und Abnahme der Augenreaktionen. Tier getötet.

Sektion: Die Schnittfläche verläuft durch den kaudalen Teil der Corpora quadrigemina anteriora und auf der ventralen Seite durch die Hirnstiele dicht vor dem Pons. Die Nervi oculomotorii sind abgeschnitten, die Nervi trochleares intakt.

Kaninchen 31.

(Untersuchung auf Augenreaktionen.)

S. Kap. XII, S. 279.

Kaninchen 32 und 33.

Diese Tiere zeigten nach querer Durchschneidung des Gehirns, kaudal vom Mittelhirn, keine Augenreaktionen.

Kaninchen 34.

5. Febr. 1923: Äthernarkose. Tracheotomie. Künstliche Atmung mit Äther-Luftgemisch. Karotiden unterbunden. Trepanation. Schädeldach entfernt. Mittelhirnquerschnitt. Entfernung der abgeschnittenen Hirnteile. Hautnaht. Schluß der Narkose. 10 Uhr 30: Schluß der Operation. Spontane, regelmäßige Atmung. Das Tier hat eine völlig normale Muskeltonusverteilung. 11 Uhr: Muskeltonus völlig normal. In Seitenlage in der Luft hängt der Kopf in Normalstellung. Auf einer Unterlage wird der Kopf aufgerichtet. In Seitenlage auf einer Unterlage, mit seitlich fixiertem Kopf, versucht das Tier zwar bei Reizung den Hinterkörper aufzurichten, aber er fällt immer wieder zurück. Starre —. Labyrinthstellreflexe +, aus beiden Seitenlagen in der Luft. Körperstellreflexe auf den Körper + ?. Halsstellreflexe +. 12 Uhr: Zustand des Tieres und der Reflexe unverändert. 3 Uhr: Keine Starre. Völlig normaler Tonus der Vorderbeine. Vielleicht etwas erhöhter Strecktonus der Hinterbeine. Starre —. Labyrinthstellreflexe +. Körperstellreflexe auf den Körper + ?, kneift man das seitlich auf einer Unterlage liegende Tier bei seitlich festgehaltenem Kopf in den Schwanz, dann versucht der Hinterkörper sich aufzurichten, was aber nicht gelingt. Halsstellreflexe +, setzt man den Kopf in Normalstellung, dann folgt sofort der ganze Körper. Kopfdrehung in Rückenlage des Tieres bewirkt starke Beckendrehung. Liftreaktion +. Sprungbereitschaft —. Vertikale kompensatorische Augenstellungen —. Vertikale Augendrehreaktionen —. Kopfdrehreaktionen und -nachreaktionen +. 4 Uhr 30: Reflexe ganz wie bisher. Tier getötet.

Sektion: Keine Blutung in die Schädelhöhle. Die Schnittfläche verläuft durch die vordere Hälfte der Corpora quadrigemina anteriora und ventral durch die Hirnstiele gerade durch die Austrittsstellen der Nervi oculomotorii. Diese Nerven sind durchschnitten.

Kaninchen 35.

7. Febr. 1923: Äthernarkose. Tracheotomie. Künstliche Atmung mit Äther-Luftgemisch. Karotiden unterbunden. Schädeldach entfernt. Mittelhirnquerschnitt. Entfernung der abgeschnittenen Hirnteile. Schluß der Narkose. Hautnaht. 10 Uhr 35: Schluß der Operation. 10 Uhr 55: Legt man das Tier in rechter Seitenlage auf eine Unterlage, dann richten sich Kopf und Vorderkörper auf, nicht aber aus linker Seitenlage. 11 Uhr 20: Starke Nachblutung in die Schädelhöhle. Vorsichtige Entfernung der Gerinnsel. Blutstillung. Kopf hoch aufgehängt. 11 Uhr 50: Tier hat eine völlig normale Muskeltonusverteilung. In Seitenlage, auf einer Unterlage und in der Luft, wird der Kopf sofort aufgerichtet und aus beiden Seitenlagen in Normalstellung gebracht. Auch bei Rückenlage in der Luft wird der Kopf durch ventralwärts gerichtete Beugung aufgerichtet. Liegt das Tier in Seitenlage auf einer Unterlage, so wird bei seitlich fixiertem Kopf der Hinter-

körper aus rechter Seitenlage aufgerichtet, nicht aber aus linker Seitenlage. 12 Uhr 30: Starre —. Labyrinthstellreflexe +. Körperstellreflexe auf den Körper +. Halsstellreflexe +. Wird das Tier in Seitenlage auf eine Unterlage gelegt und der Kopf seitlich festgehalten, dann richtet sich bei Reizung der Hinterkörper aus beiden Seitenlagen auf, fällt dann aber entweder zurück oder auf die andere Seite. Hält man den Kopf des auf einer Unterlage liegenden Tieres in der Normalstellung fest, dann nimmt das ganze Tier sofort die normale Haltung an. Es macht ihm aber Schwierigkeiten, den Hinterkörper in dieser Haltung festzuhalten. Kopfdrehung bei Rückenlage des Tieres verursacht starke Beckendrehung.

	Rechtes Auge	Linkes Auge
Vertikale kompensatorische Augenstellungen	—	+
Vertikale Augendrehreaktionen	+ ?	+ ?
Rotatorische kompensatorische Augenstellungen	+	+
Rotatorische Augendrehreaktionen und -nachreaktionen	+	+
Rotatorischer Augendrehnystagmus und -nachnystagmus	+	+
Horizontale Augendrehreaktionen und -nachreaktionen	+	+
Horizontaler Augendrehnystagmus und -nachnystagmus	+	+

Das Tier wurde durch die Untersuchung unruhig und zeigte dabei oft einen rotatorischen Augennystagmus. Hängt man das Tier mit der Schnauze ganz nach oben oder unten und dreht es dann um seine vertikal stehende Längsachse, dann erscheinen schwache Augendrehreaktionen, deren Richtung nicht festzustellen ist. Liftreaktion +. Sprungbereitschaft +. Kopfdrehreaktionen und -nachreaktionen +. 2 Uhr 25: Das Tier hält den Kopf und Vorderkörper zumeist aufgerichtet, während der Hinterkörper auf der Seite liegt. Reizt man das Tier, dann nimmt es völlig normale Haltung an und versucht auch zu laufen. Es fällt dabei aber oft nach rechts um. Bei aufrechter Haltung des Tieres ist der Kopf etwas nach rechts gewendet. Ebenso dann, wenn man das Tier am Becken, mit dem Kopf nach unten, in der Luft hängen läßt. Stellreflexe, Augenreaktionen und übrige Reflexe ganz wie bisher. Starre —. Labyrinthstellreflexe +. Körperstellreflexe auf den Körper +, schwach. Die Augen zeigen oft bei symmetrischer, aufrechter Kopfstellung einen spontanen, horizontalen Nystagmus, zuweilen einen rotatorischen Nystagmus. Hält man den Kopf in Seitenlage fest, dann erscheint ebenfalls oft Nystagmus, und zwar immer ein rotatorischer. 4 Uhr: Der Zustand des Tieres ist völlig unverändert. Alle Reflexe ganz wie bisher. Tier getötet.

Sektion: Keine Blutgerinnsel in der Schädelhöhle. Die Schnittfläche verläuft durch die Corpora quadrigemina anteriora, deren orales Drittel abgeschnitten ist, und durch die Hirnstiele gerade vor den Ursprungsstellen der Nervi oculomotorii. Die Nervi oculomotorii sind gedehnt und beschädigt.

Kaninchen 36.

5. Febr. 1923: Äthernarkose. Karotiden unterbunden (keine Tracheotomie). Trepanation. Schädeldach entfernt. Mittelhirnquerschnitt durch den Vorderrand der Corpora quadrigemina anteriora. Entfernung der abgeschnittenen Hirnteile. Blutstillung. Schluß der Narkose. Hautnaht. 2 Uhr 50: Schluß der Operation. Regelmäßige Atmung. Gute Herztätigkeit. 3 Uhr 10: Tier sitzt, läuft und springt wie ein normales Kaninchen, läßt nur die Ohren hängen (Muskeln beiderseits am Schädel abgeschnitten). Spontaner, vertikaler Nystagmus der Augen (Narkose?). Starre —, völlig normale Muskeltonusverteilung. Labyrinthstellreflexe +, bei Seiten- und Rückenlage in der Luft wird der Kopf sofort in die Normalstellung gebracht. Beim Hang mit dem Kopf nach unten hängt der Kopf symmetrisch zum Körper. Körperstellreflexe auf den Körper +, bei seitlich fixiertem Kopf wird der Körper aus beiden Seitenlagen aufgerichtet. Halsstellreflexe +, Kopfdrehung in Rückenlage des Tieres verursacht Beckendrehung. Liftreaktion +. Sprungbereitschaft +. Vertikale kompensatorische Augenstellungen +. Vertikale Augendrehreaktionen und -nachreaktionen +. Vertikaler Augendrehnystagmus und -nachnystagmus +. Rotatorische kompensatorische Augenstellungen +. Rotatorische Augendreh-

reaktionen und -nachreaktionen +. Rotatorischer Augendrehnystagmus und -nachnystagmus +. Horizontale Augendrehreaktionen und -nachreaktionen +. Horizontaler Augendrehnystagmus und -nachnystagmus +. 4 Uhr: Das Tier läuft, sitzt und springt ganz normal mit normaler Muskeltonusverteilung. Keine Spur von Starre. Labyrinthstellreflexe +, bei jeder Körperhaltung in die Luft wird der Kopf in die Normalstellung gebracht. Körperstellreflexe auf den Körper +, auf einer Unterlage liegend, bringt das Tier, auch bei seitlich fixiertem Kopf, den Körper aus beiden Seitenlagen in die Normalstellung. Man kann den Kopf des aufrecht sitzenden Tieres langsam 180° nach rechts oder links drehen, ohne daß der Körper sich auf die Seite legt. Halsstellreflexe +, Kopfdrehung des normal sitzenden Tieres verursacht gleichsinnige Drehung des Vorderkörpers und entgegengesetzte Drehung des Hinterkörpers. Kopfdrehung in Rückenlage des Tieres bewirkt starke Beckendrehungen. Kopfdrehreaktionen und -nachreaktionen +. Kompensatorische Augenstellungen +, auf beiden Augen vertikale und rotatorische, ebenso stark wie beim normalen Kaninchen. Augendrehreaktionen und -nachreaktionen +. Augendrehnystagmus und -nachnystagmus +, auf beiden Augen sehr stark nach allen drei Richtungen. Liftreaktion +. Sprungbereitschaft +. 4 Uhr 30: Reflexe ganz wie bisher. Tier durch Verbluten getötet.

Sektion: Keine großen Blutgerinnsel in der Schädelhöhle. Der Querschnitt ist durch den Vorderrand der Corpora quadrigemina anteriora und durch den kaudalen Teil des Corpus mammillare gegangen.

Mikroskopische Untersuchung des Hirnrestes s. Kap. V, S. 56.

Versuchsprotokolle der Kaninchen F., P. und T.

Es hat keinen Zweck, die zahlreichen Versuche mit Einstich in das Mittelhirn mitzuteilen, bei denen die Ausdehnung der Verletzungen nicht mikroskopisch kontrolliert wurde. Ebenso erübrigt sich die Schilderung der Versuche, bei denen nach einem Stich in den dorsalen Teil der sagittalen Medianebene des Mittelhirns die Muskeltonusverteilung und die Stellreflexe intakt blieben und wobei der Stich, der mikroskopischen Untersuchung nach, weniger weit ventral reichte, als in den mitgeteilten Fällen.

Obwohl die Verletzung der Kaninchen F., P. und T. nicht mikroskopisch untersucht wurde, werden ihre Protokolle mitgeteilt, weil sie in der Tabelle Kap. VII, S. 85 enthalten sind.

Kaninchen F.

Gewicht 1,57 kg.

16. Okt. 1922: Äthernarkose. Karotiden unterbunden. Trepanation. Schädeldach entfernt. Großhirn vor dem Thalamus exstirpiert. $2^1/_2$ mm tiefer Einstich in die Medianlinie der ventralen Mittelhirnoberfläche zwischen die Ursprungsstellen der Nervi oculomotorii. Hautnaht. Schluß der Narkose. 10 Uhr 55: Schluß der Operation. Regelmäßige Atmung. 11 Uhr 25: Tier hat keine Spur Starre. Läßt man es am Becken mit dem Kopf nach unten in der Luft hängen, dann hält das Tier den Kopf nach rechts gedreht. Legt man das Tier in linker Seitenlage auf den Tisch, dann wird der Kopf sofort in Normalstellung gebracht, der Vorderkörper folgt, und schließlich hält das Tier den Kopf nach rechts gedreht. In rechter Seitenlage auf den Tisch gelegt, wird der Kopf nicht aufgerichtet. In die Luft gehalten, zeigt das Tier keine deutlichen Labyrinthstellreflexe. Die Halsstellreflexe sind stark vorhanden. Keine Augenabweichungen. Pupillen weit und rund. Linke Pupille etwas größer als rechts. Pupillenreflexe —. Kornealreflexe +. Das linke Auge zeigt keine kompensatorischen Augenstellungen, am rechten Auge sind die Reaktionen folgende: Vertikale kompensatorische Augenstellungen +; Rotatorische kompensatorische Augenstellungen, nach vorn —, nach hinten +; Vertikale Augendrehreaktionen +. Vertikaler Augendrehnystagmus +. Rotatorische Augendrehreaktionen +. Rotatorischer Augendrehnystagmus +. Horizontale Augendrehreaktionen +. Horizontale Augendrehnachreaktionen +. Horizontaler Augendrehnystagmus +. 2 Uhr: Absolut keine Starre. Starre —. Labyrinthstellreflexe +, diese Reflexe sind infolge der Kopf- und Beckendrehung gegeneinander schwer zu prüfen. Bei allen Rumpfhaltungen in der Luft ist aber der Einfluß der Labyrinthstellreflexe auf die Kopfstellung deutlich. Körperstellreflexe +. Liftreaktion —. Sprungbereitschaft —. Tonische Halsreflexe ?. Tonische Labyrinthreflexe ?. Kopfdrehreaktionen und -nachreaktionen +. Das rechte

Auge zeigt alle labyrinthären Reaktionen, nur die rotatorische Abweichung nach vorn ist nicht deutlich. Das linke Auge hat ab und zu leichte, zuweilen gar keine Reaktionen. Die Richtung der leichten Reaktionen war nicht genau festzustellen. 5 Uhr: Das Tier ist gar nicht starr. Der Hinterkörper liegt zumeist auf der Seite, während Kopf und Vorderkörper aufgerichtet sind. Reizt man das Tier, so setzt es sich ganz auf. Beim Hang mit dem Kopf nach unten hängt der Kopf jetzt symmetrisch. Starre —. Labyrinthstellreflexe +. Körperstellreflexe +. Halsstellreflexe +. Liftreaktion —. Sprungbereitschaft +, schwach. Das Tier getötet.

Sektion: In der Schädelhöhle große Blutgerinnsel. Hirnstumpf in 10 proz. Formalin aufgehoben.

Kaninchen P.

Gewicht 1,4 kg.

24. Okt. 1922: Äthernarkose. Karotiden unterbunden. Vagi intakt. Trepanation. Schädeldach entfernt. Großhirnexstirpation vor dem Thalamus. $2^1/_2$ mm tiefer Einstich in die Medianebene der ventralen Mittelhirnoberfläche zwischen die Ursprungsstellen der Nervi oculomotorii. Leichte Blutung gestillt. Hautnaht. Schluß der Narkose. 11 Uhr: Schluß der Operation. Regelmäßige Atmung. Kornealreflexe +. 11 Uhr 20: Keine Starre. Normale Muskeltonusverteilung. Auf einer Unterlage liegend, wird der Kopf aus beiden Seitenlagen aufgerichtet und in Normalstellung gehalten. Am Becken, in die Luft gehalten, mit dem Kopf nach unten, wird der Kopf um 90° zum Becken nach links gedreht. In Seitenlage am Becken in die Luft gehalten, ist nur ein schwacher Einfluß der Labyrinthstellreflexe nachweisbar. Starre —. Labyrinthstellreflexe +, schwach. Körperstellreflexe +. Halsstellreflexe +, stark. Vertikale kompensatorische Augenstellungen +. Vertikale Augendrehreaktionen +. 12 Uhr: Legt man das Tier auf den Tisch und rüttelt es etwas, dann setzt es sich aus beiden Seitenlagen sofort völlig normal auf. Auch läuft es weg, wenn es gereizt wird. 2 Uhr 15: In Seitenlage auf dem Tisch liegend, richtet es sich aus beiden Seitenlagen sofort auf und nimmt normale Haltung an. Am Becken, mit dem Kopf nach unten, in die Luft gehalten, wird der Kopf immer noch etwas, aber viel weniger als bisher, nach links gedreht. Wird das Tier in Seitenlage am Becken in die Luft gehalten, dann hält es bei beiden Seitenlagen den Kopf etwas zur Normalstellung hin gedreht, bringt aber den Kopf nicht ganz in die normale, aufrechte Stellung. Das gelingt sofort, sobald der Körper auf einer Unterlage liegt. Starre —. Labyrinthstellreflexe +, schwach. Körperstellreflexe +. Halsstellreflexe +. Labyrinthäre Augenreaktionen +, auf beiden Augen Augendrehreaktionen und kompensatorische Augenstellungen nach allen Richtungen. 2 Uhr 20: Das Tier springt plötzlich vom Tisch und fällt auf die Erde. Danach ist es völlig starr. 3 Uhr: Tier dauernd starr geblieben. Tier getötet. Gehirn in 10 proz. Formalin aufgehoben.

Kaninchen T.

Gewicht 1,97 kg.

27. Okt. 1922: Äthernarkose. Karotiden unterbunden. Vagi intakt. Trepanation. Schädeldach entfernt. Großhirnexstirpation vor dem Thalamus. $3^1/_2$ mm tiefer Einstich in die Mittellinie der ventralen Mittelhirnoberfläche zwischen die Ursprungsstellen der Nervi oculomotorii. Hautnaht. Schluß der Narkose. 10 Uhr 40: Regelmäßige Atmung. Gute Herztätigkeit. Tier sehr starr. 11 Uhr: Tier liegt, ohne Versuch sich aufzurichten, auf der Seite und hat kräftige Streckstarre. Starre +. Labyrinthstellreflexe —. Körperstellreflexe —. Halsstellreflexe +. Labyrinthäre Augenreaktionen —. 12 Uhr: Liegt das Tier in rechter Seitenlage auf einer Unterlage, dann richtet es den Kopf ab und zu etwas auf, nicht aber in linker Seitenlage. Beim Kopfaufrichten wird der Tonus der Streckmuskeln etwas geringer. In Rücken- und linker Seitenlage ist das Tier aber deutlich starr. Hängt man das Tier am Becken, mit Kopf nach unten, in die Luft, dann hält es den Kopf etwas (5—10°) nach links gedreht. Starre +. Labyrinthstellreflexe —. Körperstellreflexe auf den Kopf aus linker Seitenlage —, aus rechter Seitenlage? Körperstellreflexe auf den Körper —. 4 Uhr: Der Allgemeinzustand, die Starre und die Stellreflexe sind unverändert. Tier getötet und Gehirn in 10 proz. Formalin aufgehoben.

Literatur.

1. Ach, N.: Über die Otolithenfunktion und den Labyrinthtonus. Pflügers Arch. f. d. ges. Physiol. Bd. 86, S. 122. 1901.
2. Allen Starr, M.: Ophthalmoplegia externa partialis. Journ. of nerv. a. ment. dis. 1888, S. 301.
3. Alpine, Douglas Mc.: The Pathology of the Parkinsonian Syndrome following Encephalitis lethargica, with a note on the occurrence of Calcification in this Disease. Brain Bd. 46, Teil 3, S. 255. 1923.
4. Anglade, M.: Les lésions du système nerveux central dans l'agitation motrice et la rigidité musculaire. Encéphale Jg. 17, S. 586. 1922.
   — Ebenda Jg. 19, S. 533. 1924.
5. Anton, G.: Über die Beteiligung der großen basalen Gehirnganglien bei Bewegungsstörungen und insbesondere bei Chorea. Jahrbücher f. Psychiatrie, Bd. 14, S. 141, 1896.
6. d'Astros, Léon: Les hydrocéphalies. Paris: G. Steinheil, Editeur, 1898.
7. — et E. Hawthorn: Syndrôme de Benedikt. Tubercule solitaire du pédoncule cérébral. Rev. neurol. Bd. 10, S. 377. 15. Mai 1902.
8. Auer, E. M., and G. P. Mc. Couch: Pathological findings in Paralysis agitans. Journ. of nerv. a. ment. dis. Bd. 43, S. 532. 1916.
   Bailey, A. A.: Siehe S. Cobb, A. A. Bailey and P. R. Holtz.
   Banting, F. G.: Siehe F. R. Miller and F. G. Banting.
9. Barany, R., und K. Wittmaack: Funktionelle Prüfung des Vestibularapparates. Referat. Verhandl. d. dtsch. otol. Ges. 1911, S. 20.
   Barenne: Siehe Dusser.
   Barré, J. A.: Siehe Georges Guillain et J. A. Barré.
10. Barth, W.: Beitrag zur chronischen progressiven Ophthalmoplegie. Jahrb. d. Hamburg. Staatskrankenanst. Jg. 2, S. 100. 1890.
11. Bazet, H. C., and W. G. Penfield: A study of the Sherrington decerebrate animal in the chronic as well in the acute condition. Brain Bd. 45, Teil 2, S. 185. 1922.
12. Béchet, Eugène: Contribution à l'étude clinique des formes de la maladie de Parkinson. Thèse de Paris. 1892.
13. Beritoff, J. S., und R. Magnus: Pflügers Arch. f. d. ges. Physiol. Bd. 159, S. 249. 1914.
14. — On the reciprocal innervation in tonic reflexes from the labyrinth and the neck. Journ. of physiol. Bd. 49, S. 147. 1915.
15. Blocq, Paul, et G. Marinesco: Sur un cas de tremblement Parkinsonien hémiplégique. Cpt. rend. des séances de la soc. de biol. Bd. 5. S. 105, 1895.
16. Böhme, A., und W. Weiland: Einige Beobachtungen über die Magnusschen Hals- und Labyrinthreflexe beim Menschen. Zeitschr. f. d. ges. Neurol. u. Psychiatrie Bd. 44, S. 94. 1910.
17. Bonhoeffer, Karl: Kasuistische Beiträge zur Hirnchirurgie und Hirnlokalisation. Monatsschr. f. Psychiatr. u. Neurol. Bd. 3, S. 297. 1898.
18. Bramwell, Byrom: On the localisations of intracranial tumours. Brain Bd. 22, S. 1. 1899.
19. Braunschweig. Verhandlungen der Gesellschaft deutscher Nervenärzte. 11. Jahresversammlung gehalten zu Braunschweig am 16. und 17. September. Leipzig: F. C. W. Vogel 1921.
20. Bremer, F.: Contribution à l'étude de la physiologie du cervelet. La fonction inhibitrice du paléo-cérébellum. Cpt. rend. des séances de la soc. de biol. Bd. 86, Nr. 16. 29. April 1922.
21. — La fonction inhibitrice du paléo-cérébellum. Arch. internat. de physiol. Bd. 19, H. 2, S. 189. 1922.

22. Breuer, J.: Beitrag zur Lehre von dem statischen Sinn. Wien. med. Jahrb. 1874, S. 72; 1875, S. 87.
23. — Über die Funktion der Otolithenapparate. Pflügers Arch. f. d. ges. Physiol. Bd. 48, S. 195. 1891.
24. Brissaud: Leçons cliniques sur les maladies nerveuses. Paris 1895.
25. Brock, S., and J. S. Wechsler: Involuntary movements: Their unusual association and relation to the phenomena of decerebrate rigidity. Arch. of neurol. a. psychiatry Bd. 11, Nr. 6, S. 698. 1924.
26. Brouwer, B.: Über Meningoenzephalitis und die Magnus-de Kleynschen Reflexe. Zeitschr. f. d. ges. Neurol. u. Psychiatrie, Origin. Bd. 36, S. 161. 1917.
27. — Examen anatomique du système nerveux central des deux chats décrits par J. G. Dusser de Barenne. Arch. néerland. de physiol. de l'homme et des anim. Bd. 4, S. 125. 1920.
28. Brown, A. Crum.: On the sense of rotation and the anatomy and physiology of the semicircular canals of the internal ear. Journ. of anat. Bd. 8, S. 327. 1874.
29. Brown, T. Graham: On postural and non-postural activities of the midbrain. Proc. of the roy. soc. of London (B) Bd. 87, S. 145. 1913.
30. — On the occurrence of a plastic flexor tone in the monkey. Journ. of physiol. Bd. 49, S. 180. 1914/1915.
31. — On the effect of artificial stimulation of the red nucleus in the anthropoid ape. Ebenda Bd. 49, S. 185. 1914/1915.
32. — On the physiology of the basal ganglia and midbrain of the anthropoid ape. Ebenda Bd. 49, S. 195, 1914/1915.
33. Bruin, J. de: Enkele neurologische gevallen uit de kinderpraktijk. II. Een gecompliceerd geval van idiotica amaurotica progressiva familiaris infantilis (Tay-Sachs). Nederlandsch maandschr. v. verlosk., vrouwenziekten en kindergeneesk. Bd. 3, S. 593. 1914.
34. Burlet, H. M. de, und A. de Kleyn: Über den Stand der Otolithenmembranen beim Kaninchen. Pflügers Arch. f. d. ges. Physiol. Bd. 163, S. 321. 1916.
34a. — en J. J. Koster: Over de bepaling van den stand van booggangs- en maculavlakken in den schedel. Verslagen d. Afdeeling Natuurkunde, Königl. Akad. der Wiss., Amsterdam Bd. 24, S. 1828, 1916.
35. — Der perilymphatische Raum des Meerschweinchenohres. Anat. Anz. Bd. 53, S. 302. 1920.
Buzzard, F.: Siehe J. Collier and F. Buzzard.
Byrom Bramwell: Siehe Bramwell.
36. Castaldi, Luigi: Le basi anatomiche della fisiologia e della patologia del mesencefalo secondo le odierne conoscenze. Sperimentale Bd. 76, 5. 1922.
37. — Ancora sui centri tegmentali del tronco cerebrale e sulla partecipazione di quello mesencefalico al determinismo del tono dei muscoli striati. Ann. del manic. prov. di Perugia Jg. 17, H. 1—4. 1923.
38. Cathala, J.: Rigidité décérebrée unilatérale avec attitude de torsion, par tumeur thalamopédonculaire. Encéphale Jg. 18, S. 52. 1923.
39. Claude, Henri: Syndrôme pédonculaire de la région du noyau rouge. Rev. neurol. Bd. 23, S. 311. 1. Februar 1912.
40. — et Mlle. Loyez: Ramollissement du noyau rouge. Ebenda Bd. 24, S. 49. 27. Jun 1912.
41. — et Lévy Valensi: Maladies du cervelet et de l'isthme de l'encéphale. Paris: J. B. Baillière et fils 1922.
42. Ceni, C.: Studio delle vie cerebro-bulbari e cerebro-cerebellari in un caso di lesione della calotta del pedunculo cerebrale. Riv. sperim. di freniatr., arch. ital. per le malatt. nerv. e ment. Bd. 24, S. 126. 1898.
Cestan: Siehe Raymond et M. Raymond Cestan.
43. Chiray, Foix et Nicolesco: Hémitremblement du type de la sclérose en plaques par lésion rubro-thalamo sous-thalamique. Syndrôme de la région supéro-externe du noyau rouge, avec atteinte silencieuse ou non du thalamus. Rev. neurol. S. 304. 22. März 1923.
44. Cobb, S., A. A. Bailey and P. R. Holtz: On the genesis and inhibition of extensor rigidity. Americ. journ. of physiol. Bd. 44, S. 239. 1917.

45. Collier, J., and F. Buzzard: Descending mesencephalic tracts in cat, monkey and man. Brain Bd. 24, S. 177. 1901.

Cornil, L.: Siehe J. Lhermitte et L. Cornil.

Couch, Mc.: Siehe E. M. Auer and G. P. Mc. Couch.

Crum Brown, A.: Siehe Brown.

46. Dollinger, A.: Zur Klinik der infantilen Form der familiären amaurotischen Idiotie (Tay-Sachs). Zeitschr. f. Kinderheilk. Bd. 22, S. 167. 1919.

47. Dusser de Barenne, J. G.: Recherches expérimentales sur les fonctions du système nerveux central, faites en particulier sur deux chats dont le néopallium avait été enlevé. Arch. néerland. de physiol. Bd. 4, S. 31. 1920.

48. — und R. Magnus: Beiträge zum Problem der Körperstellung. Die Stellreflexe bei der großhirnlosen Katze und dem großhirnlosen Hunde. Mitteilung III. Pflügers Arch. f. d. ges. Physiol. Bd. 180, S. 75. 1920.

49. — Proefondervindelijke physiologie van het zenuwstelsel. Leerboek der zenuwziekten onder redactie van Prof. Dr. L. Bouman en Prof. Dr. B. Brouwer, S. 283. Haarlem: De Erven F. Bohn 1922.

49a. — Die Funktionen des Kleinhirns. Handbuch der Neurologie des Ohres. Herausgegeben von Prof. Dr. G. Alexander und Prof. Dr. O. Marburg. Berlin und Wien: Urban & Schwarzenberg 1923.

50. Economo, C. J. von, und J. P. Karplus: Zur Physiologie und Anatomie des Mittelhirns. Arch. f. Psychiatr. u. Nervenkrankh. Bd. 46, S. 275. 1910.

51. Edinger, L.: Bau der nervösen Zentralorgane. Leipzig: F. C. W. Vogel 1911.

52. — und B. Fischer: Ein Mensch ohne Großhirn. Pflügers Arch. f. d. ges. Physiol. Bd. 152, S. 1. 1913.

53. Ewald, J. R.: Physiologische Untersuchungen über das Endorgan des N. octavus. Wiesbaden 1892.

54. Ferraro, Armando: Etude anatomique du système nerveux central d'un chien dont le pallium a été enlevé. Utrecht: Imprimerie Zuidam 1924.

55. — Contributo sperimentale allo studio della substantia nigra e dei suoi rapporti con la corteccia cerebrale e con il corpo striato. Arch. gen. di neurol., psichiatr. e psicoanalisi Bd. 1. 1925.

56. Ferrier, D., and Turner: A record of experiments illustrative of the symptomatology and degenerations following lesions of the cerebellum and its peduncles in monkey. Phil. trans. roy. soc. of London Bd. 184, (B) 719. 1894.

Fischer, B: Siehe Edinger und Fischer.

57. Fischer, O.: Demonstration zur Pathologie der Athetose. Dtsch. med. Wochenschr. Jg. 37, S. 673. 1911.

58. Flourens, M.: Cpt. rend. hebdom. des séances de l'acad. des sciences. 8. April 1861.

59. Foerster, O.: Zur Analyse und Pathophysiologie der striären Bewegungsstörungen. Zeitschr. f. d. ges. Neurol. u. Psychiatrie Bd. 73, S. 1. 1921.

60. Foix, Ch.: Les lésions anatomiques de la maladie de Parkinson. Rev. neurol. S. 593. 1921.

61. — et A. Thévenard: Les réflexes de posture. Ebenda S. 449. 1923.

Foix, Ch.: Siehe Chiray, Foix et Nicolesco.

62. Freeman, Walter, et Paul Morin: L'influence des réflexes toniques du cou sur les syncinésies. Rev. neurol. S. 452. 1923.

63. — — Reflexes d'automatisme mésencéphaliques. Les syncinésies, les réflexes cervicaux et les réflexes vestibulaires. L'Athétose. Ebenda S. 158. 1924.

64. — La décérebration chez l'homme. Encéphale Jg. 19, Nr. 2, S. 91. 1924.

65. Fröhlich, A., and C. S. Sherrington: Path of impulses for inhibition under decerebrate rigidity. Journ. of physiol. Bd. 28, S. 14. 1902.

66. Fünfgeld, E.: Zur pathologischen Anatomie der Paralysis agitans. Zeitschr. f. d. ges. Neurol. Bd. 81, H. 1/2, S. 187. 1923.

67. Gamper, Ed.: Klinische Beobachtungen an einem Fall von Arhinenzephalie und Mitteilung des anatomischen Befundes. Verhandl. d. Ges. deutscher Nervenärzte. 14. Jahresversammlung gehalten zu Innsbruck 1924, S. 224. Leipzig: F. C. W. Vogel 1925.

68. Goldstein, Kurt: Über anatomische Veränderungen (Atrophie der Substantia nigra) bei postenzephalitischem Parkinsonismus. Zeitschr. f. d. ges. Neurol. u. Psychiatrie Bd. 76, H. 5, S. 627. 1922.

68a. — Über Halsreflexe beim Menschen. Zentralbl. f. d. ges. Neurol. u. Psychiatrie Bd. 30, S. 413. 1922.

69. Goltz, Fr.: Der Hund ohne Großhirn. Pflügers Arch. f. d. ges. Physiol. Bd. 65, S. 570. 1892.

Gordon: Siehe Holmes.

Graham: Siehe Brown.

69a. Grasset, J.: Les centres nerveux. Paris: J. B. Baillière et fils 1905.

70. Greiwe, J. E.: Ein solitärer Tuberkel im rechten Großhirnschenkel. Mendels neurol. Zentralbl. 1894, S. 130.

71. Groebels, F.: Die Lage- und Bewegungsreflexe der Vögel. Zeitschr. f. Biol. Mitteilung I: Bd. 76, Heft 1, 2 u. 3, S. 83. 1922; Mitteilung II: Ebenda S. 127.

Grünbaum, A. S.: Siehe J. N. Langley and A. S. Grünbaum.

72. — and C. S. Sherrington: Observations on the physiology of the cerebral cortex of the anthropoid apes. Proc. of the roy. soc. of London Bd. 76, S. 69. 1901.

Guillain, Georges: Siehe Pierre Marie et Georges Guillain.

73. — et J. A. Barré: Travaux neurologiques de guerre. Paris: Masson & Cie. 1920.

74. Halban, H. von, und M. Infeld: Zur Pathologie der Hirnschenkelhaube. Arb. a. d. neurol. Inst. d. Wiener Univ. Bd. 9, S. 329. 1902.

75. Hall, H. C.: La dégénérescence hépato-lenticulaire. Paris: Masson & Cie. 1921.

76. Hatschek, R.: Ein vergleichend-anatomischer Beitrag zur Kenntnis der Haubenfaserung und zur Frage des zentralen Trigeminusverlaufes. Arch. f. mikr. Anat. Bd. 69. 1906.

77. — Zur vergleichenden Anatomie des Nucleus ruber tegmenti. Obersteiners Arb. Bd. 15, S. 89. 1907.

Hawthorn, E.: Siehe L. d'Astros et E. Hawthorn.

78. Held, Hans: Ursprung des Vorderseitenstranges. Virchows Arch. f. pathol. Anat. u. Physiol. 1892.

79. — Beitr. z. Anat., Physiol., Pathol. u. Therap. d. Ohres, d. Nase u. d. Halses Bd. 19, H. 6. 1923.

80. Hoeve, J. van der, und A. de Kleyn: Tonische Labyrinthreflexe auf die Augen. Pflügers Arch. f. d. ges. Physiol. Bd. 169, S. 241. 1917.

81. Högyes, A.: Über den Nervenmechanismus der assoziierten Augenbewegungen. Berlin u. Wien: Urban & Schwarzenberg 1913. Monatsschr. f. Ohrenheilk. Jg. 46, S. 685, 809, 1027, 1353 u. 1554. 1912.

82. Holmes, Gordon: The nervous system of the dog without a forebrain. Journ. of physiol. Bd. 27, S. 1. 1901/1902.

83. — On certain tremors in organic cerebral lesions. Brain Bd. 27, S. 327. 1904.

84. — Goulstonian Lectures. Brit. med. journ. Bd. 11, S. 769. 1915.

Holtz, P. R.: Siehe S. Cobb, A. A. Bailey and P. R. Holtz.

Horsley, Victor: Siehe Max Löwenthal and Victor Horsley.

85. — The Linacre lecture of the function of the so-called motor area of the brain. Brit. med. journ. Bd. 2, S. 125. 1909.

86. — The mesencephalic root of the 5th nerve. Brain Bd. 33, Teil 2, S. 175. 1910.

87. Howard, C. P., and C. E. Royce: Progressive lenticular degeneration associated with cirrhosis of the liver (Wilsons Disease). Arch. of internal med. Bd. 24, S. 497. 1919.

Hughlings Jackson, J.: Siehe Jackson.

88. Hunt, J. Ramsay: Progressive atrophy of the Globus Pallidus. Brain Bd. 40, S. 58. 1917.

89. — Le système statique ou postural et ses relations avec les états hypertoniques des muscles du squelette, spasticité, rigidité et spasme tonique. Encéphale Jg. 17, S. 376. 1922.

Infeld, M.: Siehe H. von Halban und M. Infeld.

90. — Zwei Fälle von Herderkrankung in der Vierhügelgegend. Mendels neurol. Zentralbl. Bd. 27, S. 494. 1908; Wien. med. Wochenschr. Jg. 57, Nr. 34, S. 1634. 1907.

91. Ingvar, Sven: Zur Phylo- und Ontogenese des Kleinhirns nebst einem Versuche zu einheitlicher Erklärung der zerebellaren Funktion und Lokalisation. Haarlem: De Erven F. Bohn 1918; Folia neurobiol. 1918.

92. — On cerebellar localisation. Brain Bd. 46, Teil 3, S. 391. 1923.

93. Jackson, J. Hughlings: On certain relations of the Cerebrum and Cerebellum (on rigidity of Hemiplegia and on Paralysis agitans). Ebenda Bd. 22, S. 621. 1899.

94. Jacob, A.: Die ertrapyramidalen Erkrankungen. Berlin: Julius Springer 1923.

95. Jelgersma, G.: Neue anatomische Befunde bei Paralysis agitans und bei chronischer Chorea. Mendels neurol. Zentralbl. Bd. 27, S. 995. 1908.

96. Jonkhoff, D. J.: Een geval van halsreflexen van Magnus en de Kleyn by een mensch en haar belangrijkheid voor de prognose. Nederl. tijdschr. v. geneesk. S. 307. 1920.

Karplus, J. P.: Siehe A. Spitzer und J. P. Karplus.

— Siehe C. J. von Economo und J. P. Karplus.

97. — und A. Kreidl: Über Totalexstirpationen einer und beider Großhirnhemisphären an Affen (Macacus rhesus). Arch. f. Physiol. S. 155, 1914.

Kinnier Wilson, S. A.: Siehe Wilson.

Kleist, K.: s. Nr. 124.

98. Kleyn, A. de, und R. Magnus: Die Abhängigkeit des Tonus der Extremitätenmuskeln von der Kopfstellung. Pflügers Arch. f. d. ges. Physiol. Bd. 145, S. 455. 1912.

99. — — Die Abhängigkeit des Tonus der Nackenmuskeln von der Kopfstellung. Ebenda Bd. 147, S. 403. 1912.

100. — Zur Technik der Labyrinthexstirpation und Labyrinthausschaltung bei Katzen. Ebenda Bd. 145, S. 549. 1912.

101. — und R. Magnus: Die Abhängigkeit der Körpersetllung vom Kopfstande beim normalen Kaninchen. Ebenda Bd. 154, S. 163. 1913.

102. — — Analyse der Folgezustände einseitiger Labyrinthexstirpation mit besonderer Berücksichtigung der Rolle der tonischen Halsreflexe. Ebenda S. 178. 1913.

103. —, — Ein weiterer Fall von tonischen „Halsreflexen" beim Menschen. Münch. med. Wochenschr. 1913, Nr. 46.

104. — Zur Analyse der Folgezustände einseitiger Labyrinthexstirpation beim Frosch. Pflügers Arch. f. d. ges. Physiol. Bd. 159, S. 218. 1914.

105. — und R. Magnus: Weitere Beobachtungen über Hals- und Labyrinthreflexe auf die Gliedermuskeln des Menschen. Ebenda Bd. 160, S. 429. 1915.

— Siehe H. M. de Burlet und A. de Kleyn Nr. 34. 1916.

— Siehe J. van der Hoeve und A. de Kleyn Nr. 80. 1917.

106. — en W. Storm van Leeuwen: Over vestibulaire oog-reflexen. I. Over de oorzaak van het ontstaan van den calorischen nystagmus. Verslagen d. Afdeeling Natuurkunde, Königl. Akad. d. Wiss., Amsterdam Bd. 26, S. 381. 1917.

— — Über vestibuläre Augenreflexe. I. Über die Entstehungsursache des kalorischen Nystagmus nach Versuchen an Katzen und Kaninchen. v. Graefes Arch. f. Ophthalmol. Bd. 94, S. 316. 1917.

— — Concerning vestibular eye-reflexes. I. On the origin of caloric nystagmus. Proc. of the roy. acad. Amsterdam Bd. 20, Nr. 4. 1917.

107. — und R. Tumbelaka: Über vestibuläre Augenreflexe. v. Graefes Arch. f. Ophthalmol. Bd. 95, H. 4, S. 314. 1918.

108. — und R. Magnus: Sympathikuslähmung durch Abkühlung des Mittelohres beim Ausspritzen des Gehörganges der Katze mit kaltem Wasser. Ebenda Bd. 96, H. 3/4, S. 368. 1918.

109. — Actions réflexes du labyrinth et du cou sur les muscles de l'œil. Arch. néerland. de physiol. Bd. 2, S. 644. 1918.

110. — en R. Magnus: Tonische labyrinthreflexen op de oog-spieren. Verslagen d. Afdeeling Natuurkunde, Königl. Akad. d. Wiss., Amsterdam Bd. 28, S. 129. 1919.

— — Tonische Labyrinthreflexe auf die Augenmuskeln. Pflügers Arch. f. d. ges. Physiol. Bd. 178, S. 179. 1920.

— — Tonic reflexes of the labyrinth on the eye-muscles. Proc. of the roy. acad. Amsterdam Bd. 22, Nr. 3, S. 242. 1919.

334   Literatur.

111. Kleyn, A. de, und R. Magnus: Kleinhirn, Hirnstamm und Lahyrinthreflexe. Münch. med. Wochenschr. 1919, Nr. 20, S. 523. 1919.

112. — en C. R. J. Versteegh: Over de al of niet labyrinthaire genese van den donkernystagmus bij honden. Verslagen d. Afdeeling Natuurkunde, Königl. Akad. d. Wiss., Amsterdam Bd. 28, S. 253. 1919.
— — On the question whether or no darkness-nystagmus in dogs originates in the labyrinth. Proc. of the roy. acad. Amsterdam Bd. 22, Nr. 5. 1919.
— — Über die Unabhängigheit des Dunkelnystagmus der Hunde vom Labyrinth. v. Graefes Arch. f. Ophthalmol. Bd. 101, H. 2/3, S. 228. 1920.

113. — und R. Magnus: Über die Unabhängigkeit der Labyrinthreflexe vom Kleinhirn und über die Lage der Zentren für die Labyrinthreflexe im Hirnstamm. Pflügers Arch. f. d. ges. Physiol. Bd. 178, S. 124. 1920.

114. — en W. Storm van Leeuwen: Vestibulaire oog-reflexen. II. De genese van den koudwaternystagmus bij konijnen. Verslagen d. Afdeeling Natuurkunde, Königl. Akad. d. Wiss., Amsterdam Bd. 28, S. 721. 1920.
— — Concerning vestibular eye-reflexes. II. The genesis of cold-water nystagmus in rabbits. Proc. of the roy. acad. Amsterdam Bd. 22, Nr. 7 u. 8. 1920.

115. — Tonische labyrinth- en halsreflexen op de oogen. Verslagen d. Afdeeling Natuurkunde, Königl. Akad. d. Wiss., Amsterdam Bd. 28, S. 1223. 1920.
— On the effect of tonic labyrinthine and cervical reflexes upon the eye-muscles. Proc. of the roy. acad. Amsterdam Bd. 23, Nr. 4, S. 509. 1920.
— Tonische Labyrinth- und Halsreflexe auf die Augen. Pflügers Arch. f. d. ges. Physiol. Bd. 186, S. 82. 1921.

116. — Folgen der isolierten Otolithenausschaltung. Berichte über d. ges. Physiol. Bd. 2, H. 2. 1920.

117. — und R. Magnus: Beiträge zum Problem der Körperstellung. Mitteilung IV. Optische Stellreflexe bei Hund und Katze. Pflügers Arch. f. d. ges. Physiol. Bd. 180, S. 291. 1920.
— — Optische „Stellreflexe" bij den hond en bij de kat. Verslagen d. Afdeeling Natuurkunde, Königl. Akad. d. Wiss., Amsterdam Bd. 28, S. 670. 1920.
— — On optic „Stellreflexe" in the dog and in the cat. Proc. of the roy. acad. Amsterdam Bd. 22, Nr. 9 u. 10, S. 948. 1920.

118. — — De functie der otolithen. Verslagen d. Afdeeling Natuurkunde, Königl. Akad. d. Wiss., Amsterdam Bd. 29, S. 375. 1920.
— — The function of the otolithes. Proc. of the roy. acad. Amsterdam Bd. 23. Nr. 6, S. 907. 1920.
— — Über die Funktion der Othlithen. Mitteilung I. Otolithenstand bei den tonischen Labyrinthreflexen. Pflügers Arch. f. d. ges. Physiol. Bd. 186, S. 6. 1921.

119. — — Labyrinthreflexe auf Progressivbewegungen. Ebenda Bd. 186, S. 39. 1921.

120. — — Über die Funktion der Otolithen. Mitteilung II. Isolierte Otolithenausschaltung bei Meerschweinchen. Ebenda Bd. 186, S. 61. 1921.

121. — und C. J. R. Versteegh: Über den Einfluß der Reizung der Nasenschleimhaut auf den vestibularen Nystagmus beim Kaninchen. Arch. f. Laryngol. u. Rhinol. Bd. 33. 1921.

122. — Recherches quantitatives sur les positions compensatoires de l'œil chez le lapin. Arch. néerland. de physiol. Bd. 8, S. 138. 1922. Volume Jubilaire H. Zwaardemaker.

123. — und R. Magnus: Über die Funktion der Otolithen. Mitteilung III. Pflügers Arch. f. d. ges. Physiol. Bd. 194, S. 407. 1922.
— Siehe R. Magnus und K. de Kleyn Nr. 157. 1922; Nr. 156 u. Nr. 158. 1923.

124. Kleist, K.: Zur Auffassung der subkortikalen Bewegungsstörungen. Arch. f. Psych. u. Nervenkrankh. Bd. 59, H. 2/3, S. 790. 1918.

125. Kolisch, Rudolf: Zur Lehre von den posthemiplektischen Bewegungserscheinungen. Dtsch. Zeitschr. f. Nervenheilk. Bd. 4, S. 14. 1893.
Koster, J. J. J.: Siehe H. M. de Burlet und J. J. J. Koster.

126. Kreidl, A.: Beiträge zur Physiologie des Ohrlabyrinthes auf Grund von Versuchen an Taubstummen. Pflügers Arch. f. d. ges. Physiol. Bd. 51, S. 119. 1892.

127. Kreidl, A.: Die Funktion des Vestibularapparates. Ergbn. d. Physiol. Bd. 5, S. 572. 1906.
— Siehe: J. P. Karplus und A. Kreidl.
127a. Landau, A.: Über einen tonischen Lagereflex beim älteren Säugling. Klin. Wochenschr. Nr. 27. 1923.
127b. — Über motorische Besonderheiten des zweiten Lebenshalbjahres. Monatsschr. f. Kinderheilk. Orig. 1924, Bd. 29. S. 555.
128. Langley, J. N., and A. S. Grünbaum: On the degeneration resulting from removal of the cerebral cortex and corpora striata in the dog. Journ. of physiol. Bd. 11, S. 606. 1890.
129. Létienne: Hydrocéphalie anencéphalique. Bull. et mém. de la soc. anat. de Paris 1888.
Levy-Valensi: Siehe H. Claude et Lévy-Valensi.
130. Lewandowski, M.: Handbuch der Neurologie. Berlin: Julius Springer 1910.
131. Lewy, F. H.: Das extrapyramidale motorische System, sein Bau, seine Verrichtung und Erkrankung. Klin. Wochenschr. Jg. 2, S. 189 u. 237. 1923.
132. — Die Lehre vom Tonus und der Bewegung. Berlin: Julius Springer 1923.
133. — Die Histopathologie der choreatischen Erkrankungen. Zeitschr. f. d. ges. Neurol. u. Psychiatrie Bd. 85, S. 622. 1923.
134. Leyton, A. S. F., and C. S. Sherrington: Observations on the excitable cortex of the chimpanzee, orang-utan and gorilla. Quart. journ. of exp. physiol. Bd. 11, Nr. 2, S. 135. 1917.
135. Lhermitte, J.: La section totale de la moëlle dorsale. Paris: Maloine 1919.
136. — et L. Cornil: Recherches anatomiques sur la maladie de Parkinson. Rev. neurol. Bd. 37, S. 625. 1921.
137. — La rigiditée décérebrée. Données physiologiques et applications cliniques. Ann. de méd. Bd. 10, S. 228. 1921.
138. — L'encéphalite léthargique. Questions neurologiques d'actualité. Paris: Masson & Cie. 1922.
139. Liljestrand, G., und R. Magnus: Warum wird die lokale Muskelstarre beim Wundstarrkrampf durch Novokain aufgehoben? Münch. med. Wochenschr. 1919, Nr. 21, S. 551.
140. — — Über die Wirkung des Novokains auf den normalen und den tetanusstarren Skelettmuskel und über die Entstehung der lokalen Muskelstarre beim Wundstarrkrampf. Pflügers Arch. f. d. ges. Physiol. Bd. 176, S. 168. 1919.
141. Loeb, Jacques: Über den Anteil des Hörnerven an den nach Gehirnverletzung auftretenden Zwangsbewegungen, Zwangslagen und assoziierten Stellungsänderungen der Bulbi und Extremitäten. Ebenda Bd. 50, S. 66. 1891.
142. Löwenthal, Max, and Victor Horsley: On the relations between the cerebellum and other centres (namely cerebral and spinal) with special reference to the action of antagonistic muscles. Proc. of the roy. soc. of London Bd. 46, S. 20. 1897.
Loyez: Siehe Henri Claude et Mlle Loyez.
143. Mach, E.: Physikalische Versuche über den Gleichgewichtsinn des Menschen. Sitzungsber. d. Akad. Wien, Mathem.-naturw. Kl. III. S. 68—124. 1873.
144. — Grundlinien der Lehre von der Bewegungsempfindung. Leipzig 1875.
145. Magnus, R.: Zur Regelung der Bewegungen durch das Zentralnervensystem. Mitteilung I: Pflügers Arch. f. d. ges. Physiol. Bd. 130, S. 219. 1909; Mitteilung II: Ebenda S. 253; Mitteilung III: Ebenda Bd. 134, S. 545. 1910; Mitteilung IV: Ebenda S. 584.
— Siehe de Kleyn und Magnus Nr. 98 und Nr. 99. 1912.
146. — Über die Beziehungen des Kopfes zu den Gliedern. Münch. med. Wochenschr. 1912, Nr. 13.
147. — und C. G. L. Wolf: Weitere Mitteilungen über den Einfluß der Kopfstellung auf den Gliedertonus. Pflügers Arch. f. d. ges. Physiol. Bd. 149, S. 447. 1913.
— Siehe de Kleyn und Magnus, Nr. 101, Nr. 102 und Nr. 103. 1913.
148. — und W. Storm van Leeuwen: Die akuten und die dauernden Folgen des Ausfalles der tonischen Hals- und Labyrinthreflexe. Pflügers Arch. f. d. ges. Physiol. Bd. 159, S. 157. 1914.

149. **Magnus, R.**: Welche Teile des Zentralnervensystems müssen für das Zustandekommen der tonischen Hals- und Labyrinthreflexe auf die Körpermuskulatur
vorhanden sein? Ebenda Bd. 159, S. 224. 1914.
— Siehe J. S. Beritoff und R. Magnus, Nr. 13. 1914.
— Siehe A. de Kleyn und R. Magnus, Nr. 105. 1915.

150. — Beiträge zum Problem der Körperstellung. Stellreflexe beim Zwischenhirn- und
Mittelhirnkaninchen. Mitteilung I. Pflügers Arch. f. d. ges. Physiol. Bd. 163,
S. 405. 1916.
— Siehe A. de Kleyn und R. Magnus, Nr. 108. 1918.

151. — Tonische Hals- und Labyrinthreflexe auf die Körpermuskeln beim dezerebrierten
Affen. Arch. néerland. de physiol. Bd. 2, S. 484. 1918.

152. — Beiträge zum Problem der Körperstellung. Stellreflexe beim Kaninchen nach
einseitiger Labyrinthexstirpation. Mitteilung II. Pflügers Arch. f. d. ges. Phy-
siol. Bd. 174, S. 134. 1919.
— Siehe G. Liljestrand und R. Magnus, Nr. 139 und Nr. 140. 1919.
— Siehe A. de Kleyn und R. Magnus, Nr. 110 und Nr. 111. 1919.
— Siehe A. de Kleyn und R. Magnus, Nr. 113 und Nr. 118. 1920.
— Siehe J. G. Dusser de Barenne und R. Magnus, Nr. 48 Stellreflexe, Mittei-
lung III, 1920.
— Siehe A. de Kleyn und R. Magnus, Nr. 117, Stellreflexe, Mitteilung IV, 1920.

153. — Die Funktion der Otolithen. Berichte über d. ges. Physiol. Bd. 2, H. 2. 1920.
— Siehe A. de Kleyn und R. Magnus, Nr. 119 und Nr. 120. 1921.

154. — Körperstellung und Labyrinthreflexe beim Affen. Pflügers Arch. f. d. ges. Physiol. Bd. 193, S. 396. 1922.

155. — Wie sich die fallende Katze in der Luft umdreht. Arch. néerland. de physiol.
Bd. 7, S. 218. 1922. Volume jubilaire H. Zwaardemaker.

156. — und A. de Kleyn: Experimentelle Physiologie des Vestibularapparates bei Säugetieren mit Ausschluß des Menschen. Handbuch der Neurologie des Ohres. Herausgegeben von Prof. Dr. G. Alexander und Prof. Dr. Otto Marburg. Berlin
und Wien: Urban & Schwarzenberg 1923.

157. — en A. de Kleyn: Nadere bijdrage tot de functie der otolithenapparaten. Verslagen
d. Afdeeling Natuurkunde, Königl. Akad. d. Wiss., Amsterdam Bd. 31, S. 184.
1922.
— — A further contribution concerning the function of the otolithic apparatus.
Proc. of the roy. acad. Amsternam Bd. 25, S. 256. 1922.

158. — — Bijdrage tot de functie van het vestibulaire apparaat. Verslagen d. Afdeeling
Natuurkunde, Königl. Akad. d. Wiss., Amsterdam Bd. 32, S. 961. 1923.
— and A. de Kleyn: A contribution concerning the function of the vestibularappa-
ratus. Proc. of the roy. acad. Amsterdam Bd. 27, Nr. 3 u. 4. 1923.

159. — und G. G. J. Rademaker: Die Bedeutung des roten Kernes für die Körperstellung. (Vorl. Mitt.) Schweizer Arch. f. Neurol. u. Psychiatrie Bd. 13, S. 408. 1923.

160. — Körperstellung. Berlin: Julius Springer 1924.

161. **Manschot, G. W.**: Paralysis agitans. Proefschrift. Amsterdam 1904.

162. **Marburg, O.**: Die topische Diagnostik der Mittelhirnkrankheiten. Wien. klin.
Wochenschr. 1905, Nr. 21—25, S. 533.

163. **Marie, Pierre**: Des foyers lacunaires de désintégration et de différents autres états
cavitaires du cerveau. Rev. de méd. Bd. 21, S. 281. 1901.

164. — et **Georges Guillain**: Le faisceau pyramidal dans l'hemiplégie infantile.
Hypertrophie compensatrice du faisceau pyramidal. Soc. de neurol. de Paris.
5. März 1903.

165. — — Lésion ancienne du noyau rouge. Nouvelle Iconographie de la salpétrière
1903, S. 78.
Marinesco, G.: Siehe P. Blocq et G. Marinesco.

166. — et A. Radovici: Idiotie amaurotique et rigiditée décérebrée. Encephale Jg. 18,
S. 145. 1923.

167. — — Contribution à l'étude des réflexes profonds du cou et des réflexes labyrinthiques.
Rev. neurol. Jg. 31, S. 1924. 1924.

168. **Mendel**: Berliner klin. Wochenschr. 1885, S. 469.

169. Meyers, I. L.: Magnus and de Kleyn phenomena in brain lesions of man. A consideration of these and other forced attitudes in the so-called decerebrate man. Arch. of neurol. a. psychiatry Bd. 8, S. 383. 1922.
170. Miller, R. F. and F. G. Banting: Observations on cerebellar stimulations. Brain Bd. 45, S. 104. 1922.
171. Minkowski, M.: Sur les mouvements, les réflexes et les réactions musculaires du foetus humain de 2 à 5 mois et leurs relations avec le système nerveux foetal. Rev. neurol. S. 1105. 1922.
172. Monakow, C. von: Der rote Kern, die Haube und die Regio hypothalamica bei einigen Säugetieren und beim Menschen. Wiesbaden: J. F. Bergmann 1910.
Morin, Paul: Siehe Walter Freeman et Paul Morin.
173. Muskens, L. J. J.: De achterste langsbundels en de manegebeweging. Verhandel. d. Königl. Akad. d. Wiss., Amsterdam (Naturwiss. Abt.) S. 656. 8. Nov. 1912.
174. — The central connections of the vestibular nuclei with the corpus striatum and their significance for ocular movements and for locomotion. Brain Bd. 45, S. 454. 1922.
Nicolesco: Siehe Chiray, Foix et Nicolesco.
Nishikawa, Y.: Siehe E. A. Spiegel und Y. Nishikawa.
Olmsted, J. M. D.: Siehe W. P. Warnar and J. M. D. Olmsted.
175. Oort, H.: Über die Verästelung des Nervus octavus bei Säugetieren. Anat. Anz. Bd. 51, S. 272. 1918.
176. Oppenheim, H.: Lehrbuch der Nervenkrankheiten. 5. Auflage. Berlin: S. Karger 1908.
177. Pavlow, M.: Quelques points concernant le rôle physiologique du tubercule quadrijumeau supérieur et du noyau rouge. Névraxe 1900, S. 333.
Penfield, W. G.: Siehe H. C. Bazet and W. G. Penfield.
178. Pfeiffer, I. A. F.: The anatomical findings in a case of progressive lenticular degeneration. Journ. of nerv. a. ment. dis. Bd. 45, S. 289. 1917.
Pierre Marie: Siehe Marie.
179. Pollak, E.: Der amyostatische Symptomenkomplex und verwandte Zustände. Verhandl. d. Ges. dtsch. Nervenärzte. Leipzig: F. C. W. Vogel 1922.
Potter, A.: Siehe C. Winkler and A. Potter.
180. Probst, M.: Über den Hirnmechanismus der Motilität. Jahrb. d. Psychiatrie u. Neurol. Bd. 21, S. 181. 1901.
181. — Über die antomischen und physiologischen Folgen der Halbseitendurchschneidung des Mittelhirns. Ebenda Bd. 24, S. 219. 1904.
182. Quix, F. H.: Metingen en beschouwingen over de otolithenfunctie. Nederlandsch tijdschr. v. geneesk. 1919, S. 902.
183. — De functie der otolithen. Ebenda 1921, S. 2670.
184. — De invloed van elken otolith afzonderlijk op den tonus van de verschillende spieren. Natuur- en Geneeskundig Congres te Utrecht, 31. März bis 2. April 1921.
185. — La fonction des otolithes. Arch. néerland. de physiol. de l'homme et des anim. Bd. 6, S. 1. 1921.
186. — Examen fonctionnel de l'appareil otolithique. Xe Congrès International d'Otologie, Paris, 19—22 Juillet 1922. Paris, 74 Rue Lafayette: Saint-Amand.
187. — L'examen clinique de la fonction des otolithes. Ann. des malad. de l'oreille et du larynx Bd. 42, Nr. 3. 1923.
188. — La fonction des otolithes. Arch. néerland. de physiol. de l'homme et des anim. Bd. 7, S. 425. 1923.
189. — Die Otolithenfunktion in der Otologie. Zeitschr. f. Hals-, Nasen- u. Ohrenheilk. Bd. 8, S. 516. 1924.
190. Rademaker, G. G. J.: Der rote Kern, die normale Tonusverteilung und die Stellfunktion. Klin. Wochenschr. Bd. 1, S. 404. 1923.
— Siehe R. Magnus und G. G. J. Rademaker Nr. 159.
Radovici, A.: Siehe G. Marinesco et A. Radovici.
Ramsay Hunt, J.: Siehe Hunt.
191. Raymond et M. Raymond Cestan: Sur un cas d'endothéliome épithélioïde du noyau rouge. Rev. neurol. Bd. 10, S. 463. 1902.

192 Raymond et M. Raymond Cestan: Sur un cas de papillome épithélioïde du noyau rouge. Contribution à l'étude des fonctions du noyau rouge. Arch. de neurol. Bd. 14, S. 81. 1902.

193. Redlich, M.: Beiträge zur Anatomie und Physiologie der motorischen Bahnen bei der Katze. Monatsschr. f. Psychiatrie u. Neurol. Bd. 5, S. 192. 1899.

194. Riddoch, G.: The reflex functions of the completely divided spinal cord in man, compared with those associated with less severe lesions. Brain Bd. 40, S. 264. 1917.

195. Rossi, G.: Sulle localizzazioni cerebellari corticali e sul loro significato in rapporto alla funzione del cervelletto. Arch. di fisiol. Bd. 19, H. 5. 1921.

196. Rothmann, M.: Über die funktionelle Bedeutung der Pyramidenbahn. Berliner klin. Wochenschr. 1901, S. 574.

197. — Über die Ergebnisse der experimentellen Ausschaltung der motorischen Funktion und ihre Bedeutung für die Pathologie. Zeitschr. f. klin. Med. Bd. 48. 1903.

198. — Über die physiologische Wertung der kortikospinalen (Pyramiden-) Bahn. Pflügers Arch. f. d. ges. Physiol. 1907, S. 217.

199. — Der Hund ohne Großhirn. Mendels neurol. Zentralbl. 1909, 28, S. 1045.

200. — Demonstration des Sektionbefundes des großhirnlosen Hundes. Ebenda 1912, 31, S. 867.

201. Rothmann, H.: Zusammenfassender Bericht über den Rothmannschen großhirnlosen Hund nach klinischer und anatomischer Untersuchung. Zeitschr. f. d. ges. Neurol. u. Psychiatrie Bd. 87, S. 247. 1923.

Royce, C. E.: Siehe C. P. Howard and C. E. Royce.

202. Sarbo, A. von: Über „Hyptokinesis" und „Rubrale Ataxie" als Symptom der Gehirngeschwülste der mittleren Schädelgrube, speziell des Mittelhirns. Klin. Wochenschr. 1922, S. 1597.

202a. Schaltenbrand, G.: Normale Bewegungs- und Lagereaktionen bei Kindern. Deutsche Zeitschr. f. Nervenheilk. Bd. 87, S. 24. 1925.

203. Sherrington, C. S.: Cataleptoid reflexes in the monkey. Proc. of the roy. soc. of London Bd. 60, S. 411. 1897.

204. — Decerebrate rigidity and reflex coordination of movements. Journ. of physiol. Bd. 22, S. 319. 1897/1898.

205. — On the innervation of anatagonistic muscles, 6th note. Proc. of the roy. soc. Bd. 66, S. 66. 1899.

206. — Schäfer's Textbook of Physiology. Bd. 2, S. 1913. 1900.
— Siehe A. S. Grünbaum and C. S. Sherrington, Nr. 72. 1901.
— Siehe A. Fröhlich and C. S. Sherrington, Nr. 65, 1902.

207. — On reciprocal innervation of antagonistic muscles, 7th note. Proc. of the roy. soc. Bd. 76, S. 161. 1905.

208. — On reciprocal innervation of antagonistic muscles, 8th note. Ebenda S. 169. 1905.

209. — The integrative action of the nervous system. I. Edition. London: Humphrey Milford 1906. II. Edition. London: Humphrey Milford 1920.

210. — On the proprioceptive system, especially in its reflex aspect. Brain Bd. 29, S. 467. 1906.

211. — Postural activity of muscle and nerve. Ebenda Bd. 38, S. 191. 1915.

212. — On plastic tonus and proprioceptive reflexes. Quart. journ. of exp. physiol. Bd. 2, S. 109. 1909.
— Siehe A. S. F. Leyton and C. S. Sherrington. 1917.

213. — Posture. (The Cavendish Lecture.) West London med. journ. Bd. 25, Nr. 3. 1920. Referat: P. Ronas Berichte über d. ges. Physiol. u. exp. Pharmakol. Bd. 4, S. 359. 1921.

214. Simonelli, G.: Sulla funzione dei lobi medi del cervelletto; il lobo posteriore (pyramis, uvula, nodulus) secondo Ingvar. Arch. di fisiol. Bd. 19, H. 5. 1921.

215. — Localizzazioni cerebellari corticali. Ebenda Bd. 20, H. 6. 1922.

216. Simons, A.: Kopfhaltung und Muskeltonus. Mendels neurol. Zentralbl. Bd. 39, S. 132 u. 256. 1920.

217. — Kopfhaltung und Muskeltonus. Zeitschr. f. d. ges. Neurol. u. Psychiatrie Bd. 60, S. 499. 1923.

218. Socin, Ch., und W. Storm van Leeuwen: Über den Einfluß der Kopfstellung auf phasische Extremitätenreflexe. Pflügers Arch. f. d. ges. Physiol. Bd. 159, S. 251. 1914.

219. Souques, A.: Lésions et causes de la Paralysie agitante. Ses rapports avec le syndrôme Parkinsonien post-encephaloléthargique. Questions neurolog. d'actualité. Paris: Masson & Cie. 1922.

220. Spiegel, E. A., und Y. Nishikawa: Der zentrale Mechanismus der Tetaniekrämpfe und ihre Beziehungen zur Enthirnungsstarre. Arb. a. d. neurol. Inst. d. Wiener Univ. Bd. 24, S. 221. 1923.

220a. Spielmeyer: Hemiplegie bei intakter Pyramidenbahn. Münch. med. Woch. 1906.

221. Spitzer, A., und J. P. Karplus: Über experimentelle Läsionen an der Gehirnbasis. Festschrift zur Feier des 25jährigen Bestandes des Neurol. Instit. an der Wiener Universität. Ebenda Bd. 16, Teil 2, S. 348. 1907.

222. — Anatomie und Physiologie der zentralen Bahnen des Vestibularis. Ebenda Bd. 25, S. 423. 1924.

223. Starlinger, J.: Die Durchschneidung beider Pyramiden beim Hunde. Jahrb. d. Psychiatrie u. Neurol. Bd. 15, S. 1. 1897.

Starr: Siehe Allan.

224. Stewart, G. N.: The otic labyrinth and equilibration in one of the urodela. Arch. néerland. de physiol. Bd. 7, S. 340. 1922. (Volume Jubilaire H. Zwaardemaker.)

Storm van Leeuwen, W.: Siehe A. de Kleyn en W. Storm van Leeuwen, Nr. 106 und Nr. 114.

— Siehe R. Magnus und W. Storm van Leeuwen, Nr. 148.

— Siehe Ch. Socin und W. Storm van Leeuwen, Nr. 218.

225. Strümpell, A.: Lehrbuch der speziellen Pathologie und Therapie der inneren Krankheiten Bd. 2, 16. Aufl. Leizpig: F. C. W. Vogel 1907. 23. u. 24. Aufl., 1922.

Thévenard, A.: Siehe Ch. Foix et A. Thévenard.

226. Thiele, F. H.: On the efferent relationship of the optic thalamus and Deiters' nucleus to the spinal cord, with special reference to the cerebellar influx of Dr. Hughlings Jackson and the genesis of the decerebrate rigidity of Ord and Sherrington. Journ. of physiol. Bd. 32, S. 358. 1905.

227. Tretiakoff, C.: Contribution à l'étude de l'anatomie pathologique du Locus niger de Soemmering. Thèse de Paris. 1919.

228. — Rev. neurol. Bd. 37, S. 502. 1921.

Tumbelaka, R.: Siehe A. de Kleyn und R. Tumbelaka, Nr. 107.

229. Turner, V.: A case of prolonged hyperpyrexia in a child with a midbrain tumour. Brit. journ. of childr. dis. Bd. 13, S. 261. 1916.

Versteegh, C. J. R.: Siehe A. de Kleyn und C. J. R. Versteegh, Nr. 102 und Nr. 121.

230. Vogt, C. und O.: Zur Kenntnis der pathologischen Veränderungen des Striatum und des Pallidum und zur Pathophysiologie der dabei auftretenden Krankheitserscheinungen. Sitzungsber. d. Heidelberg. Akad. d. Wiss., Math.-naturw. Kl. 1919, S. 3.

231. —, — Zur Lehre der Erkrankungen des striären Systems. Journ. f. Psychiatrie u. Neurol. Bd. 25, Ergänzungsheft, S. 631. 1919.

232. Voit, M.: Zur Frage der Verästelung des Nervus acusticus bei den Säugetieren. Anat. Anz. Bd. 31, S. 635. 1917.

233. Wallenberg, A.: Veränderungen der nervösen Zentralorgane in einem Falle von zerebraler Kinderlähmung. Arch. f. Psychiatrie u. Nervenkrankh. Bd. 19, S. 297. 1888.

234. — Bedeutung neuer Ergebnisse der Anatomie des Zentralnervensystems für die topische Diagnostik der Gehirnkrankheiten. Dtsch. med. Wochenschr. 1922, Nr. 31 u. 32.

235. Walshe, F. M. R.: On the genesis and physiological significance of spasticity and other disorders of motor innervation. With a consideration of the functional relationship of the pyramidal system. Brain Bd. 42, S. 1. 1919.

236. — Decerebrate rigidity and its recognition in man. Proc. of the roy. soc. Bd. 15, S. 41. 1922.

237. — A case of complete decerebrate rigidity in man. Lancet Bd. 205, Nr. 13, S. 644. 1923.

238. Walshe, F. M. R.: On certain tonic or postural reflexes in hemiplegia with special reference to the so-called „associated movements". Brain Bd. 46, S. 1. 1923.

239. — On variations in the form of reflexmovements, notably the Babinsky plantar response under different degrees of spasticity and under the influence of Magnus and de Kleyn's tonic neck reflex. Ebenda S. 281. 1923.

240. Warnar, W. P., and J. M. D. Olmsted: The influence of the cerebellum and cerebrum on extensor rigidity. Ebenda S. 1891. 1923.

Wechsler, I. S.: Siehe S. Brock anv I. S. Wechsler.

241. Weed, L. H.: Observations upon decerebrate rigidity. Journ. of physiol. Bd. 48, S. 205. 1914.

242. Weiland, W.: Hals- und Labyrinthreflexe beim Kaninchen, ihr Einfluß auf den Muskeltonus und die Stellung der Extremitäten. Pflügers Arch. f. d. ges. Physiol. Bd. 147, S. 1. 1912.

243. — Münch. med. Wochenschr. 1912, S. 2539.

— Siehe A. Böhme und W. Weiland.

243a. Wertheim Salomonson, J. K. A.: Methoden van Onderzoek. Leerboek der Zenuwziekten onder redactie van Prof. Dr. L. Boumann en prof. Dr. B. Brouwer, Bd. I, Teil II, S. 137. Haarlem: De Erven F. Bohn, 1923.

244. Wilson, S. A. Kinnier: Progressive lenticular degeneration. Brain Bd. 34, S. 295. 1912.

245. — An experimental research into the anatomy and physiology of the corpus striatum. Ebenda Bd. 36, S. 427. 1914.

246. — Physiologie pathologique de la rigidité et du tremblement Parkinsonien. Rev. neurol. Bd. 37, S. 609. 1921.

247. — On decerebrate rigidity in man and the occurrence of tonic fits. Brain Bd. 45, S. 220. 1922.

248. — La maladie de Wilson. Questions neurol. d'actualité S. 1. Paris: Masson & Cie. 1922.

249. Winkler, C.: The central course of the nervus octavus and its influence on motility. Verhandel. d. koninkl. akad. v. Wetensch. te Amsterdam (Naturwiss. Abt.) Bd. 14, Nr. 1. 1907.

250. — and A. Potter: An anatomical guide to experimental researches on the rabbit's brain. Amsterdam 1911.

251. — — An anatomical guide to experimental researches on the cat's brain. Amsterdam 1914.

252. — Handboek der Neurologie. Deel II. Het zenuwstelsel van den nervus octavus. Haarlem: De Erven F. Bohn 1920.

Wittmaack, K.: Siehe R. Barany und K. Wittmaack.

Wolf, C. G. L.: Siehe R. Magns und C. G. L. Wolf, Nr. 147.

253. Zéliony, G. P.: Observations sur des chiens auxquels on a enlevé les hémisphères cérébraux. Cpt. rend. des séances de la soc. de biol. Jg. 65, Bd. 1, S. 707. 1913.

254. — Observations on dogs with cerebral hemispheres removed. Abstracts of communications to the XIth International Physiological Congress held at Edinburgh, July 23—27, 1923.

Siehe auch das Literaturverzeichnis auf S. 269 am Ende des X. Kapitels.